U0380118

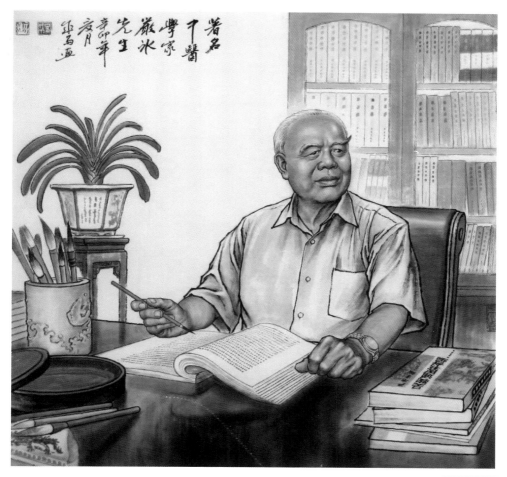

严冰（1937—）

崔成雨画

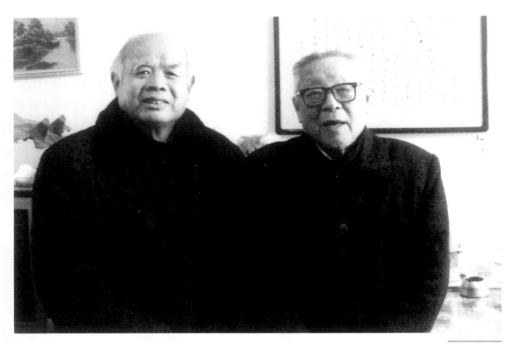

国医大师徐景藩（右）题词

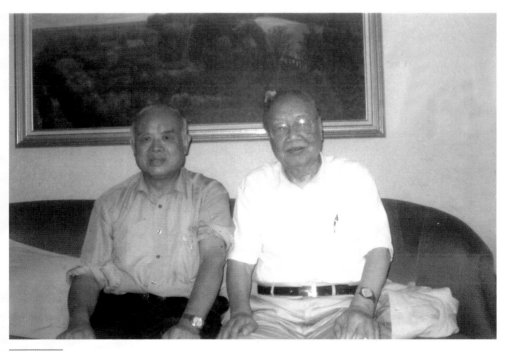

国医大师朱良春（右）赐序

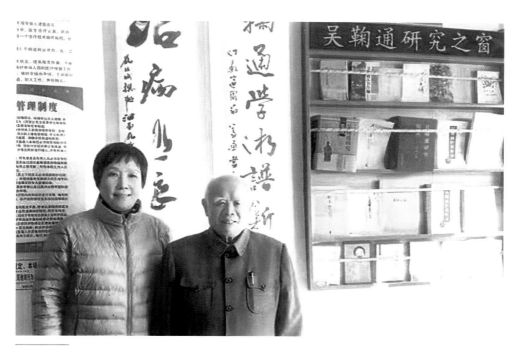

严冰与丁勇教授（作序）在"问心堂"合影

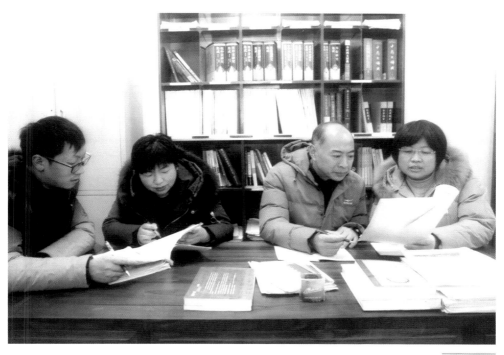

文集增订版整理
（自左至右：严　昊　王素芹　严雪峰　严晓枫）

學習經典凡

中醫必由之路

庚子年孟春 盧復 八十有四

严冰中医文集

增订版

主审 严冰

主编 严晓枫 王素芹 张芳芳

副主编 严雪峰 严昊 王艳红

东南大学出版社
SOUTHEAST UNIVERSITY PRESS
·南京·

图书在版编目(CIP)数据

严冰中医文集 / 严晓枫,王素芹,张芳芳主编.
—增订版. — 南京:东南大学出版社,2024.5
ISBN 978 - 7 - 5766 - 1118 - 2

Ⅰ. ①严… Ⅱ. ①严… ②王… ③张… Ⅲ. ①中医学
-文集 Ⅳ. ①R2 - 53

中国国家版本馆 CIP 数据核字(2023)第 248507 号

责任编辑:陈潇潇(380542208@qq.com)
责任校对:韩小亮 封面设计:王 玥 责任印制:周荣虎

严冰中医文集(增订版)
Yanbing Zhongyi Wenji (Zengding Ban)

主　　编	严晓枫　王素芹　张芳芳
出版发行	东南大学出版社
出 版 人	白云飞
社　　址	南京四牌楼 2 号　邮编:210096
网　　址	http://www.seupress.com
电子邮件	press@seupress.com
经　　销	全国各地新华书店
印　　刷	广东虎彩云印刷有限公司
开　　本	700 mm×1 000 mm　1/16
印　　张	22.25(彩插 4)
字　　数	370 千字
版　　次	2024 年 5 月第 1 版
印　　次	2024 年 5 月第 1 次印刷
书　　号	ISBN 978 - 7 - 5766 - 1118 - 2
定　　价	68.00 元

* 本社图书若有印装质量问题,请直接与营销部调换。电话(传真):025 - 83791830。

仁心济世高尚重

勤学敏思继承发展

徐景藩

国医大师徐景藩教授题

朱序

　　严冰同志道左也，勤奋好学，博闻强记，精研岐黄，硕果累累；热心学术，关爱病患；诚信名利，尽心竭力；为弘扬光大温病学说，广邀当采联合同仁，主编《温疫论研究集成》，历经数载，鸿篇巨著百万字，可谓工程浩大，洋洋大观也。彰先贤遗绩，弘扬温病学说，厥功伟矣，令人景仰。

　　严冰同志立论遣邪为君术名老中医，行笔如飞，城墅坦率工作从实，一丝不苟；诊治病患，传道固篤，探索学术，孜孜不倦；著作等身，佳章叠呈；剖析创新，尤实实在；帆清温疫乃沉疴。今遴选历年所写论文，逐笔遴选，逐篇逐章汇集成册，名曰《严冰中医集》，内容丰富，现抱联系实践，先空长之园，多所得之言，诚佳作也，率为同道推介，是为序。

　　　　　　　　　　　　　　朱良春　　　　　　　　　　　　　　　庚寅春月，蕙堂九十书

作者简介

严冰,原名严启明、严斌,字子迅,晚年自号乡户人。1937 年农历三月二十七日出生于江苏淮阴汤集。乃东汉高士严光子陵公《富春堂》号第 76 代淮阴富春堂汤集严小圩十五代裔孙。主任中医师,教授,江苏省名中医,淮安市政协三、四届委员,文史委委员,市科协常委。曾任淮安市中医院农工支部首任支部主任,中华中医药学会会员,江苏省中医药学会常务理事,江苏省糖尿病专业委员会副主任委员,江苏省血证专业委员会副主任委员,江苏省肾病专业委员会委员,《江苏中医药》杂志编委,淮安市中医药学会秘书长、会长。现任淮安市吴鞠通学术研究会会长,江苏省名中医药专家学术经验严冰工作室传承人,全国老中医药专家学术经验继承工作第六批、第七批指导老师,南京中医药大学博士生导师。吴鞠通学术第四代传人,业内誉为"研究吴鞠通的第一人"。

1966 年毕业于南京中医药大学(原南京中医学院),学制六年。毕业后,从事中医临床和兼职带教五十余年,擅长内科、妇科,勤于笔耕,潜心清代医学科学家、温病学家、临床家吴鞠通的学术研究以及脑血管病、糖尿病、肾病、癌肿、不育不孕等难治病和疑难病的临床科研。先后撰写学术论文百余篇,分别在国内外学术会议或医学刊物上交流或发表。以作者身份五次出席国际医学学术会议,参加海峡两岸学术研讨一次。其《辨证治疗糖尿病》获 1999 年加拿大医学成就金奖,《浅谈脑血管病中医临床思维》在 2000 年泰国召开的国际综合医学大会上获优秀奖,《老年消渴病中风的治疗》在 2002 年中国台北举办的"海峡两岸疑难病症学术研究会"上宣讲,得到海峡两岸同行专家的认可和好评。2002 年 5 月 26 日台中市中医师公会赠给"精研医理"金匾,匾之左上角还有"花开富贵"四字,留作纪念。著有《中医临证三得集》《严冰中医文集》《吴鞠通研究集成》《温病条辨析评》《吴鞠通医书合编》《温病赋与方歌新校》《淮阴中医》《大医吴鞠通轶事》《中医二论五病说》《温病条辨剖析与应用》《严冰医案医话选》《三指堂医案存真》等。其医学经历和学术成就分别载入《江苏高级医师专长介绍》《中医人物荟萃》《大陆名医大典》《当代中医绝技荟萃》《中华英才荟萃》《杏林风范》《方药心悟》《中国百科专家人物传集》《中国专家人才库》等书中。

丁　序

中医是我国古代哲学、自然科学、人文科学相互交融、渗透、结合的结晶，具有浓厚的人文传统和人文精神的内涵。"有诸内，必形诸于外。"这种最贴近人文的医学，不仅使中医学的发展拥有独特的模式，而且使得古往今来的中医医者，拥有良好的人文素养和人文形象。自古有医儒相通之说，历史上大凡著名的中医学家，他们医德高尚，医术精湛，通晓古今，知识渊博，文章锦绣，书法精彩。

运河之都淮阴，即今之淮安市，人杰地灵，名医辈出。秦汉时期养生学家枚乘、宋朝名医杨介、清朝温病学大家吴鞠通，今世中国针灸届第一位中国工程院院士、国医大师程莘农等，他们都出生在这块沃土上，他们晓医通儒，既是临床医学大家，也是传承医道、著书立说的学者。

吾师严冰，是首批江苏省名中医，吴鞠通学术第四代传人，自小家境贫寒，艰辛的生活苦其心志，劳其筋骨，铸就他倔强的个性和爱伤的品格。立志学医后，悬壶济世，付出一片冰心。正直诚信，光明磊落，求学中医，他是个诚心人，虚怀求知，孜孜不倦，熟读经典书本充饥；传承中医，他是个有心人，敏学善思，勤于笔耕，悉心积累，善于传承；弘扬中医，他是实心人，学会工作，他是热心人，兼职当职，二十七年，团结同仁，尽心尽责。关爱患者，治学严慎，理法方药，丝丝入扣。他中医修养深厚，临床近60年未闲，擅长中医内科，治疗糖尿病、慢性肾病、高血压、中风等，屡起沉疴，医名远播。他学识渊博，行医讲学，诲人不倦，桃李盈门。他常说："求知，我喜欢追根求源；得知，是我最大的快乐；奉献，是我全部的目的。"这也是他的人生写照。吾师热爱中医事业，以研究、传承吴鞠通学说为己任，为此几十年如一日，可谓呕心沥血、衣带渐宽。他先后策划并精心组织了"全国纪念温病学家吴鞠通逝世150周年学术研讨会"、"纪念温病学家吴鞠通诞辰250周年高层学术论坛"，著作有

《中医二论五病说》《温病条辨析评》《大医吴鞠通轶事》《温病赋与方歌新校》，主编《吴鞠通医书合编》《吴鞠通研究集成》《淮阴中医》等医著。

本书收录了吾师所撰或与师相关的各类文章，分为上、中、下三篇。其中既真实地记述了一位名中医成长的人生经历和心路历程，也集中展现了他的学术思想、学术经验和学术成就。

在薪火相继的中医传承史中，编辑本书的初衷，是将一位中医老专家其人其事、其德其术、甘为人梯的心愿呈现给读者。一本书可以看为一柱传递的火炬，一块敲门的金砖，期待更多的中医后来者接递火炬，巧结医缘。相信，此书在手，读当得益。

戊戌年春月丁勇

原版自序

回　望

马增一齿飞雪到，匆匆忙忙八五旋。

回头路上揉眼望，人生五味都是诗。

记　忆

因其愤，因其需，因其信，因其爱与医结缘。活动医坛，医事就多，一件件，一幕幕。犹如云，风过即散；犹如冰，化则成水，或供人饮用，或流入小溪，灌溉禾苗，或归入大河，为航行的船出点小小的力，或变端成气，飘泽空间；犹如青松，战风斗寒，飞雪积压，腰不低弯。有值得自豪的，有值得自叹的，有值得反思的，有值得回忆的。趁眼好不花，手灵能动，弟子相助，集结成册，名曰《严冰中医文集》，留作记忆！

对师之爱，友之助，为之序，作画像，谨表致谢。

辛丑年冬月淮阴严冰于乡户人小院阳光书房

增订版前言

《严冰中医文集》出版已11年了，经过学习，总觉得有的话说而未完，句斟字酌，尚有短缺，新的内容又待增添，为担当，需修正，当增订。

原书分上、中、下三篇不变，经严老审阅，篇次有变，即上篇：经典论著 探析应用，中篇：医学杂文 一病一方按。下篇：与医结缘 医坛医事。删掉附篇，其内容纳入其他篇，其中主要纳入下篇。另上篇增：① 大医吴鞠通（讲稿），② 浅谈关于吴瑭及吴瑭学说研究的思路和方法；中篇增：① 吴瑭小考，② 小议痰，③ 顾护五脏——远离亚健康；下篇增：① 世纪天涯莫逆情 小女发热遇上工，② 至淳至真大医家 书如其人寓其心，③ 斗转星移杏林五十载——祝母校南京中医药大学建校60周年庆典，④ 淮阴中医学术团体回眸，⑤ 在《吴鞠通研究集成》首发式上的讲话，⑥ 给友人严冰医生的信，⑦ 壬辰年春晚——开幕式《中国美》唱词"望闻问切大智慧"有感，⑧ 童年的那些事，⑨ 给《吴鞠通研究集成》论文作者的一封信。年谱亦随时针走动而增。

是书的增订，由严晓枫、王素芹、张芳芳主编，严雪峰、严昊、王艳红任副主编，联手协作，使《严冰中医文集增订版》较快付梓。是书刊出还获江苏省名中医药专家传承工作室建设专项基金支持，深感欣慰，谨表致谢！

编者
2023 年 9 月

目　录

上篇　经典论著　探析应用

中篇 医学杂文 一病一方按

下篇　与医结缘　医坛医事

上篇

经典论著　探析应用

《内经》病机十九条探析

　　《内经》《金匮要略》《伤寒论》《温病条辨》四大经典,凡中医者必由之路,必读之书。今就《内经》病机十九条探析于兹,以作引玉之砖。《病机十九条》(后简称《十九条》)出自《内经·素问·至真要大论》。病机,即疾病发生的机理,也是中医认识疾病的手段。综合起来,《十九条》主要讨论两方面的内容,即由于脏腑功能的失调,引起的病理反应和症状。包括属于五脏上下病机的各一条,计7条。其次是从六气作用于机体,引起的病理变化和症状来论述的,计12条。临床上分析病理,离不开病因和症状,这就是我们平时所说的"随证求因""审因论治"。文中的风、寒、湿、热、火等,既有外感六淫的病因,也含有六气的病理。学习时应根据具体内容进行理解,就是同一病因,由于所犯的脏腑不同,则症状各异。如同为一个"火"字,症属就有5条。五脏由于生理功能的不同,病理变化各有特点,如同为水液变化,浑浊的属热,澄澈清冷的属寒。所以在学习时必须联系临床实际分析病理,找出病因、病位,明确虚实寒热后,方可论其治疗。

　　此外,《十九条》述证其简,它虽然不能囊括中医所有病因病理的反应,但掌握了它在临床上确能启发思路,开阔视野,为我们解决不少临床问题,所以值得进一步深入学习和研究。

一、《十九条》据其生理,列证归脏

　　《十九条》中,属五脏的共5条,是古人在长期实践中,将类同证候归结为脏腑的病变。从五脏的生理功能来推之疾病产生的原因,从而得出属心、属肝、属脾、属肺、属肾的判断。所以运用五脏病机,必须结合脏腑辨证,体现脏腑功能。如"诸风掉眩皆属肝"之说,这里所说的风,指风病,指内生之风。内风多为肝阴不足,肝阳上亢,风阳上扰而头目晕眩震摇。临床上多见虚实相兼。治疗多用育阴潜阳、平肝息风之剂,如羚角钩藤汤等,常选用龟板、牡蛎、石决明、菊花、天麻、钩藤、桑叶、豆衣等味。若是实火上冲,则治非所宜。如目赤头痛、苔黄脉弦者,又当清泻肝火为宜,和条文中风又有别。本条言风、掉、眩,未言火,所以类同不全同,同中有别。

"诸湿肿满皆属于脾",中医言湿有内湿外湿之分,这里的湿是与肿满并言,显然指的是内湿。脾为阴土,喜燥恶湿,脾主运化,脾虚不运,水湿内停,留聚于体内,则腹胀满;外邪侵袭,脾为湿困,水湿泛滥肌腠,则面目、四肢浮肿。《金匮》中治疗分阴水阳水,此单指水湿而引起的肿满。先民治水之法,古往今来,早推鲧,次推禹,他们治的是自然之水,我们治的是体内邪水。我在临床上治疗水肿病,也仿鲧、禹治水之法,将两者结合。仿鲧"健脾筑脾"治其本,仿禹"开渠利水"治其标,标本兼治。本条虽言脾,但不可忘肾,肾主蒸化水液,关系至密(至于满,他条已说及)。"诸寒收引皆属于肾",本条说肾,只说及寒与收引。肾为寒水之脏,寒水之邪,有同气相求,以类相从的联系,表现为收缩牵引的特征。临床上肾阳不足,阴寒偏盛,外寒乘虚侵袭,轻者则筋脉挛急,疼痛不舒,俗称"腿抽筋""寒转筋",稍加活动,血行阳得舒展即好;重者则少腹阴囊拘急挛缩,肢冷疼痛,治温足少阴可愈。临床上,我惯用麻黄附子细辛汤或参附汤治疗。在四川白沙河畔,我曾目睹张云朝老中医治疗一足少阴寒证,一男性患者,24岁,晚间外出玩至深夜而归,至家片刻少腹疼痛难忍,冷汗淋漓,随之阴茎渐缩而痛剧。来白沙医院门诊就诊,经西医针药并进,毫无效应,立请中医张老会诊。张老即令花椒生姜打糊,擦揉阴部、脐中。约3分钟而见龟头渐伸,疼痛缓解,后加服参附汤而愈。之后有人请问其由,张老笑曰:"诸寒收引皆属于肾",是其症也。追问其由,此男果因采野,被人发现,匆匆涉水过河,寒入厥少而病。当然,湿邪侵入筋骨,或阴血亏虚,筋骨失养亦可见到此症。应结合全身症状,加以鉴别,据其脏腑生理功能,述证归脏,加以分析,区别对待,方不致误。

二、《十九条》辨其疑似,似中求异

临床上不同的病因作用于机体,可以出现类似的症状,而类似(即似乎相似)的症状,却病因不同,这是《十九条》中分析相同或疑似症状,似中求异的又一方法。如"诸转反戾""诸暴强直""诸痉项强",三者都有强直或角弓反张的类似症状,但三者的病因则有热、风、湿之异,治疗则有清热(他条已述及)、息风、祛湿之别。"诸暴强直皆属于风",本条所言风,是对"暴强直"而言。夫肝主筋,肝阴不足,筋脉失养,则屈伸不利,四肢拘急,半身不遂。这里当然有外风之袭和内风之生分别,中医习称中风。为了加深对《十九条》的理解,我们回顾一下唐宋以前虽然认识到中风与内虚有关,但多偏重于外风方面;金元以后,对中风的认识才有了很大的发展。如河间主火盛,东恒主气虚,丹溪主湿痰,天士认为主要是由于肝阳化风。中风之因虽多,本文所言主要是由于内虚,经络空虚则外邪易袭;肝肾不足,则内风易生。凡此来势皆急,所以谓之"暴强直"也。风邪害人,又非独风。如风挟痰邪入络,络脉痹阻,则半身不遂,手足拘急,转侧不利,多见于脑血管意外。当然,在临床上有轻有重,轻者风痰入络(中经络)。初起时肢体麻木,可用大秦艽汤治疗,养血祛风,疏通经络。若已半身不遂,口眼歪斜,应息风化痰通络,用牵正散合导痰汤治疗。常用药如天麻、白蒺藜、白僵蚕、白附子、半夏、胆星、地龙、豨莶草等。若兼见抽搐者,应加石决明、生牡蛎、珍珠母等;重者,风挟痰热,可致闭证(中脏腑),此也应属"暴强直"。治疗应先开窍,正确运用三宝,方选羚角钩藤汤或大定风珠,滋阴潜阳,镇肝息风(一定要注意大便通否)。至于脱证则不在此中论,但应知道,如参附汤、生脉散当用则选。凡此条证之各型,虽证有疑似,但皆离不开风字,治疗皆以祛风、息风为前提。由于症有轻重,邪有兼夹,故又非祛风、息风一语可代。再看"诸痉项强"一语,"痉项强"三字是对湿而论,痉,身体劲直,摇头带眼,口噤肢挛是其主症。致痉的原因很多,而最根本的原因是阴虚血少,不能营养筋脉,以致筋脉拘急。而本条文只说痉病原因之一为湿,我们切不能理解为湿就是痉痛的主要原因。湿邪致痉,常由风湿或湿热痹阻筋脉,或侵袭足太阳经而成。查《湿热经纬》一书有因湿致痉的记载,谓"湿热证,三四日即口噤,四肢索引拘急,甚则角弓反张,此湿热侵入经络脉髓之中,宜地龙、秦艽、灵仙、滑石、苍耳子、丝瓜络、海风藤、酒炒黄连等味"。此即是因湿致痉的例子,临床不多见。多见的还是"诸暴强直"。至于"项强",临床常有。考颈项为三阳经脉所过之路,湿邪客于三阳经,经气不舒,拘急而强,主要特征是颈项强硬,转身带目。另外,气血虚,外邪乘虚而袭亦可引起,临床治疗时应注意挟风挟寒。《伤寒论》有"太阳病,项背强几几,无汗恶风,葛根汤主之"和"太阳病,项背强几几,反汗出恶风者,桂枝加葛根汤主之"的证条。前者表实,风寒湿邪,侵袭太阳经脉;后者表虚,风湿之邪循太阳经而入。两者邪去则病已。临床上因虚致痉的易复发,有人会说"我又落枕了",细推之,皆属此类。综上所述,三者症虽相似,而病因全异,且异中寓异,治疗各不相同。所以学习《十九条》,还是要从相似中求不是,不是之中找相似,方能运用得当,收效满意。

三、《十九条》把握要领,审因论治

《十九条》将不同的临床表现,归结于同一病因,作为审证求因的纲领,如六淫病机。学习六淫病机,必须结合病因辨证。如属热的 4 条,病因同为一个"热"字,只要抓住治热这个要领不放,热邪一除,则病可愈。但治热病的方法很多,何孰何从,应据证求因,把握要领,审因论治。

"诸转反戾,水液浑浊,皆属于热。"临床上见症扭转抽搐,或角弓反张,肢体强直等,筋脉挛急的病因较多,有因热,有因风,有因湿。本条是对热而言,因热动风而致抽搐、角弓反张。治疗应清热息风,用安宫牛黄丸之类。再说小便混浊的原因亦多,有属肝热(《内经》中有"肝热病,小便先黄是也"),如黄疸型肝炎,治用茵陈蒿汤清热利湿;有属胃热(《内经》中有"有余于胃,则消谷善饥,溺色黄也"),如中消,治用玉女煎滋阴清热;其他如肺虚、肾虚、中气不足等引起的小便变化已出"热"字范围,故不在此论。此条专论与热有关的变化,只要抓住这个"热"字,就不会离经。

"诸呕吐酸,暴注下迫,皆属于热。"这条言热,实际上是提示我们在临床上对排泄物要十分注意,从上到下,从内到外,有从口出,有从鼻窍出,有从前后二阴出,有从汗孔出,这是机体新陈代谢,维持正常生理活动的一种途径。当人体发生病变,阴阳失调,气血不和时,排泄物亦往往发生相应的变化。前人有"诸症可假,大小便不可假"之说。那么我们是否可以引申为"诸症可假,排泄物不可假"呢?回答是肯定的。排泄物的量、色、质、味等异常,往往是我们临床诊断疾病的一大耳目,是审证求因、审因论治的重要临床资料之一。就呕吐物而言,呕吐清水,多属胃寒,理中汤为治;呕吐酸水,多属肝郁,抑肝和胃饮为治;呕吐绿色苦水,多属肝胆火逆,茱连六一丸主之;呕吐酸败恶臭水,多属胃有秽热;呕吐黑豆水,多属热极危候;呕吐物漏水,当思恶性病变;呕吐完谷不化,又有过食、过酒,胃寒之别,治各有方;食入即吐,名曰反胃,或为脾阳不振,或因食道某部位狭窄而致;妊娠呕吐,又当另章。凡此等等,又非单属一个"热"字了。

属热的还有两条,即"诸病有声,鼓之如鼓,皆属于热","诸腹胀大,皆属于热。"二者皆有腹胀大之症,病因皆是一个"热"字,理应用一个"清"字则病可已。但实则不然,前者胀而有声,腹内多气,是气胀而腹大的郁热阻滞证候;后者胀而无声,是一种实满而腹胀大的证候,为实热有形之物聚积。二者病因、症状虽相似,病机则不同,所以临床表现亦不同。单凭腹胀如鼓一症,还不能肯定就是热症,必须根据其他兼症加以分析。如腹胀伴有大便不爽,矢气恶臭,口干燥,舌苔黄腻,脉实有力,这样才能构成腹胀属热的条件,临床应予以鉴别。另外,古有"胃中寒则腹满","脏寒生满病"之论,食积、虫积、气机不畅、中焦虚寒等皆可致胀满,说明胀满亦有寒热之分,虚实之别。治疗寒胀当温,热胀当清,虚胀当补,实胀当攻。还有《金匮》中"病家言我满,实则不满,此瘀血也"之说,也当在思考中,伟哉!祖国医学,关键是抓住要领,善于对比,审因论治,方临证不乱。

四、联系临床实际,学习《十九条》

联系临床实际学习《十九条》,是把握疾病真谛的有效方法。中医的辨证方法有脏腑辨证、八纲辨证、六经辨证、卫气营血辨证、三焦辨证、气血津液辨证、病因辨证等,凡此等都必须结合临床。试举火为例,《病十九条》中属火的计5条,如"诸热瞀瘛,皆属于火",临床上神志昏迷和抽搐,往往一并出现,火属六淫,火性上炎,炎则必瞀,由于火邪燔盛,扰乱心神,不省人事或火盛伤津,筋脉失养,四肢抽搐痉挛,病因皆由火起。这火是邪火,邪火扰心,法当清心开窍。但在临床实际又有风、火、痰三者为患,还有热重、痰重、风重之别,此时如离开临床实际,离开辨证方法的应用,就无法理解这个火字,也不能正确选方遣药,诸如三宝的运用,即可佐证。我对三宝的临床运用谓:"高热昏迷牛黄丸,乒乒乓乓紫雪丹,不声不响至宝丹。"三句话概括了热重、风重、痰重的不同见症的不同选方,是《十九条》因火所引起的瞀、瘛、禁等证的正确给药。"诸禁鼓栗,如丧神守,皆属于火。"此语也是对热性病而言,其因也属火。临床上表现的症状即中医所称"真热假寒"证。盖火为阳邪,郁得不发泄而出现口噤拘挛,鼓颔战栗,心神不能自主的假寒征象。这种病人舌红脉数,虽有口噤鼓栗似如寒症,实属热证,所以治当清,不能被假象所惑。

"诸逆冲上,皆属于火。"临床上凡呕吐、呃逆、嗳气、喘咳等皆可出现逆而上冲的现象,这大都属于火。今就呃逆为例,因火而引起的呃逆原因,不外乎暴食过量,食滞阻胃而生胃热;酒食甘肥而生痰热;情志失调,肝郁化火,邪热阻胃,胃气上逆,而为郁热。其他诸因也皆可致呃,其症状各异,有虚有实,治各不同。如呃声洪亮有力,冲逆而出者,宜用辛开苦降法,方用丹溪泻心汤(黄连、半夏、生姜、甘草)。肝郁化火加山栀、黄芩;食滞生热用大黄甘草汤;痰气互结,上逆为呃,呃有痰声,脉弦滑者,治宜降气化痰,小半夏加茯苓汤;虚中有热而呃者,治用加味橘皮竹茹汤(竹茹、陈皮、人参、生姜、甘草、大枣、柿蒂)。在临床实践中,还有呃声沉闷,重浊有力,苔薄白,多为寒呃,治用温降,丁香柿蒂汤为治;呃声短促,虚怯,时断时续,多属中虚气逆,治用补气降逆,旋覆代赭汤为治;若舌红少苔、胃阴不足而呃者,则又当滋阴养胃,益胃汤为治,药用沙参、麦冬、生地、玉竹、冰糖等;血瘀气阻,又当化瘀顺气,血腑逐瘀汤化裁。凡此等等,虽不是条文所论,而在临床上也不可不辨,精通的目的,全在于应用也。

"诸躁狂越,皆属于火。"从临床观察,狂躁多属痰火为患,考痰无火不生,故并而言之。中医有"重阳则狂",即是指火而言。火为热之渐,痰热上扰,心烦不眠,胆怯心悸，多梦纷纭，似如神灵所作，治疗宜清火化痰，常用方如温胆汤类；痰火扰乱心神，轻则为烦躁，重则为狂为癫。临床上初则少卧不饥，多言而乱，继则妄言乱语，甚则登高而歌，弃衣而走。偏于郁痰者，治用白金丸(白矾、郁金)化痰开郁；重阳欲狂者，用痫症镇心丹(牛黄、犀角、珍珠、朱砂、远志、甘草、胆星、麦冬、川连、茯神、菖蒲、枣仁、蜜丸，金箔为衣)清火化痰，镇心安神；或选用生铁落饮(二冬、贝母、胆星、远志、菖蒲、连翘、茯神、玄参、丹参、钩藤、辰砂，用生铁落煎汤代水，药后静卧)镇逆涤痰。此外，礞石滚痰丸等也可选用。

五、结语

综上所述，由于《十九条》理义精深，所以在学习时必须掌握原文，再根据各种病机所述病证进行对比分析，同中求异，异中求同，相似中找不是，不是中找同点，联系临床，结合中医辨证方法，综合分析进行推理，方能得出较正确的结论应用于临床。在此基础上，再结合其他有关科学知识，去探求和获得更多的有关临床资料，细心分析，辨病辨证，方能作出符合临床实际，得到临床症状支持的正确的临床诊断，为选方遣药打下基础，提高疗效。这就是我们学习病机十九条的目的和价值所在。

附：病机十九条原文

诸风掉眩，皆属于肝。诸寒收引，皆属于肾。诸气膹郁，皆属于肺。诸湿肿满，皆属于脾。诸热瞀瘈，皆属于火。诸痛痒疮，皆属于心。诸厥固泄，皆属于下。诸痿喘呕，皆属于上。诸禁鼓栗，如丧神守，皆属于火。诸痉项强，皆属于湿。诸逆冲上，皆属于火。诸胀腹大，皆属于热。诸躁狂越，皆属于火。诸暴强直，皆属于风。诸病有声，鼓之如鼓，皆属于热。诸病胕肿，痛酸惊骇，皆属于火。诸转反戾，水液浑浊，皆属于热。诸病水液，澄澈清冷，皆属于寒。诸呕吐酸，暴注下迫，皆属于热。

注释

诸：大凡的意思。

皆：都之意。本条"诸"和"皆"都含有一般或大多数之意。

掉：振颤动摇。

收引：收缩，牵引，指筋脉拘急挛缩，关节伸屈不利。

膹(音"愤")：气喘急促。

郁：痞闷。

暴注:突然腹泻如注。

瞀(音"茂"):视觉模糊,严重者可昏迷。

瘛(间掣):抽搐。

厥:逆乱。

固:禁,指二便不通。

泄:指二便失禁。

痿:四肢软弱,瘫痪。

禁:口噤。

鼓:鼓颔。

栗:战栗。

丧:失的意思。

痉:痉挛。

逆:气逆。

狂越:越规。

暴:突然。

胕:同腐。

转:转筋,即抽筋。

戾:弯曲,反戾即角弓反张。

(文系 1985 年中医学会中医经典著作学习巡回讲座稿,首次讲座为 5 月 25 日于金湖中医院)

试论《伤寒论》下利治法

仲景所谓下利,非独指痢疾,亦指泄泻。既是症状,又是病名,可单独出现,亦可出现在多种疾病的不同阶段。《伤寒论》对下利论述颇详,计有 81 条,选有方剂 31 首,涉及太阳、阳明、少阳、太阴、厥阴、少阴诸经,有表里寒热虚实不同。现就《伤寒论》下利证的治法试析于下,以冀对临床有所裨益。

仲景有云:"观其脉证,知犯何逆,随证治之。"在这一辨证论治思想的指导下,仲景治利计有十五法:

一、解表止利，降逆止呕

一般地说，表里同病，应先解表，表解方可治里，否则易致外邪内陷而造成变证。所以仲景在"太阳病篇"先后三次告诫："太阳病，其外不解者尚未可攻，当先解外"；"太阳病，外证未解，不可下也"；"表未解，不可攻痞"，这是一般原则。大抵先表后里的治法，多用于表里同病，而以表证为主的病证，则单治其表可也。诚如第32条，下利全由表邪不解，内迫阳明所致，仲景不从下利治之，而用葛根汤等从上治之，属于下病上治，即邪从外袭者，仍从外解，使由里而出表，表解则里自愈。清代·喻嘉言对痢疾初起用败毒散治疗，所谓"逆流挽舟"，实质是师仲景法而悟出，至今仍为临床医家所效法。

二、温中止利，散寒解表

表里同病，若纯于解表，则里证不去；单于治里，则外邪不解。故须表里同治。但在具体运用上，仍当分析表里证孰多孰少，孰重孰轻，孰急孰缓而治之。第163条由于太阳表证未解，医用下法，伤及脾阳，以里证为主而兼有表证，故用桂枝人参汤治之。以人参汤温中散寒而止利，加桂枝一味兼以解表。

三、清热止利，兼以解毒

太阳病误下后，邪热内传，热邪熬迫，可致大肠传导失司而下利，如《伤寒论》第34条中葛根芩连汤即是本法的代表方。方中双解表里，一以轻升开发之葛根透邪于外，一以芩连之苦寒清泄里热。从方药组成看，本条实是以里热证为主，葛根配芩连，旨在泻火清热，芩连乃治痢要药，配甘草和中，共成清热止利之剂。万不可在"表"字上举棋不定，里和则利止也。

四、和解少阳，通达止利

《伤寒论》用大、小柴胡汤主治少阳、阳明合病而下利者。其二阳合病，若阳明病轻，少阳病重，根系少阳，可用小柴胡汤和解之。方中柴、芩合用，透达邪热，和解表里；甘草调和内外，用姜、枣佐参、夏通达卫，相须相济，使邪无内向而外解则利可止。若少阳、阳明合病，根系二者，则用大柴胡汤（即小柴胡汤合小承气汤加减而成）治之（第165条）。药用小柴胡汤解少阳，取小承气意，用大黄、枳实攻下结热之邪，俾少阳因和，里实得通，则利自止。

五、苦寒清热,坚阴止利

此法用于少阳不解,内迫阳明,逼液下趋,或厥阴湿热下迫大肠,损伤脉络,大肠传导失职所致下利。临床以热利脓血,里急后重为主证,如《伤寒论》黄芩汤(第172条)及白头翁汤证(第371条)即是。其中"热利下重"四字,是辨证的关键,其他则为次要症状故用黄芩、白头翁等苦寒清热,坚阴止利。两方虽谓一治少阳胆热下利,一治厥阴肝热下利,实质皆为治热利、疫利之要方。

六、通因通用,峻下止利

此乃急下存阴,果断之法。《伤寒论》大、小承气汤,二方一大一小,似有区别,实质皆治里热壅盛,热结旁流之下利。小承气汤证是下利与谵语并见(第374条);大承气汤是少阴病自利清水(第321条)。便硬燥屎皆谵语之根,谵语良由阳明腑实,气机壅滞,热邪上扰心神所致;下利清水乃因肠道实邪阻滞,燥热逼液旁流而成。故急下之。"通因通用",荡除燥结,急下存阴,燥结去利方能止,实际上仍是"通因塞用"也。

七、攻逐水饮,以止其利

夫水饮内结,走窜上下,饮溢于胃则呕,下趋于肠则利。故仲景用十枣汤峻逐水饮(第152条)。方中立大枣为君,预培脾土,解毒制水;以芫花、甘遂、大戟逐水猛药,泄其水饮,饮去则利止;不治其利则利自愈。但运用时尚须结合他症,切勿单在"痢"字上思虑过多,否则必有所失。

八、和胃止利,兼以消痞

邪犯于胃,中虚热结,胃气壅滞,脾胃升降失司,不能腐熟运化,水谷不分,下走肠道,则下利肠鸣;胃虚邪热壅滞,故兼见心下痞满。仲景治疗分别用三泻心汤,以和胃调脾为主,用芩、连苦寒泄热,姜、夏辛温散寒,参、枣、甘草补益脾胃,扶正祛邪,俾脾胃升降复常,胃和邪去则利止。如《伤寒论》三泻心汤所治下利(半夏泻心汤据理而推当有下利见证),其条文第149、第157、第158条基本属此。

九、健脾止利,温中散寒

太阴虚寒,运化失职,水湿不化而下利者,仲景治取理中汤、丸(第386条)等温中健脾,使脾得健运,则利可止。临床凡见舌淡苔薄或舌紫气,边有齿印之慢性下利者,可投以本方而效。

十、温肾止利,回阳救逆

此法用于阴气太盛,脾肾阳虚,功能失职不能腐熟水谷所致下利者。如四逆汤(第342条)方中用大辛大热之姜、附子,以破阴回阳,佐炙草温养阳气,得水中暖土之功,使脾肾功能得以恢复是利自止。

十一、温阳健脾,化气止利

少阴阳虚,蒸化无权,太阴脾弱,运化失职,水气浸渍胃肠,清浊相干,腹痛下利者,用真武汤主之(第316条)。方用附子以鼓肾阳,术、苓培土制水,生姜宣散水气,去芍药之酸泄,而奏温补肾阳,化气行水,以止其利之功。

十二、温涩固下,以止下利

此法运用于桃花汤证(第307条)和赤石脂禹余粮汤证(第156条)。桃花汤证所下脓血,其色必暗淡,脓血相杂,腹痛绵绵,喜温口不渴,里急后重不明显,是由脾肾阳虚所致,故以赤石脂之涩,以固肠胃;干姜之辛,温中散寒;粳米之甘,补益脾胃;此剂重在温中收涩。若病延日久,或迭经误下,伤及中焦,延及下焦,下元不固而下利者,仲景则改用赤石脂禹余粮汤以赤石脂酸温敛涩,禹余粮涩肠止泻,二者性皆重沉,直达病地而固涩下焦,若非滑脱不禁则非所宜,恐有留邪之弊。

十三、调和肝脾,解郁止利

《伤寒论》四逆散证(第318条)虽冠名少阴病,但实质根本不属心肾阳虚。此乃肝气郁结,疏泄无权,木横侮土,而致泄利下重。仲景用柴胡疏肝解郁,芍药调和肝脾,枳实行气散结,调中焦之运化,与柴胡相伍,一升一降,增强调肝脾之力,甘草和中,诸药相合,则肝脾之性各得其主,而泄泻可止。

十四、养阴滋燥,清热止利

此法选方用猪苓、猪肤二方。猪苓汤(第223条)用于少阴阴虚,水热互结,下走肠道而致下利者。用猪苓、茯苓、泽泻淡渗利水,滑石清热滑利水道,阿胶滋阴润燥,养阴并用,一则止利,一则止咳止呕。若属少阴热化,耗伤阴分,虚火上炎,阴液下泄而致咽痛下利者,则改用甘平滋润的猪肤汤治之(第310条)。用猪肤除上浮虚火,佐白蜜、白粉泻心润肺而和脾,使水升火降,上热自除而下利可止。二方一字之差,所主相异,各得其所。

十五、抓住证象,不药待愈

仲景治利之法除上述之外,尚有抓住证之象征,观察邪正消长趋势,不药而待自愈者。《伤寒论》第287条:"少阴病,脉紧,至七八日,自下利,脉暴微,手足反温,脉紧反去者,为欲解也。虽烦下利,必自愈。"第361条:"下利脉数,有微热汗出者,今自愈……""手足反温",说明寒去阳复,由厥转温,乃脾肾功能渐复之征;"脉紧反去者",说明寒邪退却,阴病见阳脉,乃自愈之征。第368条:"下利,脉沉迟,其人面少赤,身有微热,下利清谷者,必郁冒汗出而解……"此乃戴阳阳回之证,正邪相争而郁冒,正胜则汗出而解,此皆表明脾肾功能逐渐恢复,故可做出自愈的判断。在医病的过程中,仲景能取不药而期待自愈,实为可贵。难怪乎后人对其有:"卓有见识,妙手高人"之赞语。

此外,仲景治利用药,大小缓急十分考究。《伤寒论》第280条:"太阴为病,脉弱,其人续自便利,设当行大黄芍药者,宜减之,以其人胃气弱,易动故也。"从太阴脉弱,续自便利看,脾胃虚损显而易见。故不得不用大黄芍药者,亦当减量行之,恐苦寒酸味,更伤中气,反致洞泄不止。由此可见,仲景用药当猛则猛,当缓则缓,全从临床实际着眼,以脉证为依据决不滥用,为后学者斟酌用药树立了典范。

综上所述,仲景对下利之证,治法明朗,选方遣药恰当,充分体现中医审病求因,辨证论治的精神,对临床实践颇有指导意义。本文仅就"下利"之主要条文,加以阐述,以探求仲景治利之规则。

[文系"江苏省中医学会仲景学说研究会"交流资料(1982年6月于常州),后刊登于南京中医学院《中医函授》,1987年第2期。]

试析仲景立方用药的辨证思维

汉·张仲景所著《伤寒论》《金匮要略》(简称《金匮》),为祖国医学之经典著作,后世奉其书为方书之祖,尊仲景为医中之圣。他所总结的论治原则和立方用药等,历千年而不衰，一直指导着中医临床。对医学的发展有着深远的影响,本文试从辨证思维出发,就仲景立方用药,着眼整体;立方宗旨,调整阴阳;寒温相伍,因证而设;立方选药,立足优选;性味归经,用其协同;病殊方殊,量变质变等的辨证思维,谈点粗浅体会。

一、立方用药,着眼整体

整体观是中医的理论核心,特色之一。也是控制论、信息论、系统论的基本观点在中医药学中的具体应用。统览仲景的医学巨著《伤寒》和《金匮》,两书是整体观的典范,从理论到实践,把人看作是一个有机联系的整体。从动态变化过程中来研究人体和医学的关系,就选方用药而言,两书共立方 313 首(除有方无药者 5 首外),每方组成无不体现着整体观念,无"头疼医头、脚痛医脚"之偏。如《金匮》中的炙甘草汤,仲景从气之与血本不相离的整体观出发,用以治疗心气心血不足之证。方用甘草、人参、大枣益气强心,鼓舞心阳,为心之用;复用阿胶、生地、麦冬、麻仁滋养阴血以充血脉,使心阳得振而有所依附。气血调和则"心动悸""脉结代"可除。所以然者,主要是仲景在方剂的组成结构上贯穿了一个核心——整体观。

二、立方宗旨,调整阴阳

祖国医学认为,自然界任何事物都是阴阳对立的统一整体,人体亦然。若人体阴阳一方发生偏胜或偏衰,或为"阳盛",或为"阴盛",或为"阳虚",或为"阴虚",即为病态。仲景立方宗旨,就是调整阴阳的平衡,用药物性味的阴阳偏胜来矫正疾病过程中的阴阳偏胜或偏衰。以解决机体内在阴阳失调的矛盾。如风寒感冒,症见发热、恶寒、头项疼痛,仲景用麻黄汤(《伤寒论》)发汗解表,使邪气随汗而出,阳气通调,机体阴阳平衡则感冒自愈。又如热病后期,正气不足,阴液已耗,邪留阴分之证,治时既欲退热又要养阴。若用药甘寒,固可养阴,但易恋邪;若用苦寒,虽可清热,但易化燥,两相矛盾。权衡利弊,仲景立方青蒿鳖甲汤(《金匮》)养阴透热,用鳖甲、生地、知母滋阴退热,青蒿、丹皮透热凉血,二者相反相成,互为辅佐,使深伏阴分之邪热透过阳分而解,达阴阳平衡之目的。这种从调整人体内在阴阳矛盾关系出发,而不是脱离人体单独去治病的全面观点,是唯物辩证的思维逻辑,符合临床客观,也是医学发展的必由之路。

三、寒温相伍,因证而设

寒、热、温、凉谓之中药的四气,亦称四性,实则两性,凡寒凉为一性,温热为一性。仲景在立方中，抓住寒凉之性，相反相成，结合药物的酸、甘、苦、辛、咸五味不同功用以及升降浮沉的特性，针对病有寒热之别、虚实之分、表里不同、脏腑经络之异的特点，巧用寒热温凉，进行有针对性的立方遣药。如《伤寒论》立半夏泻心汤，既选芩、连之苦寒以泻痞清热，又复选辛温的干姜、半夏以温中散寒，和胃止呕，寒热并用，一箭双雕。既攻邪又扶正，为治疗寒热夹杂之痞证的首选方，临床上一直沿用至今，为后世医家的临床立方树了典范。又如在治疗瘀血证时，根据瘀血形成的机理，常用行气和活血药组成，以收相得益彰之效。《伤寒论》中的桃核承气汤即为一例，方选桃仁、大黄、芒硝等活血破瘀以泻膀胱热结，巧选温性桂枝一味行气而通血脉，被誉为治下焦膀胱蓄血证的最佳组方。

四、立方选药，立足优选

临床治病，首先立方，继则遣药，仲景立一方，用一药，利弊权衡。把利发挥到最大限度，把弊限制在最小范围，所谓"两利相权取其大，两弊相权取其小"。如《伤寒论》之大承气汤用大黄、芒硝相辅相成，增强药效，荡涤腑热，为治疗阳明腑实证的效方之一；《金匮》之金匮肾气丸同用附子、肉桂取其温上加温，两温相合，把温发挥到最大限度以壮肾阳。又如《伤寒论》之附子汤，方用附子、人参大温大补，补散结合，切中病机，疗效卓著。若遇火旺克金、心肺同病，肺络受损，血溢而为吐衄者，仲景立有泻心汤泻心火而清肺热，药尽其力，直达病所；中虚气逆，呃逆呕吐者，独取旋覆、代赭，其性主降，复加人参，其性温补而组方，药到症除。还有运用不同炮制手段，使药物变其性，取其长而用者，如取升用酒炒，取散用姜炒，取下行用盐水炒等皆在方中得到体现，广泛应用于临床，发挥了药物的最好疗效。有的主药虽同，优选配方有异，则方义大变，如《金匮》之苓桂术甘汤与真武汤均用苓术为主，皆有温阳利水之功，仲景将前者伍以桂枝、甘草，后者配以附子、芍药、生姜，则主治各异。一为温脾阳以化饮，一为温肾阳而散水。最大限度地发挥了药物的治疗作用，扩大了治疗范围，由此不难看出仲景所制 300 余方，方方有效，方显其功，药显其效，除了辩证观的思想指导外，可贵之处，不失为药物的优选观了。

五、性味归经，用其协同

仲景根据药性的不同，制方以分寒热温凉用其味（酸收、苦泻、甘补、辛散、咸润）制方而定功效，巧用归经使药达病所，再结合升、降、浮、沉、七情和合等进行配伍，以发挥方药的协同作用，解决疾病过程中的种种内在矛盾。如上所述，仲景常用黄连泻心火,黄芩泻肺火,石膏泻胃火。三者皆能泻火,合用则泻火效捷。考药物的协同作用不是药物的平均作用,仲景针对病性、病位、病势的不同,围绕一个中心统筹兼顾,集中药物的治疗作用解决主要矛盾。例如为了加强益气功能,黄芪、人参同用,在协同观思想的指导下,有时还运用不同性质的甚至相互拮抗的药物组方,协同取效,如用大黄、厚朴配伍,即可说明,大黄苦寒可使厚朴的辛温作用减弱,而燥湿作用增强。更为明显的,如《金匮》中的甘遂半夏汤的甘遂、甘草,方中甘遂攻逐水饮,但甘草反甘遂(十八反之一),两药相反而同用,配半夏除痰,使留饮得以尽去,以绝病根,堪称用药一绝。在协同观思想的指导下,仲景组方灵活,运用自如,为临床筛选药物,巧妙配伍树立了典范。

六、病殊方殊,量变质变

临床上,仲景善于根据疾病的特殊性,取其药物的特殊性组方,以发挥其特殊作用,用以解决疾病过程中的特殊矛盾。如心下痞满,有因湿热而致,有因胃气上逆而作,有挟食停饮而发,有素体胃虚而成。仲景据其心下痞的症状殊异,立方也殊。立大黄黄连泻心汤治湿热痞,附子泻心汤治恶寒汗出而痞满者,用半夏泻心汤治胃气上逆而痞满者,用生姜泻心汤治挟食停饮而痞者,各有所主。除此,仲景还从事物发展的普遍规律、量变引起质变出发,组合成方,以变应变,用于临床。如小承气汤、厚朴三物汤和厚朴大黄汤,三方皆由厚朴、大黄、枳实组成,由于用量不同而主治各异。小承气汤治疗热结便秘;厚朴大黄汤治疗气滞腹满;厚朴三物汤治疗支饮腹满。仲景的这种具体事物作具体分析的辩证思想和量变观的逻辑思维,在临床上是非常可贵的,为后来者独树一帜,值得继承发掘和进一步弘扬。

综上所述,在仲景的方书中,辩证思维统师始末,是朴素的辩证唯物主义思想的结晶,为后来者在立方选药上做出了贡献。但如何运用现代科学方法以辩证唯物主义的思想观为指导,进一步探讨和揭示立方用药的具体规律和作用机制,还企待同道共同努力,不断提高。

(文系贵阳国际医学交流会议交流文章,收入《中医经典著作思想与方法研究》,贵州科技出版社,1992)

《金匮》胸痹心痛病证因方治初探及运用

胸痹、心痛皆属胸膈间病,均有胸部疼痛。“痹”是痞塞不通之意,“不通则痛”。

一般地说,胸痹者以胸膺部症状为主,而心痛则以胃脘部症状为主。但在临床上往往两相影响,或合并发作。如《杂病广要》中说:"胸痹、心痛,其病如二而一,均为膈间疼痛之称。"仲景对本病的治疗强调以宣痹通阳为主,所立十方至今仍为临床所遵循,今归纳为八法,从证因方治等方面加以探讨。

一、通阳散结法

胸阳不振,气机不通,是证胸痹。仲景云:"胸痹之病,喘息咳唾,胸背痛,短气,寸口脉沉而迟,关上小紧数,瓜蒌薤白白酒汤主之。"胸部,乃上焦心肺所居,清阳所聚,诸阳皆受气于胸中。心主血,是血液运行之主导;肺主气,是一身气化之总司。胸阳不振,阴寒凝滞,则气上下不相顺接,前后不能贯通,而喘息、咳唾、胸背痛、短气等证见矣。张石顽说:"寸口脉迟者,阳气衰微也,关上小紧者,胃以上有阴寒结聚,所以胸中喘息咳唾,胸背痛而短气。"治当以通胸中之阳为主。仲景用瓜蒌开胸中痰浊;薤白辛温滑利,通阳行气而止痛;白酒轻扬以行为用,共奏通阳散结,豁痰下气之功,使痹阻得通,胸阳得宣,则诸症自除。然邪阻胸中络道,势必影响心肺气血之运行,而导致气滞血瘀,故治疗中宜加活血理气之味,用桃仁、降香、丹参相伍。如有气虚血瘀之征,可佐补气活血之味,以当归、桃仁、党参等合用,则效更佳。

如患者刘××,男,40岁。胸闷气短,心悸已经3年,常发不已。X线胸透提示"心脏稍向左侧扩大"。心电图提示"右束支传导阻滞"。因劳发作,刻下胸闷如塞,疼痛不已,或重或轻,畏寒肢冷,舌苔白滑,脉沉迟细弱。此属胸痹,良由阴寒阻滞胸阳,气机痹阻所致。治以辛温通阳,宣痹散结为法,佐以补气活血之品。方药:瓜蒌18克,薤白15克,干姜10克,丹参15克,桃仁10克,党参10克,香附10克,降香10克,甘草6克。另服苏冰滴丸,每次2粒,开水送下。药进2帖疼痛止。原方出入连服25剂,诸症消失。

二、通阳涤痰法

仲景云:"胸痹不得卧,心痛彻背者,瓜蒌薤白半夏汤主之。"从方药推知,本法是用于痰盛气滞,胸阳痹阻之证。寒凝则气机痹阻,症见胸痛彻背;痰涎壅寒,胸阳不振,气机受阻,则喘息不能平卧。欲使痰去寒散,阳得舒展则病已。所以仲景在前法方中加半夏以逐涤痰邪,降逆浊气。此条虽仅数语,但示人注意。临床治疗胸痹证时,应注意"痰饮"为患,而加涤痰理气之味,如方中之半夏,此外,干姜、云苓、白术、桂枝、葶苈子等亦可酌情选用。

患者周××,男,50岁。胸闷气喘已历十余年。尔来胸部闷塞作痛,呼吸困难,痰多而稠,纳差便溏,脉象弦滑,偶有歇止,舌质紫气,边有齿印,苔浊腻,证属痰浊阻滞心阳,气机升降不利。治用通阳泻浊,涤痰理气法。方药:全瓜蒌18克,薤白头15克,法半夏12克,云苓10克,干姜10克,葶苈子10克,紫丹参15克,炙远志10克,川桂枝6克,焦白术10克,香谷、麦芽各20克。另服冠心苏合丸,每次1粒,每日两次。前方连服5剂,诸症减轻,纳谷稍增。因虑寒重气虚,上方加熟附片10克,党参15克。连服30剂,症状消除。

三、通阳消痞法

"胸痹心中痞气,气结在胸,胸满,胁下逆抢心,枳实薤白桂枝汤主之,人参汤亦主之。"仲景言胸痹证条颇多,本条明确指出胸痹有虚实之辨。实者,其症除喘息咳唾,胸背痛之外,是以心下痞塞,胸满,胁下逆抢心等症状为主。病位在胸膺部到胃脘部以及两胁之间。良由痰浊壅塞,气机不通。故急当治标,宜宣通开结,消痞降逆。用枳实薤白桂枝汤治之。方中枳实消痞除满,厚朴宽胸下气,桂枝、薤白通阳宣痹,瓜蒌开胸散结,去痰消痞。虚者,病位以中宫为主,中阳虚愈,气机不运,除上述见症外,其痞满而无形,四肢不温,倦怠少气。仲景改用温中散寒为法,而用人参汤温补中焦,"塞因塞用"为治。然在临床上,病证往往错综复杂,虚实相兼,治疗又当灵活运用,不可拘泥。

如患者陈×,女,32岁,自云有胃病,业已3年。尔来胸脘闷胀疼痛,连及两胁,甚则牵引背部,痛甚则难以入睡。伴有轻微咳嗽,吐痰稀白,脘部喜温,嗳气。肺部透视、胃部摄片、心电图检查均未见明显病变。舌质紫气,苔白腻浊,脉沉弱。此属"胸痹"。良由胸阳不振,胃阳不足,阴寒之邪弥漫胸膈,胸脘气机阻滞使然。治拟通阳散寒,舒展气机,温中补虚,以振中阳。方药:枳壳、实各10克,薤白头10克,川桂枝6克,制半夏10克,川厚朴10克,淡吴萸5克,瓜蒌壳15克,炒党参10克,干姜10克,焦白术10克。药进3剂,诸症减之一半。原方继续进3剂,症状基本消失。后用本方制小其剂,又5剂而愈,今已两年,未见痛作。

四、理气化饮法

仲景云:"胸痹,胸中气塞,短气,茯苓杏仁甘草汤主之;桔枳姜汤亦主之。"条文中是症突出气塞、短气。膻中为气之海,痹在胸中,则气塞短气。承如曹颖甫所云:胸中气塞,其源有二:一由水停伤气,一由痰湿阻气。水停伤气,以利水为主,而用茯苓为君;痰湿阻气,以疏气为主,而君橘皮、枳实以去痰。如饮邪偏盛,上乘及肺,胸中气塞短气,而兼见咳逆,或吐涎沫,小便不利等症,治宜宣肺化饮,降气利水,可用茯苓杏仁甘草汤。如因气滞失宣,胸中气塞短气,则临床多兼见气逆痞满,甚则呕吐,治宜行气降逆,可用橘枳姜汤。然临床上因饮而滞,由滞而饮停者,往往同时为患,故两方可合并运用,共奏理气化饮,消痞疏气之功。

如患者王××,女,44岁。形体较胖。两年来,常感胸闷,夜间为甚,多梦纷纭,睡觉中常觉窒闷而喘不过气来,每得惊叫一声方得松快,胸脘闷痛,气短懒动,纳谷不香,舌红苔薄,脉沉迟。心电图正常。西医拟诊"神经官能症",服药无效。我从"胖人多痰,肥者气虚"立论亦不应手。后忆及《金匮》有"胸痹,胸中气塞,短气"之证目,即仿本法治之。枳实、壳各20克,陈皮10克,茯苓15克,杏仁10克,半夏10克,瓜蒌壳15克,甘草3克,生姜5克。药进3帖,痛减气松。连服3剂,症去七八。本方调整,继进10剂,诸症消失,精神亦佳,愉快工作。

五、逐寒祛湿法

仲景云:"胸痹缓急者,薏苡附子散主之。"本条述证甚简,但方用大附子10枚,以逐其寒,缓其急痛;又薏仁15克祛除其湿而宣通其痹,导浊阴下行,缓筋脉之拘挛。可知胸痹之症良由素体阳气不足,气血运行不畅,以致寒湿之邪痹阻经络。筋脉拘挛而致胸背疼痛。且喘息咳唾、胸背痛、心悸、短气等症也随之俱来。另外还当伴有形寒怕冷,舌苔白滑等一派阴盛之症。因疼痛急迫,故仲景用散剂,取其药力纯厚,收效迅速,如此则沉寒痼冷之邪可逐,湿积可祛,阳气通而痛急自解也。本方药虽只两味,如运用得当,实可收到良效。

如《河南中医学院学报》于1978年第2期曾报道曹氏男性病例,患胁间神经痛十余年,因连日劳累而痛无休止,严重时常令其子女坐压胸部。曾用西药解痉、镇痛、血管扩张等药,以及中医活血化瘀等法,均无效。用杜冷丁(哌替定)肌注,方能控制3~4小时,但仍痛。后医先以薏苡附子散,附子15克,薏仁30克,2剂。服药当晚痛减,可安睡3~4个小时。翌晨,二服,痛又减,饮食转佳。即于前方合理中及瓜蒌半夏汤之类,疼痛大减,但感胸中隐隐不舒,后改拟附子理中汤合小建中汤3剂,胸痛止。本案虽非笔者亲用,但方示人,凡胸痹痛属沉寒痼冷急痛者,是可一投。

六、通阳化饮法

此法用于寒饮内停于心下,脘部痞塞,气往上逆,牵引心窝部空空作痛嘈杂之证。故仲景说："心中痞,诸逆心悬痛,桂枝生姜枳实汤主之。"尤在泾解释说："心悬痛,谓如悬物动摇而痛,逆气使然也。"所以仲景用桂枝生姜通阳散寒,温化水饮。胃阳得振,饮邪散则冲逆得平。枳实理气开结,诸药相伍,则痞消逆平,疼痛可止。故临床上,凡见寒饮犯胃,阳气被遏,致生脘痛嘈杂,痞闷不舒,呃逆气冷,苔白腻滑,脉沉紧者,皆可效法本方。或合良附丸,或加吴茱萸、荜茇、半夏、陈皮等,以加强散寒化饮,温中消痞之力。

如患者王×,女,45岁,工人。心中嘈杂,常吐清水已经7年。常服颠茄合剂、普鲁本辛(溴丙胺太林)而症得一解。近半年来,症状加重,饥则似痛非痛,心中悬悬不安,饱则胸脘痞闷作胀,泛吐清水痰涎,苔白腻水滑,脉弦紧。胃肠钡透提示为"肥厚性胃炎"。良由寒饮阻遏胸胃之阳,致生痛胀痞闷。用桂枝生姜枳实汤化裁治之。方药:桂枝10克,干姜10克,枳壳实各10克,淡吴萸6克,陈皮12克,半夏10克,荜茇10克,焦白术10克。药进5剂,诸症消之七八。后加炒党参10克,茯苓5克,又10剂而病愈。至今3年未曾复发。

七、温阳逐寒法

仲景云:"心痛彻背,背痛彻心,乌头赤石脂丸主之。"夫诸阳皆受气于胸中而转行于背。寒气独盛,攻冲前后。前后者,清旷之地也。清阳聚中。今阳微不运,阴乘阳位,是以寒独聚而不通,故见胸痛彻背,背痛彻心,仲景用是方治之。由方推测当伴四肢厥冷,脉沉紧等阴寒涸结之症。方中乌、附、姜大辛大热,峻逐阴寒之邪以扶衰微之阳。并佐赤石脂涩以敛阳,开收并举。临床上凡遇胸阳痹阻,心痛彻背,背痛彻心,痛无休止等阴寒极盛之证,皆可用本方合苏合香丸之类,芳香温通,逐寒回阳而止疼痛。

如患者严××,男,56岁。因春节前工作紧张,感觉胸部闷胀,但未介意。除夕晚上,突然胸部剧烈疼痛,血压150/100 mmHg,时舌下含服硝酸甘油0.6 mg,持续疼痛不解,痛连背部,胸闷气短,心慌,喘息不得入睡,肢冷而出冷汗。舌紫暗苔薄,脉沉细。心电图检查:"心脏室性期前收缩"。西医拟诊"冠心病"。属中医"胸痹"范畴。操劳太过,胸阳之气受累,阳气虚惫,气机痹阻。治用温通扶阳,活血化瘀为法。方药:熟附片20克,干姜10克,紫丹参15克,蜀椒5克,桂枝10克,红参6克,赤石脂10克,失笑散12克(包,入煎),另服苏合香丸。药进1剂,疼痛缓解。连服3剂,疼痛基本消失。原方加川芎10克,陈皮10克,焦白术10克,去蜀椒。再进3剂,诸症次等消失,但觉胸闷。原方制小其剂,而加五味子、黄芪、茯神等味,先后服35剂药,而能上班工作。

八、逐寒行气法

此法用于寒盛气结之证。仲景谓"九痛丸,治九种心痛"。此心痛者,实则指胃脘痛。《医学正传·胃脘痛》说:"古云九种心痛……详其所由,皆在胃脘,而实不在于心也。"因此说仲景所言治九种心痛,即是指九种胃脘痛。《千金方》第十三卷"心腹痛门"云:"九痛丸,治九种心痛,一虫心痛,二注心痛,三风心痛,四悸心痛,五食心痛,六饮心痛,七冷心痛,八热心痛,九去来心痛,此方悉主之。并疗冷冲上气,落马坠车血疾等。"论其原因,皆因积冷结气所致。故仲景用附子、巴豆大辛大热散寒之品破冷积;狼牙、吴萸杀虫蚀除痰饮,温中而下气,干姜、人参温中和胃,益气而补中,是痛可止,虚可补。实则此方在临床上加减运用颇多,例不甚举。一般狼牙、巴豆较少用,而多加砂仁、白豆蔻、陈皮理气之味,或合良附丸等用之亦有效,以加强理气止痛,温中散寒之力,落马坠车血疾,当虑血瘀。

(文刊《淮阴医学》·中医专辑,1984 - 10)

应用仲景方辨治冠心病验案举隅

冠心病系冠状动脉粥样硬化性心脏病的简称。属中医胸痹、心痛、真心痛、厥心痛等范畴。本病发生之机理,多因脏腑亏损,气血失调或心气心阳不足,鼓动无力,致气血阻滞而成。临证中笔者以中医辨证分型为基础,选用仲景方随证加减,每获得心应手之效,今案举于兹。

一、用四逆加人参汤主治心阳不振,寒邪凝滞型

心主血脉。诸阳皆受气于胸中而转行于背。心阳不振,寒邪凝滞,则心区疼痛,甚则放射至左手肩胛肩背等处,常伴四肢厥冷,脉沉细弱,舌质紫气或紫暗,苔白滑等症。治疗急当回阳救逆、散寒通脉。余用仲景四逆加人参汤治之。药用附子,取其辛热,用以大剂,温阳祛寒,回阳救逆。辅干姜之热,以温达通,以通为补,加人参不损其正气,补而不助其滞。另加苏合香、沉香等辛窜之味,以应急治标。佐牛膝、山楂、失笑散等活血之味,以助其通,而奏"通则不痛"之效。

病案举例

严××,男,50岁,职业:会计,初诊日期:1982年12月29日。

患者因工作劳累,感觉胸部闷胀,未得休息,晚上突然胸部剧烈疼痛。血压

180/100 mmHg。痛连背部,胸闷气短,心慌肢冷,喘息汗出,头昏肢麻,舌质紫暗,边有瘀点,苔薄白,脉沉细缓,间有结代。心电图等检查提示:T 波改变。胆固醇 250 mg/dl,甘油三酯 200 mg/dl。此属"心痛",良由伏案工作,劳伤血脉,外出受寒,心阳虚弱,血脉痹阻所致。治宜逐寒回阳,芳香温通,以振心阳。处方:熟附片 30 克,干姜 5 克,党参 10 克,丹参 10 克,桂枝 10 克,失笑散 12 克(包煎),川牛膝 15 克,钩藤 15 克,槐花 15 克,干地龙 12 克,天麻 12 克,山楂 15 克,另苏合香丸一粒(吞)。药进一煎,疼痛转为阵作,间隙时间亦长。连服 3 剂,疼痛几无,余症次第轻减。因纳谷欠香,加炒陈皮 10 克,炒谷芽 15 克。继进 3 剂,症状基本消失。但胸部仍有郁闷痛感,睡眠欠佳,原方制小其剂,附片减半,而酌加五味子、夜交藤、茯神等宁心安神之味。先后服药 30 剂,而能上班工作,心电图复查恢复正常。

二、用人参汤主治心脾阳虚,阴寒弥漫型

血脉的运行,靠心气的推动,血的化生,赖中阳的健运。心气(阳)不足,则鼓动无力,中阳不振,则运化失职,而致心脾阳虚,阴寒弥漫,壅塞胸旷之地。临床上常心脾(胃)见症同俱,如胸脘疼痛,心悸气短,肢冷便溏。心电图常提示心脏有缺血或损伤性改变,或严重心律失常。临床上余用仲景人参汤"塞因塞用",补气温中,以振心阳而消阴邪,取人参微苦入心,味甘入脾,补心脾之气;内虚致寒,寒者热之,用干姜之温,占胸旷之地,寒虚俱重,参、姜不分主次,皆宜重用。为增强补气温阳,活血通脉之力,选加肉桂、补骨脂、淫羊藿、山楂、牛膝等味,则效果更属理想。

病案举例

朱××,女,70 岁,市郊城南乡人。初诊日期 1984 年 12 月 3 日。

患者有胸脘疼痛及高血压病,业已 3 年,经用中西药合治而愈。尔来胸闷畏寒,稍劳或行走稍快则心慌心跳,头昏乏力,自汗欲脱,昨因感寒食冷,症状加重,脘痛连及左胸肩背,泛吐清水。胃部拍片:未见明显病变。心电图提示:(1)窦性心动过速;(2)电轴左偏;(3)部分 ST-T 改变 V5、ST 段压低 0.1 mV。血压 170/90 mmHg。总胆固醇 225 mg/dl。综合上症,此属心阳不振,脾阳不足,阴寒之邪,弥漫胸脘,气机阻滞。治用人参汤加味,温中散寒,益气振阳以消阴邪。药方:党参 30 克,干姜 10 克,山药 10 克,焦白术 10 克,肉桂 5 克,荜茇 10 克,补骨脂 10 克,淫羊藿 10 克,山楂 15 克,牛膝 12 克,甘草 5 克。药进 5 剂,诸症减半。原方续进 5 剂,症状次第消减。后用本方制小其剂,又 30 剂,诸症告失,且能操持家务。

三、用真武汤主治心肾阳虚，水气凌心（肺）型

景岳云："五脏之伤，穷必及肾"。肾虚则诸脏易虚，临床上肾阳虚弱，则每见心阳、脾阳不足，则水失其行，寒水不化，上凌心肺，是以心悸气喘，甚则水肿。临床上余用仲景真武汤化裁。用附片归经入肾，壮肾阳以振心脾之阳；佐辛温之姜，协附子温阳化气，助苓、术温中健脾；加参以助其力。血水同源，水停则血滞，加丹参、牛膝、山楂、红花活血化瘀以利消肿。悸而喘急，加葶苈泻肺降逆，急以治标。失眠寐差，佐枣仁、茯神等宁心安神。诸药相合，共奏温肾阳，振心阳，健脾阳之功，则诸症可除。

病案举例

王××，男，55岁，干部，初诊日期1983年11月7日。

心悸气喘，临冬过劳加重，已匝三载。刻诊：胸闷气喘，心前区隐痛，动则心慌气喘加重，下肢浮肿，按之凹陷，唇甲青紫，脘胀纳差，畏寒肢冷，夜寐不宁，大便稀溏。舌质紫嫩，而舌边有齿印。脉细数而有歇止。心电图及有关检查提示：冠状动脉供血不足。血压165/70 mmHg。血糖69 mg/dl，胆固醇200 mg/dl，三酰甘油酯225 mg/dl。证属心肾（脾）阳虚，血行不畅，水气不化，凌心射肺。治用温肾阳、振心阳、活血通络、化气行水合法。方药：制附片10克，干姜6克，焦白术10克，茯苓10克，党参10克，丹参10克，怀牛膝12克，葶苈子20克，山楂15克，甘草5克。药进5剂。心痛止，心悸除，肿消其半，胀减其七，唯肢冷便溏未见明显好转。原方加桂枝10克，胡芦巴10克，诃子肉10克，连服10剂，诸症逐渐消失。先后服药40余剂，心电图等复查基本恢复正常。

四、用小陷胸汤主治痰浊内蕴，心脉痹阻型

痰浊之邪，郁结内蕴，壅塞胸中，心脉痹阻，临床上多见胸中痞闷疼痛，烦热懊憹，或咳嗽气喘，甚则喘息不能平卧。余用仲景小陷胸汤涤痰热，宽胸宣痹，药以瓜、姜为主，清热化痰；连、夏合用，辛能开善散，苦善降能泄。诸药相合，消痰热之结而宽胸，开气郁之痞而畅胸。另加荜茇、沉香、苏合丸、丹参、山楂、牛膝等芳香化浊活血化瘀之味，以助其行而达其"通"。

病案举例

周××，女，55岁，退休工人，初诊日期1984年4月15日。

胸闷气喘已十余年，尔来胸中常感闷热疼痛，烦而少寐，呼吸不畅，痰多色黄，质稠咯之不爽，纳谷不香，观其形神，肥胖乏力。大便稀溏，小便色黄，脉滑数，偶

见歇止,舌红苔黄腻。心电图及有关检查提示:左心室肥厚及劳损(ST段下移0.05 mV,T波倒置)。血压140/95 mmHg。胆固醇300 mg/dl,甘油三酯50 mg/dl。证属脾虚痰盛,内蕴化热,胸矿闭郁,气机升降不利。治用豁痰宽胸,肃肺宣痹之法。方法:全瓜蒌15克,川连6克,炙竹茹10克,鱼腥草10克,制半夏10克,广郁金10克,橘红络各6克,夜交藤15克,紫丹参12克,牛膝12克,山楂15克,葶苈子10克,萆薢6克。前方连进5剂,痰浊得化,心阳渐复,是以诸症显减。因虑其虚,故于上方中复加党参10克,黄芪10克。连服30剂,症状消除,复查血压,心电图均在正常范围,唯血脂仍高。

五、用瓜蒌薤白半夏汤主治胸阳不振、心脉痹阻型

胸阳不振,阴寒凝滞,不通则痛。临床上多表现为胸中闷塞疼痛,甚则胸痛彻背,舌质紫气苔白腻,脉多弦滑。余用仲景瓜蒌薤白半夏汤通阳宣痹,化痰散结,振奋心阳,俾浊阴消散而病体康复。药用瓜蒌开胸涤痰,其量重用,剂达30克;薤白辛温滑利,通阳行气,通则病除;半夏其性辛温,消痰散结。然邪阻胸中络道,势必影响气血运行。气滞则血瘀,因瘀而致虚,所以临床中不论有无所滞血瘀见证,皆加桃仁、红花、山楂、丹参、牛膝、降香等味理气活血。"气行则血行",不论气虚血瘀见症多少,皆佐党参、黄芪、当归、丹参等补气活血。血足血流畅,若属因瘀致虚,治同血瘀。临床上如此加减变通,奏效颇佳。

病案举例

刘××,男,48岁,教师。初诊日期1985年3月6日。

胸闷疼痛,常发不已,亦已2年。今因劳发作,胸闷气急,呼吸困难,阵发性胸前区疼痛,痛势难忍,额出冷汗,头昏纳差,夜寐多梦,大便稀溏。舌质暗红苔白腻。脉沉迟细弦,偶见结脉。心电图提示:ST段压低2 mV,T波低平。血压160/100 mmHg。胆固醇225 mg/dl,甘油三酯130 mg/dl。病久体虚,阴寒内盛,痰浊阻滞胸阳,气机升降不利。治用辛温通阳、化痰散结、宣理气机为法。方法:瓜蒌30克,薤白头10克,制半夏10克,丹参12克,桃仁10克,黄芪15克,党参10克,焦白术10克,山楂15克,降香10克,牛膝12克,合欢皮10克,甘草6克。另苏冰滴丸,每次2粒,日两次,开水送服。药进2剂,疼痛止,纳增寐宁,胸闷气急亦松,但大便仍溏。原方加补骨脂10克,焦白术10克,以壮脾肾之阳,药服30剂,诸症消失,心电图恢复正常。4个月后因气怒又复发一次,仍守原方出入20剂而愈。

六、用旋覆花汤主治营血亏损,脉络失养型

心主血,肝藏血,考肝之脉布胁络胸,胸在上焦,内藏心肺,胁乃肝之分野,若素体不足,或病久耗伤营血,心肝受损,心脉失养则胸闷心痛;肝脉失养,疏泄失常,则胁痛隐隐,肝阴不足,则肝阳上亢。所以临床上冠心病合并高血压者,屡见不鲜。治疗余用仲景旋覆花汤加味治疗,药用旋覆花合川芎等通肝络而畅胸止痛;茜草佐当归、丹参、山楂等活血和络,宣通血脉;用葱白通阳散结,行气止痛以治其标;选加生地、茯神、何首乌、炒枣仁、合欢皮等养血宁神,加桑叶、钩藤、牡蛎等滋阴潜阳,临床上每获桴鼓之效。

病案举例

吴××,女,45岁,营业员。初诊日期1985年2月4日。

胸部隐痛,心慌心跳,已经年余。尔因分娩不顺,手术取胎,母子虽属安顺,但胸痛加剧,头昏目眩,自汗寐差,纳谷不香,口干少津。舌淡苔薄白。脉细弦结代。血压150/100 mmHg。心电图提示:ST段压低2 mV,T波平坦。胆固醇280 mg/dl。证属胸痹并发眩晕。良由素体亏虚,加之手术取胎,气阴两虚而致胸络失养,故诸症蜂起,阴虚阳亢则头昏。治拟活血通络,滋阴潜阳,益气宁神合法。方药:茜草(代新绛)15克,当归12克,旋覆花12克(包),川芎10克,丹参15克,山楂12克,陈皮12克,首乌15克,双钩藤20克,炒枣仁10克,合欢皮10克,党参10克,建曲15克,青葱管3支,药进3剂,诸症减而未已。原方续进5剂,痛止纳增,心宁寐佳,头不昏,血压降至130/90 mmHg。运用上方出入,续服20剂而病愈。

(文系江苏省中医学会心血管病学术交流会交流资料,1986年10月16日于南京)。

浅谈"肝主疏泄"一语在妇科临床上的应用

一、前言

根据历代医家论述,"肝主疏泄"一语是祖国医学的理论之一。疏泄,即疏通畅达之意。肝主疏泄是指肝具有疏散宣泄的功能。专家孙宁铨教授释谓:"所谓疏是言其疏通血脉,周流全身;泄是宣泄气机。二者相互为用,务使气血调和而通畅。"一语道破了肝主疏泄的整个生理功能。女子以血为本,以气为用,气血是女子月经的基本物质,气血调和,气机通畅,对女子来说至关重要。所以,在妇科领域里,"疏

泄"二字对女性的生理、病理关系至为密切。现就笔者对"肝主疏泄"一语为主在妇科临床上的应用谈点体会,供同道参考。

二、理论探讨

肝体阴用阳,为藏血之脏,司血海。肝主疏泄,是肝体阴用阳的正常生理功能。在生理情况下,肝之疏泄主要赖于肝气条达,肝阳不偏来完成疏泄功能,这是肝体阴用阳在阳的方面的一个表现。人之身体各部化生的血液,靠肝的疏泄起调节作用,以濡养人体的脏腑、经络、四肢百骸,是维持人体生命活动的重要条件。根据女子的生理特点,则有部分血液下注血海而为月经,所以女子月经的正常,赖以肝阴肝血的充足为条件,这是肝体阴用阳在阴的方面的一个表现。

实际上,肝气肝阳与肝阴肝血在生理情况下,是互相依存、互相制约的。肝阴肝血濡养肝的阳气,同时又制约它不致升发太过,而肝阴肝血又赖于肝气的正常疏泄而发挥它的正常功能。因此,肝的疏泄正常与否,直接影响肝的生理功能。在女子肝之疏泄正常,则月经如常,所以前人有"肝为女子先天","调经肝为先,疏肝经自调"等说。近江阴周幕丹在他的《谈谈常用调经十法》一文中,有六法是论及肝的,占一半以上,可见肝与妇科关系至密,非同一般。从经络学说看,足厥阴肝经属肝络胆,和冲任二脉在循行路线上相互联系,肝经为冲脉所统,属任脉所司,冲脉是全身气血运行的要冲,起于胞中,有"血海"之称,对女性生理的发育和生殖功能的完善起着重要作用。任脉有"任养"之义,亦起于胞中,为"阴脉之海"。在生理条件下,女子必须任通冲盛,月事方能以时下,即《素问·上古天真论》云:"女子二七天癸至,任脉通,太冲脉盛,月事以时下。"由此可见肝之疏泄与冲任、气血、胞宫等密切相关,而所有这些生理功能的体现,又以肝的疏泄功能正常为前提,如此则冲任气血调和,经孕如常,胎产顺安,否则,气血不和,冲任失调,则变生病端,由此可见肝的疏泄正常与否,在妇科临床上占有十分重要的位置,万不可忽视。

三、临床应用

肝主疏泄与人的情志活动以及和其他脏腑的关系,在妇科临床上,表现尤为突出。如果肝失疏泄,气机不调,则可引起情志的异常变化,表现为肝失条达,抑郁不畅,血因气滞,从而损及冲任,影响月经的正常来潮,临床上可出现月经不调、痛经、经闭、经前乳房作胀等症。治守"木郁达之"之旨可也,代表方剂如逍遥散。本方虽属平常,但用之很为考究。服此方药时,要特别注意情志的变化,否则,药虽逍遥,人不逍遥，终难逍遥也。我治病员王××，30岁，为百货公司营业员，适值经至，夫妻吵架，遂致经断，而增少腹、两胁作胀，胸闷不思纳谷，第八天来门诊就诊。当时拟疏肝解郁法，投逍遥散去当归加郁金、香附米、川芎之味。药进3剂，诸症平平。细审之，投方无不合之处，何以不效？再三询问得知，吵架之后，虽经邻里劝说而止争辩，但气怒未消，虽来就诊而取药回家，见药摇头，闻味怒生，气恼服药，何以能效？后经一再开导，采取药治人治相合，继用原方，两剂生效，经水适来，诸症亦次第消失。在临床上对凡此患者，皆应及时疏之。反之，若当疏不疏，则郁久化热，热伤冲任，迫血妄行，又每见月经先期，或经行吐衄，或见崩漏等症。此时的治疗，可于疏肝解郁方中酌加丹皮、山栀、黄芩、娑罗子等味，以清泄积郁之火，而解肝家之热。反之，若疏之太过，又往往会出现木气退而脾气伤，导致肝脾两虚，而出现脾虚肝亦不足的症状，治疗当用培土柔肝以复疏泄之职。如病员王×，33岁，有慢性肝炎史两年，经量渐少，常闹腹胀便溏，纳谷味差，伴胸闷不舒。某医迭投逍遥、柴胡疏肝等味，初服有效，继而无效。观其用药，揣摩再三，方知理气之味太多，疏之太过，伤其肝阴，耗其脾气。后改服归芍六君汤，肝脾两调，一以补脾之气，一以复肝之疏泄功能而病得渐愈。若肝失虚弱，运化失司，可见经行泄泻、经行腹胀；脾胃气虚，升降失司，可见经期恶心、呕吐等症。其治疗又非单疏其肝所能奏功，也非单调其脾而能独功，应兼顾之。常用方如柴胡疏肝饮，选加党参、黄芪、茯苓、山药、半夏、陈皮等味，以复肝之疏泄，脾主运化之职。反之，脾病亦可影响于肝，单治其脾亦不合病机。如脾气不足，血无生化之源，或脾不统血，均可累及于肝，形成肝血不足，使肝失濡养，疏泄失常，临床上可见经行量少、闭经、经期浮肿、带下等症。治之法，侧重于脾，理属当然。方如《证治准绳》之八珍汤和《傅青主女科》之完带汤，但须稍加疏肝之味方能达到预期的效果。

临床上肝失疏泄和肺的关系也很密切。妇女以血为本，以气为用，肝藏血，"肺主气，气调则营血、脏腑无所不治"，两者互相配合才能维持气机升降。临床上凡肝气畅达，疏泄正常，肺气和调，则人身周身气机畅行。如肝失疏泄，肺气壅滞，气火上炎，则影响肺的治节肃降，而出现咳嗽、经行量多色红、胁胀，严重者可伴咯血、衄血，我称之为"经期咳嗽"。查书多言"妊娠咳嗽"，古名"子嗽"，未言经期咳嗽，而临床上实有其病。症状每值临经咳嗽，经期更甚，经净咳止。有挟痰有不挟痰者，用西药无效，服中药止咳之剂亦然。经查阅有关资料，悟出，此属经行之时，冲气较盛，肝失疏泄，郁而化火，火随气动，灼伤肺家，肃降失司而为咳，血络受损而见咯血，治疗绝非止咳所能奏效。因病于肝，疏泄失职，火郁气升所致，故改投疏肝清热治之而效。我常用清肝引经汤化裁治之。常用药如生地、丹皮、栀子、黄芩、川楝、白芍、当时、牛膝等。此外，肝主疏泄与肾的关系在妇科临床上表现也很突出。肝主疏泄，必须依赖肾阴的滋助，肾阴的再生又须通过肝的疏泄而藏于肾，所以祖国医学有"精血同源""肝肾同源"之说。肝肾的阴阳之间，也是相互联系，相互制约的。在病理上常互相影响，阴液不足，可导致阳的偏亢，影响疏泄的正常宣散，而出现月经量少色红或淡，或闭经等症状，治疗应立足于滋阴，滋阴所以解郁，解郁则疏泄复常。方如《景岳全书》的归肾丸以及《校注妇人良方》的滋肾生肝饮等皆可选用；反之，若肾阳不足，不能助肝以升发，而见经闭、不孕诸症。此时，单补其阴，效亦不佳，而应着眼于阳，阳复则肝郁自解，疏泄复常，而通达于肾，使之阴阳和调。常用方如全鹿丸、右归丸等可取用。再则，心肝二者在女性的生理功能和病理变化中也不无关系。《素问·瘀热病论》云："胞脉者，属心而络于胞中。"说明了心与胞脉关系直接。冲任内起胞宫，故心可通过胞脉控制冲任。生理上肝主疏泄，心主神志，都与精神情志活动有关。在妇科临床上，某些精神因素所致的病变中，如月经不调、经行量少色红、行经心烦失眠、急躁易怒等常同时并见，治从心肝气郁着手，每获良效。方如《女科撮要》之丹栀逍遥散合甘麦大枣汤等，疗效为佳。

四、结语

综上所述，肝主疏泄与冲任、气血、胞宫关系殊切，与脾、肺、心、肾的联系在妇科表现上亦很突出。肝主疏泄正常，则气和血畅，若疏泄失常，则气滞血阻，冲任失调而生病端。故调整肝之疏泄功能，在妇科临床上具有特别重要的意义。肝郁气阻，治用疏肝，但疏之宜当。若当疏不疏，则郁而化火；疏之太过，反伤其正，涉及其他脏腑的，治分主次，务使肝之疏泄正常，何孰何从，权在随症变而变，辨证施治。

（本文在"江苏省中医·中西医结合妇科学术会议大会"交流，1984，扬州）

浅谈脾系学说在内科临床上的应用

脾系乃人体五大系统之一，是中医理论的一个重要组成部分。它由脾脏、胃腑、足太阴脾经、足阳明胃经，以及唇、口、肌肉、四肢等共同组合而成的体系。

"脾胃"一门，早在宋代即有专科出现，被人所重视。金元四大家的李东垣在《内经》等理论基础上，师承了张洁古"养胃气"的方法，著作《脾胃论》一书，奠定了脾胃学说的基础。他的补中益气法和补中益气汤、升阳益胃法和升阳益胃汤等，至今仍在指导着临床，为临床家所效法。明代张景岳提出："安五脏即所以治脾胃。"和李氏的五脏有病，当治脾胃的理论，不谋而合，为脾胃学说的运用扩大了范围。到了清代，温病学家叶天士创立了滋养胃阴法，为脾胃学说的发展更添一章。

科学是在争论中得以发展和存在的，因古有"肾为先天"和"脾为后天"之说，所以又出现了"补脾不若补肾"之说，代表人物如赵献可，他在《医贯》中说："饮食入胃，犹水谷在釜中，非火不熟，脾能化食，全借相火之无形者，在下焦蒸腐，始能运化也。"此说虽有其理，但补肾绝非能代之补脾，这已为临床所证实。如安东石寿堂（今淮阴市涟水人）在《医原》中指出："胎为薄弱，先天不足者，人不得而主之，又恃调摄后天以补先天之不足。若是者，胃气不由重载。重胃气非即所以重肾气哉"。凡此又为脾系学说的进一步发展增添了新章。

本文试就中医的脾系学说在内科临床上的应用浅述如下：言其虚，言其实，言其常，言其变，以冀对提高临床疗效有所裨益。

一、脾胃自身调节功能的失常是临床上诊治脾胃疾病的重要依据

脾属脏主升，胃属腑主降。脾升胃降是脾胃的主要生理功能。两者互为表里，以经络相通。在五行学说中，脾胃同属于土，脾为阴土，胃为阳土，脾属湿土，喜燥恶湿；胃属燥土，喜润恶燥。两者相反相成，其具体表现在升降、纳化、燥湿六个字上，各自相反相成、自身调节，维持正常的生理活动，否则即为病态。

升和降，是中医理论中脏腑间特有的机能，脏腑靠一升一降，调节平衡，否则失其平衡，表现为太过或不及。在胃来说，有不降和不降反升两个方面。胃气不降，则糟粕不能向下传送，在上则发生噎、胀，在中则发生脘痛、嘈杂，在下则发生便秘、痢疾等。不降反升，则嗳气、呕吐、呃逆、反胃等。治疗以"降为顺""通为用""和为贵"为其法旨，治各有方。在脾来说，也有两个方面，即脾气不升和不升反降。不升则不能运行水谷精微，从而发生痞闷，食后困倦，思睡，腹胀，四肢无力，消瘦等。不升反降，则中气下陷，而发生气短、脱肛、子宫下垂、内脏下垂，或大便滑脱、小便失禁等。治用健脾益气，以助其"升"，药如党参、白术、黄芪、山药、升麻；理脾行气以助其"运"，药如砂仁、陈皮、木香等；运脾化湿，以杜绝其"恶"，药如制苍术、厚朴、制半夏、藿佩、草豆蔻、草果等。运用时当据其虚实，视其兼症，随变应变，以达"脾主升""脾主运化"的正常生理功能。

纳和运，两者相辅相成。《景岳全书》说："胃司受纳，脾司运化，一运一纳，化生

精气。"胃纳反常,或纳减不能食,食后胃中不适或多食善饥;脾运反常,或脘痛作胀,或饮食不为肌肉,虽食而形体消瘦,四肢无力等。临床上我们常以纳和运的反常所出现的症状来推测审察脾胃的功能,找出病机,作出诊断,确定治疗方法。如患者唐某胃脘卒痛,痛势难忍,伴畏寒喜温,观其舌苔白薄,追其原因,良由感寒食冷起病。针对病因、症状,证属胃寒凝滞,胃气失和,气机不畅。用温胃散寒法,投干姜、荜茇、六神曲、防风等即愈。再如肝胃不和,木火犯土等证,皆可从纳运的反常来审证求因,据因论治。

湿和燥,两者相反相成,在生理情况下,脾湿胃燥是不表现症状的,只有当脾湿胃燥过于偏胜,临床上方有病理现象表现。如脾为湿困,只表现为头重身困,口黏不渴,脘痞纳呆,腹胀腹泻,苔腻色白,治用理脾燥湿法却可,方如平胃散;若脾不化湿,只表现为纳减脘痞,苔腻口甜,治用健脾化湿法为是,方如胃苓汤、三仁汤之类;胃阴不足,治用清胃治燥法,方如沙参麦冬汤等,即可得以纠正。

二、脾胃自身功能失调的病理产物是内科杂病的主要病因之一

《内经》云:"饮入于胃,游溢精气,上输于脾;脾气散精,上归于肺,通调水道,下输膀胱;水精四布,五经并行,合于四时、五脏、阴阳揆度以为常也。"在正常情况下,饮食入胃,化气生津,濡养周身,浊者下降而排出体外,是为正常。否则即病也,诸如食积、水湿、痰饮、瘀血等皆是脾胃的病理产物之一。临床上一般有在脾在胃之别,能食不化,病在脾;觉饥不食,病在胃。病在胃,治以开胃消导,建曲、山楂之类;病在脾,治以健脾助运,砂仁、白术之属。在热甚化燥时,食积可成燥屎,而为"燥结阳明"之变,则非消导所宜,宜用下法,下其燥屎,其病乃愈。如系水湿为患者,治用苍术、草蔻以燥湿,用羌活独活等以祛湿,藿、佩、砂仁等以化湿,茯苓、猪苓、泽泻等以渗湿可也。若水泛成灾,则尤当治脾或脾肾同治,取古代鲧禹治水之法,一用"健脾筑堤"以治其脾,药用党参、白术、山药、茯苓之味;一用"温肾开渠"以治其肾,药取肉桂、巴戟天、胡芦巴等。但治水应以健脾为先,以杜绝其水泛成灾之虞。若因脾胃虚弱,生痰成饮,病曰"痰饮",则治当它法。尤在泾说:"痰者食物所化,饮者,水饮所成,故痰质稠而饮质稀也。"痰饮既成,则疾病丛生,《金匮》有四饮记载。治各有别,如胃脘痛、咳嗽、哮喘、渗出性胸膜炎等,治用二陈汤、小半夏汤、苓桂术甘汤等可也。"脾为生痰源","痰生百病","顽痰怪症皆皆属于痰"。痰的病症多多,我摘前贤之说,曾写"浅谈痰"一文,将痰证归纳为十五端,即咳、喘、呕、满、肿、痛、结、胀、悸、眩、躁、膈、注、痹、厥等。这些病症影响很多脏腑,在临床上,虽有虚实之

异,寒热之分,而治疗的关键都离不开脾胃学说。脾又主生血统血,运化水湿。"血水同源",若血液运行发生障碍,则滞留面为瘀血,在脾胃方面瘀血的表现有胃肠疼痛固定,痞块、酒疸、腹胀、癥积等,治疗应重在调理脾胃,活血化瘀,一图其本,一治其标。

三、脾胃与其他脏器的五行生克关系是内科临床诊治疾病的理论之一

整体观念是中医的特色之一,脾居于五脏的中央,和四周其他各脏关系至密。其中有生理的,有病理的,但在内科上应用较多的还是五行关系,即生克关系。它包括肝为脾胃的克我之脏,肾为脾胃的我克之脏,肺为脾胃的我生之脏,心为脾胃的生我之脏。这些关系在内科临床上应用较广,诸如培土生金治肺病,扶土抑木治肝病,滋水涵木治肾病,补火生土治脾(胃)病等等。但具体运用时必须灵活,如补火生土,这个火和土要全观活看。动曰脾胃虚也,单补其脾胃不行,胃寒有责之心,心胃同病,脾之虚寒有责之肾者,脾肾同病。说明心火亦能生胃土(《金匮·胸痹篇》可以佐证)。肾火能生脾土,临床更不乏其例,所以临症时要全面考虑。除此以外,脾和五脏中的某些脏器还具有特定的关系。在内科临床上,表现也很突出,如脾胃和肝胆,"肝木不降则克脾,胆木不降则克胃"之说,实质上肝胆不降,即是横逆,肝性喜条达,主疏泄,肝木不降则克脾土。临床上是常见的,如肝脾不和、木郁土中等,常用归芍六君或逍遥散治之取效。但木不降则克胃土,临床上亦属常见,如柴胡疏肝饮、温胆汤证就是一个例。此外,小肠化物,大肠传导,三焦决渎,膀胱气化等也都和脾胃有着一定的关系,临床上皆不可忽视。

四、脾胃学说和五官躯体的关系是内科疾病诊治的眼目

《内经》云:"口为脾窍""脾开窍于口""脾和则口能和五谷"。在临床上口味的改变可作为脾胃病的辨证眼目。从预后讲,慢性病者,口味好,食欲佳,预后良,反之则差。外感病胃口差不必多虑,外邪去则纳谷佳。从味觉上看,脾热多口甜,肝热多口苦,口苦多属热症,口淡多属寒证,口黏多属湿证,口臭多属肝胆积热,口烂生疮,口疮多属脾胃有热。此外,心脾不足,中气不足,虚火上炎亦可致口疮口糜,治各有方,各对其证。

口渴,一般为胃热特征,但有喜热喜冷之别。有口干不欲饮的,其或为脾胃湿重,或为血渴,或为热入营血治各有法,皆须细辨。若见口渴多尿,当考虑消渴;如系寒饮留中,非但不渴,反生流涎,治又殊异。凡此等等,都与脾胃关系至密。

舌在口中，"舌之有苔，如地之有草"，舌苔在脾胃的诊治中，占有十分重要的地位。胃气正常，多布薄白苔，痰湿重浊，苔多厚腻；色白色黄，寒热之分；舌质胖嫩，痰湿象征；舌质淡白，脾血不足。凡此等等，无论是外感热病或是内伤杂病，皆有一定的诊断价值。

唇和咽，经云："口唇者，脾之官也。"唇之色泽是脾胃是否健运的象征，唇色淡白，多属血虚，紫绀多属血瘀，唇干燥裂多属津亏，治皆宗脾。咽在食道之上，陈无择说："咽接三脘以通胃，喉通五脏以系肺"，"咽喉者，肺胃之门户也"。所以咽喉部疾患有治胃有治肺的，治胃主要是清胃、养胃为主，治肺主以宣肺、润肺、清肺、肃肺为主，亦有肺胃同治的。

脘腹，《难经》云："大腹小腹，皆属于脾。"它一语囊括了整个腹部。但由于经络循行的关系，腹部远不只脾脏所主，如沈萍录《此事难知》一书中云："腹痛有分布，中脘痛，太阴也，理中汤主之，脐腹痛，少阴也，四逆汤主之，厥阴痛，当归四逆汤加吴茱萸汤主之"。沈氏的这种看法是有一定指导意义的。胃脘痛一病，书言有九种胃痛，证有寒热虚实之辨，在气在血之分，胃痛、心痛之别，心胃同病之异；病有泄泻、痢疾、肠痛、虫积等不同。程林云谓："虽分九种，但不外积聚、痰饮、结血、虫疰、寒冷而成。"治疗关键抓住"通为顺""降为用"。通有温通、理气、化瘀、通络等法，降有温中、理气、散寒、降逆等方法，以奏胃气和。

对于妇科的腹部诸通，经络学说尤为重要，有治宗太阴，有治宗少阴，还有治取厥阴，亦有厥少同治，冲任并调的，凡此等等，又绝非"大腹小腹皆属于脾"所能统括，当需随其证变而辨证治疗。

综上所述，脾系学说和五官躯体的关系，确是我们内科临床诊治的一大眼目，即使是妇科、耳鼻喉科以及针灸等科，亦无不如此。

综上所说，脾胃系学说在内科临床上运用很广，除自身调节功能的失调所产生的疾病，治宗本脏本腑外，还有许多是由他脏他腑影响而病的，则必须以治他脏他腑为宗，所以临床上往往诸法合用，如脾湿的产生，往往兼见脾阳的不足，故燥湿健脾又可与温补脾阳同用，胃火症起常兼胃阴不足，因此清胃泻火又可与滋养胃阴并施，凡此等等，应随症变而辨，以变应变，方获良效。

（文系1984年11月"淮阴泗洪脾系学术会议"专题讲座稿，1986年3月参加"江苏省中医学会靖江脾胃学术会议"交流）

古典医籍养生抗衰与健康长寿初探

辩证唯物主义告诉我们,衰老死亡是人类自然发展的必然规律,但积极的养生方法,确是抗衰长寿的一大法宝。长寿,古往今来,一直是人们关心和探求的问题。现在虽说七十、八十不稀奇,但年逾百岁仍健者,尚属为数不多。怎样才能使老年人延缓衰老,健康幸福的生活,为人类多作贡献呢? 文中就这个问题,从中医古典医籍中发掘整理,以资读者。兹就顺应四时,健身之宝;饮食有节,长寿之本;药以食用,祛病强身;抑情养生,心安体乐;节劳保精,长寿关键;健康长寿,贵在运动等六个方面谈点体会,以冀对人类的健康长寿有所帮助。

一、顺应四时,健身之宝

祖国医学中的"天人相应""天人合一",是宏观的整体医学思想。它强调人与大自然的统一性,认为人与自然息息相关,人直接或间接地受着自然界的运动变化影响,从而产生相应的生理和病理变化。《素问·四气调神大论》云:"阴阳四时者,万物之终始也,死生之本也,逆之则灾害生,从之则苛疾不起,是谓得道。"自然界的一切事物,都是阴阳对立的统一,人体不但要保持体内阴阳相对平衡,而且还要和自然界的阴阳变化相适应。物质世界在不断地变化运动着,而机体对外界环境的变化,也必须做出适应性的反应,这就是所谓"从之"。一年四季的春暖、夏热、秋凉、冬寒更迭变化。一日中昼暖,夜凉的不同,随着春夏秋冬,天地寒暑,阴阳四时的变化,人们必须进行自身调节,保持机体阴阳平衡,如添衣保暖、去被开窗等以适应四时的变化,保持人体内外协调,使机体活力处于最佳状态,即使遇有四时不正之气,亦不致生病。因此,欲尽其天年,度百岁仍健,必须顺应四时的自然变化。在这方面,中医学有着丰富的养生经验和方法。《素问·四气调神大论》说:"春三月,此谓发陈,天地俱生,万物以荣,夜卧早起,广步于庭……夏三月,此为蕃秀,天地气交,万物华实,夜卧早起,无厌于日……秋三月,此谓容平,天气以急,地气以明,早卧早起,与鸡俱兴……冬三月,此为闭藏,水冰地坼,勿扰乎阳,早卧晚起,必待日光……"这种有规律的起卧活动,经两千多年的实践证明,只有这样才能抵制风寒暑湿燥火六淫之气的侵袭。因为春夏是万物生长,阳气发泄的季节,就要注意养阳;秋冬是万物收获,阴气收敛的季节,就要注意养阴。这种"春夏养阳,秋冬养阴"的理论,就是顺应自然变化,达到人体与外界环境的统一,使人体阴阳之气顺应四时阴阳的消长变化,以求"阴平阳秘,精神乃治",从而达到养生避邪,预防疾病的目的。疾病是加速衰老的催化剂,一生无病,自能健康长寿,人吃五谷杂粮,生于天地之间,一身无病,几乎不可,由此可见,中国传统医学提出的应时养生,实是健身防病,抗衰长寿的重要法宝,值得倡导弘扬。

二、饮食有节,长寿之本

饮食是维持人体生命活动日不可少的条件,但若失节又常可影响脾胃的功能。脾胃是决定生命之要素,中医谓之"后天之本""生化之源泉",在五行中属土居中,"土者,生万物而发天地"。脾胃健方能将五谷化为精微,渗灌四旁,布散全身,营养脏腑经络,四肢百骸,筋骨皮肉,毛发爪甲等,从而维持人体正常的生命活动。欲达此目的,必须做到"饮食有节,起居有常",也就是要慎起居,节饮食,不违常规,不恣意贪图口腹之欲,不夜兴昼眠,不醉以入房等等。切忌暴饮暴食,偏嗜过量,若饮食偏嗜,营养单调,则不能满足机体所需;暴饮暴食,营养过剩,则易生病变,影响健康。《素问·五脏生成篇》说:"多食咸,则脉凝泣变色;多食苦,则皮槁而毛拔;多食辛,则筋急而爪枯;多食酸,则肉胝而唇揭;多食甘,则骨痛而发落。"所以饮食宜适中,不宜过偏,乃养生的重要一环。在营养方面,《素问·藏气法时论》云:"五谷为养,五果为助,五畜为益,五菜为充,气味合而服之,以补精益气。"顺其自然的进食方法,不但要品种多样,其量适中。平时经常有人,问我:"老中医,我多吃什么最好?"我谓:"饮食不可同居,品种不怕多,唯恐吃不到。"另外还要求做到"食饮者,热无灼灼,寒无沧沧"(《灵枢·师传》)。饮食有度,反之"以酒为浆",或者肥腻过多,则"膏粱之变,足生大丁"(《素问·生气通天论》)。危害健康,给人体造成疾病。兹就饮酒为例,酒,少饮能增进食欲,散寒活血,增强体质,尚有预防心脑血管病的作用。"饮食自倍,肠胃乃伤"(《素问·痹论》),多饮则耗气乱神,碍肠胃,伤肝脏,所以孙思邈有"饮食不欲使多"之告诫,实是养生长寿的经验之谈。"脾胃者,水谷之海,生化之源",血来源于脾胃运化水谷精微,经心肺的气化作用而成,谓之"中焦受气取汁,变化而赤是谓血",血负责精气在脉管中循行周流,内至五脏六腑,外达筋骨皮毛,对全身组织起着营养和滋润作用。诸如目之视,耳之听,足之步,掌之握,指之摄,无不依赖血的濡养。《七松岩集》指出:"即天地亦必借土主用事,以成四时五行,而主生长化收藏之道,是以木无土不植,火无土不藏,金无土不生,水无土不蓄。故曰:至哉神元,万物滋生。若人脾胃一虚,则四脏无从禀受水谷之精气,精气日衰,生机日绝,而吾生之精神气血,何以资生,岂不殆哉!"所以欲言养生者,必先节其饮食,调其脾胃也。只有脾胃健,才能维持正常的生理功能,健康长寿。

三、药以食用,祛病强身

《黄帝内经》指出:"圣人不治已病,治未病,不治已乱,治未乱。"即未病时,要注意健体强身,预防疾病的发生;若已得病,当及早治疗,以防疾病的发展和蔓延。中医医籍中有的药品既可药用,也可食用,有的食品,即可食用,也可药用。药以食用,中医谓之药膳,药膳属于我国古代所言之食疗、食治、食补的范畴。如唐代名医孙思邈著的《食治》一卷及《千金方》中提出"凡欲治疗,先以食疗,即食疗不愈后及用药尔"。食疗保健,预治疾病,减少药物治疗,这是祖国医学中的重要组成部分,其形似食品,其性是药品,取药之性,用食之味,药借食力,食助药威,共同发挥双重效应,起到保健强身,防病治病,延年益寿的目的。考《黄帝内经》十三药方中,药食并用者有七首之多,占一半以上。汉·医圣张仲景所著《金匮要略》和《伤寒论》248方中,药食并用者也占半数之多,所用种类达20余种,占两书所用166种药物的八分之一左右。如《金匮要略》中著名的药膳方——当归生姜羊肉汤,药选甘温补血,和血止痛的当归,配以温中散寒的生姜,食选温中补虚血肉有情之品的羊肉,其炖至肉烂,食之可起温中补血、祛寒止痛之功,对于血虚有寒、腹冷痛,尤其妇人虚寒痛经,产后虚寒腹痛,或产后调养,尤为适宜,一日三餐皆可适量食用,此方治用至今,历用不衰,颇受欢迎。另外,根据《内经》:"酸入肝,苦入心,甘入脾,辛入肺,咸入肾",五味入五脏理论,饮食还宜合理搭配,利用饮食五味去滋养五脏,食五味不宜过偏,偏嗜则伤害五脏,产生相反的作用。还有顺应四时以食的进食方法,也当重视。如谓春天木气当令,万物生长繁茂,宜"少酸增甘",适当多食点甜类食品,如山药、麦冬等;夏季火气当令,酷暑炎热之际,"少苦增辛",饮食宜清淡可口,适当多食点生姜以及清凉瓜果,如西瓜、西红柿等以清暑气,生津而止渴,不宜进补;秋季,秋高气爽,金气当令,饮食宜"少辛增酸",以杂食为主,以平为度,配用辛类食品以宣发肺气,如黄豆、玉米、山药、葡萄、青椒等;冬季,寒水当令,饮食温性为好,"少甜多苦",是进补的好时节,如羊肉、狗肉、芹菜等。若体虚有病或病后体虚未复,不论何季,饮食又当随其脏器所虚而选之。就其"粥"而言,如补脾之山药粥、扁豆粥、芡实粥等以增强人体消化吸收功能,保持脾胃健壮;补肾者,栗子粥、核桃粥等以增强肾脏蒸化功能,心气不足者,用龙眼粥、红枣粥以养心;肝气虚弱者,用酸梅粥、杞梅粥以补肝;肺虚者用百合汤、沙参粥以养肺。除此,还要根据人体素质之异以选用之,如素体虚寒,平时可适当多食羊肉、狗肉、生姜、鸡肉等温性之品以温祛寒,以味补形,则病之可祛,体虚可复;肥胖之体,痰湿较盛,可适当多食清淡化湿之品,如扁豆、莲子、薏米等,少食肥甘厚味助湿黏腻之品,以防生湿聚痰、肝火偏旺、阳刚之体,可适当多食清肝降火之品,如芥菜、芹菜、黄藁等,少食辛辣刺激之味,以防助火升阳、血压长高。健康人常服山药、茯苓能使精力充沛,体质增强防病延年;茶叶、荷叶夏季饮用,可防中暑,并防脾胃病生,亦能升清降浊而防肥胖;常服山楂、核桃可防止高血压、冠心病、高脂血症,并防便秘;中老年人冬季常服用人参、鹿茸,更能补肾壮阳,延缓衰老,强身健体,收祛病复康之功。

四、抑情养性,心安体乐

人的精神健康与否,直接影响到人的生命,人们必须有稳定的精神状态,良好的情感活动,才能使气血调和,脏腑和谐,正气强盛,抗衰益寿,防病御邪,以尽天年。人步入老年,机体相应老化,这是不以人的意志为转移的。人到老年,要顺应自然,抑情养性。《黄帝内经》曰:"怒伤肝,喜伤心,思伤脾,忧伤肺,恐伤肾","百病皆生于气"。凡事不顺勿大怒,怒则伤肝,此指怒之太过(暴怒、郁怒)。过怒伤肝而气滞,多表现为头昏、头痛、胁胀、目赤、血压升高等。人之劝人要"息怒""戒怒",实际上在生活中人们很难做到这一点,人会经常碰到各种各样的事物,哪有都一帆风顺的呢?哪有绝对不发生恼怒的,关键是如何对待怒。外来敌人侵入国土,你能不怒?怒!你能不恨?恨,恨之入骨!恨不得一下子把他按倒在地,再踏上一只脚,叫他永世不得翻身。这是人的一种正常情志活动,不足为病。养生之道,勿过怒,怒后要自解,以达息怒复常,这就要有宽广的胸怀,大度地对待致怒的事和人。注意:长期过怒之时,即是造病害身之时,请君自调。勿大喜,喜则伤心。喜本来之乐事,"笑一笑,十年少",笑则心旷神怡,百脉通畅,与养生大有好处,过喜为病较少见,但历史上亦确有过喜致病的记载,看来任何事情太过和不及都不好。过喜伤心,高兴过极,则心悸不适。忧愁不已,整天面无喜色,则胸闷不舒,当喜则笑,顺其自然,最为可贵。勿忧思,忧思伤脾,忧思是人的正常思维活动之一,喜思聪慧,工作效率高,是体魄强健的表现。若忧思过度,过忧则伤脾,过思气结,影响心脾的正常功能,而致精神不振,纳谷不香,夜寐不实,与养生不利,故忧思当勿太过。勿大悲,悲则伤肺。悲为人之常志之一,悲伤之事,催人泪下,人受刺激很难避免,一般不至于为患。若悲伤太过,过则伤肺而气消,泪与涕下,于健康不利,要想得开,远看,使悲伤逐渐消减而复常态,此也人之常情也。惊恐勿惧,恐则伤肾。惊恐乃情志的正常反应，一般不足以致病，若过于惊恐，则伤肾，而致气乱气下，甚则尿出。反之当恐不恐，当惊不惊，无动于衷，又是肾志不足的表现，皆与身不利，当纠正之。故《素问·上古天真论》告诫人们要"志闲而少欲，心安而不惧"。遇事不烦，见怪不怪，乐观平静，无所得而乐在其中，所谓"知足者常乐"。心乐方能体安，是谓抗衰延寿之良策。在这方面，春秋时期的孔子为我们做了榜样，他一生处境坎坷，在医学落后的那个时代，他能乐度73个春秋，非比寻常。他"在邦无怨，在家无怨"，对生活始终保持乐观态度，他在人之"三戒"中对老人谓"血气既衰，戒之在得"，所以老人的心理状态必须是清心寡欲，怡情悦性，潜心涤虑，澄心息怒为宜。若贪婪无度，谋取私利，追求名利，则首伤其心，损于健康。《灵枢·口问篇》说："悲哀愁忧则心动，心动则五脏六腑皆摇。"说明心为五脏六腑之大主，心伤则诸脏受赢，所以生活所及，唯取适度，避其太过或不及，实为养生之要道也。

五、节劳保精，长寿关键

劳，包括劳作、过逸、房劳等内容。中医有五劳五伤之说，即"久视伤血，久卧伤气，久坐伤肉，久立伤骨，久行伤筋"。一句话，劳不宜太过，过则害。所以古人提出："形劳而不倦"的养生观点，此"劳"指房劳适中；即养生家孙思邈谓"节欲但不绝欲"是也。精，专指肾精而论。"肾精"，即肾所藏之精，肾精化生肾气，是肾阳蒸化肾阴而形成，肾阴肾阳又称元阴元阳，真阴真阳，是机体各脏阴阳的根本，肾阴肾阳又均以肾的精气为物质基础。所以肾的精气包含着肾阴、肾阳两个方面，肾阴为人体阴液之本，肾阳为人体阳气之根。故张景岳说："五脏之阴气，非此不能滋；五脏之阳气，非此不能发"，就是这个道理。《素问·上古天真论》中女子以七岁、男子以八岁为基数递进的生长、发育、衰老曲线，提出衰老的内因是"肾"起主导作用。谓："女子七岁肾气盛，齿更长，二七而天癸至，任脉通，太冲脉盛，月事以时下，故有子……七七任脉虚，太冲脉衰少，天癸竭，地道不通，故形坏而无子也。丈夫八岁，肾气实，发长齿更；二八，肾气盛，天癸至，精气溢泻，阴阳和，故能有子……五八，肾气衰，发坠齿槁……七八，肝气衰，筋不能动，八八天癸竭，精少，肾脏衰，形体皆极，则齿发去。"说明人的生、长、壮、老、已规律是由肾的精气盛衰决定的，关键归于肾，因此，古人说："肾之盛则寿延，肾之虚则寿灭。"肾精不足是衰老的主要原因。人到老年，按中医的理论，肝气衰，筋不能动，天癸竭，精少，肾脏衰，故老当益肾。夫肾为先天之本，主封藏精华，是人类生殖繁衍、生长发育的物质基础，是生命力的内涵和表现，精的盛衰是人体抵抗力盛衰的表现，若房劳太过则耗损肾精，肾主一身之阳,为气之根,肾衰则"根动枝摇",表现为发落齿松,精神萎靡,步履不稳等一派衰老秋色,所以要得健康长寿必须节劳保精,以防半百而衰。

六、健康长寿,贵在运动

生命在于运动,运动有益于生命。"动"意含运动和劳动,是生命的特征。古人有"养生之道,常欲小劳""劳勿过极"之训。唐·孙思邈对养身学有独到,他主张静养与运动、食疗与药补,俭朴与卫生相结合;提出"养生之道,常欲小劳,但莫大疲及强所不能堪耳。"据载他活了101岁。他论述养身的著作有《千金方》《千金翼方》《孙真人歌》等。人到老年,气血多有不畅,要小劳多动,如养花锄草,打扫卫生,力所能及,不宜求人;散步活动,散步能活动筋骨,锻炼肌肉,强健腿脚。中老年欲健康首要选"管住嘴,迈开腿",通过对腿、肌肉有节奏地舒缩还可促进血液循环,增强心脏功能,加强新陈代谢,有益身心。在这方面,后汉·华佗为我们做了榜样,他认为"人体要得劳动,但不当使极耳,动摇则谷气得消,血脉流通,病不得生,譬犹户枢不朽是也。"他仿照动物的活动姿态,创造出"五禽戏",自己亦坚持做五禽戏,虽高龄而"犹有光容"。华佗高龄,究属多大,所说不一,翻阅资料,从61到76岁,至97岁等计有五种说法。权威之作《三国志》和《后汉书》把华佗年岁界定在"年且百岁"的范围,此不失为高明之论。笔者断言,华佗如不遭曹操权杀,定会成为《内经》所云:"尽终其天年,度百岁乃去"的一位老人。惜哉!运动,亦不要人行也行,当因人而宜,诸如散步、小跑、按摩、导引、叩齿嗽津、广播操、太极拳、气功、跳舞等皆可因人因趣而行。并适当参加些脑力劳动和社会活动,保持对外界事物的兴趣,以防衰老早期降临,从而保持心理上的青春,达延年益寿之目的。

最后,我沿用古人之言"我命在我,不在天,昧用者夭,善用者延"的话来当结束语,并奉献读者。

[文系"第十四届国际自然医学会国际研讨会长寿大会"交流稿,并收入大会论文集(中英文合版),吉林科学技术出版社,1992－07－23]

大医吴鞠通(讲稿)

吴鞠通,名瑭,字佩珩,鞠通乃其号,江苏淮阴人。生于乾隆二十三年,即1758年,卒于道光十六年,即1836年,他经历清乾隆、嘉庆、道光三个朝代,送走了乾隆、嘉庆两个皇帝,相伴道光皇帝至终,享年79岁,葬于淮阴大兴庄吴氏祖茔坟地。墓地绿草荫荫,四周青松环抱,有当今政府部门、医疗卫生单位、学术团体以及全国中医名家、朝鲜、马来西亚等国内外中医学者为之竖立的碑文计30多尊。

鞠通一生,著有《温病条辨》《吴鞠通医案》《医医病书》三部医学著作。其《温病条辨》是中医温病学的里程碑,和《内经》《伤寒论》《金匮要略》并称为中医四大经典著作。和汉·张仲景比肩而立,为我国医学史上两大柱石,故有"伤寒宗仲景,温病有鞠通"之说。三书共同构建成吴鞠通学术思想的全部,其《温病条辨》一书,是中医学的一部不朽之作,是中华民族优秀文化遗产的一颗璀璨明珠。

2013年春晚开幕式有一首歌叫《中国美》,其中有一句歌词叫作:"望闻问切大智慧",短短的七个字,唱出了中医学的伟大,中医学的根蒂,中医学的光辉。可以这样说,吴鞠通是一个智者,他所从事的工作,是一个全科医生的工作。他的著作从书出至今对中医学术的影响是空前的,单就研究吴鞠通学术的版本来看,从古至今100多种版本,吴鞠通研究性著作及研究性相关著作目前能收集到的版本近70多种。统而言之,凡研究温病学术的没有不提到吴鞠通的,凡研究医案学的,没有不翻阅《吴鞠通医案》的,凡提笔撰写医德医风,学风文风的没有不想到吴鞠通《医医病书》的。今天我有幸应医圣张仲景家乡——河南中医药大学的邀请,有机会和各位领导、各位老师、各位同学会聚一起,共读吴鞠通的书,共研吴鞠通的学术,机会难得,我很高兴,今天我是来学习的,我的发言,仅作引玉之砖。

一、鞠通其人

1. 自幼聪明 据吴氏家谱记载:吴瑭幼时聪明伶俐,1岁会走路,2岁自己拿筷吃饭,不要大人喂,3岁能背诗百首,14岁考取乡试秀才,15岁离家求学。

2. 孝子之心 19岁时家庭因遭不幸,父病不起而使他改变了初衷,发愤求医。他说:"父病不知医,尚复何颜立天地间。"于是卖地买书,朝研夕究,要在医之道上寻得真经。23岁即父病死后4年,侄儿巧官患温病,初起喉痹,几经误治,以致发黄而死。因此,更增加他刻苦钻研医学的决心,"慨然弃举子业,而专事于医"。

3. 仁者之爱 吴鞠通精湛的医术源于他对百姓的仁爱之心,哪怕是仇人。正因为他深悟人命至重,所以他毕生都在严格要求自己,实践着他的行医准则。

兹举一例:在鞠通家乡有一传说,因地界问题,曹家、吴家打官司,动到政府,曹家无理占地,官司败于吴家,大丢面子。从此,曹家和吴家一墙之隔的邻居,结下了仇,互不往来。

说也巧,第二年夏天,曹家独苗男儿小发财突然高烧,三天更医四人,未见寸功,小儿高热不退,突然神志昏迷,四肢抽搐,不省人事,其妻哭泣,明知鞠通先生在家,因有前仇,也无脸求治。只听其妇哭着说:"要不是你贪财如命,挖人地界,不也可请吴先生看吗? 现在倒好,你把人都得罪了,谁救孩子啊?"曹地主听了,气急败坏,一语不发,只是跺脚叹气。此时之情,一墙之隔的吴鞠通听在耳里,心里不安,怎么办呢? 牙一咬就跟妻子说:"救人要紧,我就去替他看看吧。"妻说:"你去他不理你,怎么办? 他要求你早就该来了。"鞠通说:"他不是不敢来吗? 为着孩子不跟他计较,医生看病乃天职,我还是替他看看吧,救命要紧,各尽各的心,他对我们不公,可孩子无罪啊!"说着,就出门敲了曹家的门,"谁啊?""我,我是吴瑭啊! 听说小发财生病,我来看看的。"哭着的妇人见是吴先生来了,扑通向先生跪下,"吴先生,我们家对不起你们啊,娇儿快没了,请你救救他吧!"鞠通连忙上前,说道:"嫂子快快起来,不必如此,我就是来替小发财看病的。"鞠通看着睡在床上的患儿,全身灼热,神志昏迷,四肢不时抽搐,撬舌望之,舌绛而干,舌苔中黄,脉细数。鞠通说:"此属暑热犯肺,逆传心包,入营伤阴,已有入肝动风之兆。"随嘱用安宫牛黄丸一粒,化水即服,并开中药一剂。丸药服后,片刻孩儿苏醒,中药尽剂而病愈,患儿知饥索食,曹家合家欢喜,带着小发财上门致谢,吴先生却说:"治病乃医生职责,何况我们又是邻居,亲帮亲,邻帮邻,向来如此。"曹说:"先生大量,我愧为人也……"从此两家又和好如初。

曹家小儿病危得救,这个消息很快传遍大兴,家家户户无人不知,无人不晓,个个称赞,鞠通乃大仁大义之大医也。谓:

　　　　怨家小儿病危重,不计前仇吴鞠通。

　　　　登门献计救儿命,留下美名传千秋。

由此鞠通仁爱之心可见一斑。

4. 学者风范　立志立言,咬定医技。吴瑭 19 岁时,因其父病不知医,而自言自立,一生从医。为解苍生疾病之苦,矢志不渝,其家人本希望他从儒而能出人头地,有所前程。亲戚朋友,看他聪明过人,从儒必有大得,都寄予厚望,到头来也能拿得一官半职,荣宗耀祖。可这些,都丝毫没有动摇过吴瑭从医的决心。相反,他以郑板桥的《竹石》"咬定青山不放松,立根原在破岩中。千磨万击还坚劲,任尔东西南北风。"诗前两句竹的自信和后两句竹的自强,激励自己,作为自己从医的终生奋斗目标。年轻时立志之言,他是这样说的,也是这样做的。真谓:

　　　　瑭因父病学竹风,咬定医技不放松。

　　　　匠心苦运终得道,留下巨著颂千秋。

不难想象，如果没有孔子的教化，可能就没有中华文化独特的光彩。吴瑭小时，如没有立志之言，终身为医的志向，恐怕也不会有一代名医吴鞠通吧！

（1）治学严谨，虚怀求知：鞠通立言之后，行恒其中，走访远近，到处求师，抓住机遇，游学京师，得《四库全书》，如鱼得水，以书为乐，以书相伴，择书博览。因而，他知识渊博，其论甚豪，上下古今，了如指掌。学有根底，善师众长，谦虚诚恳。学叶氏，一再表明，只是要将散见于叶氏医案中的"散金碎玉"整理出来，"撷拾其大概，粗定规模"，目的"俾学者有路可寻"，毫无隐讳、自夸。对人不隐善掠美，在他的著述中，对诸医家的评述，"大抵功过两不相掩"，实事求是，公允中肯。如在《温病条辨》中说："诸贤如木工钻眼，已至九分，瑭特透此一分，作圆满会耳，非敢谓高过前贤也。"其学术思想对前人的继承有一说一。他说："本论详加考核，准古酌今，细立治法，除伤寒宗仲景法外，俾四时杂感，即若列眉；未始非叔和有以肇其端，东垣、河间、安道、又可、嘉言、天士宏其议，而瑭得以善其后也。"对前人有关温病的各种论述，功过是非，褒贬取舍，以对待学术的态度，直言不讳。他说："至于驳证处，不得不下直言，恐误未学。"他非常厌恶那些力诋别人却又暗窃别人成果的坏学风。他在《温病条辨·伤寒注论》中论到喻嘉言等人时说："独恶其自高己见，各立门户，务掩前人之善耳。后之学者，其各以其明道济世为急，毋以争名竞胜之心，则民生幸甚。"对自己的不足，直言不隐。如谈自己对燥气的认识，是沿袭前人之因，论述有偏。他不隐人之善，不掩己之过，光明磊落。

（2）学习经典，遵经务实：对读书学习，提倡遵经，指出"医书亦有经史子集"之分，学者不可不遵经，经书一定要读。如《灵枢》《神农本草经》《难经》《伤寒论》《金匮玉函经》等，皆为医疗之经，不可不读。不遵经，则学无根底，或流于异端。然鞠通先生又提出："遵经太过，死于笔下。"则无益，即《孟子》谓："尽信书，则不如无书也。"凡此等等，每寓金玉良言，给人以启迪。

吴鞠通对《内经》研究颇有造诣，在《温病条辨·原病篇》中，吴氏引用《内经》中13个篇章的19段原文，分别对温病的病因、证候、治法、禁忌、立方遣药、预防预后等方面都以《内经》为理论基础，进行了较为深入的阐发。如在方药组成方面，皆以《内经》处方原则为依据，在各方条下，将注明系用《内经》何法，如立方辛凉平剂银翘散，他说："本方谨遵《内经》风淫于内，治以辛凉，佐以苦甘"而立；在化斑汤方论中他说："此热淫于内，治以咸寒，佐以苦甘法也"，由此可见鞠通先生遵经治学，严谨有据，学者风范也。

（3）师法仲景，直言坦诚：《条辨·凡例》中云："是书仿仲景《伤寒论》作法，文尚简要,便于记诵。"鞠通在夸自己吗?不,他在颂仲师。又说:"是书虽为温病而设,实可羽翼伤寒"。"伤寒自以仲景为祖,参考诸家注述可也,温病当于是书中之辨似处究心焉。"什么意思?这是一个学者的自信,在自然科学领域里,从学者风范而言,科学是没有谦虚二字的,是是是,非是非。《条辨》中,选用仲景原方,由原方化裁,变方60多首,约见条辨方的三分之一,张仲景、吴鞠通两位医学巨匠,鞠通遥宗仲景,创新有佳,为中医学的发展,作出了巨大的贡献,两相羽翼,比肩而立,所以书云:"《条辨》羽翼《伤寒》,再适合不过了。"

(4)师承天士,变更创新:《条辨》载方198首立238法,其中受叶天士影响最大。鞠通认为王安道:"辨证温病,论述未详,立法未备。"而吴又可又"立论不精,立法不纯","惟叶天士持论平和,立法精细"。吴氏在研究叶氏医案和其他著作上,是下了大功夫的。从而总结出一些有价值的治疗温病的方剂。对叶氏用药的研究,求真务实,炉火纯青,当用的,"萧规曹随",一字不变,随手拿来,为后学方便,则冠以方名。

如《指南·暑》张案:"舌白罩灰黑,胸脘痞闷,潮热呕恶,烦渴汗出,自利,伏暑内发,三焦均受,然清理上中为要。方药为:杏仁、滑石、黄芩、半夏、厚朴、橘红、黄连、郁金、通草。"

《条辨》中焦篇第四十二条:"暑温伏暑,三焦均受,舌灰白,胸痞闷,潮热呕恶,烦渴自利,汗出溺短者,杏仁滑石汤主之。"

杏仁滑石汤方(苦辛寒法):杏仁三钱、滑石三钱、黄芩二钱、橘红一钱五分、黄连一钱、郁金二钱、通草一钱、厚朴二钱、半夏三钱。

上述之方,用药完全相同。叶氏所治,乃湿热交蒸之证,吴氏用本方治疗暑湿弥漫三焦之证。

方中杏仁、黄芩、郁金开宣肺气于上,厚朴、黄连、半夏、橘红疏泄湿热于中,滑石、通草渗湿通利于下。全方集开上、宣中、渗下功效于一体,于暑湿蔓延三焦之证,十分对证,无可挑剔,鞠通冠名为"杏仁滑石汤",则便于传承罢了。试想,如没有吴鞠通的冠名,也就不会有如今朗朗上口的杏仁滑石汤方歌:

杏仁滑石用芩连,厚朴通金橘半全。

伏暑舌灰呕痞闷,溲难便利渐安然。

见《温病赋与方歌新校》(中医古籍出版社,2013年5月第1版),又如去药一味,则制方更为严谨,见《指南·湿热》王案:"夜热早凉,热退无汗,其热从阴而来,故能食形瘦,脉数左盛,两目不解,治在血分。"

方药:生鳖甲　青蒿　细生地　知母　丹皮　淡竹叶

《条辨》下焦篇十二条:"夜热早凉,热退无汗,热自阴来者,青蒿鳖甲汤主之。"处方:

青蒿　鳖甲　细生地　知母　丹皮

以上两方均是针对温病后期余邪留伏阴分之证而设,治当滋阴透邪。去其竹叶一味,使配伍更为严谨,保持是方,滋中有清,清而能透的特点,化裁而更切病机。

对叶氏温热治疗的理论,吴氏是虚心学习,推崇有加,且有创新。

叶氏曰:"温邪上受,首先犯肺,逆传心包。在表初有辛凉轻剂。"吴氏则说:"凡病温者,始于上焦,在手太阴。"选用辛凉平剂银翘散,辛凉轻剂桑菊饮和辛凉重剂白虎汤。并补充出逆传心包的证治,曰:"邪入心包,舌謇肢厥,牛黄丸主之,紫雪丹亦主之。""神昏谵语者,清宫汤主之,牛黄丸、紫雪丹、局方至宝丹亦主之。"吴氏根据叶氏"入营犹可透热转气"的理论,创立清营汤一方,在清营同时,佐以黄连、竹叶心、连翘、银花清心解毒,并透热于外,使热邪转出气分而解,体现了气营两清之法,为温热病的治疗,又谱写新章。凡此《条辨》中每每可见。

从以上鞠通遵《内经》,宗仲景,效天士可以看出,一位伟大的医学家的学者风范。

二、鞠通对医学的贡献

（一）著书《温病条辨》,系浊病学的里程碑

1.《条辨》立温热病三焦辨治的证治纲领,根据温热病的临床表现和变化规律,鞠通立三焦辨证,三焦辨证的核心为:定病位属三焦、归脏腑,辨病性、分类别,立治法,选方药,详述其变。将温病的传变过程由浅入深,分成上焦温病,中焦温病,下焦温病三种,各归其所。鞠通谓:"温病由口鼻而入,鼻气通于肺,口气通于胃。肺病逆传则为心包;上焦病不治,则传中焦,胃与脾也;中焦病不治,即传下焦,肝与肾也。始上焦,终下焦。"

上焦温病,计66条。病位主要指手太阴肺与手厥阴心包。手太阴肺的病变,又有在表在里之分,在表其病理是邪袭肺卫,肺气失宣;在里是邪热壅肺,肺气闭郁。手厥阴心包的病变,其病理是邪热内陷心包,心窍闭阻。病在上焦其病性多属实证、急证。

中焦温病,计102条。病位主要指足阳明胃,手阳明大肠,以及足太阴脾的病

变。在胃其病理是邪正剧争,胃热亢盛;在肠是热结肠道,腑气不通;在脾是湿热困脾,气机郁阻,病在中焦和病在上焦,其性雷同,多属实证、急证。

下焦温病,计 78 条。病位主要指足少阴肾和足厥阴肝的病变。在肾其病理是邪热久留,肾阴耗损;在肝其病理是水不涵木,虚风内动。病在下焦其病性多属虚多实少之证。

翻开温病学史,入清以来,叶天士创温热病卫气营血的辨证体系,薛生白自制温热病的三焦辨证体系。在他们各自所创建的辨证体系中,都不同程度地提到相关脏腑,但述义不清,唯吴瑭将温病的发展变化与脏腑接轨,明三焦,归脏腑,对提高临床诊断的准确率和正确选方遣药,提高治愈率,无疑是一个大贡献。鞠通以三焦辨证为纲,病名为目,把各种温病的病名明示:"《条辨》谓:温病者:有风温,有温热,有温疫,有温毒,有暑温,有湿温,有秋燥,有冬温,有温疟。"根据病因不同,病变性质不同,分别归纳为两大类即温热病类和湿热病类(见下图)。

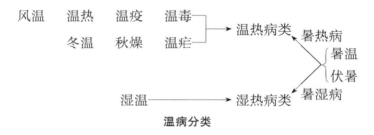

温病分类

在三焦辨证系列中吴鞠通以病名为目,把各种温病分门论述。归纳为温热病和湿热病两大类。凡因温热邪气致病者,皆属温热病范畴;凡因湿热邪气致病者,皆属湿热病范畴。治各有法有方,有规可循。

凡风温、温热(春温)、温疫、温毒、冬温 5 个病为一门;以及秋燥、温疟这 7 个病的病因均为温热之邪,故皆属温热病范畴。凡暑温、伏暑 2 个病为一门,其病因有温热之邪和湿热之邪之分。凡感受暑热之邪而发病者为暑热病,属温热病范畴;凡感受暑湿之邪,而发病者为暑湿病,属湿热病范畴。治各有方,不可混也。湿温独立一类,无可非议,病因共为湿热之邪,属湿热病范畴。

鞠通将温病分为两类,凡温热类的,辨证论治只需首定病位,再抓住一个"热"字,盯住一个"变"字即可。而对凡湿热病,也只需抓住一个"热"字,盯住一个"湿"字,再注意一个"变"字即可。匠心苦运,一目了然,为温病的治疗独树一帜。

2.《条辨》确立了三焦温病的治疗原则,建立了温病治疗的方药体系。书中指出三焦温病的治疗原则是:"治上焦如羽(非轻不举),治中焦如衡(非平不安),治下焦如权(非重不沉)。"考人之体质有强弱之分,脏腑部位有上下之别,受邪之地有上中下之异,临床表现不可能一致。吴氏从临床实际着眼,立三焦治则治法各异,分别运用于三焦温病的治疗之中,从而形成了治疗外感热病所独有的理论体系。三焦温病的治则各异,用方考究,根据临床需要,或用古方,或古方加减(即变方),或自创新方,药达病所,非常符合临床实际,是一科学的创举。

上焦温病,主要为温病的初期阶段。"温邪上受,首先犯肺"。肺主皮毛属卫,病邪袭肺侵卫,故当解表。"解表初用辛凉轻剂",表解热退则病已。所以鞠通提出"治上焦如羽(非轻不举),考肺位至高,药过重则过病所",故用药宜味薄质轻,并令"勿过煮,过煮则味厚而入中焦"。如此方能达轻清升举、透邪外达之的。"如羽"之法在上焦运用颇多,但又非独在上焦,中焦等也有用"如羽"之法的,如辛凉透表法、辛凉润燥法、辛凉泄热法、宣肺透暑法、清温败毒法、清热利咽法、清气凉营法、清营透疹法以及辛凉辛温合法等,皆属此类,或寓此意。至于邪入心包,症见舌绛,神昏谵语者,其治疗法则,则又非"如羽"所能奏功,鞠通提出治当清心开窍为宜。

中焦温病为邪正相争阶段。脾胃居中,位于上下之间,是升降出入的枢纽。温病邪入中焦,主要表现为邪热炽盛和脾胃升降失调,即吴氏所谓"阳明温病","太阴温病"是也。治疗以祛邪为主,但必须处处顾护脾胃。用药味薄质轻则不达病所,味厚质重反过其位,所以先生提出:"治中焦如衡(非平不安)",用药宜不偏不倚,公正平和,务使邪去而正安。服药宜中病即止,不必尽剂,以防伤及脾胃。如服大承气汤时嘱:"先服一杯,约两时许,得利,止后服,不止,再服一杯,再不止再服。"以及其他"得利,止后服,不便,再服","虚者复纳人参二钱,大枣三枚"等嘱,皆为"如衡"之体现。观其《条辨》"如衡"之法,中焦运用颇多,如芳香化湿法,疏运中焦法,通腑泄热法,苦辛通降法,清热化湿法,甘寒养胃法,滋阴清热法等,皆属此类。

下焦温病为邪正相争的后期,吴氏所谓"中焦病不治则传下焦,肝与肾也"。其又有正虚邪留和正虚邪退之别。下焦温病,属温病后期邪少虚多之阶段。临床表现为邪热伤阴,津枯水竭,肾阴亏耗,肝风内动之重症危候,治宜甘寒咸法,用大剂滋阴潜阳之品,方能挽其虚脱危险之局,用药宜味厚质重,否则难入其下焦。诚如曹炳章所说:"凡温病在上焦者,业已虚其伤阴,况传至下焦乎?故用药纯取重镇厚味滋腻之品。"所以吴氏提出:"治下焦如权(非重不沉)"。"如权"之法,在下焦运用最多,诸如滋阴退热法,育阴退热法,滋阴息风法,养阴润燥法等,皆为"非重不沉"之体现。

3.《条辨》强调保津养阴法应贯穿于治疗温热病的始末。津液是人体不可缺少的营养物质之一，它有润泽机体营养组织器官和调节人体阴阳平衡的作用。以维持人体正常的生命活动。

温为阳邪，伤人多损津耗液，阴液不足，阴虚则阳胜，可招致邪热炽盛，更加耗损阴津，甚至导致"亡阴"，形成"阴绝阳脱"的危候。治温热病清热解毒，理属当然，然保津更为重要。所以温病学家吴鞠通在《温病条辨》中特别提出"本论始终以救阴精为主"，可见保津养阴在温热病中的重要意义。如在治疗上焦温病，鞠通用辛凉平剂银翘散时，用鲜苇根汤煎，具有清热生津之妙，于解表之中寓有护阴之意。温邪初盛，即注意护阴，这充分体现其"时时预护阴津"的具体运用。又如用治风温咳嗽的辛凉轻剂桑菊饮则明示：苇根二钱为一味必用之药，滋阴而清热，立意可知。若邪热炽盛，热逼津液而大汗，津已伤而渴甚，壮热脉洪苔黄，病较深重，则用辛凉重剂白虎汤，以其既能"退热而又能保津液"。若津气进一步耗损，以致汗大出，微喘鼻煽者，则用白虎加人参汤，借人参益气生津，以救化源欲绝。将解表清热，保津护阴熔于一炉，非常符合治疗温热病的大略方针。

至此，有人会问：吴鞠通《温病条辨》第一张方用桂枝汤，又如何解释呢？是的，《条辨》第四条："太阴风温，温热，温疫，冬温，初起恶风寒者，桂枝汤主之；但热不恶寒而渴者，辛凉平剂银翘散主之。温毒，暑温，湿温，温疟，不在此例。"

伤寒与温病，虽同属外感热病，但实际两种不同性质的病证，历代医家论及颇多，但都未能脱却伤寒窠臼，其论述温病者，当推吴瑭。他明确指出，伤寒与温病，其病邪性质、感染途径以及治法，断然有别。谓："伤寒，阴邪也，阴盛伤人之阳也"；"温热，阳邪也，阳盛则伤人之阴也"。对于伤寒、温病，吴氏谓"阴阳两大法门大辨"，因"温病伤人身之阴，故喜辛凉、甘寒、咸寒以救其阴"。吴氏之说，理论上使温病由此真正脱却伤寒窠臼而自成体系。而《温病条辨》首方用桂枝汤，笔者持商榷态度，既然说理已清，方向已明，何必兜圈！

鞠通以三焦辨证作为温病的辨证纲领，虽以三焦分论，但仍以六经为病名，诸如太阴温病、太阴风温、太阴伏暑、阳明温病、阳明燥证、少阴温病、手太阴暑温、手厥阴暑温等。且也贯穿着卫气营血辨证。吴氏认为："《伤寒论》中分营分卫，言阴言阳，以外感初起，必由卫而营，由阳向阴。喻（足）太阳如入家大门，由外以统内，主营卫阴阳；手太阴为华盖，三才之天，由此以统下，亦由外以包内，亦主营卫阴阳，故大略相同。"所以三焦辨证也运用了卫气营血的理论。如对三焦温病阴液所伤，皆以三焦归类，各得其所。即上焦温热伤手太阴肺阴，中焦温热伤阳明胃阴，下焦温热伤少阴肾阴。在治疗手段上，肺阴伤主要用沙参麦冬汤，胃阴伤主要用养胃汤、五汁饮,肾阴伤主要用加减复脉汤。具体运用时,随证变而变,滋中有清,补通结合,如增液承气汤。用加减复脉汤治疗下焦肝肾阴伤,十分灵活,兼心气虚欲脱者用救逆汤;兼阴虚液耗而便溏者,用一甲复脉汤;兼舌干齿黑,手足蠕动欲动风者,用二甲复脉汤;兼阴虚风动而心中耽耽大动者,甚则心中痛者,用三甲复脉汤;阴精欲竭,时欲脱者,用大定风珠。因证变而变,护津不忘,丝丝入扣,上、中、下三焦温病始终把养阴护津贯穿于温热病的治疗始末,非常符合临床实际,是一科学的举措。

六经、三焦、卫气营血有共同之处,又有不同之点,所以"学者须于同中求异,异中验同,同异互参,真诠自见",方能全面理解三焦辨证的,使《条辨》的学说思想在防治急性温热疾病方面,尤其是在当今突发高热方面发挥更大的作用。

至于《条辨》对温病其他病证的治疗方法,如:高热昏迷,痉厥,温病发哕,温病汗出以及温病治禁等就不一一详说了。

4.《温病条辨》对儿科的贡献

(1)立小儿"稚阴稚阳"说

关于小儿生理特点的描述,最早见于春秋战国时期的《黄帝内经》《灵枢·逆顺肥瘦篇》说:"婴儿者,其肉脆,血少,气弱。"后世医家多有论述,如我国现存最早的儿科专著《颅囟经·脉法》说:"孩子三岁以下,呼为纯阳,元气未散。"北·宋钱乙《小儿药证直诀》说:"五脏六腑,成而未全……全而未壮。""小儿纯阳,无须益火。"吴鞠通在上述理论的基础上认为:"古称小儿纯阳,此丹灶家言,谓其未曾破身耳,非盛阳之谓。小儿稚阳未充,稚阴未长者也。"因而力辟"纯阳"之说,建立了"稚阴稚阳"学说。但"稚阴稚阳"和"纯阳"理论,也都概括了小儿生理特点的各个方面,从而也导出了小儿患病易虚易实的病理特点,两者相互补充,相得益彰,不可偏废,并经千百年来学术界的研究,已构成共识,对于掌握小儿生长发育规律、健康保育和疾病诊治等,都具有指导意义,尤其是吴鞠通的小儿"稚阳稚阴"说,则更贴近临床。

(2)提出小儿寒温饥饱四端之难

儿曷为乎为难?曰:天时人事为之也,难于天者一,难于人者二……其难于人者奈何?曰:一难于儿之父母,一难于庸陋之习。天下之儿皆天下父母所生。父母曰:"人生于温,死于寒。故父母惟恐其儿之寒也。""人以食为天,饥则死。故父母惟恐其儿之饥也"。

平时我们在生活中,常听到父母对自己的小孩说:"多穿点,别冻着",从未听到过"少穿点,别受热了";还有一种声音也常听到"再吃点,别饿着",从未听到过"少吃点,别吃多了",凡此都是生病之源,都是鞠通所反对的。所以吴鞠通大声疾呼:"小儿无冻饿,患有饱暖之灾。"就是这个意思。所以后来名家谚有:"要得小儿安,常带三分饥和寒",当是科学的。

（3）指出儿科用药勿呆勿重勿过苦寒

古称难治者,莫如小儿,名之曰"哑科"。以其疾病烦苦,不能自达;且其脏腑薄,藩篱疏,易于传变;肌肤嫩,神气怯,易于感触。其用药也,稍呆则滞,稍重则伤。

世人以小儿为纯阳也,故重用苦寒。夫苦寒药,儿科之大禁也。丹溪谓产妇用白芍,伐生生之气,不知儿科用苦寒,最伐生生之气也。苦寒之变,苦能生燥,考胃者,水谷之海,和为贵,降为顺,喜润而恶燥,燥伤胃阴,则和降失司,或不降反升,则病矣;又寒能伤肺,肺者,娇脏也,中医有:"寒邪冷饮则伤肺"之说,稍有寒袭,首先犯肺,就会表现肺家症状,轻则感冒,所以小儿常易感冒。亦伤胃,小儿脏腑未充,苦寒之伤,苦寒败胃,尤其突出,应当注意,所以鞠通提出小儿用药勿重勿过苦寒,言之实在,非常符合小儿的生理特点。

（二）著《吴鞠通医案》(1916 年正式刊出)以实践支撑《温病条辨》(1813 年正式刊出),用《条辨》理论指导实践,互证其学,是一部力作

1.《吴鞠通医案》案例纪实,一丝不苟

实践是理论的起源。《医案》计 54 个病种,457 案全是吴鞠通治疗经验的积累。本书记述的各案,充分反映了吴氏的证治规律,而且许多医案都有连续记录,从而可以看出吴氏根据病情变化而法变药变的技巧。兹举案例以述之:

案例:乙丑七月廿二日,广,廿四岁,六脉洪大之极,左手更甚,目斜视,怒气可畏,两臂两手卷曲而瘛,舌斜而不语三四日,面赤身热,舌苔中黄边白,暑入心包胆络,以清心胆之邪为要,先与紫雪丹。连翘(连心,五钱)、羚羊角(三钱)、金银花(五钱)、暹罗犀角(三钱)、丹皮(三钱)、麦冬(五钱)、细生地(五钱)、桑叶(三钱)、天冬(三钱)、鲜荷叶(去蒂,一张)、竹茹(三钱)煮四杯,分四次服。又碧雪丹一两,每服三钱,凉开水调服。以神清热退为度。廿三日,肝热之极,加天冬凉肝于前方内,加天冬三钱。其紫雪丹仍照常服。

这即是吴鞠通《温病条辨》辛甘息风清热法的由来,从而也可佐证《温病条辨》理论来自实践。

《吴鞠通医案》温疫门记载了增液承气汤治疗温热发疹误用辛温升提而导致的气血两燔重证的病案。

案例:急下存阴承气法:壬戌五月初四日,长氏,二十二岁,温热发疹,系木火有

余之证,焉有可用足三阳经之羌防柴葛,诛伐无过之理,举世不知,其知人命何？议辛凉达表,非直攻里也;芳香透络,非香燥也。初四日,连翘(六钱),银花(八钱),薄荷(三钱),桔梗(五钱),元参(六钱),生草(二钱),牛蒡子(五钱),黄芩(三钱),桑叶(三钱),共为粗末,分六包,约一时许服一包,鲜芦根汤煎服。初五日……初六日,舌苔老黄,舌肉甚绛,脉沉壮热,夜间谵语,烦躁面赤,口干唇燥,喜凉饮。议急下以存津液法,用大承气减枳、朴辛药,加增液润法。生大黄(八钱),元明粉(四钱),厚朴(三钱),枳实(三钱),元参(三钱),麦冬(五钱),细生地(五钱)煮成三茶杯,先服一杯,得快便止后服,不便或不快,进第二杯,约三时不便,进第三杯。

《吴鞠通医案》中使用大承气汤的医案有三例,举一例说明:其一案为津液消亡,尿血每至半盆,苔老黄,面正赤,大便七日不下,势如燎原,鞠通急下存津用大承气汤减枳实、厚朴的用量,加牡丹皮、犀角,溺血停止,吴氏便用增液承气汤加犀角治疗。这是鞠通强调治温热病应时刻以顾护阴液为先的案例,也是应用这条理论指导实践的佐证。

2. 误案证实,不掩己过

《医案》中有不少误治医案的纪实。单温热病而言有温病误汗,过用辛温或温燥之品,更助热伤阴,热伤血络见吐血,肺热波及营络,项下出疹,邪热陷入心包,而见谵语等等。都是误治的结果,鞠通《医案》皆有纪实。急性外感热病,其病情复杂,热变最速,病变快而急,误治则易引邪深入,病情由轻转重,甚则至危。如"热邪久羁,吸灼真阴,或因误表,或因妄攻,神倦瘈疭,脉气虚弱,舌绛苔少,时时欲脱"。此处指出了温病误治的变端,临床应时时注意,除了对误表,误汗诊治外,其他对误用养阴,误用寒凉,误用消导攻伐,误用温补等,也有论述,毫无掩饰,对于各种不同误治变端,鞠通也详加论述,明示书中。

以上救阴和误治之述,可以当作是吴鞠通治疗温热病养阴护津的实践,是《条辨》书出强调治疗温热病养阴护液应贯穿于治疗的全过程,是实践的依据,是《条辨》书出关于护阴的主要支撑。吴鞠通对误治的提示不单单是错案的论述,而是一位医学家、临床家对医系生命高度负责的一个态度,有一说一,不遮己丑,不掩过失,对待自然科学实事求是。

其他诸如痉、痹、痘、疹、血证、肝着、虚损等皆治有独到,兹不赘述。

3. 不效不更方和效必更方,乃临床家的风范

如《医案》赵大爷案(痰饮而喘兼痹证),从乙酉下月三十日治至九月初四(第166诊),先后用石膏五十斤之多,而脉犹洪。鞠通谓:"千古来未有如是之顽疾,皆

误下伤于前,误补留邪于后之累。"继用石膏,用量由每剂二两加大到八两,至15日,脉仍洪,不效不更方,又加石膏一倍,成一斤,服三贴。16日,右脉之洪大者得石膏一斤大减。病减者,减其量,石膏随证减至六两。量变之快,独具匠心,实为临床大家之举。此案自正月服药至十月。石膏用量累达百斤之多,足见鞠通治疗慢性病的手段,非一般之举。他说:"用石膏百斤之多,是无不见效,究未拔除病根,左肋间辘辘有声,仍不时咳喘,此水在肺也,当用十枣汤无疑。"效则更方,但十枣汤太峻,降用妙应丸(制甘遂五钱,制大戟五钱,白芥子五钱,研细末,神曲米糊为丸),继续下之,得下痰水即止,以尽为度。鞠通治痰饮非固执一方一法,而兼证兼治,因证而变。总而言之,可以这样说,《医案》一书是吴鞠通治疗临床经验的积累,本书记述的各案,可以看出吴氏根据病情变化而法变药变的技巧。是书和《温病条辨》相互印证,可以说是一部好书。难怪吴庆坻在吴氏《医案》谓:"窃叹是书也,可以为医门之阶梯矣。其辨微也,分肌擘理,若屠牛坦,一朝解十二牛而芒刃不顿;其纠谬也,若老吏谳狱,虽情伪万变,执吾法以绳之,而无所于挠。"可以看出,吴鞠通在辨证论治研究方面是下过很大工夫的。

综上所述,不难看出,不效不更方和效必更方是临床家的试金石,一个病辨证准确,选方恰切,用药到位必有效,不效不更方,看上容易,做起很难,没有坚实的中医基础理论作支撑,没有丰富的临床经验作支撑,是万万做不到的,在这方面吴鞠通是我们的老师。效必更方或者更药,对慢性病的治疗。慢性病不是三五剂药或十剂八剂药就能解决问题的,这就需要医者具有三心:①辨证细心;②治有信心;③守方要有恒心。在这方面,吴鞠通是楷模,如果说《温病条辨》是温病学的里程碑,那么《吴鞠通医案》就是一部力作,实践支撑了理论,理论又指导了实践。

(三)著《医医病书》扬医德医风、学风文风,补学术未完

《医医病书》书成于1831年,系吴鞠通晚年之作,计72篇。原由其友浙江胡云先生曾被时医所误,嘱吴瑭作一针砭时医俗医之书。更因自己目睹社会上医术不精,害人致死的现状。他在《温病条辨》自序中说:"**其死于世俗之手者,不可胜数,呜呼!生民何辜,不死于病而死于医,是有医不若无医也。学医不精,不若不学医也。**"对此,他感慨颇深,为纠正时医之弊,回报医友所托,也为前作《温病条辨》未及内伤杂病、妇科疾病等深以为憾,便欣然命笔,而作《医医病书》。在《医医病书》题词中说:"**病人之病,赖医人之医。医人之病,层出不穷,将何以补偏救弊,捍卫民生哉?**"孔子谓:"工欲善其事,必先利其器。"孟子谓:"不以规矩,不能成方圆。"医人

者,规矩也;病人者,所制之器也。今将修规矩以制器,作《医医病书》。此书写成后,未曾刊行,只有手抄本,开始在吾淮流行,后传入浙江,被浙江名医何廉臣先生所珍藏。四明曹炳章先生,有识之士也,又从何廉臣先生处获得,并加以整理,于1915年由绍兴育新书局石印,收载于《曹氏医学丛书》之中。

所以说"**医生人命所系,一定要德术兼备,首先德好,术不精杀人,德不好坑人。**"书虽不宏大,但论述颇精,为历代从医者所推崇。论医德、医风、文风、学风,语出中肯。

其书全由鞠通先生亲手所著,为吴瑭完整医学理论体系的重要组成部分。

1. 倡导德术,择书博览 鞠通先生特别重视医德的修养和医术的提高。他说:"有德者必有不忍之心,不忍之心油然而生。"一语道破,为医者,医德医术不可缺一。在《时医俗医病论》中,鞠通先生对"妄抬身价,重索谢资,竟有非三百金一日请不至者"的俗医、时医十分鄙视。他们贪得无厌,将手中的医术当作本钱,任意抬价、要价、索取像做生意一样,"**杀人以求利,有愧商贾远甚**"。意思是说他们连商人都不如,哪还有一点德啊!是可忍孰不可忍!先生还避近就远,举苏州为例,大声疾呼:"此等盛气苏州更甚。"笔者深思鞠通曾在"问心堂"坐堂,常出诊涟水(见《吴鞠通医案》)以及淮阴周边乡村,他对家乡淮阴医德医风十分清楚,只不过以举苏州更甚为例,来指出家乡乃至整个社会的不正医风的缩影罢了。

2. 对名医、时医、俗医的批评,据理直言

名医之病:首在门户之见,看不起他人。

时医之病:又骄又吝,重索谢金。

俗医之病:病态百出,好似商人做买卖,谓之开药店。

吴瑭论为人,心正口直,性刚气傲,凡事求实,见俗医处方之谬者辄疵之,至病家交口訾君,君据理直言,不循人情。如上所述,对于那些以医术为手段,妄抬身价,重索谢金,既骄且吝的"俗医""庸医",白眼相待,斥之为"可耻之极",不相往来,以致那些俗医、庸医们见而避去。对病人,怀救人之心,临症中虽是危疾,不避嫌怨,以治病救人为怀。其医术过人,所医者皆奇效,疑难杂病,无不应手而愈。先生在京、苏淮、浙杭等地,为民治病,所到之处皆以医名,求治者接踵而来(见《吴鞠通医案》)。古稀之年,春节欢聚之日,不避旧风习俗,出门为病人诊治(见《大医吴鞠通轶事》),医德之高,仁心之良,实为后人所敬。

3. 鞠通为业心正,博知博览 鞠通在《医非上智不能论》中指出,为医应广读经书,博知博览,为业心正,否则不能成为大医。医必读书有博学之才,方能应

付错综复杂的病情变化。因人之体质有强弱之分,得病之后病情千变万化,若执一见,只难十全。如金元四大家刘河间主火说,李东垣补土说,朱丹溪滋阴说,张子和攻下说,皆各持其理,也各有道理,但归根结底各有所偏。故吴鞠通提出对各家学说,只可采择从事,不可死搬硬套,当以《内经》《难经》仲景大家为主,兼参百家之理,方不致偏,也不致误。他还指出,不读《内经》《金匮》《神农本草经》《易经》《周礼》等古书,不知其妙不能用也。同时他还认为不读古书固然不对,但读古书要有选择且要精读,故在《好古恶今论》中说:"有必读之书,有可读之书,有不可读之书,当区别对待。"实践证明,鞠通高论,确有见地。古为今用,不是为了读古书而去读古书,读书是为了用,即传承与发扬,发扬与创新当并举,医者方能达到运用自如,不误病人。

4. 提出医者要果、达、艺三者俱备 果者,即果敢、果断之意;达者,通晓、明白之意;艺者,才能、技艺之谓。就是说医者要有胆、有识、有技,三者缺一不可,否则临证必乱,乱则害人,此之谓也。归根结底一句话,医者要有仁爱之心,必须德才兼备,以德为先,以术为重,缺一不可。多么语重心长,贴近人心的肺腑之言啊。

5.《病书》补述之未完,进一步强调内伤杂病的辨证治疗 《病书》卷二《杂病辨治》是卷共 31 篇,主要论述对内伤杂病的辨证治疗,一补《温病条辨》之不足,二是对有关理论的再认识。曹炳章在《医医病书》序中赞谓"为后学师范,堪作诊断术之专书"。吴瑭是一位深研辨证论治并作出贡献的一位医学家,他十分强调作为一个医生首要之事是**"识证真,对病确,一击而罢"**。

在辨证方面,他认为无论内伤外感,必辨明阴阳,必辨明病位,必究"所损伤处",方可对证治疗。反对乱投方药,妄伤无过之地。在《五脏六腑作用治法论》中说:"五脏六腑体用不同,因此各有补法,补脏之体用守法,五脏的功能,藏而不泻。以藏为用。补腑之用,用泻药,六腑的功能泻而不藏,以通为用。"万不可一听需补,几补药皆上,坑人也。提出"补上焦如鉴之空,补中焦如衡之平,补下焦如水之注,各得其所,忽令乱也"。在治疗肝病方面提出活其肝络,降其火。降火所以降气,降气所以清肝,气畅火降则络宁血止,而肝血得藏,则血不外溢也,补《温病条辨》《吴鞠通医案》述之未完。

吴氏还提出:补虚先去实,如虚损应补,而有实证碍手,当先去其实。否则,虚未能补,已滋长其邪。如《痰饮用二冬二母六味论》中说:"有见痰饮之咳,又谓劳病,恣用补阳,亦更不可为矣。"其结果必将为贼立帜,更增其害。方以对证,药以治病。吴氏认为："天下无不偏之药,亦无不偏之病。医者原以药这偏,矫病之偏。如对症,毒药亦仙丹。"治当用何法,方当用何方,药当用何药,鞠通认为,无好恶之分,寒热温凉,皆在所用。另外,药以组方,药量多少,对方药疗效亦至关重要,他作了精辟的阐述。鞠通在《用药分量论》中指出:"用药分量的大小,无定规,因证有轻重之分,用量当据病之需要。"以石膏为例,有剂达半斤,有剂用一斤之多者,全因病之需要,不宜少,有宜多,当重则重,当轻则轻,以中病为目的。非常符合临床实际。《医医病书》文字虽不多,其立论广泛,内容丰富,医学修养、治学态度、学术造诣等皆堪称后学楷模,给人以启迪。

三、辨鞠通学术展望

众所周知,中医经典古方,是历代中医学家临床经验的结晶,是中医理论方药精华的体现,是中医药学的一枝奇葩,千百年来为人类健康发挥了重要作用。随着中医药学的发展,临床医学研究的不断深入,古方今用,古方新用,使得中医经典古方焕发新的生机,再现其无限的生命力。就大医吴鞠通用方而言,目前据不完全统计,以吴鞠通用方,从事研究、开发的厂家计有 600 余家,生产的药品计九大类,60 多个品种,单安宫牛黄丸系列产品就有 12 种,如:安宫牛黄丸、散,清开灵片、丸、颗粒、胶囊等;以银翘散化裁的品种就更多了,有 24 个品种,如银翘解毒片、丸、冲剂、胶囊、合剂、口服液等,应用之广可见一斑。

鞠通方在治疗疑难病、难治病、突起高热等方面,也取得了可喜的成绩,给经方带来了新生。如治癌症,有报道(《江西中医药》1991.2)程氏等用"安宫牛黄丸并中医辨证治疗中晚期原发性肝癌 20 例"均取得了不同程度的效果。如病人××,原发性肝癌Ⅱ期炎症型(腹部探查确诊),高热 39℃以上持续半月,巩膜及全身黄染,肝区剧痛,肝大平脐,腹水(＋),大便隐血(＋＋),AFP663 ng/ml。服用安宫牛黄丸 5 丸体温开始下降,服至 10 丸降至正常,黄疸基本消退,黄疸指数从18 单位降至 10 单位,肝脏从平脐缩小至肋下 30 cm 剑下 5 cm,剧痛明显缓解,腹水消失,大便潜血转阴,AFP 降至 400 ng/ml,服安宫牛黄丸 40 丸,服药后生存6 个月。

从上述疗效看,安宫牛黄丸配以中医辨证用药可以控制中晚期肝癌病人的不少主要症状,从而缓解晚期病人由此带来的极大痛苦;对以上客观指标的改善,近期疗效是肯定。该法治疗中晚期肝癌可以作为临床上一种新的方法,继续观察,从安宫牛黄丸的组成和疗效来看,可见该药不仅有清热解毒、镇惊开窍的作用,和辨证用药一起还能起到镇痛、止血、活血化瘀、防止肝昏迷等作用,用于治疗原发性肝癌,出现意想不到的效果,值得进一步临床探讨。

国医大师周仲瑛在对"非典"的中医辨治思路一文中说:"非典型肺炎主要通过近距离空气飞沫和密切接触传播,具有较强的传染性,结合病人病初的临床表现为:发热、头痛、全身酸痛、干咳、少痰、气促等中医理论的肺、卫症状,应属于中医'温疫''风温'等范畴。"

至于该病的病机,主要是肺有伏热,内火偏盛,加之外感时邪疫毒,风邪束表。风火同气,内外合邪,风助火热,火动生风,风火相煽,相互转化,互为因果,则为病更烈,从而决定了"非典"患者病机的易变、速变、多变的特性。该病主要表现为三焦传变过程,即从上焦手太阴肺开始,除逆传心包外,一般顺传为中焦手足阳明和足太阴脾经,最后终于下焦肝肾二经。正如吴鞠通所说:"温病由口鼻而入,鼻气通于肺,口气通于胃。肺病逆传,则为心包;上焦病不治,则传中焦,胃与脾也;中焦病不治,即传下焦,肝与肾也。始上焦,终下焦。"

通过对非典型肺炎病因病机的分析,周氏认为掌握三焦辨证方法在对"非典"的中医临床治疗中显得尤为重要。在上焦该病多表现为"肺热内郁,风邪束表",因"风为百病之长",所以风邪随着地域或季节的不同,可以夹寒夹热夹湿,既可以是风寒,可以是风热,也可能是风湿遏表;在中焦则多表现为"肺胃热盛,湿浊内蕴",其重症则可能以"肺热腑实,痰浊瘀阻"为主;若逆传、内陷,邪入下焦,则多表现为"内闭外脱,气阴耗竭"。以三焦辨证为依据,将该病分为初期、中期、极期,再加恢复期,分四期进行辨证治疗,则可针对该病不同病期及主症特点,制定相应的治法和系列专方专药,从而可以发扬中医辨治非典型肺炎的优势。其中,初期病在上焦,以"肺热内蕴,风邪束表"为主,病情较轻,应及时治疗,加以阻断;中期病在上、中二焦,以"肺胃热盛,湿浊内蕴"为主,或见"肺热腑实,痰浊瘀阻"的重证,病情较重,预后较差;极期可见逆传心包,邪入下焦,病及心肾,则以"内闭外脱,气阴耗竭"为主,病情危重,预后多凶。至于恢复期,则以气阴两伤,或肺脾或肝肾不足,余邪未尽为特点,治疗当重在补其不足,兼清余邪。

根据"治上焦如羽(非轻不举),治中焦如衡(非平不安),治下焦如权(非重不沉)"及"忌温补"的治疗原则,及时选用解毒、清热、化湿、泻下、开窍、息风、滋阴、固脱等治法分期制定相应的系列专方,再加上中医因时、因地、因人制宜及辨证论治的优势,中医完全有可能、也有能力在阻止非典型肺炎病势的发展、降低其病死率及提高临床治愈率等方面发挥应有的作用。

2003 年，一场前所未有的疫病——"非典型肺炎"在我国蔓延、肆虐，这是对人类生命科学的挑战，也再次将传统中医学推到了防治疫病的前沿。实践已证明采用中医药防治非典型肺炎具有优势，应进一步探索、总结其辨治规律。

辨证论治应以三焦辨证为主导，结合卫气营血辨证。其治疗，一般而言，早期病在上焦，以肺热内郁、风邪束表为主，病情尚轻，应及时治疗，加以阻断；中期病在上、中二焦，以肺胃热盛、表寒里热证，方用银翘散合三黄石膏汤加减。热盛湿蕴证，方用银翘白虎汤、苍术白虎汤。肺热腑实证，方用宣白承气汤、陷胸承气汤。内闭外脱证，邪入心包，窍闭神昏者，宜用开窍醒神之安宫牛黄丸、紫雪丹、清开灵注射液、醒脑静注射液。痰热闭肺，用猴枣散。邪陷正脱者，治当益气救阴，回阳固脱，方用生脉散、参附汤扶正以祛邪；同时清热解毒，化痰开窍，祛邪以安正。气阴耗伤证，方用生脉散加味或沙参麦冬汤加减，结合中西治法。取长补短，提高临床疗效。实践已初步证明中西医结合治疗可缩短发热时间、改善全身中毒症状及免疫功能、促进肺部炎症吸收、减少激素用量及其副作用、降低病死率。通过临床病例的观察，应用行之有效的辨治规律，结合西医学的救治手段，可使临床防治水平居于国际领先地位。

四、结语

吴鞠通一生经历了乾隆、嘉庆、道光三个朝代，目睹清王朝由"乾隆盛世"逐渐走向衰败和西方医学逐渐向中国渗透，中医面临着挑战和选择，而一代名医吴鞠通丝毫没有动摇他对中医的坚信和为之奋斗的信念。他的《温病条辨》《吴鞠通医案》《医医病书》三本医著，具有承前启后的作用，他所从事的中医事业，是开创性的伟大事业！

吴鞠通是我国医学史上一位伟大的医学科学家、温病学家、临床家。他一生其学为人，其术为人，其心为人，其志为国，乃千古典范，永远值得我们学习和缅怀，我们从事中医工作，首先应当认真学习，扎实传承，"学中、姓中、爱中"，团结中西医，努力挖掘，加以提高，为全人类服务，作出中医工作者应有的贡献！

所言不足之处，缘学业不深，短于笔墨，诚请您批评指正，谢谢！

（鞠通先生同里严冰虚度七十有七　农历癸巳年孟冬于得一斋书室）

吴鞠通·《温病条辨》

没有吴鞠通，就没有《温病条辨》。《温病条辨》是清伟大的医学家吴鞠通所著的一部里程碑式的不朽之作。

鞠通受其父训，原本习儒，正欲赴科考之时，其父突然患病，以至不起，病年余而亡，年少的鞠通，年方十九（1776年），"哀痛欲绝"，自愧父病不知医，"何颜立天地间"，于是以汉医圣张仲景为榜样，"外逐荣势，内忘身命"，"慨然弃举之业，专事方术"，希望自己能像张仲景那样"悲宗（家）族之死，作《玉函经》为后世医学"之祖。于是多方购买医书，朝夕诵读。经过四年多的苦心钻研，虽对医术略知一些，但觉自己初学，对"其于温病治法，茫乎未之闻也。"就在乾隆四十五年（1780年），侄儿巧官又患温病，初起喉痹，当时俗医不知温病治法，方药乱投，"后至发黄而死"。一个幼小的生命又被病魔夺去了，鞠通深知，只有医术才能救人之命。他对俗医非常气愤，感到为医者不少，术高者不多，如能得其名医指点，定能尝到真知，解苍生之苦痛，于是产生了外访求师的念头。乾隆四十八年（1783年）秋，鞠通游学京师。是年26岁的吴鞠通，到了北京，生活拮据，经友人介绍至四库馆阁检校《四库全书》。这令原本好学进取的吴瑭如鱼得水，既能博览先贤医著，又能拥书自给，余暇还可与京城名医切磋医术，这是一代名医成功之机遇，也是《温病条辨》书成的先端。

四库馆阁，是皇家的书院，藏书破万卷。给鞠通择书博览提供了机会，因而学业大进。给人治病，常获奇效。癸丑岁（乾隆五十八年，1793年），京都瘟疫大流行，其死于世俗之手者不可胜数。36岁的吴瑭，受友人催促，为之救治，多所得愈。"大抵已成坏病（者）"，经鞠通治疗，"幸存活数十人"，这对吴氏来说，虽是小小的治疗业绩，其实也是才能的展示，从而更加坚定了对医的热爱和进一步在医学领域里谋求的决心和信心。在京检校《四库全书》时得明吴又可《温疫论》，"观其议论宏阔，实有发前人所未发，遂专心学步焉，细察其法，亦不免支离驳杂，大抵功过两不相掩，盖用心良苦，而学术未精也。"于是瑭又考晋唐以来诸贤议论，觉得各有所长，又各执一端，尤其是温病学说，无一完备之作，心中不安，更因通过京都瘟疫流行，其死于世俗之手者，不可胜数，"生民何辜，不死于病而死于医，是有医不若无医也。学医不精，不若不学医也"。于是立志采集历代名贤著述，去其驳杂，取其精微，间附己意，以及考验，合成一书，名曰《温病条辨》。是书上承《内经》《伤寒论》，下继吴又可、叶天士等明清诸家学说,在《温病条辨》"原病篇"中,吴氏引《内经》条文19条,逐条联系前人论述进行注释,作为《温病条辨》阐述温病的理论依据,并取《内经》三焦之意,创温热病三焦辨证纲领。对张仲景的《伤寒论》尤其推崇,在凡例中指出"是书仿仲景《伤寒论》作法"。虽言书为温病而设,实可羽翼伤寒。书中将温病和伤寒两分开,并非与《伤寒论》分庭抗礼。《伤寒论》六经,由表入里,由浅及深,须横看。本论论三焦,由上及下,亦由浅入深,须竖看,与《伤寒论》为对待文字,有一纵一横之妙。而两者在外感热病的辨证上是一脉相承,故鞠通说:"学者识能合二书而细心休察,自无难识之症。"鞠通汇前人的经验于一炉。进与病谋,退与心谋,于1798年写成《温病条辨》,书成之后,"犹未敢自信","藏诸笥者久矣"。至1812年,汪廷珍问心堂刻本始问世,是书凡七卷(含卷首),亦有云六卷,首卷历引经文为纲,分注为目,原温病之始;卷一为上焦篇,凡一切温病之属上焦者系之;卷二为中焦篇,凡温病之属中焦者系之;卷三为下焦篇,凡温病之属下焦者系之;卷四杂说救逆,病后调治;卷五解产难,专论产后调治及病论;卷六解儿难,专论小儿疾病。全书以三焦为纲,病名为目,分篇分条列述了风温、温热、温疫、温毒、暑温、湿温、秋燥、冬燥、冬温、温疟等九种温病的证治,理法方药俱全。参看有关资料,吴鞠通从动意写书,到书成,前后约20年,最后于嘉庆癸酉年(1813年)大书告成,正式刊版,是目前能看到的最早的问心堂刻本。但是,最早的版本应是嘉庆十七年(1812年)刻本,淮阴秦正生老中医藏本。1813年问心堂镌本刊出,是书一出,震动大江南北,相继刻印者多多。

《条辨》立三焦辨证及其他:

卷一《上焦篇》计66条,主要指手太阴肺与手厥阴心包的病变。手太阴肺的病变,双有在表在里之分,在表其病理是邪袭肺卫,肺气失宣;在里是邪热壅肺,肺气闭郁。手厥阴心包的病变,其病理是邪热内陷心包,心窍闭阻。病在上焦多实证、急证。

在辨证过程中,主症突出,兼证兼顾。病在上焦手太阴肺,邪属表浅,主症为发热(身热,尺肤热,午后热甚),口渴而咳,脉动数。但因人之正气有强弱之分,感邪有轻重之别,故有身不甚热,但微咳,渴者;有恶热而渴,有恶热面赤,大汗渴甚等不同见症。例如:风温、温热、冬温之邪在上焦则见微渴或渴。若邪入气分,热盛伤阴,则可兼见气虚,而见汗多,鼻煽,脉象散大无力等症,热邪入营,则可见舌绛而干,反不口渴;肺经邪热太盛,伤阴动血,则血从上溢而见吐血、衄血;入营动血则发斑疹;邪热逆传心包,内闭心神,则神昏谵语,痉厥抽搐。

上焦温病,主要为温病的初期阶段。"温邪上受,首先犯肺"。肺主皮毛属卫,病邪袭肺侵卫,故当解表。"解表初用辛凉轻剂",表解热退则病已。肺位至高,药过重则过病所,故用药宜味薄质轻,并令"勿过煮,过煮则味厚而入中焦"。如此方能达轻清升举、透邪外达之的。即吴氏所谓"治上焦如羽(非轻不举)"之意。"如羽"之法在上焦应用颇多,但又非独在上焦,中焦等也有用"如羽"之法的。如辛凉透表法、辛凉润燥法、辛凉泄热法、宣肺透暑法、清温败毒法、清热利咽法、清气凉营法、清营透疹法以及辛凉辛温合法等,皆属此类或寓此意。至于邪入心包,症见舌绛,神昏谵语者,其治疗法则,则又非"如羽"所能奏功,治当清心开窍为宜。

由于温病初起,多因感受风邪而发,风与温皆为阳邪,故治疗宜辛凉为主。辛以散风,凉以去热,佐以苦甘,因苦能泻热,甘能缓急。故风温初起,鞠通分别以辛凉轻剂桑菊饮,辛凉平剂银翘散,辛凉重剂白虎汤分而治之。在具体运用中尚有辛凉、甘寒合法。方如玉女煎去牛膝熟地加细生地元参方、减味竹叶石膏汤方、银翘散汤方、青蒿鳖甲汤方、竹叶玉女煎以及清燥救肺汤等。

临床上凡温邪在表,或表里俱热或温燥伤肺而热邪伤津耗液者,均可用辛凉甘寒之剂治之。若属无形之热入于肺络,当用芳香轻药以清肺络之热,如清络饮。若由于温邪逆传,如心疟,又可用加减银翘散清肺与膈中之热,引邪外出,使邪热外透于表,从辛凉而解。上焦温病若兼见暑温、伏暑、湿温、寒湿、温疟、秋燥等证者,治当变法,如属湿温证,表里经络、脏腑三焦均为湿邪所困,鞠通则改用辛凉淡渗,如茯苓皮汤、薏苡竹叶散,目的在于用辛凉解肌表之热,淡渗利在里之湿,双解表里,则湿热得除,恰切病机。在治疗中,鞠通还常常辛凉、辛温合用,治疗暑湿、暑湿痹者等证,方如新加香薷饮、加减木防己汤等。夏月伤暑或外感于寒,内伤于湿,因暑必夹湿,湿为阴邪,非温不解,则用新加香薷饮治疗,香薷有"夏月之麻黄"称谓,能发暑邪之表,配合辛凉之味而为辛凉与辛温合法,则病邪可去。暑湿痹证,则改用加减木防己汤,辛凉辛温合用。遇湿温初起,鞠通用三仁汤清开上焦之湿达气化湿也化,谓之苦辛淡法。用上焦宣痹汤治太阴湿温气分痹郁而哕者,用小承气汤、大承气汤取厚朴之辛配苦寒之味泻其热者,谓苦辛通法。暑温湿热或伏暑之证,湿热并重者,鞠通用白虎加苍术汤合为苦温辛凉之剂,方以苦温燥在里之热,辛凉去在表之热。若邪热内陷,神色昏迷,谵语惊厥,口渴身热,面赤唇焦者用安宫牛黄丸、至宝丹、紫雪丹等咸寒苦辛相伍,清热解毒,芳香透邪。燥伤肺胃阴者,用沙参麦冬汤甘寒养阴,寒湿伤阳者,用苦辛温法,桂枝姜附汤治之,手太阴暑湿汗多,脉散大,喘渴欲脱者,用生脉散酸甘化阴治之,用清暑益气汤治中,酸甘辛甘合用,既能益气又能养阴且兼祛湿。

凡上所述,治法皆离不开"辛散"之味,是鞠通"治上焦如羽(非轻不举)"治则之体现也。其"治中焦如衡(非平不安)","治下焦如权(非重不沉)"也将各得其所,处方严谨,法在方中,以此指导临床,启发后人,扩大思路,为创新发展树旗引导,为后来者治疗温热病起到了提纲挈领的指导作用,即使是当今的特起高热诸病亦可效法而从之。

卷二《中焦篇》计102条,主要指足阳明胃、手阳明大肠,以及足太阴脾的病变。在胃其病理是邪正剧争,胃热亢盛;在肠是热结肠道,腑气不通;在脾是湿热困脾,气机郁阻。病在中焦和病在上焦雷同,多属实证、急证。

病在中焦,多为津伤里结之证。邪正剧争于足阳明胃者,以发热不恶寒反恶热,面赤,汗出,口渴,气粗,苔黄燥,脉洪数为主症。若热盛不退,脉象浮而促,是热邪稽留中焦不解,阴气被伤之证。若邪热燥结阳明之腑,则腑气失其通畅,而临床可见腹满硬痛,不大便,舌苔老黄,甚则黑苔起刺,脉象沉实等症。若湿热之邪由募原直达中焦,此时病机尚浅,临床可见不饥不食,机窍不灵等症。然湿热之邪留恋脾胃一时难解,随着人的体质差异,邪之所属,则又有湿重、热重之分。初起阶段,多为湿重于热,或湿热并重,临床以身热不甚,脘闷便溏,口不渴或渴不欲饮,舌苔白腻或黄腻为其特征。若湿热郁蒸,弥漫三焦,波及其他脏腑者,亦可出现疟、利、疸、痹等证,甚则出现上蒙清窍,神识昏昧或化燥伤阴,入营动血之变。

中焦温病,为邪正相争的阶段。脾胃居中,位于上下之间,是升降出入的枢纽。温病邪入中焦,主要表现为邪热炽盛和脾胃升降失调,即吴氏谓"阳明温病","太阴温病"是也。治疗以祛邪为主,但必须处处存全脾胃。用药味薄质轻不达病所,味厚质重反过其位,所以先生提出:"治中焦如衡(非平不安)"用药宜不偏不倚,公正平和,务使邪去而正安,服药宜中病即止,不必尽剂,以防伤及脾胃。如服大承气汤时嘱:"先服一杯,约两时许,得利,止后服,不知,再服一杯,再不知再服。"以及其他"得利,止后服,不便,再服","虚者复纳人参二钱,大枣三枚"等属,皆为"如衡"之体现。观其《条辨》"如衡"之法,中焦运用颇多,如芳香化湿法、疏运中焦法、通腑泄热法、苦辛通降法、清热化湿法、甘寒养胃法、滋阴清热法等皆属此类。

考辛能宣散,辛散是中医祛邪的一种方法,鞠通把具有辛散的药物和苦味的药物结合起来,不但用治上焦温病,而且在中焦应用也颇多,取苦辛能散能燥的药理,谓之苦辛法。其具体运用有苦辛温法,如草果茵陈汤治足太阴寒湿证,椒附白通汤治足太阴寒湿,苓姜术桂汤治疗寒伤脾胃之阳,四加减正气散治疗湿阻气分,五加减正气散治秽湿着里,脘闷便泄。加减附子理中汤治太阴寒利,厚朴草果汤治热少湿多之湿疟,加减小柴胡汤治疟邪内陷变痢而脾胃气衰。用半夏泻心汤去甘草加枳实杏仁方,苦辛寒法合用治阳明暑湿。用半夏泻心汤去人参干姜甘草加枳实生姜方治阳明湿温,呕而不渴。用人参泻心汤加白芍治中阳本虚,湿热内陷。用加减人参泻心汤治疟伤胃阳,热劫胃液证。用三石汤治暑温蔓延三焦证。三香汤治湿热内陷,机窍不灵。用一加减正气散治三焦湿郁,升降失司。用三加减正气散治秽湿着里,气机不宣,久则酿热。用杏仁石膏汤治湿热黄疸,青蒿鳖甲汤用于治疗暮热早凉,少阳疟偏于热重者。用连翘赤豆饮送服保和丸治素积劳倦,再感湿温,误用发表,面目俱黄者,苦辛微寒合用,饮以解外,丸以和中运脾,以消内湿,则诸证自除。鞠通用味苦配以辛温佐以淡渗利湿之味,谓之苦辛淡法。用于治疗湿热之证或湿重于热者,如二加减正气散治湿郁三焦之证,二金汤治黄疸肿胀等皆属此类。用辛味苦味同用,用辛以开闭,以通达降,称苦辛通法。如用四苓加木瓜厚朴草果汤,苦温酸淡合法,治太阴寒湿;四苓加厚朴秦皮汤,苦温辛淡,治足太阴寒湿证;用四逆加人参构成甘温辛热之剂,用治霍乱证;用茵陈蒿汤,苦寒清利,治阳明温病发黄;用黄连黄芩汤构成苦寒辛香之剂,用治阳明温病干呕、口苦而渴;用大小承气汤、宣白承气汤,苦寒辛通治阳明温病而应下者;用栀子豉加姜汁方,苦寒酸辛合法,治阳明温病下后心中懊恼者;用护胃承气汤、新加黄龙汤、冬地三黄汤,苦寒甘寒合法,治阳明温病,各得其位;用调味承气汤、增液汤、增液承气汤、新加黄龙汤等,咸寒苦甘合法,治阳明温病胃阴耗损;用玉竹麦冬汤治秋燥,燥伤胃阴,各得其所。处方严谨,法在方中,以此指导临床为后人治疗中焦温病,起到提纲挈领的作用。

以上所举之方,只是法之代表方,详细内容尚需结合条文,理解应用。

卷三《下焦篇》计78条,主要指足少阴肾和足厥阴肝的病变。在肾其病理是邪热久留,肾阴耗损;在肝其病理是水不涵木,虚风内动。病在下焦多属虚多实少之证。

病入下焦为邪正相争的后期,吴氏谓:"中焦病不治则传下焦,肝与肾也。"其又有正虚邪留和正虚邪退之别。邪热入肾,津枯水竭,以口干舌燥,齿黑唇裂,心中烦,不得卧,手足心热等为主症;水不涵木,肝风内动,以厥热交作,抽搐或狂乱不宁为主;若余邪留伏营阴,则可出现消渴,肌肤麻痹,心烦等症;阴液元气两伤,则睡眠不安,食纳无味,或见神志模糊不清之状。

下焦温病,主要在肝与肾,属温病后期邪少虚多之阶段。临床表现为邪热内阴,津枯水竭,肾阴亏耗,肝风内动之重症危候,治宜甘寒咸法,用大剂滋阴潜阳之品,方能挽其虚脱危险之局,用药宜味厚质重,否则难入其下焦。诚如曹炳章谓:"凡温病在上焦者,业已虑其伤阴,况传至下焦乎?故用药纯取重镇厚味滋腻之品。"所以吴氏指出"治下焦如权(非重不沉)""如权"之法,在下焦运用最多,诸如滋阴退热法、育阴清热法、滋阴息风法、养阴润燥法等,皆为"非重不沉"之体现。

温病入下焦,肝与肾也,温邪久留,脾阳不足,肾阳疲惫,鞠通用安肾汤辛温苦淡合法,渗湿而补脾阳,釜底增薪,温肾暖脾。用鹿附汤治湿久不治,邪伏少阴,舌白身痛,足跗浮肿者。用术附姜苓汤治疗湿伤阳,痿弱不振,肢体麻痹,痔疮下血者。用桃花汤甘温涩法,治下焦虚寒,阳败阴竭,正气欲绝,下利无度者。用一甲煎咸寒兼涩,存阴固涩,治温病下后,反大便溏甚,脉仍数者。用三甲复脉汤咸寒甘润,治热邪深入下焦,阴液亏损,证见痉厥,心中大动,脉细促者。用犀角地黄汤,咸寒苦甘,治少阴温病邪入血分,内有瘀血,此方能清热凉血兼以养阴。用三才汤甘寒养阴,治暑邪久热,阴液元气两伤者。用加减复脉汤治温病误表,津液被却或温病耳聋。用小定风珠方甘寒咸法,育阴潜阳,治温邪久踞下焦,灼肝液为厥,扰冲脉为哕者。用加减桃核承气汤,治疗热入血室。用椒桂汤治暴感寒湿成疝。用大黄附子汤治邪踞厥阴,表里俱急之寒疝。用天台乌药散治寒湿客于肝、肾、小肠而成寒疝者。用温脾汤,取草果等药构成苦辛温里法以治太阴三疟。用加减泻心汤苦辛寒合用治疗噤口痢。用断下渗湿汤苦辛淡三味合用治久利带瘀血者。用宣清导浊汤治湿温久羁,三焦弥漫,神昏窍阻,少腹硬满,大便不下者。用乌梅丸酸甘苦辛合法治久痢伤及厥阴,上犯阳明之证。用减味乌梅丸治厥阴三疟。用椒梅汤治暑邪深入厥阴。用连梅汤酸苦甘寒,治暑邪深入少阴消渴,深入厥阴麻痹。用人参乌梅汤酸甘化阴治久痢伤阴。用地黄余粮汤治久痢阴伤气陷者。用大定风珠酸甘咸寒潜阳之味治热邪久羁,吸烁真阴而见神倦瘛疭,脉气虚弱,舌绛苔少,时时欲脱者。其他诸如三甲复脉汤、专翕大参膏等皆属此类,学者互参,用时择选。

卷四《杂说》凡18篇。是篇论述有补《条辨》或其他著中之未完,自立新论,遵古不泥,其见解独特,治学严谨,值得一读。

《内经》曰:"风为百病之长。"又曰:"风者善行而数变。""前人多守定一桂枝,以为治风之祖方;下此则以羌、防、柴、葛为治风主要药,皆未体风之情,与《内经》之精义者也。"明确指出桂枝汤"所治之风,风兼寒者也","若风之不兼寒者,则从《内经》风淫于内,治以辛凉,佐以苦甘"治之。指出寒温两大法门,各不相同,不可一视,也不可偏执。"杂说"中"辛凉止汗",乃鞠通首倡,在《杂说·汗论》中指出:"其有阳气有余,阴精不足,又为湿热升发之气所灼,而汗自出,或不出者,必用辛凉以止其自出之汗,用甘凉甘润培养其阴精为汗之材料,以为正汗之地,本论之治温热是也。"鞠通谓辛凉止汗之法,实质是针对温热病而言,温为阳邪多灼津耗液,辛凉止汗实为护阴精而为。其代表方剂如桑菊饮、银翘散、白虎汤均治太阴温病,太阴温病有自汗、汗大出、汗多、有汗或大汗不止等症状,皆可用上述诸方加减,而达辛开退热,郁开热透,津还热退,其汗自止之目的,此皆理也。对六气之常论述也颇多,其说独具,他指出:"论病者,要知夏日亦有寒病,冬日亦有温病,次年春夏尚有上年伏暑,错综变化,不胜枚举。""除伤寒宗仲景法外,非伤寒者,则于本论中求之。"恐致伤寒温病界限不清,对六气之变,明确指出寒温有别,不可相混。更可贵之处,强调"非其时而有其气"的病因说,非常符合实际,对指导临床,意义匪浅。在是篇《寒疫论》中又说:"世多方寒疫者,究其病状,则憎寒壮热,头痛,骨节烦疼,……时行则里巷之中,病俱相类,若役使者然。"明示"疫"之传染性,不可忽视。不论四时,或有是证,治"用辛温解肌……辛凉清热,无二理也"。凡此之说,对外感热病的治疗起了很大的指导作用,即便是当今的特起高热病证,也不失其指导意义,值得镜鉴和效法。

是篇对读书学习,提倡遵经,指出"医书亦有经史子集"之分,学者不可不遵经,经书一定要读,如《灵枢》《素问》《神农本草经》《难经》《伤寒论》《金匮玉函经》等,皆为医疗之经,不可不读。不遵经,则学无根底,或流于异端。然鞠通先生又提出:"遵经太过,死于句下。"则无益,即《孟子》谓:"尽信书,则不如无书也。"凡此等等,给人以启迪,是篇文字虽不多,每寓金玉良言,读者自取幸矣!

卷五《解产难》,共17篇,其内容论保胎、催生、下死胎以及产后诸病的证因论治。其中对产后三大难证以及产后补虚、产后瘀血、产后腹痛、产后失血等论述精辟,独具有格,兹概述于下。

《金匮》妇人产后病脉证治第二十一篇曰:"新产妇有三病,一者病痉,二者病郁冒,三者大便难。"论其病因,新产血虚,多汗出,喜中风,故令病痉。"亡血复汗,寒多,故令郁冒","亡津液胃燥,故大便难"。所致产后三大证皆因虚出,故有产后多虚之说,临床多以补虚为主。似理在其中,不无二法,但鞠通先生在《解产难》卷中却说:"产后气血虚不可不补,然杂证一概置之不问,则亦不可"。并告诫临证要识证者真,对病确,一击而罢,中病即止,否则,太过则重伤气血,不及则邪气逗留正气逾虚,并举张景岳所云:"产后既有表邪,不得不解……既有内伤停滞,不得不开通消导"。兼症兼治,大理也,所以说鞠通所言非常切合临床实际,值得深入学习和探讨。对"产后瘀血实证"鞠通指出"必有腹痛拒按情形",如果痛处拒按,属实证,结合产后之虚,轻者用生化汤,重者用回生丹最妙。盖回生丹以醋煮大黄,药入病所而不伤他脏,内多飞走有情食血之虫,又有人参扶正,何瘀不破,何正能伤。对一见产后腹痛,不问拒按喜按,一概以生化汤从事,或每至产后,必服生化汤者,而致阴虚劳病者,鞠通则提出指责。其他诸如产后大便难,可与增液汤,产后失血治同温病法等等。此皆鞠通"辨证"思想在妇产科领域的体现,对开拓中医产后病的治疗具有一定的指导意义。

总而言之,《解产难》立论精辟,论而有据,发前人之隐,敢于创新,对中医妇科学的发展具有重大意义,值得进一步探讨。

卷六《解儿难》凡 24 篇。主要论述小儿的生理、病理特点以及小儿发病的主要病因和用药特点,对小儿疳积和小儿痉证等因论治见解独到,兹略述于下。

由于小儿的机体正处在生长发育的过程,尚未完全成熟,随着年龄的增长,无论在生理、病理等方面都有一定的特点,和成人有着明显的差异,年龄越小越显得突出,年龄越接近成人,则越不明显。宋代钱乙在《小儿药证直诀》中指出小儿"五脏六腑,成而未全,……全而未壮"。最早儿科专书《颅囟经》称小儿为"纯阳"。鞠通有感于此,在"解儿难"中独创见解,指出"小儿稚阳未充,稚阴未长"。"阴"指内脏的实质、精血、津液等物质的东西;"阳"是指内脏和精、血、津液等物质运动的功能作用,阴阳是互根的,所谓:"稚阴稚阳"。即指小儿无论物质基础和生理功能方面都是幼稚的、不完善的,他形象地把小儿比喻为:"春令也、东方也、木德也",借以说明小儿有如旭日初生之气,春令草木初芽之时,生长发育相盛之期,但并不壮实;另一方面小儿柔弱不足,虽生机蓬勃,但不完善且不成熟。这是小儿的生理特点。鞠通谓"其脏腑薄,藩篱疏,易于传变;肌肤嫩,神气怯,易于感触。"说明小儿寒暖不能自调,乳食不知自节,五脏之中尤以脾肺二脏最为明显。属于"稚阳体,邪易干"。小儿"脾常不足",体质处于幼稚阶段,对疾病的抵抗力较差,邪气易于感染,脾胃功能差,脾胃乃后天之本,主运化水谷和输布精微,对气血的生长和维持正常的生理活动起着排无第二的作用,乃生命之源。若饮食不节,饥饿无常,或感受湿热之邪,均可影响脾胃的功能,出现积滞、呕吐、泄泻等。肺司呼吸,主一身之气,外合皮毛,由于小儿生理上形体柔嫩,卫外机能未固,对外适应功能较差,外邪易从皮毛或口鼻而入,影响肺的生理功能,出现感冒、咳嗽、喘咳等疾病或易感时行病气,出现麻疹、水痘、痄腮等疾病,凡此是篇述及甚详,值得效法应用。此外鞠通对痉、疳积、痘证、疹证等也论述颇详。如痉证鞠通指出"只治致痉之因痉自止,不必沾沾但于痉中求之。若执痉以求痉，吾不知痉为何物。"十分强调"审因以论治"、治病必求其本的原则，还指出："痉者，筋病也。知痉为筋病，思过半矣。"一语道破了痉为筋病这一本质，十分可贵的是鞠通还把小儿痉病分为寒痉、风温痉、湿热痉、暑痉、湿痉、燥痉、内伤饮食痉、客忤痉，本脏自病痉等九大纲领论述，颇具参考价值，值得进一步研讨。在治疗小儿疳疾上，尤重调理脾胃，提出："疏补中焦""升降胃气""甘淡养胃""调和营卫""伤其脾胃，调其饮食"，以及丸药缓治，食后击鼓等方法都非常适合小儿脾胃之病的治疗和调护，"解儿难"论理精辟，对小儿的生理、病理发前人所未发，论病因特点，切中实际，给后学者寓深刻的启迪。

（本文入编《吴鞠通研究集成》，北京中医古籍出版社出版，2012 年。部分内容联与《吴鞠通·〈吴鞠通医案〉》一文参加 2009"中医名家流派学术经验学习班暨名家流派研究高层论坛"交流，江苏常州）

吴鞠通·《吴鞠通医案》

《吴鞠通医案》是先生毕生经验之荟萃，全书按疾病分为四卷，一卷为温病、伤寒，二、三卷为杂病，第四卷为妇科、儿科病案。"清末仅以抄本流传，藏者也秘不示人。"1916 年，始有裘吉生与金月笙二氏分别刊刻发行。前者为板藏绍兴裘氏四卷本，后者为杭州有益山房刊印五卷本。继则绍兴曹炳章先生又采金月笙之五卷本，重为核定，收入《中国医学大成》书中。1960 年人民卫生出版社复将裘氏之四卷本，作了校正后排印发行。之后，发现有丹井书室旧藏抄本《吴鞠通先生医案》五卷十六册，与上述几个版本比较，内容丰富完善。经整理后为四卷，卷一为温病、伤寒计 10 个病症，143 个医案。卷二、卷三为杂病（包括附病）计 35 个病症，235 个医案。卷四为妇人、小儿疾病计 12 个病症，79 个医案，再版发行。时隔 25 年，值吴鞠通先生诞辰 250 周年纪念，鞠通先生同里淮阴严晓枫根据此版本参阅其他印本校刊，提出"古为今用，以为学者所共识，遵古不泥，继承发扬、发展、创新缺一不可"的指导思想，力求内容集中，便于效法和学习研究，将有关病名稍作变动，当合则并，当舍则弃，如"肿胀""水气"合并为"水肿"，寒湿改为"痹证"，脾胃诸案纳入"胃痛"分三卷排列，卷一外感疾病计 10 个病，卷二为内科疾病，计 32 个病，卷三为妇科、儿科诸病，计 12 个病，总计 457 个病案。合编成册，名仍曰《吴鞠通医案》并编入《吴鞠通医书合编》（由中医古籍出版社出版，2007.11）

《吴鞠通医案》一书是吴鞠通治疗临床经验的积累，本书记述的各案，充分反映了吴氏的证治规律,而且许多医案都有连续记录,从而可以看出吴氏根据病情变化而法变药变的技巧。本书和《温病条辨》相互印证,对于研究吴鞠通学说,以及临床证治可以说是一部力作。难怪曹炳章赞吴氏《医案》谓:"为后学师范,堪作诊断术之专书。"吴庆坻在《吴鞠通医案》序中谓:"窃叹是书也,可以为医门之阶梯矣。其辨微也,分肌擘理,若屠牛坦,一朝解十二牛而芒刃不顿;其纠谬也,若老吏谳狱,虽情伪万变,执吾法以绳之,而无所挠。"可以看出,吴鞠通在辨证论治研究方面是下过很大工夫的,就其内容概述于兹。

《吴鞠通医案》(以下简称《医案》)。是书记载了温病、内科杂病、妇科、儿科和伤寒等疾病的治验,计54个病。《医案》中这些内容是鞠通先生一生临证的记录,集大成地验证了吴氏治疗温病的经验,鞠通以《条辨》理论指导实践,又以《医案》实践验证了理论,理论联系实际,密切结合,两相印证,是书是研究吴鞠通学术思想不可多得的好书,读了颇受启迪。如卷一继案误汗痉厥神昏,苗案热盛伤营,周案误升动血等的治疗经验,将是后学者们应当填之、戒之的。在治血证中他认为吐血、衄血应先辨其部位,分清上下,治疗上或清其上焦气分或化其瘀血或宁其络,不能见血止血,其见解独具特色。吴鞠通在学术上博采众长,不故步自封、偏执己见。如《医案》中对麻黄汤、桂枝汤、小柴胡汤、大青龙汤、通脉四逆汤、白头翁汤、麻黄附子汤等案的应用十分灵活,恰到是处。在治疗其他诸多内科杂病、妇科、儿科以及伤寒等的验案中也治验独特,如见肝之病,首立通络,治中焦之病,首先顾护脾胃等皆值得借鉴。凡此《医案》记载甚详,各寓其妙,独具其格。

如卷一外感疾病风温等10个病,除伤寒外,在温热病治疗中处处顾护阴津,如病在上焦,鞠通用银翘散治疗,《医案》中除伏暑、湿温门病邪夹湿,暑温门初起邪热盛外,其余各门温病案,多用此方加减。汤案出汗去荆芥加杏仁,赵案表证为甚,头痛自汗者加人中黄、郁金。另一赵案项强痉为主,舌伸者加僵蚕、人中黄,姚案误治谵语、烦躁或神呆加牛黄清心丸(首案),温疫赵案,老年下虚,邪踞血分,用辛凉合芳香法去荆芥、竹叶、甘草、桔梗合增液汤加桑叶、丹皮治之。从以上诸案看,吴氏治上焦温病主要用银翘散等为第一方加减变通,为治上焦温病之一法门。温热病"法宜辛凉解肌","切忌辛温发表,甘热温里和通阳发汗"。《医案》中误治与救误案颇多。如因误汗,病已九日兼谵语癫狂,《医案》于白虎汤加生地、犀角、麦冬、甘草送服紫雪丹,气营两清。因误汗七次,心阳受损,邪入心包,神昏不语,《医案》用牛黄丸,芳香以开膻中。因误汗惊厥神昏,热伤营血(《苗案》),但气分未罢,故用清营汤、玉女煎、犀角地黄汤合用,清营凉血、滋阴凉血合用。鞠通治疗温热病,清热保津的学说思想贯穿于案中,阅后启人思路,值得细咀回首。鞠通对温病误升动血、误补成实、误苦化燥也颇多经验,治有一得。如误升动血,因误用柴胡"十数日之多"而出现"呕血便血"(《医案》·周案)。救误用犀角地黄丸,凉血止血合黄连麦冬苦甘合化治之。误补成实,因患热病自服补中益气汤甘温壅补,致邪无出路,迅速化热化燥成实,热经阳明(《医案》·赵案),鞠通急用调胃承气汤加元参下之,前后共下 13 次,出疹 13 次,方"脉静身凉"。出疹者说明因遏之邪得以宣泄,佳象也,后用甘寒滋阴而痊愈,是案说明急性热病,正实邪盛,宜清宜透宜下,应以祛邪为先,补则因闭门留寇,热转化燥加重病情,幸救误得法而转机。误苦化燥(《医案》·史氏),因患热性病,先某医误汗又误用龙胆草、芦荟等极苦化燥之品,劫灼津液,阴分大伤,鞠通急用玉女煎加犀角清热生津,气营两清。上方服 6 剂无改善,反见大便不通,此乃化燥成实之证,无水舟停,鞠通又急用大承气汤急下之,因证而变,俾津液渐复,"脉静身凉"而愈。是条说明因误苦化燥而又用苦寒折之,则伤津耗液,鞠通急用大承气汤急下之,转危为安。在临床实践中,急性热病如流脑、出血热、肺炎、流感等热势特高,病情凶险之证,特别是今之特起高热,应效法鞠通,大胆果断,正确择方遣药,冲出困境,化险为夷,凡卷开可见。

卷二内科疾病中风、胁痛、血证、水肿、头疼、胃痛、失音、痰饮等 32 个病,其病位涉及五脏六腑各个方面。其病因有气郁、痰、火、风、寒、血瘀等。其治法有从脏腑辨治,有从经络辨治。用药细心大胆,应变灵活,不效不更方,非术精之至,辨证切确,差无分毫。如胁痛、肝厥、肝痛、吐血、积聚、淋浊等病种,凡具有"肝郁所滞、胁肋胀痛、癥瘕积聚、脉络瘀着",或"血证久不止","吐瘀血"等络脉痹阻的证候,皆用新绛旋覆花汤(新绛、桃仁、归须、旋覆花、丹皮、广皮、制半夏)加减治疗,从络化瘀论治。在治疗血证中,重视肝郁血滞的机理,用降气活络以止血,指出肝气郁结,则血行瘀滞,血不归经,容易造成吐血、咳血或逆血的病理机制,治疗十分重视活肝络以止血。他认为"血滞者调其气而血自通,血外溢者降其气而血自下",在(《医案》·岳案)吐血案中即用此法降气以使血止。在治疗血证中,鞠通不单守一法,而是灵活运用,随证变而法变。如《医案》便血案中,将便血分近血远血,从湿热虚寒论治取效满意,《医案》吐血 18 个病例中有 4 个病案用小建中汤或小建中汤加减,复其中阳,温脾摄血而达血止,《医案》吐血胡案,服十四帖诸症皆愈。值得一提的是桂枝辛温,方家多认为桂枝为补中气要药。而在吐血的几个案例中鞠通均用桂枝,取温止血,获效满意,非临床家者无此经验,无此胆识,可见先生的治学思想非同一般,经验丰富,独具一格。治小便不利用宣通阴络法、甘苦合化法、清利湿热法、清利膀胱法、芳香开窍法、辛开苦降法、辛凉淡法、通阳化气法、通胆腑利小便法、甘温益胃法等。因病因、病症、病期不同而把握病机，审证求因，审因论治，知常达变。如《医案》普案，小便淋浊，茎管痛不可忍，患者自用五苓、八正、萆薢分清饮等，愈利愈痛。鞠通询其由房事不遂而成，认为尿管与精管异途，治应通精管为是，用虎杖散加减，服一剂痛轻，五剂痛止，七剂浊净，后以补奇经而愈。《医案》便血陈案中，他将蠲饮丸中干姜炮成炭加薏仁，用治"阳虚脉弦，素有寒湿痰饮"，收"通阳渗湿而补脾胃"之效。凡此又宗"饮属阴邪非温不化"和"病痰饮者当以温药和之"之旨。但他又不拘一法，他说："饮病当温者，十有八九，然当清者，亦有一二。"治痰饮，又善用石膏，取其甘寒肃降，宣肺利导，从脏腑辨治。用量据证而定，随证增减。如《医案》赵大爷案（痰饮而喘痿痹症）。从乙酉正月三十日治至九月初四（第166诊），先后用石膏五十斤之多，而脉犹洪，鞠通谓："千古来未有如是之顽病，皆误下伤于前，误补留邪于后之累。"继用石膏，用量由每剂二两加大到八两，至十五日，脉仍洪又加石膏一倍，成一斤。服三贴，十六日，右脉之洪大者得石膏一斤大减。病减者，减其制，石膏随减至六两。量变之快，独具匠心，实为临床大家之举。此案自正月服药至十月。石膏用量累达百斤之多，足见鞠通治疗慢性病的手段，非一般之举，他说："用石膏百斤之多，虽无不见效，究未拔除病根，左肋间辘辘有声，仍不时咳喘，此水在肺也，当用十枣汤无疑。"但十枣汤太峻，降用妙应丸（制甘遂五钱，制大戟五钱，白芥子五钱，研细末，神米曲糊为丸），继续下之，得下痰水即止，以尽为度。鞠通治痰饮非固执一方一法，而兼证兼治，因证而变，治张氏案，支饮射肺，眩晕，小青龙去麻辛；金氏案风寒夹饮为病，喘满短气，饮则呕，倚息不得卧小青龙去麻、辛加枳实、广皮以祛饮为主；痰饮夹风湿症者，用辛凉表药先解卫分邪热，如痰饮门最后案中，因其人本有痰饮喘咳，又感风温，随投银翘散辛凉清上，急则治其标，然内里之饮亦可随汗出而缓解，即前贤所谓"表解里自和"之意，若以治饮为急，反有引邪内陷之虞，真谓用心良苦矣。他治饮，攻补适中，防补留邪，他主张饮证不宜早补，唯恐因补壅遏中土，使饮留不去。对虚实相兼，虚多实少，多宗景岳"两虚一实，先治其实"之旨。先实后虚，井然有序。又如《医案》钱氏案中皆因前医补之不当故而"愈治愈胀，愈治愈疼，以致胸高不可俯，夜坐不可以卧"。他大声疾呼："热急矣，断非缓药所能救"，而用巴豆霜三分，下黑水近一桶，俟事稍平，方以和脾胃而调之，此给治饮蛮用温补者，以极好的慎戒和借鉴。在痰饮咳嗽又吐血三年不愈的严案中说："经谓阳络伤则血上溢，要知络之所以伤者，有寒有热，并非人之络只许阳火伤之，不准阴火伤之也。"他指出："今人见血投凉，为医一大痼疾，医士之疾不愈，安望病家之疾愈哉!"故用炮姜、桂枝、姜夏、陈皮、焦白术、茯苓、五味子、枳实等温经和血,令血归其经而病愈。

卷三凡妇儿疾病计12个病。其中闭经5案,痛经、月经不定期、月经过多的各2案,崩证1案,兼纳差的6案,呕吐、瘕、腹痛的各5案,白带多的各2案,不孕、便溏体倦者各1案。在月经病诸案中,鞠通治有独到,他说:"驱脏中之浊阴,即所以通下焦之阳气,不唯通下焦之阳,亦且大通胃阳,胃阳得开而健食,健食而生血。"所以通阳泄浊即所以护胃,胃旺,月经病焉有不愈之理。择药多用半夏、姜、当归、陈皮、茯苓、小茴香等和胃通络、燥湿、渗湿之味。他用通补奇经丸、化癥回生丹、天台乌药散治月经妇科诸病,即寓此意。由此可见,无论何种月经病,多兼有胃病或阳气不通,浊阴结聚的临床症状,从而说明通阳泄浊法调经,也属一法,恰合案中病机。《医案》中对产后受伤,虚不肯复,月经不调,带下日久,六脉微细的患者,指出必须"治在八脉,非通站奇经丸不可"。病人若兼有寒湿,则用汤剂性温而温经。胎前产后诸如《医案》范氏,三月殒胎,业已三次,经用专翕大参膏而效。《医案》于氏面色青黄,脉弦细,改用天根月窟膏,双补下焦阴阳,兼益八脉而愈。治难产及死胎不下,吴氏不仅善用古法,且也颇有创新。如吴氏年长,难产不下已三日,鞠通断为"气阴不足,并骨不开"用生龟板八两,尽剂而生,为治腹中死胎不下开又一法门。在小儿疾病方面,鞠通根据小儿"易虚易实,易寒易热,易感外邪"的病理特点,所以小儿感冒、咳嗽、痘疹、食积、飧泄等较为多见。根据临床观察,小儿疾病实多虚少,故鞠通提出"驱病宜速"。在这方面《医案》对小儿疾病的诊疗亦独特见解,经验丰富。治食积(《医案》·金男案),三岁,呕吐,食积证。鞠通用和胃醒脾,一剂奏效。周女,身热,隐隐有点,防痘,先用辛凉解肌,令其疹出,用银翘散治之。二朝,点出未透,据疹宜透之理,仍宜解肌,照前方。三朝虽已出齐,但痘顶陷色暗,此为险痘。鞠通随症变而变,或与活血解毒,或以重剂清热提陷,或用补托法,或用大剂峻补法,几经变方,先后治疗13天险痘转危为安,后以驱逐余毒,而善其候。药随证变,丝丝入扣,病虽危急,不慌不乱,终治达的,凡案不胜枚举,读之令人深思。是卷鞠通提出通(胃)阳泄浊法以调经,养阴益气,以治死胎不下,小儿"驱病宜速"的论点,是谓遵古不泥,用有发挥,寓有创新,给人以宝贵的启迪。

总之《医案》一切从临床实际出发,当用古方古法,随手取来,随其证变而变,冲破规矩,立法选方,切中病机,值得深入研究。

(本文参加"中医名家流派学术经验学习班暨名家流派研究高层论坛"交流,2009年国家中医药继续教育项目,于江苏常州)

吴鞠通·《医医病书》

《医医病书》书成于1831年，系吴鞠通晚年之作，计72篇。原由其友浙江胡沄先生曾被时医所误，更因自己目睹社会上医术不精，害人致死，在《温病条辨》自序中他说："其死于世俗之手者，不可胜数。呜呼！生民何辜，不死于病而死于医，是有医不若无医也。学医不精，不若不学医也。"面对社会现实，他感慨颇深，为纠正时医之弊，也为回报医友所托，而作《医医病书》。在《医医病书》题词中说："病人之病，赖医人之医。医人之病，层出不穷，将何以补偏救弊，捍卫民生哉？孔子谓：'工欲善其事，必先利其器。'孟子谓：'不以规矩，不能成方圆。'医人者，规矩也；病人者，所制之器也。今将修规矩以制器，作《医医病书》。"寥寥数语，点出了撰写的目的和动机，就是医"医生的病"，说穿了，就是医德医风，如何当医生，特别是当个好医生，首先德好，就是要德术兼备，术不精，杀人；德不好，坑人。书虽不宏大，但论述颇精，为历代从医者所崇。论医德、医风、文风、学风，语出中肯；内科杂病，用药之道，说理恰切。其书全由鞠通先生亲手所著，为吴瑭完整医学理论体系的重要组成部分，作者因叹时医之谬妄而作，此书"一医流医之病，一以补前刻（指《温病条辨》）所不及，盖前未及内伤及杂证也。"是书溯源探幽，勤求古训，尤重视《内经》《难经》《玉函经》《本草经》等，融全贯通，发其精微，是吴氏对内伤杂病治疗的经验积累。是书以重视阳气，护其胃气为要旨。对时医滥用滋补之弊，对医德、医术及医者之病，以及治病原则、方法、药性和择方用药之道皆一一作了论述。可惜的是，此书写成后，未曾刊行，只有手抄本，开始在吾淮流传，为淮阴名老中医缪仲恒、秦正生、王照和等珍藏。后传入浙江，被浙江名医何廉臣先生所珍藏。四明曹炳章先生，有识之士也，又从何廉臣先生处获得，并加以整理，于1915年，由绍兴育新书局石印，收载于《曹氏医学丛书》之中。从此，渐传于世，然仍流传不广。直到1983年，才由江苏科学技术出版社重新印刷。2007年淮阴吴瑭医派学说研究会卜开初君加以点注，名曰《医医病书点注》。为使研读者学习方便，一览知意，严晓枫又将是书凡72篇分上、中、下三卷，将原目录重新排列，即卷一医术医德计13篇，卷二杂病辨治计31篇，卷三方药之道计28篇，概述其要，收入《吴鞠通医书合编》，由中医古籍出版社出版发行。2010年淮阴吴瑭医派学术研究会丁勇、严晓枫联手加以详析细评，增添新意，名曰《医医病书析评》，重在"用"字上下功夫，亦由北京中医古籍出版社出版发行。近获知还有其他版问世，更得广传。

卷一医德医术,计 13 篇。"行医之本本于术,施术之本本于德",医乃仁术,贵在活人,术不精,医不好病则杀人;有了术没有德,为己谋财,则坑人。鞠通认为:天下万事,莫不成于才,莫不统于德。无才固不足以成德,无德以统才,则才为跋扈之才。所以他指出:"医也,儒也,德为尚矣。"

鞠通在《医非上智不能论》中指出,为医应广读经书,博知博览,为业心正,否则不能成为大医。医必读书有博学之才,方能应付错综复杂的病情变化。因人之体质有强弱之分,得病之后病情千变万化,若执一风,恐难十全。如金元四大家刘河间主火说,李东垣补土说,朱丹溪滋阴说,张子和攻下说,皆各持其理,也各有道理,但归根结底各有所偏,故吴鞠通提出对各家学说,只可采择从事,不可死搬硬套。当以《内经》《难经》仲景大家为主,兼参百家之理,方不致偏,也不致误。他还指出,不读《内经》《金匮》《神农本草经》《易经》《周礼》等古书,不知其妙不能用也。同时他还认为不读古书固然不对,但读古书要有选择且要精读,故在《好古恶今论》中说:"有必读之书,有可读之书,有不可读之书,当区别对待。"实践证明,鞠通高论,实有见地。古为今用,不是为了读古书而去读古书,读书是为了用,即传承与发扬,发扬与创新当并举,医者方能达到鞠通先生提出的果、达、艺三者俱备。果者,即果敢、果断之意;达者,通晓、明白之意;艺者,才能、技艺之谓。就是说医者要有胆、有识、有技,三者缺一不可,否则临证必乱,乱则害人,此之谓也。归根结底一句话,医者要有仁爱之心,必须德才兼备,以术为重,缺一不可,多么语重心长、贴近人心的肺腑之言啊。

卷二《杂病辨治》,是卷共 31 篇,主要论述对内伤杂病的辨证治疗,一补《温病条辨》之不足,二是对有关理论的再认识。曹炳章在《医医病书》序中赞谓"为后学师范,堪作诊断术之专书"。吴瑭是一位深究辨证论治并作出贡献的医学大家。他十分强调作为一个医生首要之事是"识证真,对病确,一击而罢"。在辨证方面他认为无论内伤外感,必辨明阴阳,必辨明病位,必究"所损伤处",方可对证治疗。反对乱投药方,妄伤无过之地,在《五脏六腑作用治法论》中说:"五脏六腑体用不同,因此各有补法,补脏之体用守法,五脏的功能,藏而不泻,以藏为用。补腑之用,用泻药,六腑的功能泻而不藏,以通为用。"万不可一听需补,凡补药皆上,坑人也。在辨证上先生不但对治疗热性病方面提出以三焦辨证为纲,而且在辨治内伤杂病方面也提出以三焦为纲。他在《治内伤必须辨明阴阳三焦论》中说:"又必究其上中下三焦所损何处"而施治;补上焦以清华空灵为要;补中焦以脾胃之体用各适其性,两不相忤为要;补下焦之阴,以藏纳缩为要,补下焦之阳,以流动充满为要。补上焦如鉴之空,补中焦如衡之平,补下焦如水之注,各得其所,勿令乱也。在辨明三焦的基础上,还指出脏腑体阴用阳治法殊异,如对中焦寒湿,伤在中焦脾胃,又有伤脾阳,伤脾阴,伤胃阳,伤胃阴之分,法各不同。对杂病虚劳、吐血、便血、溺血、小便论、大便论、头痛头晕、经闭、中风、外感、溢饮、水肿、鼓胀、痿痹等皆列专篇论述,经验独到,治有特色。如治血证,认为肝郁最多,夫肝藏血,性喜条达,肝郁则血瘀滞,血失其常则为吐血、咳血等,由肝下冲脉注其前阴则为溺血,治疗皆当活其肝络,降其火,降火所以降气,降气所以清肝,气畅火降则络宁血止,而肝血得藏则血不外溢也。在论治上,众所周知,鞠通重养阴清热,这是因为他认为凡热病者皆伤精气也,温为阳邪,易伤阴耗液。他说:"盖热病未有不耗阴者,其耗之未尽则生,尽则阳无留恋,必脱而死也。"可见吴瑭非常重视护阴。但对内伤杂病,则不然,对内伤诸症,十分重视阳气。他批评朱丹溪"阳常有余,阴常不足"的一偏之弊,在《虚劳论》中说:"愚按虚劳一证,阳虚者多,阴虚者少。"又列举"虚劳尚有伤阴,伤阳,伤八脉之辨。"八脉受伤,补之犹以督脉之阳为主。盖阳能统阴,阴不能统阳也。其他则伤阳居多,今人恣用补阴,爱用寒凉,伤阳者,更多之又多矣。古人云:"阳不尽不死。"又云:"人非阳气不生活。"所以"即当补阴之症,仍所以恋阳计也。"指出虽喜补虚者,莫过仲景:"诸虚不足,小建中汤主之。"夫建中以调和营卫,补中土为主。他在《虚劳论》中指出:"无论三阴,皆以胃气为要。"胃为后天之本,人之十二经,都取于胆,听命于心,受养于胃,有胃气则生,无胃气则死,可见胃气之重要。故治之过程中,首要顾护胃气,凡苦寒败胃,滋腻碍胃,皆当慎用,不可久服。此为顾护胃家辨治之道也。

卷三方药之道,是卷计28篇。医术神奇,精于方药。方以药成,方从法出,法随证立,互相为用,密不可分。临床选方遣药皆因辨证所需,在是卷中鞠通对其方、其药、其制、其用论述颇精。五脏六腑,体阴者用必阳,体阳者用必阴。凡补五脏之体者皆守药,补六腑之体者皆通药,此之要也。鞠通谓"看病须察兼证","用古方必求其立方之故",论选方用药之道,论用方对证为是,论用药先后缓急得宜,不可偏执,对临床颇有指导意义。用方先生有肝郁用逍遥散,痰饮用二冬二母六味,外感身热或咳用泻白散,以及四君子汤、肾气丸等,皆列有专论。法取之于证,所损何处既定,则法随证出,方随法出。病有虚实,治有补泻,虚则补之,实则泻之,理确无疑。但议补亦有补之道,吴氏认为:补虚先去实,如虚损应补,而有实症碍手,当先去其实,否则,虚未能补,已滋长其邪。如《痰饮用二冬二母六味论》中说:"有见痰饮之咳,又谓劳病,恣用补阳,亦更不可为矣。"其结果必将为贼立帜,更增其害。方以对证,药以治病,吴氏认为:"天下无不偏之药,亦无不偏之病,以药治疗,矫病之偏,对药不能治病,论药不论病,观点明确,则要对症,毒药亦仙丹。"法当何法,方当何方,药当何药,鞠通认为:无好恶之分,寒热温凉,皆在所用。另外,药以组方,药量多少,对方药疗效亦至关重要,他作了精辟的阐述。鞠通在《用药分量论》中指出:用药分量的大小,无定规,因证有轻重之分,用量全据病之需要。以石膏为例,有剂达半斤,有剂用一斤之多者,全因病之需要,有宜少,有宜多,当重则重,当轻则轻,以中病为目的。方药虽好,若药煮不得法,也影响疗效。吴瑭指出:药之效不效,与煎煮关系至密。如小建中汤先煎五味去渣,后入饴糖。大柴胡汤则煎减半,去渣再煎。以及麻黄汤、桂枝汤、苓桂草枣汤、五苓散等皆有专论。对"炮炙"各有法度,非常符合临床实际。论方论药之道文字虽不多,而内容十分丰富,皆为药之道也,读后给人以启迪。

《医医病书》文字虽不多,其立论广泛,内容丰富,医学修养、治学态度、学术造诣等皆堪称后学楷模。

（本文入编《吴鞠通研究集成》,北京中医古籍出版社,2010）

试析辛凉三剂

《条辨》一书,提出三焦温病的治疗原则是"治上焦如羽(非轻不举),治中焦如衡(非平不安),治下焦如权(非重不沉)。"今就辛凉轻剂桑菊饮(简称轻剂)、辛凉平剂银翘散(简称平剂)、辛凉重剂白虎汤(简称重剂),在其方剂组成、煎服法、临床运用三个方面试加剖析,以探讨吴氏"治上焦如羽(非轻不举)"的含义。

一、方剂组成,轻清突出

"辛凉三剂"皆治上焦温病。上焦温病主要表现为肺、心二经的病变。邪在肺卫可见头痛,发热恶寒,有汗或无汗,口渴或不渴而咳,脉浮数,两寸独大等。上焦多为温病的初期阶段,系手太阴肺经的病变,治疗宜采用轻清宣透之法祛邪外出,故吴氏谓"治上焦如羽(非轻不举)",也即《内经》"因其轻者而扬之","其在皮者,汗而发之"之意也,也叶天士所谓"在卫汗之可也"意相同。温为阳邪,从口鼻而入,首先犯肺。肺合皮毛而主卫。病邪袭肺侵卫,卫气与邪抗争,则治当解表。表解热退则病已,亦可杜其传变。据邪之性属,故解表取辛凉三剂。吴氏所用三方皆对其上焦温病,病在肺卫而言。至于邪入心包,症见舌绛、神昏谵语者,病虽属上焦,但非辛凉透表所能奏功,故不在此论。为此,吴氏在三方组成上很为考究。轻剂以桑叶、菊花为主药,用量较轻。此方用药大多质地轻清,味辛易散,乃"辛苦化风,辛凉微苦之方"。桑叶芳香有细毛横纹最多,"走肺络而宣肺气,清肺热而止咳",合菊花甘凉轻清,以疏散上焦风热。如此,则肺气得宣,邪退而咳止。平剂用银花、连翘、荆芥、竹叶、薄荷等,质轻味辛,诸药相伍,清宣透表,尤其是荆芥配以薄荷,并以鲜苇根汤煎,共济疏散风热,清热生津之功,用之可使热退渴解。重剂主用石膏,用量倍于它药。石膏虽大寒之品,然其味辛甘,质重气轻,清宣泄热以除烦,用为主药。知母其性凉润,以滋其燥,用为辅药。且石膏、知母相伍,能增强清热除烦之力。甘草、粳米益胃护津,使大寒之剂而无损伤脾胃之虑。诸药相合,共奏清热生津之功。综上所述,"辛凉三剂"轻以宣肺为主,平以泄卫为主,重以清热生津为主,三方组合虽各有侧重,然皆轻清突出。临床孰去孰从,权在辨证。

二、煎勿过煮,服药有时

历代医家对煎药颇为重视。《医学源流论》云:"煎药之法,最宜深讲,药之效不效,全在乎此。"考上焦卫表之药,一般都有轻扬主散之特点,为了达到轻清宣透以祛邪达表之目的,吴氏对"辛凉三剂"的煎法非常重视,各有所嘱。在讲到煎平剂时,他指出:"香气大出,即取服,勿过煮,肺药取其轻清,过煮则味厚而入中焦矣。"此段虽指平剂的煎服法,但它列在轻剂、重剂之前,实指"辛凉三剂"的煎法要旨。在辛凉轻剂、重剂的煎药时间上,辛凉轻剂是"水二杯,煮取一杯",辛凉重剂是"水八杯,煮取三杯"的记述则是非常明确的。此外,服药是否如法,对疗效亦有一定的影响。在讲到辛凉平剂银翘散的服法时,吴氏指出:"上杵为散,每服六钱,鲜苇根汤煎,香气大出,即取服,勿过煎。""病重者,约二时一服,日三服,夜一服;轻者三时一服,日二服,夜一服;病不解者,作再服。"如此服之,昼夜不停,药力持续,利于顿挫病热,对急性发热性疾病,尤为恰当。关于轻剂的服法,他指出:"日二服。"关于重剂的服法,他指出:"分温三服。病退,减后服,不知,再作服。"临床上病情有轻重,体质有差异,表药轻清,一般以得汗病去为度,用药应适可而止,不必尽剂,以免损伤正气。吴气提出的"即取服""分温服""不知,再作服",以及其他时间给药法等等,都是视病情需要,灵活运用的。

三、三剂运用,贵在灵活

吴鞠通云:"治上焦如羽(非轻不举)。"叶天士亦云:"在表初用辛凉轻剂。"此皆指邪在卫分,病在上焦,非是指病轻。轻清之剂,运用恰当,同样可以治疗重病。其具体运用时,吴氏之十分强调各自所主。他说:"太阴风温,但咳,身不甚热,微渴者,辛凉轻剂桑菊饮主之";"但热不恶寒而渴者,辛凉平剂银翘散主之";"太阴温病,脉浮洪,苔黄渴甚,大汗,面赤,恶热者,辛凉重剂白虎汤主之"。

此外,温邪致病的特点是"温邪上受,首先犯肺"和"热变最速"。故临床上见到咳而渴,发热不恶寒者,常常是轻剂、平剂结合运用,一则宣肺,二则泄卫。若邪在卫分,病在上焦,未得表解,必化热而内传气分。这时,一方面由于热邪燔灼,另一方面由于正邪交争,则临床见症转为发热不恶寒,但恶热,大汗出,脉浮洪,渴甚者,此时吴氏则因其病变而变,指出:"辛凉平剂焉能胜任,非虎啸风生,金飙退热,而又能保津液不可",随投重剂白虎汤。总之,在用"辛凉三剂"时,应时时注意"治上焦如羽(非轻不举)"之旨。但若用之不当,则祸不旋踵。故吴氏在《温病条辨》中对轻剂桑菊饮指出:"微苦则降,辛凉则平,立此方所以避辛温也",明确了温病的治疗大法。温为阳邪,故解表应取辛凉而避辛温。对平剂的运用,他指出两点:一是肺家用药取其轻清,药勿过病所;二是温热病最易伤阴,用药勿为贼树帜。对重剂白虎汤的运用则明确指出:"白虎本为达热出表,若其人脉浮弦而细者,不可与也;脉沉者,不可与也;不渴者,不可与也;汗不出者,不可与也。常需识此,勿令误也。"凡此等等,皆说明吴氏在选方遣药过程中,处处注意,贵在变通。

综上所述,吴氏运用辛凉三剂,选药轻清,轻重有别,煎煮适宜,服药有时,为治上焦卫分病变提供了代表方剂。但择方运用应根据辨证需要,各入其所。

(本文发表于《广西中医药》杂志,1985.1)

浅谈关于吴瑭及吴瑭学说研究的思路与方法

吴鞠通是我国清代伟大的医学家,著有《温病条辨》《吴鞠通医案》《医医病书》三部医著。其中《温病条辨》是在上据岐黄、仲景之旨,下承河间、天士等诸家之说,全面系统、集大成、有创见地论述温热病辨证论治的一部专著,是一部里程碑式的不朽之作,被誉为"上为吴又可之净臣,下导王孟英之先路"。吴鞠通和汉张仲景比肩而立,并为我国中医药史上的两大柱石,故有"伤寒宗仲景,温病有鞠通"之说,"两相羽翼"。张仲景是中医学的泰斗,吴鞠通乃温病学的巨匠。200多年来,吴鞠通学术已逐渐发展成为一种重要的学术流派,其参加研究的人员范围之广,论文、论著成果之多,以及研究方法的多样性等,都是目前国内外仅有的。是文就《吴瑭及吴瑭学说研究的思路与方法》从研究吴瑭,立足考证其人、其事、其德;研究吴瑭学说,着眼"三焦辨证"的形成和意义;研究吴瑭学术,重在发掘整理、弘扬发展。兹就这三个方面进行研究探讨:

一、研究吴瑭,当先考证其人、其事、其德

(一)发愤学医 "心正口直"

吴瑭大师本习儒,因其父及侄子相继患病,医治无效而死,而时医俗医墨守成规,囿于门户之见,既不能"确识病情之寒热虚实燥润",也不能"稍察药性",或则束手无策,或则胡乱投药,使无幸者"不死于病而死于医",造成"有医不若无医"的局面。于是抱"济病者之苦,医医人之病"之心,慨然弃儒,发愤学医,刻苦钻研,直至著书立说,专心研究温病,以至成为温病史上一位具有丰富经验的医学大师。

吴瑭大师,论为人,"心正口直,性刚气傲",凡事求实,"见俗医处方之谬者辄疵之","至病家交口訾君,君据里直言",不徇人情。对于那些以医术为手段,妄抬身价,重索谢金,既骄且吝的"俗医""庸医",白眼相待,斥之为"可耻之极",不相往来,以致那些"俗医""庸医"们见而避去。对病人,怀救人之心,临症中,"虽是危疾,不避嫌怨",以治病救人为怀,其医术为人,"所医者皆奇效","沉疴怪症,无不应手而愈"。大师先后在京、苏淮、浙等地,为民治病,所到之处皆以医名,致使救治者接踵相来。古稀之年,春节欢聚之日,不避旧风习俗,出门为病人诊治,医德之高,仁心之良,实为后人所敬。他知识渊博,其"论甚豪,上下古今,了如指掌",学有根底,善师众长,谦虚诚恳,学叶氏,一再表明,只是要将散见于叶氏医案中的"散金碎玉"整理出来,"摭拾其大概,初定规模",目的为"俾学者有路可寻",毫无隐讳、自夸。对人不隐善掠美,在他的著述中,对诸医家的评述,"大抵功过两不相掩",实事求是,公允、中肯。如在《温病条辨》中说:"诸贤如木工钻眼,已至九分,瑭特透此一分,作圆满会耳,非敢谓高过前贤也。至于驳证处,不得不下直言,恐误来学。"他非常厌恶那些力诋别人却又暗窃别人成果的坏学风,他在《温病条辨·伤寒注论》中论到喻嘉言等人时说:"独恶其自高己见,各立门户,务掩前人之善耳。后之学者,其各以明道济世为急,毋以争名竞胜为心",则"民生幸甚"。对自己的不足,直言不隐,如谈自己对燥气的认识,是沿袭前人之旧,论述有偏。综上所述,他这种不隐人之善,不掩己之过,光明磊落,乃千古典范。

（二）倡导"德术" 择书博览

"行医之本本于术,施术之本本于德",医乃仁术,贵在活人。吴氏特别重视医德的修养和医术的提高,他倡导医者择书博览。他在《时医俗医病论》中,鞠通先生对"妄抬身份,重索谢资,竟有非三百金一日请不至者"的俗医、时医十分鄙视。他们贪得无厌,将手中的医术当着本钱,任意抬价、要价、索取像做生意一样,"杀人以求利",他们连商人都不如,哪还有一点德啊! 是可忍孰不可忍,所以先生在《时医俗医病论》中避近就远,举苏州为例,大声疾呼"此等盛气苏州更甚"。笔者深思鞠通曾在故里淮阴坐堂,常出诊涟水(见吴鞠通医案)以及周边乡村,他对家乡医德医风十分清楚,只不过以举苏州更甚为例,来指出家乡乃至整个社会的不正医风的缩影罢了。曾见"一个不到200户人家约3平方公里的河边小街,就有注册登记的诊所、药店30多家,求医买药者每天有数百人之多"。这个资料一是证据不确,二是皆为医商、药商,正是鞠通先生所鄙视并且抨击的俗医。现在我在资料上看到,有人把此情况当宝,说明当时此地,医之兴旺发达,可笑。先生还对名医、时医、俗医批评道:"名医之病首在门户之见,看不起他人。时医之病又骄又吝,重索谢金。俗医之病,病态百出,好似商人做买卖,谓之开药店,总之名医、时医、俗医之病表现虽不同,其实质都是只为自己打算,不为人命打算。"所以为医者必须德好才好,方能称得上一名好医生。对医术,鞠通在《医非上智不能论》指出,为医应广读经书,博知博览,为业心正,否则不能成为大医。医必读书有博学之才,方能应付错综复杂的病情变化,因人之体质有强弱之分,得病之后病情千变万化,若执一见,只难十全。如金元四大家刘河间主火说,李东垣补土说,朱丹溪滋阴说,张子和攻下说,皆各持其理,也各有道理,但归根结底各有所偏,故吴鞠通提出对各家学说,只可采择从事,不可死搬硬套,当以《内经》《难经》仲景大家等为主,兼参百家之理,方不致偏,也不致误。所以先生在《不读古书论》中指出:"今人不读古书,安于小就,得少便足,囿于见闻,爱简便,畏繁重,喜浅近,惧深奥,(医之)大病也。"不读《内经》《金匮》《神农本草经》《易经》《周礼》等古书,不知其妙不能用也。先生还认为不读古书固然不对,但读古书要有选择且要精读,故在《好古恶今论》中说:"有必读之书,有可读之书,有不可读之书,当区别对待。"实践证明,鞠通高论,是有见地。古为今用,不是为了读古书而去读古书,读书是为了用,即传承与发扬并举,发扬与创新并举,医者方能达到鞠通先生提出的果、达、艺三者俱备。果者,即果敢、果断之意;达者,通晓、明白之意;艺者,才能、技艺之谓。就是医生要有胆、有识、有巧,三者缺一不可。否则临证必乱，乱则害人，此之谓也。归根结底一句话，医者要有仁爱之心，必须德才兼备，以德为先，以术为重，缺一不可。

（三）先祖东迁　告老还乡

《吴氏家谱》载：吴瑭祖籍淮阴渔沟南吴大庄。祖父吴伟兴排行老二，乡里为塾，家有田六顷，房十数间。1750年，伟兴公兄弟分家，各立门户。老大伟驹，承以祖宅，伟兴携子守让，另辟蹊径，来到渔沟东三十里外的大兴庄东"饮马塘"落户。当时购买了200亩良田，300亩荒滩垦植。从此吴伟兴一家便落户于大兴庄，为乡师塾授业、耕田种地。不久，已成地方富裕之家，田已近千亩，房屋二十余间，忙时佣工二十余人。

1757年，吴守让经姑母介绍，便与西北丁大庄丁氏结婚，第二年，便生下一男，这就是吴瑭，据说，起名为瑭亦有含义。一说瑭为玉器，既有清翠响亮之音，又有纯色光垢之美，因取之为瑭；二说，宅傍"饮马塘"，传说，当年的隋朝大将罗成南征时路过此处，塘内水清而甜，便安营扎寨，全军战马在此塘饮水，最后得胜而回。此塘后曰："饮马塘"，亦为贵人甘泉之塘，所以取之谐音为瑭。

吴瑭，从小性刚气傲，一岁会走路，两岁就会自己拿筷，不要人喂。他非常聪明，3岁能背上百首诗，14岁就取得乡试秀才之誉。他很有志向，发奋读书，15岁就离家到淮安城里去求学，决心要考个进士、状元。然而，一件意想不到的事情使他改变了初衷。18岁时，因父患病而离开学堂，带父去求医，他搀扶着父亲，跑遍了淮阴、淮安、沭阳、涟水、桃源等地。只要听说哪有名医他就把父亲带到哪里，但是，尽管踏破铁鞋，也未遇高手，其父终因无良医医治而亡。他发愤，"父病不知医，尚复何颜立天地间"。于是卖地买书，冬去春来，下决心要在医药之路上寻得真径。1783年，秋，吴鞠通得到了一个难逢的机遇，皇上下诏检校《四库全书》。经乡人大学士张符骧介绍，赴京参加检校，此事对求学不止的吴瑭来说，真是梦想成真。当时，他住在京郊的大兴县，白天与同仁一起仔细地检校"四库全书"，晚上夜深人静的时候，通过关系到"藏书阁"翻阅医典，他边看边记，对《内经》《伤寒论》等名人医著从不放过，看后记下。道光十一年，年岁已高的吴瑭，油然产生了思乡之情。这时他已74岁。经好友汪廷珍周旋，托请户部张公为其开脱，后道光帝准允还乡，并赐2万两银子作为归乡盘缠。从此，吴瑭离开了京城，于道光十一年，回到了阔别已久的老家淮阴。吴瑭归乡之后，并未居功自傲，而是一如既往地慈善于民。把皇上御赐银两在张河上建造了一座14米长2米宽的三孔桥，名曰："御赐三孔桥"，方便了两岸人民的行走，现在，这座桥遗址还在。另外，他又建了一个善乐院，专门藏书和接待客人(此院在抗日战斗中被焚毁),嗣后又在西坝杨家码头复建了"向心堂",继续为民医病。道光十六年秋,吴公因劳累过度,不幸逝世,享年七十九岁。先生逝世,灵枢是套棺,外用树胶与松香敷之。当时,因好友前来吊唁者多,灵枢停放在家月余,出棺时 36 人抬。当时吴氏祖墓墓地约 40 亩地,吴瑭墓高 8 米。中医名流孟乐天说:"吴公鞠通墓在丁集东十二里之遥,祖茔之侧。医界好友常去拜谒,邑人汪青棠称其鞠通忠心忠厚,笃于故旧,与人能言,处事悉当,闻水旱之灾,辄忧形于色,欣囊赐助,有先天下之忧而忧,后天下之乐而乐之风。公之死后,天下人皆惜之。"附吴瑭世系,祖父:吴伟兴,生于 1616 年,卒于 1682 年。父:吴守让,生于 1728 年,卒 1776 年。母丁氏,生于 1729 年,卒 1761 年。吴瑭:生于 1758 年,卒 1836 年。鲍氏:生于 1760 年,卒 1792 年。生子廷基,早夭,留下继祖、念祖二个孙子。继室崔氏,生下廷国、廷鉴,留有幼孙吴南。后世孙吴乔生,人称吴大瞎子,初始行医,后为人占卜(因是算命先生,实际不瞎)留下四个儿子,一个女儿。分别叫廷杰、廷书、廷高、廷栩、廷梅。住在福庄南庄园。1949 年前后,吴家因系地主成分,一家四处流落。当地老人说:其中廷高一房迁至黑龙江,再后又迁至无锡,廷梅也下嫁到苏州。据大兴一组杜如海老人回忆:廷梅在 20 世纪 70 年代还回家省过亲。

（四）祖籍淮阴　正之释误

吴鞠通,名瑭,字配珩,江苏淮阴人。生于公元 1758 年,以鲴疾卒公元 1836 年,葬于邑北丁家集东郊祖茔之愬,享年 79 岁。

关于吴鞠通的出生地,淮阴(今淮安市)有几个不同的记述,为了释误,兹就案头资料和征询所知,举其要而述之。

1. 对吴鞠通出生于淮安的几种说法

（1）骆勉《吴鞠通年岁考》:"淮安为吴鞠通之故乡……"

（2）《淮安府志》:"嘉庆中,有吴瑭,字鞠通。有学术,工为医,尝著《温病条辨》。发前人所未发,业是术者多遵之。"

（3）汪廷珍《温病条辨》叙:"吾友鞠通吴子,怀救世之心……作为是书……相与评骘而授之以梓……嘉庆十有七年壮月既望,同里愚弟汪廷珍谨序。"

上述资料,提到吴鞠通出生与淮安府有关的是汪廷珍《温病条辨》序和《淮安府志》。直接说吴鞠通出生在淮安的是骆勉的《吴鞠通年岁考》。其实,骆勉的依据,就是来自汪廷珍《序》中之"同里"。和《淮安府志》之"府"。故"同里"和"府",成了质疑吴鞠通出生地的关键词。现在就从"同里"的含义说起。

汪廷珍（1757—1827年），字瑟庵，山阳人。清代乾隆年间进士，官至礼部尚书。《清史稿》载："汪廷珍，山阳人；吴鞠通，淮阴人。"古之山阳，即今之淮安楚州区。淮阴、山阳属淮安府管辖，历来就有两淮相称。汪、吴同为淮安府人，同住京师，且过从甚密。一官一民，兄弟相称，备感亲切，互称同里，情理当然。胡长庚先生在《吴公琐谈》一文中说得好："淮阴、淮安历有两淮之称。汪、吴二人远离家乡，身居千里之外，相遇在京，有何不亲哉！犹如华裔在海外，遇则念念炎黄；即便同属一地区而工作于他省异乡者，凡遇皆以老乡相称，自觉倍亲，古今同一理也。"此外，安南（即今之涟水县）石芾南在所著《医原》一书中，曾亲切地称"吾乡鞠通先生悯儿之疾苦，作《解儿难》一册"。此亦称吴鞠通为同乡。由此可见，涟水、淮阴可称老乡，淮阴、山阳（淮安）称同里，就不足为奇了。

2. 对吴鞠通出生清河县的记载

《中国医学大辞典》载："吴瑭，字鞠通，清江苏清河县人。十九岁父病年余不起，遂发奋事医。师从叶氏，长客京师，颇多治验。著有《温病条辨》《医医病书》及《吴氏医案》。"

《中国医学大辞典》谓吴鞠通为江苏清河县人，此说无误。考诸文献，清河在淮阴境内早有记载。张煦候《淮阴风土记》谓："公元1762年，清河县治，从淮阴故城迁到了清江浦。"周恩来《射阳忆旧》亦谓："清江浦扼江北之要冲，是南省人士北上之必经之孔道。"今仍有清河命之"清河区"，和以清河冠名之"清河医院""清河饭店"等。淮阴建市前旧名清江市，足证该书所指吴鞠通为清河人。即清江人、淮阴人之别称。

3. 对吴鞠通出生于淮阴的记述

吴鞠通出生于淮阴毋庸置疑，众多医人志均谓之。本文参考医籍，文史百余册，皆曰："吴鞠通，淮阴人也。"兹择而志之。

（1）"吴瑭，清著名医学家，字鞠通，江苏淮阴人"。　　　　——《中医人物辞典》

（2）"吴瑭，字鞠通，江苏淮阴人，为乾嘉时名医"。　　　——《中医医学史》

（3）"吴瑭（1758—1836），字鞠通，江苏淮阴人"。　　　——《中国古代医学家》

（4）"吴瑭，字鞠通，清代江苏淮阴人"。　　　　　　——《中国历代名医传》

（5）"吴瑭，字鞠通，清、淮阴人"。　　　　　　　——《江苏历代医人志》

（6）"吴瑭，清代著名医学家，江苏淮阴人"。　　　　　——《中医辞典》

（7）《温病条辨》自序："吴瑭，江苏淮阴人"。

（8）"公（吴瑭）素纯孝，常存追远之心。虽旋居京师，犹数次回家省墓。道光三年秋,甫至家乡清河境内,遇一朱姓病温……公令其刨鲜生地斤许绞汁,覆杯而愈"。

——《吴氏医案》

（9）"吴鞠通生于乾隆十七年（1758年）以衄疾卒于道光十六年（1836年）二月某日,葬于邑北丁家集东郊祖茔之"。　　——秦正生《吴鞠通之生平及其成就》

（10）"在抗日战争前,吾淮已故老中医孟乐天先生尝谓:吴君鞠通有幼孙吴南,曾开设利民钱庄于邑之安澜门内大源巷头。伊少时曾往邑北丁家集东一吊吴公之墓"。

——胡长庚《吴公琐谈》

从上述史料可以证实,清代名医吴鞠通生于淮阴,殁后葬于淮阴;祖茔在淮阴,子孙亦在淮阴,是实实在在的淮阴人。淮安人汪廷珍所称吴鞠通为同里,是泛指之词,是海称,因为他们同是淮安府人。《淮安府志》记载的没有错。它是以"府"为单位记述本府人物的生平事迹的,没有必要再指出山阳或淮阴了。《中国医学大辞典》称吴鞠通为清河县人,亦无讹,是地域名异之故。清河县治从淮阴故城而清江浦,清江浦而清江市,清江市而淮阴市,名异而地域实同。《吴鞠通年岁考》谓吴鞠通为淮安人,是误在"淮安"与"同里"上。他把淮安府限于淮安县,他忘却了山阳、淮阴同归淮安府;又将同里固定在一个县一个乡一个河边小街里,认为同里一定是同一个乡里;更可能《年岁考》作者未暇参考医籍、人物志、方舆、郡县志、谱牒诸书,以致有误。好在现在又新建淮安市,古今对照,也不足怪。"都是同市人,不必追究。"

二、研究吴瑭学说,着眼"三焦辨证"的形成和意义

《温病条辨》简称《条辨》。《条辨》沿用《内经》三焦之名,取三焦分布之意,结合脏腑学说,创立了三焦辨证,自成体系。将温病分为上焦温病,中焦温病,下焦温病,并以此为纲。灵活地运用了三焦辨证的方法,阐述了三焦所属脏腑在温病过程中所引起的病理变化,并以此概括了证候类型。

温病的发病原因主要是外感温热病邪,其性属热,从外感受,发病快,如风温、暑温、湿温、燥热等病邪皆属此类,也皆有一定的季节性,因而有"外感不外六淫,民病当分四气"的说法。吴氏览诸家之说,概括温病的发病原因有三:"按,伏气为病,如春温、冬温、温疟内经已明言之矣。亦有不因伏气,乃司天时令现行之气,此二者,皆理数之常者也。更有非其时而有其气,如吴又可所云戾气,间亦有之,乃其变也。"吴氏所言三因,实际上把伏气学说、新感学说和温疫学说的病因融会贯通起来了,其基本上囊括了所有温病的发病原因,所以现代温病学的病因多宗此说,可见《条辨》价值之高,非同一般。

关于温病的病种分类早在王叔和《伤寒例》已有说及,至叶天士立有春温、风温、秋燥等名。但分类不细,概念多不够明确。吴氏书将温病分为九种,除指出鉴别要点外,还对每一种病的分期分证详加分辨,真正做到了眉目清楚,条分缕析。如在开章第一条曰:"温病者,有风温,有温热,有温疫,有温毒,有暑温,有湿温,有秋燥,有冬温,有温疟。"分注中又说:"风温者,初春阳气始开,厥阴行令,风夹温也。温热者,春末夏初,阳气弛张,温盛为热也。温疫者,厉气流行,多兼秽浊,家家如是,若役使然也。温毒者,诸温夹毒,秽浊太甚也。暑温者,正夏之时,暑病之偏于热者也。湿温者,长夏初秋,湿中生热,即暑病之偏于湿者也。秋燥者,秋金燥热之气也。冬温者,冬应寒而反温,阳不潜藏,民病温也。温疟者,阴气先伤,又因于暑,阳气独发也。"细研之,其中虽然有的定义下得不够妥切,但已对各种温病作了区分。这些病名概念的确立,基本上一直为后世所沿用,足见影响之深。

(一)《条辨》确立了三焦温病的治疗原则,建立了温病治疗的方药体系

文中指出三焦温病的治疗原则是"治上焦如羽(非轻不举),治中焦如衡(非平不安),治下焦如权(非重不沉)"。考人之体质有强弱之分,脏腑部位有高下之别,受邪之地有上中下之异,临床表现万不会一致。吴氏从临床实际着眼,立三焦治则治法各异,分别运用于三焦温病的治疗之中。从而形成了治疗外感热病所独有的理论体系。三焦温病的治则各异,用方考究,根据临床需要,或用古方,或古方加减(即变方),或自创新方,药达病所,非常符合临床实际,是一科学的创举。

如上焦温病,病在上焦属手太阴表证,多为温病的初起阶段,邪在卫分,发热特征为微热,发热微恶寒。病在上焦,邪热由表入里,由卫入气,其热特征表现为壮热(恶热或但恶热不恶寒)、大渴、脉洪大;若逆传心包,邪热内陷心营,病热深重,则表现为高热不渴,夜热为甚,舌绛而干的特点;入血则身灼热兼见吐血、衄血、尿血、便血,甚则出现昏迷、抽搐、斑疹显露等症。此皆属病在上焦,相当于卫分证候及逆传心包证候。论治疗,在表治宜辛凉透表,方用"桑菊""银翘";入里在气,治宜清热保津,"白虎"为当;入里在营(血),清营透热,凉血解毒,清营汤加犀角、生地、元参、丹皮、白茅根等。然病不变,症变,上焦温病由表入里,由卫入气,甚则入营动血,皆不能截然分开,应随其发热的特征参以兼症,统观处理。

中焦温病是温病的极期阶段,邪入中焦,一般病程较长,高热持续。临床上邪入中焦,从燥化则热邪炽盛,从湿化则可见湿盛于热或湿热并重,其变既可导致阳明热盛,又可导致阳明腑结,既有湿热上蒙心包之证,又有传至下焦之变。发热特

征随其病变的脏腑部位和兼邪不同而异。如热在阳明,阳明热盛,则证见壮热,兼见大渴,脉洪大,为病邪入里,正邪剧争,气分热盛的标志,治同上焦气分热盛之证。若热在胃肠,证见恶热,日晡益甚,脉见沉数为力,甚则脉体反小而实,这是邪在阳明之腑的表现(中焦篇 33 条),治当攻下为是。若下后数日,症见热不退,或退不尽,兼见口燥咽干等症(中焦篇 15 条),这是下后阴伤,余邪未尽,复聚阳明之证,或用护胃轻下法,或用增液养阴法,以退其热;若湿热互蒸于中焦,症见汗出热解,继而复热(中焦篇 63 条),此乃湿温病反复发热之特征,其汗是湿热互蒸之由,治当清热祛湿,两相兼顾,不可偏一。总之病在中焦而发热,随其病机不同,其表现不同,治法各异。

邪入下焦,为湿热病的末期阶段,温病邪入下焦,每致阴枯液涸,其热特征为低热:"身热不甚,手足心热甚于手足背"(下焦篇 1 条)、夜热早凉(中焦篇 12 条),是肝肾阴虚,邪少虚多之候。治以滋阴祛邪为主,其具体运用应脉征合参,兼证兼治。

(二)《条辨》指出寒温有别,使温病脱却伤寒自成体系

伤寒与温病虽同属外感热病,但实为两种病因不同的病证。历代医家论及颇多,但都不甚精详,未能脱却伤寒套套。概以伤寒之法,统治六气之病,所以然者,缘对伤寒、温病的病因认识不清。其论述精详者,首推吴瑭,他明确指出,伤寒与温病,其病邪性质、感染途径以及治法,皆判然有别。谓"伤寒,阴邪也,阴盛伤人之阳也";"温病由口鼻而入,自上而下,鼻通于肺,始手太阴"。"温热,阳邪也,阳盛则伤人之阴也"。对于伤寒、温病吴氏谓"阴阳两大法门之辨"。因"伤寒伤人身之阳,故喜辛凉、甘寒、咸寒以救其阴"。吴氏之说,使温病由此真正脱却伤寒窠臼而自成体系,治法各异。

(三)《条辨》强调养阴护津,贯彻治疗温病的始末

吴氏谓"温病伤人身之阴,故喜辛凉甘寒寒咸以救其阴。"其具体运用,贯彻于三焦温病治疗的始末,诚如他自己指出:本论始终以救阴精为主(杂说),首先他主张"预护其虚"。病在上焦卫分,虑其温邪伤阴,即用芦根生津。病入中、下焦,分别用凉、寒、咸等法以清热救阴。《条辨》滋阴法归纳起来,有滋阴解表,滋阴解毒,滋阴清热,滋阴养胃,滋阴润肺,救阴通便,育阴安神,养阴息风等。广泛地运用于三焦温病的治疗之中。所以吴氏实为后来治疗温热病强调养阴护津的典范。

此外,在温病治疗过程中,吴氏还非常重视饮食疗法,并运用了外治法。饮食疗法在中医医籍中记载颇多,如《周礼》有食医记载,《内经》有"五谷为养,五果为

助,五畜为益"之说,但作为法用在温病治疗上则不多。吴氏据"药食同源"之理,将食物药用者,计20多种。如银翘散中的豆豉,新加黄龙汤中的海参,桃花汤、粥中的粳米,猪肤汤中的猪肤、白蜜、白米等皆属此类,法如甘润养阴法用猪肤汤,甘寒滋阴法用雪梨浆等;外治法,原为外科所用,吴氏不拘一格,用于温热病治疗中,如用外敷法,取水仙膏、三黄二香散以治阳性痈毒。用抹试法,取水蘸薄荷末以治阳明温病下后,秽浊苔垢未去者,而奏解热生津之功。吴氏之举,为温热病的治疗又开拓了新的内容。

(四)《条辨》还融六经、卫气营血、三焦为一炉

吴氏谓:"《伤寒论》六经由表及里,由浅及深,须横看;本论论三焦由上及下,亦由浅入深,须竖看,与《伤寒论》为对待文字,有一纵一横之妙。"然此则相比较而言,人是有机的整体,不可截然分开,虽以三焦分论,但仍以六经为病名,诸如太阴温病、太阴风温、太阴伏暑、阳明温病、阳明燥证、少阴温病、手太阴暑温、手厥阴暑温等。且也贯穿着卫气营血辨证,吴氏认为:"《伤寒论》中分营分卫,言阴言阳,以外感初起,必由卫而营,由阳向阴。"喻"(足)太阳如入家大门,由外以统内,主营卫阴阳;手太阴为华盖,三才之天,由上以统下,亦由外以包内,亦主营卫阴阳,故大略相同",所以三焦辨证也运用了卫气营血的理论。《条辨》多次提到了卫气营血,如"太阴湿温,气分痹郁而哕者"用宣痹汤;"燥伤太阴气分者"用桑杏汤;"热初入营,肝风内动者"用清营汤去牛膝加钩藤、丹皮、羚羊角;"热在营中"用清营汤;"气血两燔"用玉女煎去牛膝加元参方等,凡此皆是吴氏吸收仲景、天士之长的具体体现。六经、三焦、卫气营血虽云有共同之处,但细观之又各有不同之点,所以"学人须于同中求异,异中验同,同异互参,真诠自见",方能全面理解,相得益彰。总之,吴氏匠心苦运,将六经、卫气营血、三焦辨证有机地连在一起,熔为一炉,实谓空前仅有,数无第二。我们应细心观察,博览各家之注,结合实际,古为今用,扬长补短,透彻理解,方能使《条辨》的学说思想在防治急性温热疾病方面,尤其是突起高热方面,发挥更大的作用。兹以上焦为例,上焦篇计66条,主要指手太阴肺与手厥阴心包的病变。手太阴肺的病变,又有在表在里之分,在表其病理是邪袭肺卫,肺气失宣,在里是邪热壅肺,肺气闭郁。手厥阴心包的病变,其病理是邪热内陷心包,心窍闭阻。病在上焦多实证、急证。

在辨证过程中,主证突出,兼症兼顾。病在上焦手太阴肺,邪属表浅,主症为发热(身热、尺肤热,午后热甚),口渴饮而咳,脉动数。但因人之正气有强弱之分,感邪有轻重之别,故有身不甚热,但微咳,温饮者;有恶热而渴,有恶热面赤,大汗渴甚

等不同见症。例如:风温、温热、冬温之邪在上焦则见微渴或渴。苦味邪入气分,热盛伤阴,则可兼见气虚,而见汗多,鼻煽,脉象散大无力等症,热邪入营,则可见舌绛而干,反不口渴;肺经邪热太盛,伤阴动血,则血从上溢而见吐血、衄血;入营动血则发斑疹;邪热逆传心包,内闭心神,则神昏谵语,痉厥抽搐。

上焦温病,主要为温病的初期阶段。"温邪上受,首先犯肺"。肺主皮行属卫,病邪袭肺侵卫,故当解表。"解表初用辛凉轻剂",表解热退则病已。肺位至高,药过重则过病所,故用药宜味薄质轻,并令"勿过煮,过煮则味厚而入中焦"。如此方能达轻清升举、透邪外达之的。即吴氏所谓"治上焦如羽(非轻不举)"之意。"如羽"之法在上焦运用颇多,但又非独在上焦,中焦等也有用"如羽"之法的。如辛凉透表法、辛凉润燥法、辛凉泄热法、宣肺透暑法、清温败毒法、清热利咽法、清气凉营法、清营透疹法以及辛凉辛温合法等,皆属此类或寓此意。至于邪入心包,症见舌绛,神昏谵语者,其治疗法则则又非"如羽"所能奏功,治当清心开窍为宜。

由于温病初起,多因感受风邪而发,风与温皆为阳邪,故治疗宜辛凉为主。辛以散风,凉以去热,佐以苦甘,因苦能泻热,甘能缓急。故风温初起,鞠通分别以辛凉轻剂桑菊饮、辛凉平剂银翘散、辛凉重剂白虎汤分而治之。在具体运用中尚有辛凉、甘寒合法。方如玉女煎去牛膝熟地加细生地元参方、减味竹叶石膏汤方、银翘散汤方、青蒿鳖甲汤方、竹叶玉女煎以及清燥救肺汤等。

临床上凡温邪在表,或表里俱热或温燥伤肺而热邪伤津耗液者,均可用辛凉甘寒之剂治之。若属无形之热入于肺络,当用芳香轻药以清肺络之热,如清络饮。若由于温邪逆传,如心疟,又可用加减银翘散清肺与膈中之热,引邪外出,使邪热外透于表,从辛凉而解。上焦温病若兼见暑温、伏温、湿温、寒湿、温疟、秋燥等证者,治当变法,如属湿温证,表里经络、脏腑三焦均为湿邪所困,鞠通则改用辛凉淡渗,如茯苓皮汤、薏苡竹叶散,目的在于用辛凉解肌表之热,淡渗利在里之湿,双解表里,则温热得除,恰切病机。在治疗中,鞠通还常常辛凉、辛温合用,治疗暑温、暑湿痹者等证,方如新加香薷饮、加减木防己汤等。夏月伤暑或外感于寒,内伤于湿,因暑必夹湿,湿为阴邪,非温不解,则用新加香薷饮治疗,香薷有"夏月之麻黄"称谓,能发暑邪之表,配合辛凉之味而为辛凉与辛温合法,则病邪可去。暑湿痹证,则改用加减木防己汤,辛凉辛温合用。遇湿温初起,鞠通用三仁汤清开上焦之湿达气化湿也化,谓之苦辛淡法。用上焦宣痹汤治太阴湿温气分痹郁而哕者,用小承气汤、大承气汤取厚朴之辛配苦寒之味泻其热者,谓苦辛通法。暑温湿热或伏暑之证,湿热并重者,鞠通用白虎加苍术汤合为苦温辛凉之剂,方以苦温燥在里之热,辛凉去在表之热。若邪热内陷,神色昏迷,谵语惊厥,口渴身热,面赤唇焦者用安宫牛黄丸、至宝丹、紫雪丹等咸寒苦辛相伍,清热解毒,芳香透邪。燥伤肺胃阴者,用沙参麦冬汤甘寒养阴,寒湿伤阳者,用苦辛温法,桂枝姜附汤治之,手太阴暑湿汗多,脉散大,喘渴饮脱者,用参麦散酸甘化阴,用清暑益气汤治中,酸甘辛甘合用,既能益气又能养阴且兼祛湿。

凡上所述,治法皆离不开"辛散"之味,是鞠通"治上焦如羽(非轻不举)"治则之体现也。其"治中焦如衡(非平不安)""治下焦如权(非重不沉)",也将各得其所,处方严谨,法在方中,以此指导临床,启发后人,扩大思路,为创新发展树旗引导,为后来者治疗温热病起到了提纲挈领的指导作用,即使是当今的突起高热诸病亦可效法而从之,其中至理,值得进一步探讨和研究。

三、研究吴瑭医术,立足发掘整理,加以提高

吴瑭大师的著作共三种,即温病学专著《温病条辨》,成书于 1798 年;医集论《医医病书》,成书于 1831 年;《吴鞠通医案》,于 1856 年付印,全由本人手著。《温病条辨》以理论指导实践;《吴鞠通医案》则以实践证理论,互证其学;《医医病书》述其未完,是鞠通完整医学理论体系的重要组成部分。列宁说:"判断历史的功绩,不是根据历史活动家有没有提供现代所需求的东西,而是根据他们比他们的前辈提供了新的东西。"吴瑭大师的可贵之处,就在于比起他的前辈他提供了新的东西——创立了三焦辨证纲领。正确地反映了多种热性病的传变规律,强调了按脏腑进行定位、诊断和治疗。它标志着由吴又可、叶天士等先行者创建的温病理论体系经过吴氏的系统论述,已宣告完成。统观三书,吴瑭大师不单是一位温病学家,而且也是一位伟大的医学家,实践家。研究吴瑭医术,当立足于《三书》的内涵研究,努力挖掘,细在用字上下功夫,结合临床,此乃正路。

略谈中医"治未病"

中医"未病"一词由来已久,当源于《黄帝内经》,之后代有发展,广泛用于未病先防,欲病先治,既病防变,愈后防发等方面。一句话,就"治未病"略谈于兹。

一、"治未病"——首见《内经》,代有发展

"治未病"是中医学的特色之一。"治未病"的学说思想萌芽于殷商时代,《商书·说病》云:"唯事事,乃其有备,有备无患。"春秋战国时代,这种"有备无患"的思

想进一步得到了发展，也深入到医学的领域，即防为先。"治未病"的思想，当时在《易经》《道德经》《庄子》《孙子兵法》《淮南子》等各种著作中都有其同一主旨，不同的描述。如老子《道德经》第七十一章曰："知不知，上；不知知，病。大惟病病，是以不病。圣人不病，以其病病，是以不病。"把病看着病，就不会有病，就可以避免疾病的发生，而无病。《淮南子》也曰："治无病之病"，指出"良医者，常治无病这病，故无病。圣人者，常治无患之患。"凡此皆是中华祖先的智慧在生活中的体现，为"治未病"的学说思想的形成奠定了基础。考"治未病"明确而真正提出的当首推《黄帝内经》。《内经·素问·四气调神大论》首次提出"未病"一语："是故圣人不治已病治未病，不治已乱治未乱，此之谓也。夫病已成而后药之，乱已成而后治之，譬犹渴而穿井，斗而铸锥，不亦晚乎！"语从正反两个方面，强调"治未病"的重要性。提醒人们要未病先防。《内经》对未病先防的学术思想，多处可见。如《灵枢、刺热》篇提出："病虽未发，见赤色者刺之，名曰治未病。"又如《灵枢·逆顺》篇又说"上工刺其未生者也；其次，刺其未盛者也。……故曰，上工治未病，不治已病，此之谓也。"此皆《内经》治未病的精华，告诫医患应重视未病先防。就是养生也要顺四时，而适寒暑，提倡清虚恬淡无为而治，提出"春夏养阳，秋冬养阴，以从其根"，"法于阴阳，和于术数，饮食有节，起居有常，不妄作劳"，形神共养，"而终其天年，度百岁乃去"。

"治未病"的学说思想，自《内经》之后，不断发展，汉医圣张仲景在《金匮要略·脏腑经络先后病脉证第一》首列："上工治未病何也？……"告诫人们要内养正气，外慎风邪，预防为先，有病早治，既病防变，病后当防复发。通篇贯穿着"治未病"的学术思想。华佗的"五禽戏"，强调健身之法，无疑也是治未病学说思想的传承和发挥。他对弟子吴普说："人体欲得劳动，但不当使极尔。动摇则益气得消，血脉流通，病不得生，譬如户枢不朽是也。"生动地阐述了未病先防、健康保健的重要意义。晋代范汪所著的《范东阳杂病方》，葛洪提倡的导引和药物的预防保健，以及隋·巢元方的《诸病源候论》等，对《内经》"治未病"的学说思想亦皆有其述且发展。

至唐代"治未病"的学说理论得到了进一步的发展和趋向完善。如药王孙思邈在他著的《千金要方》中说："上医医未病之病，中医医欲病之病，下医医已病之病。若不加心用意，于事混淆，即病者能以救矣。"将疾病分为"未病""欲病""已病"三个阶段，并把"治未病"作为评定好医生的标准。宋代《太平圣惠方》将中风之候"未中风一两月之前或三五个月前，足胫上忽发酸重顽痹"，提出"须急灸足三里穴与绝骨穴"，以防中风。张景岳在《医说》中也说："若要安，三里莫要干。"指出足三里为五脏六腑之沟渠，常须宜通则无病，可以预防中风。钱乙在《小儿药证直诀》提出："胎儿初生用黄连汗压之,以清胎毒,能防治中诸疾。"都从各个方面对"治未病"的学说思想进行了发挥。

金元明清时期对《内经》"治未病"的思想,在传承发展上更有所进,更趋完善。朱丹溪谓:"与其救其于有疾之后,不若摄养于无疾之先。""未病而先治,所以明摄生之理。夫如是则思患而预防之者,何患之有哉? 此圣人不治已病治未病之意也。"李东垣非常注重调理脾胃,他说"养生当实元气","欲实元气,当以调脾胃"(《脾胃论》)。认为治未病始终要重视脾胃的调养,以扶助正气,抵抗外邪。张景岳说:"圣人则常用意于未病未乱之先,所以灾祸不侵,身命可得。"从以上历代名家之言可见,他们都十分强调"治未病"的重要意义。

到了清代,"治未病"的学说思想则更加完善。喻嘉言的《医门法律》,以其"未病先防,已病早治"的学术思想贯穿始末。张璐的《张氏医方》、叶天士的《温热论》、吴鞠通的《温病条辨》等,对"治未病"的学说理论更广泛应用于临床,进行了独有见树的阐述和发挥。尤其是医学科学家、临床家、温病学家吴鞠通先生在《温病条辨》中,不厌其烦地多次提出温病最易伤阴动风而至痉,治当保津护阴。他说要"于其未痉之先……以法治之,而痉之源绝矣","见吐泻时,先防其痉","热邪深入下焦,脉沉数,舌干齿黑,手指但觉蠕动,急防痉厥,二甲复脉汤主之",以奏清热养阴,息风防厥之功。中华人民共和国成立以后,"预防为主"一直是我国卫生工作的基本方针,中医"治未病"的思想,开创了医学的新时代,为人类的健康事业作出了很大的贡献,这是医学的未来和目标。

二、"治未病"——未病先防,杜绝发病

《素问·刺热篇》云:"病虽未发,见赤者刺之,名曰治未病。"《金匮要略·脏腑经络先后病脉证第一》也云:"夫治未病者,见肝之病当先实脾。"指出未病先防为重,未病即《千金方》中所说的"欲病",存在于人身的病已有所表现,但在临床上一时还不能明确诊断。如中风,临床先兆虽有不少表现,如头重脚轻,步履不稳,言语欠清,身轻弱,口流水,肢体麻木等,但并未构成中风之病,而这些先兆确是中风病发的重要信息,其中以麻木先兆价值最高。凡中风病人,发作前皆有不同程度的指、趾或肢麻木征兆,所以中医的"麻木者,中风先兆也"一语当认真对待,凡发现此现象,皆当重视。又中医认为"目下如卧蚕起之伏,此肾亏也"。"肾开窍于脑",凡见"麻木""目下如卧蚕"同时出现者,皆暗示脑血管有病,可从预防中风着手,面行益肾充脑、活血通络、化痰通络、潜阳通络等治疗方法,则中风可免。"治未病",中

医的"脏象"学说可以说是中医的一大眼目。脏象学说的理论,是以脏腑为核心,联系到躯体的组织器官,如奇恒之腑(脑、髓、骨、脉、胆、女子胞)、五体(皮、肉、筋、脉、骨)、五官(目、耳、鼻、舌、口)、七窍(五官加前后二阴两窍,亦合称九窍)。奇恒之腑、五体、五官、九窍等,各有不同的生理功能,其生理功能的产生,与内脏尤其是五脏都有着密切的关系。任何一种组织器官,都不是孤立的,都有着互相不可替代的关系。任何一种组织器官,都不是孤立的,都有着互相不可替代的关系,从而形成一个完整的、统一的有机体,进行着正常而协调的生理活动,这就是中医整体观念的由来和始终。任何一个组织,一个脏器,哪怕一点一处,稍有不适,或受到侵害,都会留下一些蛛丝马迹,这就是有诸于内、必形于外的表现。这种表现,确是我们防病治病的依据,它虽不是什么化验、透视或是什么CT扫描的结果,而它所反应的是客观事实,这是几千年的经验结晶,会用则灵。战国时期名医扁鹊路过齐国都城临淄,扁鹊见到国君齐桓侯,对他说:"君有疾。"三番两次,齐桓侯皆不理,越十五天之后,病入骨髓,无法可治。这个真实的历史故事,告诫人们对疾病要"未雨绸缪,防患未然"。临渴挖井,临阵铸器,不亦晚乎!所以中医的脏象理论诸如"肾开窍于耳""肝开窍于目""肺开窍于鼻""心开窍于舌""脾开窍于口"等,在临床上都是非常有价值的。如临床上见到耳聋、耳聩、耳鸣等耳病的治疗,为什么有"实泻肝胆虚补肾"论治法呢?就是因为耳与肝肾关系较密,"肾开窍于耳",耳为肾之窍,肝胆相为表里,足少阳胆经起于目外眦,上至头角,向下到耳后(完骨穴),再折向上行。耳之有病则影响肝肾,肝肾同源,虚当补,实宜泻这是大法。凡此诸如"口苦属火""口甜属湿""口咸属肾""舌尖红赤,心之火,两边红赤,肝胆热。"面色晦滞,肝脾病;面白不华,气血亏虚;手足不温,脾肾阳虚等等,皆未病论之宝库也。

三、"治未病"——未病先治,不失为防

未病先治,包含两个内容。一、未病早治;二、已病防发。未病早治,《素问·热刺》篇早有论述:"肝热病者,左颊先赤。心热病者,颜先赤,脾热病者,鼻先赤。病虽外发,见赤色者刺之,名曰治未病。"其他在望诊、问诊、闻诊、切诊四诊中应用也颇多,如"肝热病者,小便先黄","肾热病者,先腰痛,骨行酸",以及《金匮要略》的"脉结代,心动悸,炙甘草汤主之"。脉结代,根据心主血脉的理论,则诊断为心悸,相当于今之临床上早搏,发现早搏就用炙甘草汤早期治疗,既可除已症,又可防其心脏病变而加重,此将寓未病先防、未病先治之理论的思想体现。

另外,知其欲病,知其病易发,能早防早治也皆当属治未病的范畴。《内经》"伏

邪"思想认为"冬伤于寒,春必病温","夏伤于暑,秋季如疟","春伤于风,……冬至咳嗽",这些都是可以预防的。还有"邪之所凑,其气必虚",告诫人们要防病,平时就要注意养身强体,增强自身免疫功能,养身避邪,居福思祸,以免病生。对已知其病欲生当防在先,对某些疾病欲发(复作),也应治在先,此也不失为治未病之一招也。如"冬病夏治"也是中医独有的特色疗法之一,其理论来自《素问·四气调神大论》中"春夏养阳"的原则而创立的,是中医治未病的一种模式。如哮喘病人,有的冬季发作勤,病势重,到了夏季则发作少,病势轻。中医在夏季趁其病未作而进行"养阳"则可杜绝冬作或缓解发作,减少痛苦,达到扶正祛邪,促使疾病向好转的方向转变,以收到"治病求本"的疗效。正如《素问·脉要精微论》曰:"四时之病,以其胜治其愈也。"此外,利用当今检测手段进行体验,发现"隐症",如糖尿病、高血压、癌症等也当属"治未病"之范畴,可取。

四、结语

综上所述,"治未病""治欲病""治已病",一句话,"圣人不治已病治未病"的学术思想,当是医学的根蒂,医学的未来,也是人类最终的所求,无疑也是医学发展的方向。翻开医学史,可以看到中医"治未病"的思想及实践有着丰富的内容和悠久的历史。

(全国第五届唯象中医学研讨会征文稿,1992 年于淮阴)

浅谈中医时间医学的临床价值

东方文化瑰宝——中医药学,在人类几千年的文明史中,一直以其自己独有的特色显示着自身的灵彩,在防病治病方面以其显著的疗效得以生存、发展,赢得了空前的盛誉,其科学价值和丰富的内涵,不断地被人们认识和揭示。目前,学习研究"中医热"正由地球的东方逐步向西方乃至整个世界扩展,形成医学发展的趋势,深刻表明中医学已进入了一个新的历史时期,众所周知,中医时间医学源远流长,早在《黄帝内经》中就有了大量关于时间与生理、病理、诊断、治疗和预后以及养生等方面的记载。之后,代有发展。尤其是近些年来,随着系统论、信息论等科学理论的兴起,特别是随着时间生物学的兴起,中医时间学也得到了空前的重视和发展,医学杂志时有报道。本文试从中医时间医学的临床思维出发,就时间医学在养生、辨证、治疗、预后等方面的应用价值谈点认识。

一、据时养生，"防患未然"

时间，从生命学观点看，大有年、季；小有月、日；直至分分秒秒，无时不关系着人体的生命活动和疾病的发生。据时养生，是中医时间医学理论的重要组成部分之一，翻开中医典籍记述颇多。如唐·启玄子所传《元和纪用经》对服饵养生的耘苗丹的加减规定说："春，甘枣汤下；夏，五味子加四两；四季，苁蓉加六两；秋，仙人杖加六两；冬，细辛加六两。戊寅、戊申相火司天，中见火运，饭后兼饵养肺平热药。"这种根据季节结合五脏应时的生理特点进行安排服饵的方法是科学的，对养生来说有其一定的现实意义。养生，又称摄生，是指人们无病的情况下运用某种方法，有意识地调节饮食起居，形体劳逸，精神情志，导引按摩等，以保持机体内外，阴阳气血的相对调和，使之身心和谐，精力充沛，达到防病健身，祛病延年之目的，其具体运用，中医有逐年养生法，是根据中医固有的五运六气学说对人体脏腑、经络、气血的逐年影响不同而采用顺应各年气运之性，用不同的手段，或以谷、肉、果菜；或以呼吸吐纳，导引拉跷；或以方剂药物，各有所主，以调节脏腑功能，保证人体与气运变化相适应，即所谓"人应四时"，"四时养身"，以达体健无病，"防患于未然"。

二、病生有时，据时辨证

病应时生，辨在择时；病因时发，辨在择时；病因时甚，辨在择时；病因时衰，辨在择时。若谈其治，必先明确诊断，疾病的发生发展，有时间的规律，疾病过程中，所表现的病证也有时间的特征，这些规律和特征，是医者认识疾病、诊断疾病的重要依据之一，其辨证方法根据古典医籍记载，内容非常丰富，就阴阳而言，有年周期阴阳辨证，月周期阴阳辨证，日周期阴阳辨证等，其五行辨证与此雷同。此外，还有十二经应十二支辨证，运气辨证等等，皆是择时辨证的具体应用，根据临床观察，疾病症状的产生、消失、变化都具有特定的时间性，在诊断上意义各不相同。就疼痛而言，疼痛是临床上常见症状之一，以其时间变化为例，有病无定时，痛有定时，病无休时，痛有休时，日轻夜重，日重夜轻等不同，据此，病机各不相同。一般来说，痛无定时，一日十二时辰，时痛时止，多为气之痛，气聚不通则痛，气散络通则痛止，气聚气散除体质因素，感邪因素影响外，证受时辰、阳盛、阴盛之影响。痛有定时，定时作痛，表明疾病仅限于发病时间对应的脏腑经络之中，据十二经与十二时辰相应关系进行辨证分析即可作出诊断。时间医学，特别是五运六气学说在辨病辨证中起到了特殊的作用。如温病，是感受四时温热病邪引起的急性热病。因时间的不同而有不同的病名,以发病季节辨,有春温、冬温之名,以四时主气辨,有风温、暑温、湿温、秋燥等,以此为依据的辨病辨证方法都是时间医学理论运用于医学实践的体现。痛无休时,以外感为例,多为外邪所袭,一般起病急,痛无休止,邪去则痛止,如冬季多风寒疼痛,春季多风温疼痛,夏季多暑热疼痛,长夏多湿热疼痛,秋季多凉燥、湿燥之痛。痛有休时,时轻时重,多为内伤疾患,其又有日轻夜重,日重夜轻之别,日轻夜重多见于气虚,阳虚之证,夜为阴,阴得阴盛。阳虚,气虚无力抗邪,导致气血运行不畅,故夜重。反之,白日阳气充足,阳得阳助,阳盛阴消,故日轻。这是就一个症状而辨,就是一个病也同样如此。以现代医学传染病发病的季节性与中医相应病证的发病时间而言,是基本符合的。如流脑有春温的临床表现,麻疹、猩红热有风温表现,流行性腮腺炎有温毒表现,其发病季节皆在春季,乙脑与湿温相似,发病则在秋季。当然,具体运用时,还须四诊合参,择时辨证还需与其他辨证方法相结合,相辅相成,不可偏执。不过从临床上可以看出,据时诊断确实具有一定的临床意义,值得进一步挖掘弘扬。

三、病与时关,择时论治

因时论治,早在秦汉时代被广泛应用于临床,《黄帝内经》记载颇多,是书把时间因素作为治病的主要因素,强调"用温远温,用热远热,用凉远凉,用寒远寒"。在针灸治疗学上,提出按四时之序调节针灸部位和深浅的一般规律,为针灸的治疗和运用扩大了法门。金元李东垣指出:"夫诸病四时用药之法,不问所病或温或凉,或热或寒,如春日有疾,予所用药内加清凉风药;夏日有疾加大寒之药;秋日有疾,加温顺之药;冬日有疾加大热药,是不绝生化之源也。"临床上病有应时而发,如哮喘,冬季发病较多,治当温药。病有应时而生,如春温,只发于春季,桑菊、银翘常用。病有因时而衰,不药而愈,如当春之旺(阳历三月),脾气得伸,木气渐衰,肺金得助,温煦的气候,有利于痰涎的控制,哮喘少有发作,如有小作,可不药待愈。若重者,亦不可拘泥。病与时关,择时论治是显而易见的,其关键是抓住疾病变化的周期规律和发病时间,病复年发,择时在先。如哮喘,逢冬即作者,可先治在夏,温补以固其本,其有关资料报道的"冬病夏治",即为此意。病复月发,择时适中,如女子月经不调,一般因气因血者多,经前治当理气为先,活血不忘,气行则血行,促其月事以时下,可达到调整月经周期之目的,经期以活血为要,养血不丢,血足血流畅,月事以时下。经后调理为当重在肝肾,月经既净,胞宫处于相对不足之时,调理肝肾,气顺血足,为下一次月经的正常来潮打下基础,则无它害。此外诸如就季节论治,气时论治,据日据时(辰)论治等。都是中医时间学的具体运用,因此,择时论治寓意深刻,值得进一步发掘。

四、生死顺逆,与时相关

时间与疾病的进退、顺逆、生死有一定的关系,众所周知,人体生理与岁月阴阳,息息相关,人与自然相从则和,相逆则病,当人体脏腑阴阳之气受四时阴阳之气干扰或制约,不能发挥正常功能时,或四时阴阳的剧变,影响到人体的脏腑阴阳之气的平衡,则皆易生病。当干扰、制约、剧变进一步发展,处于优势,则病重,病危,甚则死亡。这在临床上是屡见不鲜的。中医运用时间医学来帮助判断生死顺逆,这是有一定道理的,临床颇多。有人报道在二十四个节气中,冬至死亡人数多,春分次之,夏至又次之的结论。冬至天气寒冷,人体阳气相对不足,春夏阳气渐旺,故病死较少,这与中医阳气盛衰决定人体抗病能力及自然界阴阳盛衰与人体阴阳相应理论是完全一致的。《素问·金匮真言论篇第四》云:"平旦至日中(相当于早上8~9点到12~13点),天之阳,阳中之阳也。日中至黄昏,天之阳,阳中之阴也;合夜至鸡鸣,天之阴,阴中之阴也。鸡鸣至平旦,天之阴,阴中之阳也。故人亦应之。"意思是说,自然界一天当中阴阳之气的盛衰变更与时辰息息相关,早晨太阳从地平线上升起到中午是阳气最盛之时,也是阴气虚弱之时。这时阳虚者,虚得阳助,则精神较好,病情减轻;反之若阳盛之体,阳得阳盛,则精神亢奋,病情反而加重。中午到太阳落山时,是阳气渐衰,阴气渐盛之时,阳虚者,虚无得助,则病情显重;反之阳盛之体,阳得阴遏,则精神安静,病情减轻。天黑到鸡鸣时是阴气最盛时,也是阳气最弱之时,阳虚者,阳被阴遏,则病情加重;反之阳盛之体,阳得阴遏,则病情减轻。以上是以一天中人之阳虚、阳盛与时辰变化为例,余可类推。在实际生活中,例亦不少,如有的人,自称我能吃能喝,但早晨就是懒动,起不来,好像"睡累了似的",不是"睡累了",而是阳虚之征未复,尤其是肾阳虚。肾主一身之阳,阳主动,阳气足,气足则血畅,精神好,精力充沛,否则懒动,起不来。这就暗示我们虽无病,但已现虚象,从"治未病"出发,宜适当补阳,以尽快纠正体内阴阳的平衡,杜绝疾病的发生。在临床上有许多肾阳气虚的病人,常是早晨天亮之前发病,或病情加重以至死亡,诸如肾阳虚弱的黎明之前的五更泻,亦称鸡鸣泻(慢性肠炎),肾阳虚衰的喘证(呼吸衰竭),脾肾阳虚的关格(急慢性肾功能衰竭征)等。人体内阴阳之气和自然界一样,白昼阳气盛,夜晚阴气盛。尤其是在公鸡一天当中第一次打鸣时,这时大致是凌晨4时左右,即古人称所谓寅时,故笔者认为一天中对阳虚病人的病理变化中,寅时(早上4时左右)要特别注意病情的变化,不可忽视,以防不测。其他疾病根据病机的不同,也应结合自然规律,制定中医的护理治疗方案,知此即可预先提醒医患,特别是临床医护者注意,壮阳防衰,固阳防脱,用药到位,以减少死亡。总之,人应四时的理论是客观的,人体阴阳的盛衰与自然界阴阳消长息息相关,据此,对临床医护来说,不仅是断生死问题,更主要的还是提醒注意,拿出方案,施行招数,转危为安,以尽医责。

(文系1992年江苏省中医多学科研究会征文交流稿)

浅谈中医用药的辨证观

中医药学,历史悠久,思想深邃,内容精深广博,是一座伟大的宝库,闪烁着唯物主义和辩证法思想的光辉。中医无病养生、未病先防、有病论治无不贯穿着辨证法和整体观的思想,中医的辨证施治是中医的特色,也是辩证法思想的重要内容。在中医理、法、方、药系统中,药物是临床疗效的主要内容。临床医生经过周密而细致的检查和分析,确定病因,辨明病位,认定病性之后,辨证用药、组方、治疗就是关键的一筹,"用药如用兵"。医者欲使药物发挥最佳作用,使病体尽快康复,同时又要机体不因用药而受损害最小,这就要求用药者除了掌握药理,精通药性外,还必须合理用药,方能获效最佳。本文试从辨证观出发,就临床用药的整体观、优选观、协同观、制约观以及量变观等略谈管见,以资参考。

一、整体观

整体观是中医的理论基础,它贯穿于理、法、方、药的每一个环节,也是控制论、信息论、系统论的基本观点在中医药中的具体应用。唯物辩证法认为,客观世界是一个普遍联系的统一整体,任何事物都是在相互联系中存在和发展的。统揽祖国医学的整体观,它把人体看作是一个有机联系的整体,从动态变化来研究人体和医学的关系。如人体生病之后在应用药物治疗时,必须在整体观和全局思想的指导下,全面衡量,正确处理好全局和局部的关系,通常情况下,局部用药必须服从整体用药,整体用药也必须兼顾局部用药,中医在用药的整体观方面,有着丰富的经验和辨证的逻辑思维,如用生地、木通、竹叶、甘草清热利尿以治口舌生疮,用大黄、枳实、芒硝、厚朴通便泻火而疗目赤,所有这些,都是以整体观点为依据的。即从证候中掌握疾病的发生和发展的过程和机转,然后采取相应措施,即"寒证用热药""热证用寒药""虚证用补药""实证用泻药",以纠正已失调或遭受破坏的对立统一关系,使之恢复到相对平衡状态,而达病愈。

整体与局部,两者是对立统一的。例如机体局部的红肿热痛,则需局部清热解毒即可治愈,如不及时用药或治疗不当,就有可能造成热毒扩散,影响全身,甚则危害生命,此时局部外敷用药就显得非常重要了,所以施药的整体观认为,用药既要看到整体对局部的制约。又要看到局部对整体的影响,把整体和局部有机地结合起来,方能使之病愈。

二、优选观

同一种疾病可以用多种药物治疗,同一种药物也可以治疗多种疾病,临床用药,首先是选药,选药首先要选疗效最佳、副作用最小的药味。既要想到近期疗效,又要想到远期疗效;不但想到治标,更要想到治本;既从病症出发,又要从人着眼,以人为本;既从疗效考虑,又要想到经济负担,所谓"两利相权取其大,两弊相权取其小"。如咳嗽便秘者,选用紫菀,止咳以通便;热毒壅滞便秘者,选用大黄,清热通便。此外,廉价易得一般药物能解决问题的,就不要用昂贵短缺的药;单味药能解决的问题,就不要用复方,否则既浪费药材,又增加了病家负担,同时还易带来不良后果,如临床报道的"人参中毒症"等,就是最好的说明,所以用药还必须注意价廉效佳,劣中选优的原则。

三、协同观

中药品种繁多,据不完全统计有 2 000 多种,就其药性而言,有其个性也有其共性。以解表药中的麻黄、薄荷和清热药中的石膏、黄芩为例,麻黄、薄荷有解表的作用;石膏、黄芩有清热的作用,解表作用和清热作用,就是他们各类药的共性。然而在解表药中,麻黄属辛温解表,薄荷属辛凉解表药,对解表药而言,解表是共性,辛温、辛凉即是个性。同理,清剂中的石膏、黄芩等亦无不如此。临床上根据病症的需要,还需常常合并用药,方药中的四气五味,升降浮沉,君臣佐使等的相互配合以及炮制加工,都是药物协同作用的具体体现。药物的协同作用,不是药物的平均作用,而是针对病性、病位、病势的不同药性的组合。这种组合首分主次,往往是围绕一个中心,统筹兼顾,集中药物的治疗作用,解决主要矛盾,再把握次要矛盾,进行配伍用药,以增强药力,加强药效。例如大黄和芒硝同用,以增强泻下通便、泄热解毒的作用;吴萸与黄连同用,既可增强止呕、制酸、止胃痛的作用,又可抑制吴萸助火之弊;麻黄与桂枝同用,可增强发汗解表的作用,据有关报道柴胡与桃仁合用,对炎症的抗渗出有较好的疗效,黄连与连翘同用,对抑制金黄色葡萄球菌的作用比单独用药其作用强六倍,而且不产生抗药性,亦可参考运用。可以说中医用药的协同观,实是临床筛选药效的最佳手段,不容忽视。

四、制约观

任何事物都具有两重性,药物也不例外,药物用于人体之后,既有治病作用的一面,亦有致害作用的一面,后者在医学上,称之为不良反应,亦叫副作用或毒性反应。有人说:"中药无副作用,吃不死人",这是不符合实际的。说中药副作用小,是很有道理的,中药副作用小不是说无副作用,其主要原因应归功于中医工作者的灵活配伍,巧妙地运用药物的相互制约关系,协调药物的性能,把毒副作用缩小或限制到最小限度。如方药学中的"相畏""相杀",就是两种不同性能的药物合用,用其中一种药物的药性去抑制另一种药物的烈性或毒性,使之更好地发挥医疗作用。如半夏配以生姜,不但能解除半夏的毒性,同时还能加强半夏的止呕作用;芫花配以大枣,能缓解芫花对肠胃的毒性刺激,减少反应,从而更有利发挥其逐水作用;延胡醋制,能增强止痛作用;当归酒炒,能加强活血功能;地榆、侧柏叶炒炭存性,能增强止血作用;乌头同豆腐煮,其毒性则大大得减,而更有效地发挥止痛功能。凡此说明,临床上只要能有效地掌握药物的制约作用,毒药也可转化为良药,反之,药物也可能转化为毒物。如人参长于补气,宜于虚证,若常人滥用,不但引起副作用,甚至令中毒,由此可见,正确地应用药物的制约作用,在临床上是有其特殊意义的。

五、量变观

量变引起质变,这是事物发展的普遍规律。临床上用药剂量的大小,其效果不同,表现尤为突出,就是同一种药物,其用量不同,作用也大有径庭,从而发生质的变化。如中医方剂学中的小承气汤、厚朴三物汤和厚朴大黄汤,三者的药物都是由大黄、厚朴、枳实三味药组成,乍看三方应功同无异,但由于三方药量的不同,而临床功效就发生了质的变化。同是三味药组成的方剂,就有治疗热结便秘的小承气汤,气滞腹满的厚朴大黄汤和支饮腹满的厚朴三物汤之分。这充分说明了量变的结果必将引起质变。从量变观看,药物的剂量是产生治疗作用的关键,一定的剂量方可产生一定的治疗作用,若小于此剂量就没有作用,或作用很小。相反,若超过一定的剂量,就可能产生副作用或中毒反应,如乌头、朱砂、蟾酥、信石等。因此,药物剂量的改变,不仅能影响功效的强弱,同时也会改变功效的性质。例如大黄生用少量能止泻,大量可致泻;黄连少可健胃,重用可败胃。所以科学地掌握药物的量变,是提高临床疗效的基本原则。一般地说用量的多少,主要根据病情的轻重,药物的性质,体质的强弱,年龄的大小,权衡心定,方能收到满意的效果。

总之,临床用药组方,必须运用辨证的思维,从整体观出发,突出重点,统筹兼顾,把握药物的个性与共性,最大限度的发挥药物的协同作用和相互制约作用,根据量变所引起质变的辨证规律,优化选药。只有这样,才能知常达变,增强药力,提高疗效,开出治病的好药方,以尽医者的神圣职责。

[注:文系 1994 年于徐州召开的淮海经济区(含原江苏、山东、河南、安徽淮海战役的区域)17 地市中医协作组中医学术年会交流论文,并收入高之堪主编,中国矿业大学出版社,1994 年出版的《临证验录》]

浅谈老年糖尿病并发脑血管病的中医临床思路

老年糖尿病并发脑血管病,也称老年糖尿病性脑血管病。与中医消渴病并发的脑系合并症一致,即消渴病脑病。糖尿病性脑血管病临床分为出血性和缺血性两大类,缺血性又有脑血栓形成及短暂性脑缺血性发作之分,其中脑血栓形成发病率高,而出血性则较少。根据有关资料表明:在老年糖尿病中脑血管的发病率高达 24.6%,比例之大,严重威胁着老年人的身心健康。糖尿病进发脑血管病临床有动脉硬化症、脑梗死、短暂脑缺血发作、高血压脑病、震颤性麻痹、痴呆等。与中医卒中、昏迷、中风后遗症、眩晕、头痛等病症雷同。老年糖尿病并发脑血管病临床虽有糖尿病史,但糖尿病体征却不明显,一般无"三多一少"症状,而脑系疾病的体征往往较为明显,但糖尿病的隐患仍然存在,临床不容忽视。

老年糖尿病并发脑血管病中医有关理论论述颇多,就头眩、头痛而论,《内经·素问》有"诸风掉眩""头痛癫疾,下虚上实",《灵枢》有"髓海不足,则脑转耳鸣""上虚则眩"等论述;金元时期,金·刘完素主张眩晕从"火"立论,张子和则主张从"痰"论治,元·朱丹溪更力倡"无痰不作眩",又说"眩晕乃中风之渐";至明清时其论述更臻完善,张景岳则强调"无虚不作眩",他同时又指出"头眩有大小之异,总头眩也……至于中年之后,多见眩仆卒倒等症,……卒倒而不醒者,人必谓之中风中疾"。此外明·虞抟提出"血瘀致眩"致病的理论,在《医学正传·卷四》还指出"眩运(晕)者,中风之渐也"。凡此诸说在当今临床上尤值重视,应用多多。概括起来老年糖尿病并发脑血管病的病因病理变化多属中医虚、瘀、痰、风、火五端。中医认为"肾开窍于脑",脑为"元神之府""髓之海",头为"诸阳之气",赖肾精充养。年老肾精不足,气血亏损,燥热内生,津不化气,无力运血,气虚则易血虚,血虚致瘀,痰瘀凝滞,阻于脑络,或夹风,或夹热上冲,或因血水同源,血虚内停,水因瘀滞而致"元神"失养,脑络不畅或痹阻,清窍被蒙而发生脑部疾病。临床上有挟风作眩,夹痰阻络,夹火上冲,或因瘀致痛,或变生他端等不同证型。其急者临床以猝然昏仆,不省人事,或突然发生口眼歪斜,半身不遂,语言謇涩为主要表现,中医称为中风。此发病急,病情重,中医谓"中脏腑",应积极救治。其猝然昏仆者,经积极救治后,常留有智力下降、口角流涎、神志痴呆,或半身不遂等后遗症。临床上也有未见昏仆而只见四肢麻木或口唇麻木,眩晕,目下如卧蚕状,或虽有突然神志昏糊,但时间短暂,往往未经治疗症状已缓解,只留有言语謇涩,一侧肢体活动不利,此发病缓,临床症状轻,中医谓"中经络"。根据临床表现老年中风之后,原有糖尿病症状往往加重,血糖增高,宜中西结合,尤其要注意监测血糖,矫正高血糖以及各种代谢的异常,血压高者,宜降压,不过应注意矫正血糖勿太过,以防低血糖为脑卒中的再发因素而加重病情。

鉴于本病根于肾,发于脑,虚为主,瘀为关键的病理机理。其治疗多采用辨证施治和辨病相结合的方法,急则治标,缓则治本。其重症者根据昏迷深度,结合热盛,痰盛,风盛之不同。而分别选用清热开窍,化痰开窍,熄风开窍等治法,方选安宫牛黄丸,紫雪丹,至宝丹化裁,鼻饲平肝潜阳,凉血止血之汤液。药用犀角或羚羊角、生地、白芍、丹皮、代赭石、牛膝、桃仁、钩藤等。昏迷深重者,加泽泻、川芎、丹参,重用泽泻,活血利水而醒脑。对症轻者或中风后遗症者,其治疗则以活血化瘀为基本治法而贯穿于治疗的始末,再根据临床辨证而灵活选用益气活血、祛痰活络、活血潜降等治法,兹以黄芪、地龙、当归、川芎、红花、桃仁、天麻、僵蚕、贝母等为主。再因症变而随症加减。头痛甚者重用川芎,行气活血,通络止痛;肢体麻木者,加生半夏、蜈蚣助地龙以增搜风通络之力;舌红口干者加玄参、生石膏清热养阴则效更佳。这里值得一提的是对老年糖尿病并发脑血管病先兆者,应积极防治,见微知著,防微杜渐,则临床意义更大。笔者从临床观察,结合糖尿病患者血液流变学的改变,凡临床见有头昏、晕、头痛反复发作,出现指麻、肢麻、目下如卧蚕起之状,此将中风先兆也,临床通过 CT 和 TCD 检查多有脑血管方面的异常改变,根据有关临床资料表明,其中脑供血不足或严重不足者约占 70% 以上,血管见有狭窄者占 20% 左右,两侧大脑供血不平衡者约占 30% 以上,见斑块、梗死者约占 10%。追其原因,主要因老年糖尿病病人动脉硬化出现较早,血液黏滞度增高,红细胞凝结速度快,血小板在血管壁上的凝结机能增强,血浆中凝血因子浓度上升,纤维蛋白原增高,因而易发脑血管病。未病之先,中医称中风先兆,其治疗原则中医从肾虚脑失濡养,夹瘀脑络失畅立论,用益肾充脑、活血化瘀法为主治疗,则临床意义更大。其兼阴虚胃热者,方用生地、玄参、瑞雪、丹参、坤草等养阴充脑、清热化瘀以通脑络;气阴两虚者重用黄芪、白芍、丹参、水蛭等益气养阴,化瘀充脑;对气虚津伤、毒重瘀盛者药用黄芪、生地、紫花地丁、地鳖虫等益气滋阴、清热解毒、化瘀通络。临床根据不同情况可随症加减,益气填精为主的可加西洋参、紫河车等;活血养血为主的可加当归、三七、水蛭;行气活血通络止痛为主的重用川芎,加磁石或代赭石、威灵仙、槟榔;祛痰活络为主的加生半夏、贝母、僵蚕;通窍佐菖蒲、郁金等;搜风通络为主的选加地龙、蜈蚣等;清热养阴为主的选加生石膏、玄参等。笔者运用此法辨证治疗 2 型糖尿病 1002 例(全部病例均按 WHO 诊断标准确诊为 NIDDM 患者),其中属老年糖尿病并发脑血管病者 205 例,占 20% 以上,有效率达 98% 以上,疗效满意。对经 CT、TCD 检查提示为脑血管严重狭窄、血管有斑块或脑血栓形成,或脑梗死者,用静滴、汤剂两法合用则效果更好。

综上所说,老年糖尿病并发脑血管病的病位主要在脑,根系于肾,虚为主,瘀为关键,夹风、夹瘀、夹痰、夹火各有轻重缓急。其治疗应以益肾为宗,活血化瘀贯穿始末,随症加减,则收效满意。所选药物经现代药理研究,多有扩张血管,疏通血管功效,有抗凝、解聚、降黏、降低血管通透性、减轻脑水肿、改善微循环、恢复脑细胞代谢功能,增强肾血流量,软化纤维组织,纠正糖代谢的紊乱,增强胰岛功能等作用。特别是虫类药,大多具有扩张末梢血管、降低血黏度、增快血管内血流量等功效。诸药和合与糖尿病并发脑血管病理相一致,故效佳,其中至理,尚待进一步观察研究。

参考文献

1. 祝谌予,等. 糖尿病证治[J]. 中医杂志,1986(6):10.

2. 郭马光. 日本汉方医学精华[M]. 成都:四川科学技术出版社,1989,338.

3. 严冰. 辨证治疗糖尿病 208 例[J]. 江苏中医,1994(4):15.

4. 黄蜀明,等. 中西医结合从瘀论治糖尿病性心脏植物神经病变 60 例临床观察[J]. 中国中西医结合杂志,1997,38:7.

5. 李卓,等. 自拟糖肾汤治疗早期糖尿病肾病 30 例[J]. 中医药学报,1998 - 6 - 30.

6. 陈富荣,等. 中华医学临床研究第一辑[M]. 北京:专利文献出版社,1995:450.

7. 高彦彬. 中国糖尿病防治特色[M]. 哈尔滨:黑龙江科学技术出版社,1995:440.

8. 严冰. 世界医药成果经典[M]. 香港:香港科技联合出版有限公司,1999.143.

(文在国际综合医学大会上交流,严冰医术,严晓枫整理,2000 年于泰国曼谷)

浅析活血化瘀法的临床应用

活血化瘀是中医独有的治疗方法,常选用能促血行、增强微循环、通经络、消瘀块、散结肿、清瘀毒、散热邪、解疼痛、疗麻木等方药组成方剂,治疗各种因瘀引起的症证。其具体运用有理气活血、温经活血、补气活血、养血活血、活血止血、活血凉血、活血化瘀、活血散结等方法。这些方法虽各有独立的一面,但每每是互相联系的,往往一法之中寓有多法,多法之中只体现一法。是文将活血化瘀的各种方法归纳为六个方面,从理论到运用分别加以阐述。即祛瘀理气,气行则血行;祛瘀活血,血活络通;祛瘀兼补(气血),血足血畅;祛瘀加温经,温则瘀散;凉血止血,瘀散热退;祛瘀化痰(软坚),痰化瘀散。在具体运用时还应辨证施治,随证加减,如因气滞致瘀者必先理气,因寒致瘀者当加温散,因热致瘀者,凉血活血在先,痰瘀互结者必佐化痰,因虚致瘀者定虑其虚,凡此等等皆在辨中。笔者应用诸法治疗各种瘀血病证,疗效满意,今浅析于兹。

一、祛瘀理气,气行则血行

气是人体功能活动的动力,血是物质基础。祖国医学认为"气行则血行,气滞则血瘀",病理上两者往往互为因果,因此应用活血化瘀法治疗瘀血病证时,先当考虑理气,同时更应以气滞血瘀所在脏腑经络的部位表现不同,而进行辨证施治。此外血瘀日久反过来可以影响血之新生和气之不足,所以在用药上当思理气不伤气、活血不耗血之弊,以防病理转化。常见的气郁血瘀病证有胁痛、胃脘痛、腹胀、痛经、疝气等,常用处方如:逍遥散、枳术丸、柴胡疏肝饮等。常用的活血理气药有川芎、姜黄、郁金、元胡索、青皮、香附、川楝子、白芍、木香、枳壳等,因需择用。余1999年治女性张某,每值经前七天即乳房胀、胁胀、少腹作痛、经至则痛减胀消,血色紫暗夹有血块,舌有瘀点,脉沉弦。诊为"痛经",属气滞血瘀型,遵经前理气为先,拟方:柴胡10克,白芍15克,开心果10克,香附10克,郁金10克,青皮6克,川芎1.5克,橘皮12克,红花3克,服三剂;又遵经期活血为要治则,改方全当归10克,桃仁10克,红花10克,川芎10克,肉桂4.5克,元胡索10克,五灵脂10克,香附

10克,赤芍10克,服两剂,服前加酒数滴,药后胀消痛止,月经通畅,经后服逍遥丸1瓶,如此连服三个月经周期,痛经愈,由此说明临床上理气活血是相互为用,缺一不可的治疗方法。

二、祛瘀活血,血活络通

瘀既成,欲得化,必须活血,随其瘀血病证的形成程度不同,而有活血化瘀,破血散结两个方面。适应的病症有胃脘痛、积聚、痛经、胸痹、牛皮癣、宫外孕、癌症等。常用的处方如:大黄䗪虫丸、抵当汤、失笑散、血府逐瘀汤、身痛逐瘀汤等方。常用的活血化瘀药有丹参、三七、生山楂、红花、益母草、苏木、当归、象牙、五灵脂、乳香、没药、石燕、血竭等,破血散结药有大黄、三棱、莪术、桃仁、水蛭、虻虫、地鳖虫、穿山甲等。临症时随症选用。余曾经治一腹胀病人,患者反复腹胀已三年,夜甚。少食、多食、不食亦然。超声波检查肝脾不肿大,血检肝功能正常,胃肠钡透未发现异常。问其治疗情况,服某医理气之药若干剂,初服有效,继服无效,改用西药,仍然无效。又另请医治疗,先后服药八十余剂,观其方药属温肾理脾之味多,问其效果,时好时歹,我随改用泻下消导之方,用大黄、芒硝、槟榔之味,药后病人反映:“泻得好,舒服。”于是效方续进,连服六剂,则复如故。病人此时对我说:“我这个病就是怪,初服有效,继服无效,到底何故,不知。”余按其腹部软而无块,无压痛,轻按觉舒,于是辗转思维,忆及《金匮》书云:“腹不满,病家言我满,此瘀血也”,再结合病史,与祖国医学之“病久入络,病久夹瘀”理论相应,于是改用活血化瘀法治疗,因腹胀无形可触,多是微小之络脉痹阻所引起,根据古人“治瘀不治络,等于瞎胡摸”之说,取血府逐瘀汤加减治疗,处方:柴胡10克,川芎10克,桃仁10克,红花10克,桂枝6克,木香3克,生山楂10克,五剂,获效满意,上方出入十五剂胀全消,饮食如常,精神转佳,病告痊愈。

三、祛瘀兼补,血足血畅

气虚(血虚)血瘀或因瘀致虚时,在运用活血化瘀药的同时适当加上补气养血药,可以收到邪去正复,气血流畅之功。常见的病症如冠心病、男子不育症、阳痿、眩晕、中风后遗证、糖尿病、癌症、牛皮癣、月经不调、女了不孕症等,常用处方如:桃红四物汤、圣愈汤、归脾汤、小建中汤合失笑散等,常用的药物如:黄芪、党参、白术、川芎、全当归、白芍、丹参、熟地、阿胶等。如余治一牛皮癣患者侯某,女,45岁,患者数月来,头面上下瘙痒难忍,起鸡皮疙瘩,色淡红,脱白屑,舌质紫气,脉沉弦,体形瘦弱,此属牛皮癣(血虚血瘀型)。瘀则血不运行,虚则血燥而生风。古云:"治风先治血,血行风自灭",又云:"治风先治血,血足风自绝"。气血是互根的,于是据此立法。拟方:黄芪20克,当归10克,红花12克,五灵脂12克,丹参15克,生军12克,全虫5克,生熟地各12克,赤芍15克,黄芩10克,防风15克,白鲜皮15克,怀牛膝15克,黄柏12克,僵蚕10克,先后服药25剂,证去七八。仅脸上、耳根尚未痊愈。原方又加丹皮、乌梢蛇、刺蒺藜之味,续服15剂而病愈。由此可见,活血养血,补气活血,不失为治疗因虚致瘀的一种较好方法。

四、祛瘀加温经,温则瘀散

《内经》云:"寒独留则血凝泣,凝则脉不通。"说明寒邪外袭,则瘀滞不行,络脉痹阻。又云:"气血者,喜温而恶寒,寒则泣不能流,温则消而去之。"所以治疗因寒而致瘀者应以温经散寒,活血通络,两者合而治之。其次当防寒郁化火,与瘀相结,而成瘀热,久之寒瘀夹痰,阻滞络道,更加影响血之畅行,势必出现较为严重的瘀血症状。常见的病症如:痹症、胸痹、痛经、癥瘕、皮下肿块等。常用的处方如:补阳还五汤、冠心苏合丸、温经汤、消癥丸等。常用的药物如:桂枝、羌活、细辛、附片、僵蚕、川芎、麝香、姜黄、薤白头、海藻、昆布、桃仁、红花等。如余治一杨姓患者于一年前遗滑后受寒太过,而致足跟连腿觉冷而疼痛。继则腰部上肢亦然,遇风作寒加重,经服抗风湿类和激素类西药及中药补气补血祛风胜湿药之后,似效非效,近月来日渐加重,于同年6月24日来门诊部就诊。此值炎夏,患者仍穿四件衣服,并且外加手套,而肢体仍不敢暴露触凉,一旦触之,即觉寒从皮入,毛骨耸然,同时两腿无力,借杖助行,诊得两脉沉细尺部尤弱,舌质紫暗,苔薄白。此属足少阴肾经受寒,络脉瘀阻之证。亦即《病机十九条》所云:"诸寒收引皆属于肾"之病证也,拟温理少阴,化瘀通络为治。处方:附片30克(先煎),干姜10克,细辛10克,巴戟天、仙茅、仙灵脾各10克,杜仲15克,丹参12克,红花10克,当归10克,服二剂,未见动静,续进两剂诸证得减,丢杖复诊,原方加黄芪、牛膝之味又服三剂,去掉手套,面带笑容,要求再开方回单位服用。先后服药15剂,病已告痊愈,追访未见复发。

五、凉血止血,瘀散热退

活血止血是矛盾的统一,凡出血之症皆有留瘀之机,止血之法皆有留瘀之弊。止血应活血,血止不留瘀这是治"已病"和防"未病"的一种医治方法。凉血止血,当防血止留瘀,瘀毒成疖成痈,红肿热痛而发热者,治疗又当清热解毒,凉血活血,活血退热,络脉瘀阻;低热者,或气虚血瘀络阻者,治当活血化瘀通络退热或补气化瘀通络退热,凡此皆各有其辨。具体运用当随证取舍,常见的病症如咳血、咯血、吐血、便血、尿血、衄血、崩漏等出血症。常需凉血止血、活血止血并用,而奏血止不留瘀之功。常用的处方如槐花汤、小蓟饮子、十灰散、补络补管汤、云南白药等,常用方药如五灵脂、生地炭、大小蓟炭、白及炭、炒蒲黄、生军炭、煅龙骨、地榆炭、血余炭、荆芥炭等。1998年余治一张姓患者,痰中带血成丝成缕已月余,X光透视,心肺正常,诊得脉弦兼数,舌红苔薄黄,此属肺热郁蒸,损及肺络,清肃失司之证,治拟肃肺止咳,凉血止血为法。方药:桑皮15克,焦山栀12克,白及15克,仙鹤草15克,黄芩12克,海浮石10克,生甘草3克,药进3剂,咳血渐少,原方加地骨皮15克,再两剂血止咳减。但增胸闷,以为气之不畅,加陈皮10克,香附10克,服3剂效果不显,再三思考,查其原因,殊不知此乃血止留瘀之弊,随加红花、桃仁之味,连服三剂并加服云南白药吞服,每次0.5克,1日3次,连服3天,诸症消除。自此之后,每拟止血之法,皆加活血之味,以防留瘀,每每获效满意。

六、祛瘀并化痰(软坚),痰化瘀散

痰瘀凝滞,病症多端。非祛瘀所能收功,必佐化痰软坚之法,亦非化痰所能专功,必加祛瘀之味。方可奏痰化瘀散之功,当然痰瘀凝滞,还可能受寒热以及气滞等原因的影响,治疗时必须兼顾之,但主要应着眼于痰瘀二字。常见的病症如瘰疬、乳中结核、半身不遂、癫狂、癌症等。常用处方如消瘰丸、瓜蒌薤白半夏汤、涤痰汤、白金丸、桂枝茯苓丸、济生二陈汤、小金丹等。常用药如白芥子、守宫、半夏、云苓、玄参、贝母、僵蚕、硝石、海藻、昆布、全瓜蒌、郁金、桃仁、红花、天南星等。如曾治一少女,年方十八,因受精神刺激,忧思恼怒,致阴阳平衡失调,心神失主,而发为癫狂证,初起嗜睡少语,表情淡漠,继则语无伦次,悲喜无常,多疑乱恨,去×县医院治疗未效,病情日渐加重,通夜不眠,烦躁不安,其家属要求出院找中医治疗。余诊得两脉弦滑有力,舌质紫暗,苔黄腻,哭笑无常,惊狂欲逃或嗳气叹息,怒目待人。此属痰火瘀结,神明失主之证,拟清火化痰,活血化瘀,安神镇心,重剂治疗,方用涤痰汤、白金丸、血府逐瘀汤化裁。方药:竹茹15克,生半夏10克,陈皮15克,茯苓神各15克,枳壳实各15克,石菖蒲6克,礞石20克,天南星、胆南星、天竺黄各10克,黄连6克,磁石60克,丹参10克,生军10克,桃仁10克,红花、赤芍、明矾3克化水炒郁金10克,上方服五剂获小效,去生军,续服十剂睡眠安静,莲心易黄连先后服药30剂诸症次第消失,后加党参白术之味,健脾以绝生痰之源,再服一月病得痊愈，今已四年未见复发。又治一声带息肉，患者李某，27 岁，咽部不适刺痒作干，发音嘶哑，似物梗死感。到某医院五官科检查发现声带下 1/3 处有对称性结节各一个，经多方保守治疗未效，又不愿外科治疗，于是来中医科就诊，法当活血祛瘀，逐痰散结，用丸药治之。处方：乌梅肉 1250 克，僵蚕 500 克，象牙 45 克，蜜泛为丸，日服三次，每次 6 克，服药两个月，请五官科复查，发现结节稍小，但仍有米粒之大小，自觉症状大为减轻，嘱继续服药，月余之后，自觉症状全部消除，再服一个月，经五官科检查，结节全消，病告痊愈，追访未见复发。

参考文献

1. 北京中医学院. 内经选读［M］. 上海：上海科技出版社，1978.

2. 辽宁省中医学会. 中医药国际学术会议论文集［C］. 1991.

3. 黄煌. 方药心悟［M］. 南京：江苏科学技术出版社，1999：139.

4. 邵继春，等. 张蜀武从瘀论治男科病经验［J］. 江苏中医，2000，9：11-12.

5. 郑国庆. 论风药治血的机制［J］. 江苏中医，2000，21(8)：2.

6. 吴德芸. 益气滋肾化瘀除湿法治疗慢性肾炎蛋白尿 60 例［J］. 中华实用中西医杂志，2000.

7. 洪泉生，等. 祛风养血化瘀泄浊法治疗尿毒症合并皮肤瘙痒症 36 例［J］. 中医杂志，2001，42(2)：120.

［注：文刊于《亚洲医药》2001 年第 5 期，中国新闻出版署(91)新出外字 385 号］

浅析《血证论》治血四法

唐容川，名宗海，晚清著名医家。著有《中西汇通医书五种》，其中《血证论》是一部具有影响的血证专著，对血证的治疗提出"止血""消瘀""宁血""补血"四法以燮理阴阳，使之平衡，为"通治血证之大纲"。今值纪念先生谢世 90 周年学术讨论会的召开，笔者重温专著，就其治血四法略谈管见。

一、"止血"为先，切勿留瘀

血液行于脉中，周流不息，充润营养全身，若脉络受伤，血溢于外，即为出血，治以"止血"为先，唐氏谓此法为治血症第一法。其运用有凉血止血、活血止血、降逆止血等。夫"血得热则行"，"血无火不升"。唐氏用清热凉血法，使"血还其道，不致奔脱"，而奏降火止血之功，其具体应用他说："审其冲阳太阳者，知母、枳壳、白芍、煅石膏均可加入，以清折之，栀子、黄芩、木通、蒌仁、牛膝，利阳明之火，尤可加入，以分清之"。并指出"随宜取用"。先生常用胆草、胡黄连、大黄、白芍、丹皮等为辅，以治出血，其选方如泻心汤、犀角地黄汤、甘露散、十灰散等以达凉血治血、清而折之的，再即活血止血。活血止血是矛盾的统一，凡出血之症皆有留瘀之机，止血之法皆有留瘀之弊，止血应活血，血止不留瘀。这是治"已病"防"未病"的至上良策。历代医家，对活血以止血颇为重视，如张仲景首创活血、止血法（见《金匮要略·妇人妊娠篇》），缪仲淳治血三诀，谓"宜行血不宜止血"，叶天士对温病邪入营血，提出"凉血散血"。一个"散"字，示人凉血勿忘消瘀。唐氏集前贤大成，选止血之方，每寓活血之味，如醋黄散中用大黄、三七等，五淋散中用归尾等活血止血而无留瘀之嫌，真谓匠心苦运。

此外，降气止血亦为唐氏独崇，他选用仲景泻心汤降气止逆；用当归芦荟汤攘除肝火；用逍遥丸疏肝调气以治血证。他还特别擅用大黄，取其味厚下行，以调治血证。他说："凡属气逆于血分之中，致血有不和处，大黄之性，亦无不达，盖其药气最盛，故能克而制之，使气之逆者，不敢不顺，即速下降之热，又无遗留之邪。"他先后用大黄治血证者达 30 处之多，涉及五脏六腑、筋骨皮毛等血证。如吐血、呕血、衄血、咯血、便血、尿血、经闭、惊狂、内痛、跌打损伤等，皆取之为用，以折其上逆之气而达止血之的。此外补气摄血，补血止血等法亦皆用在其中，而共奏"行血则血循经络"之目的。

二、"消瘀"达的，防伤正气

唐氏说："凡治血者，必先以祛瘀为要。"血止之后，他提出"消瘀"为第二法门。其具体运用有理气消瘀，活血消瘀，温经消瘀，化痰消瘀，养血消瘀等。气是人体功能活动的动力，血是物质基础，气行则血行，气滞则血瘀，所以祛瘀应先理气，气行则瘀散。即唐氏谓："瘀血去则新血生，新血生则瘀血自去。"但具体运用时注意祛瘀达的为宗，慎防理气伤气，活血耗血。所以唐氏指出："克敌者存乎将，却病者赖乎正，不补血而祛瘀，瘀又能尽去哉。"养血祛瘀，血足血流畅，亦即"新血日生，瘀血无处可留，迫之不得不去"之理。唐氏用圣愈汤加破血理气药，攻补兼施而治血瘀，以收瘀散血足，邪去正复，气足血畅，血足血行，气血调和之功。祛瘀应温经，温则瘀散。《内经》云："寒独留则血凝泣，凝则脉不通。"又云："气血者，喜温而恶寒，寒则泣不能流，温则消而去之。"其法运用虽较少，但亦不是没有。故唐氏说："计百之中，亦有一二宜补是者。"其次当防寒郁化火而成瘀热，或痰瘀互结而致血瘀血虚之变。综上所述，唐氏处理瘀血证的宗旨是：抓住一个"瘀"字，注意一个"虚"字，防止一个"变"字，非常切合临床实际，值得效法。

三、"宁血"为法，贵先宁气

气血紊乱是形成疾病的根本原因，所以唐氏在"止血消瘀"之后，提出"又恐血再潮动"，而列"宁血"为治，并列为"第三法"。血之所以不安宁者，皆由气之不安宁故也，所以"宁气"即是"宁血"。他把和法列为治血证第一良法，并指出："表则和其肺气，里则和其肝气，尤照顾脾肾之气，或补阴以和阳，或损阳以和阴，或逐瘀以和血，或泻水以和气，或补泻兼施，或寒热互用。"脾气宁则血安，如外感风寒吐血者，用香苏饮加柴胡、黄芩、当归、白芍、丹皮、阿胶以调营卫之气；胃经有热而动血者，随其轻重而用犀角地黄汤合白虎汤或甘露饮以调胃气；肺经气燥，失其制节而血动者，用清燥救肺汤而酌加犀角、生地、尖贝等以宁肺气，或用保和汤润肺利气亦可；"肝经风火，鼓动扇炽"而不宁者，用逍遥丸以平肝气……若肾中之阴大虚，而冲阳不能安宅，则用四磨汤加熟地、枣皮、山药、杞子、五味滋阴配阳以安之，此将宁气以宁血之妙用也。

四、"补血"收功，脾胃为主

考其血证，因血出而致虚，因虚致瘀，因瘀致虚，临床屡见不鲜。所以唐氏说："血家属虚劳门，未有不议补者也。"在治疗上，皆应寓其补益，方能收到邪去正复，血足血行，气血调和之功，他在通治血证的大纲里提出"补血"为收动之法。并强调五脏虚损补益以补脾（胃）肺为要，脾（胃）为主的论说。因脾胃为后天，"胃为水谷之海"，"脾主生血统血"，血来源于水谷之精气，通过脾胃的生化输布，注之于脉，化而为血。"运行上下，充周四体。"所以唐氏说："五脏皆受气于脾，故凡补剂，无不以脾为主。"提出"用归脾汤统治：思虑伤脾，不能摄血，健忘怔忡，惊悸盗汗，嗜卧少食，大便不调等症。"并提出加减变化，以应其变。如脾虚发热者加丹皮、炒山栀；兼肺气燥者加麦冬、天冬；胀满者加陈皮、干姜，或阿胶以滋血，或加柴胡、贝母以解郁，或加鱼胶以固血。为恐补药滋腻而生弊端，特别提出："独于熟地不可加入，以凝其统摄运行之用。"是谓设想周到，苦煞心机。

统而言之，治血四法虽各有独立的一面，但每每相互联系，往往一法之中寓有多法，多法之中，只体现一法，何孰何从，唐氏给我们树了典范，即止血应活血，血止不留瘀；祛瘀当理气，气行则血行；祛瘀必活血，血活瘀不留；祛瘀寓养血，血足血流畅；祛瘀宜温经，温则瘀散；凉血止血，当防留瘀；祛瘀并化痰，则痰化瘀散。而达疏其血气，令其调达，而致和平，以奏阴平阳秘，病体康复之目的。

（文系唐宗海学术研讨会交流论文，1987年7月10日于成都）

辨证治疗血瘀崩漏的体会

女子崩漏之症，有寒热虚实之分，缓急之别。急者多属崩，缓者多归漏；实者多责之于血热血瘀，虚者多责之于脾肾亏虚。无论虚者实者，根据临床观察，皆与瘀血关系较为密切。因女子以血为用，出血异乎正常，势必留瘀，影响血之新生与血之畅行和归经，而变生变端。今就瘀血所致崩漏一症，谈点体会。

一、辨证

血瘀崩漏的临床表现是多方面的，归纳起来，主要有如下几个方面的辨证：

1. 病因辨证：凡经期、产后余血未尽，或夹内伤，瘀血内阻，恶血不去，血不归经；或情志不遂，影响气之运行；或心肝火旺，迫血妄行；或治疗失当，塞流过早。皆可损伤冲任，致成崩漏。如《诸病源候论》中云："崩中之状，是损伤冲任之脉，冲任之脉皆起于胞中，为经络之海，劳损过度，冲任气虚，不能制约经血。"在临床上崩之与漏，常可因病因的转化而转化。如血崩日久，气血必亏，而成血虚血瘀，气虚血瘀之症。气虚则统摄无权，血瘀则新血难生，而致漏下不止；久漏不止，病势日进，亦能成崩。即所谓"漏是崩之渐，崩乃漏之甚"是也。所以在病因辨证上，对血瘀型崩漏要紧紧抓住一个"瘀"字，注意一个"虚"字，想到一个"热"字，以防病理转化。

2. 症状辨证：临床上见有瘀血症状一二即可诊断，不必悉具。

量与质——凡不在行经期，阴道出血淋漓不断或突然下血，不论量之多少，而质稠夹有血块者即可诊断为血瘀崩漏。

色与质——凡色质紫暗，甚则发黑，皆为瘀血之症。若见血色深红而夹有碎小血块者，多为血热血瘀；凡色淡质薄，量或多或少，且夹有碎小血块，多属气虚血瘀，血虚血瘀之范畴。

痛与胀——凡少腹痛过于胀，疼痛拒按，血块排出疼痛减轻或消除者，为瘀血之症。

脉与舌——舌质暗红，紫气，舌尖边有瘀点、瘀斑，脉沉涩或弦紧，皆提示为有瘀血象征。

3. 八纲辨证：清·王清任云："血受寒则凝结成块；血受热则煎熬成块。"凡所下血色暗有块，得热痛减，畏寒肢冷，属血寒血瘀；凡所下质稠色紫红，或夹有碎小血块，心烦口渴，舌红绛苔黄，多属血热血瘀，此二者皆属实证范畴；若是症见面色㿠白，或虚浮少华，头昏倦怠，心悸少寐，四肢不温，气短懒言，脉沉细虚弱者，多属虚证。一般来说，实证应无虚象，然瘀血崩漏之症，临床往往兼而有之，辨证时主要以临床见症为主，互相参照。

二、治疗及验案举例

崩漏之治疗必须在辨证的指导下，抓住"急则治标，缓则治本"的原则，灵活选用塞流、澄源、固本之法。笔者在临床中，对瘀血崩漏一般分三型论治。即单纯血瘀型、血热血瘀型和气虚血瘀型，而分别采用活血化瘀、活血凉血、补气活血，以达血止康复之功。崩漏在临床上往往转化较快，查其原因，有因病者，有责之医者。一般地说，因病者的应调情感，忌辛辣，适劳逸；责之医者的用药当慎。止血不当，必有留瘀之弊，破瘀太过，乃有伤正之虞；一味补益，则壅滞留瘀，终难病已。何孰何从，当审因论治。

病案举例

1. 单纯血瘀型——刘××，29 岁，工人。1981 年 3 月 12 日初诊，自诉产时出血较多，当时输血 450 ml，住院 32 天。出院两月来，下血仍淋漓不止，量或多或少，色紫暗夹块，少腹痛胀，痛过于胀，块下痛止。头昏乏力，纳谷不香，形体消瘦，痛甚则自汗出。脉细涩，舌质紫暗，苔薄白，某医曾用止血敏，仙鹤草素肌注，口服维 K 及其他药片，暂得一止，数日又作。后医用八珍汤加血余炭、煅龙牡、棕榈炭之类，血又得止，数日则复如故。如此反复，拖延至今 65 天未愈。今审其因，良由生产期间，恶血未尽，瘀血阻滞胞宫。虽有虚象，病根在瘀，治当活血止血，待瘀去则新血生，络和则血安。从桃红四物汤合失笑散化裁，桃仁 10 克，红花 10 克，炒赤芍 10 克，川芎 5 克，醋元胡 12 克，三七粉 10 克（分冲），当归 10 克，失笑散 12 克包入煎，二剂。

二诊：3 月 14 日，药进一剂，下半夜忽然腹痛加重，自汗出，经量增多，约 20 分钟后，下鸡蛋大血块两个，小的约七八个，时间不长则腹痛缓解，两剂药尽，则血止痛除，原方制小其剂，加香谷、麦芽各 15 克，三剂而愈。

2. 血热血瘀型——项××，32 岁，教师。1981 年 7 月 5 日初诊：患者月事淋漓不绝，已匝二月，用止血剂或得一止，四五日，七八日不一，则复如故。其主要症状是阴道不规则流血，量时多时少，血色紫暗夹有血块，或似带下而夹有败血。腹部微有痛胀，腰酸，口干作烦。舌质深红，舌尖及舌左边有瘀点，苔微黄，脉弦兼数。追述病因，良由人流术后，胞络受损，有损必有瘀，加之平素性情急躁，肝有郁热，瘀与热结,血得热而妄行,因瘀而血不归经,故成此症。拟活血凉血为法,从《古今医鉴》清热调血汤化裁。桃仁10克,红花10克,生地10克,川连3克,白芍10克,当归10克,香附10克,茜草根12克,地榆炭10克,仙鹤草10克,失笑散12克(包),二剂。

二诊:7月8日,药后痛胀渐消,口干稍好,唯月事淋漓未止。原方续进二剂。

三诊:7月11日,药进二剂,经事已净,脉转细弦。此属热退病除,正伤之象,治从上方损益。生地12克,白芍10克,丹皮炭10克,当归10克,山药12克,云苓6克,女贞子10克,旱莲草10克,焦山栀12克,三剂。

四诊:7月14日,诸症次第消失,为巩固疗效,改服丸药。知柏地黄丸,连服一周。

五诊:8月9日,上午又见红下,病家因虑前景,即来门诊。经过四诊检查,我谓此属月经来潮,无须服药。后四日月经净,人无不适。

3. 气虚血瘀型——陈××,23岁,教师。1982年4月5日初诊:患者因经期剧烈短跑,劳累过度,中气受损,气不摄血,损伤冲任,导致月经量多,延期不净,淋漓不止,已历61天。初是血色淡红质稀,继则间而夹有瘀块,或所下似黑色血水。面色㿠白,精神倦怠,气短懒言,夜寐不宁,饮食欠香,心慌头昏,舌质淡,苔薄黄,脉细弱。治拟补气摄血,佐以化瘀宁络为法,方从《景岳全书》举元煎化裁。黄芪15克,党参10克,白术10克,升麻3克,阿胶10克(烊冲),红花3克,血余炭10克,仙鹤草10克,陈棕炭10克,香谷、麦芽各10克,三剂。

二诊:4月9日,出血量少,余症平平。因其寐差,原方加炒枣仁10克,三剂。

三诊:4月13日,出血已止,其他见症亦次第消失,但觉脘部以及少腹部似有不适之感。守原方,参、芪、阿胶减半,加炒陈皮10克,制香附12克,五剂。

四诊:4月17日,上方服至第四剂,忽然又见下血,量不多,血之已止,何又复作呢?揣摩再三恐离经之血留于胞宫,单行补气摄血,以致壅滞留瘀,过用炭剂止血,则脉络终难宁和也。治拟纠其偏弊,去炭类药,加活血止血药,陈艾炭6克,三七粉10克(分冲),三剂。

药后血止未作,后以归脾丸补心脾之血而收全功。

三、体会

1. 血瘀型崩漏的治疗,固涩止血药不宜用之过早。过早易致离经之血不得畅下,瘀滞之血不能尽去,因此型的病根是个"瘀"字,虽有其虚不治其虚,待瘀去则虚复,所谓"瘀血得去,新血得安"也。

2. 治疗血热血瘀之崩漏,应活血凉血并举,注意脏器关系。肝藏血,体阴而用阳,心属火而主血脉。血之所以热,妄行而为崩为漏,与心肝息息相关。故在化瘀同时,应佐泻心清肝之味,如黄连、山栀、莲心、黄芩等。

3. 凡出血之症皆有留瘀之机,凡瘀血之症皆有致虚之弊。气虚血瘀,以补气摄血为主,必佐活血止血之味,如三七、陈艾炭、血余炭、仙鹤草等,方能收到瘀散虚补之功。

4. 凡取用止血之药,应取药有兼功为宜。一般地说,瘀血型崩漏,应取活血止血之味,如蒲黄炭、三七粉、血余炭;血热血瘀型,取凉血止血之味,如生地炭、丹皮炭、茜草炭、地榆炭;气虚血瘀,以补气为主,佐以温经止血之味,如陈艾炭、炮姜炭、血余炭、黄芪等。

（文系江苏省中医妇科学术会议交流资料,1982 年 10 月于江苏苏州吴县）

慢性肾炎治宗脾肾初探

具有时代特征的慢性肾炎对中医来说,提出了新的课题和要求。慢性肾炎为慢性肾小球肾炎的简称,中医文献没有慢性肾炎的记载。根据其不同病期的临床表现,与祖国医学的水肿、水气、腰痛、尿血、虚劳、关格等病症相似。和"水肿"雷同。病程冗长,反复不愈,治疗不当或失于治疗,则易生变动,则发展为肾病综合征,甚至出现肾衰、尿潴留等危急重"变症",和中医"关格"雷同。慢性肾炎虽与中医上述病证相似,但不完全吻合。传统中医学多根据自身的特色,从宏观辨证着手,在科学发展的今天,才借助微观辨证,帮助诊断。微观辨证为宏观辨证扩大了视野,是中医发展的必然。中医工作者们实行"拿来主义","科学为我所用"的科学思维,不是"扬长避短",而是"扬长补短"。这是临床的需要,科学发展的结果。譬如尿检发现隐血、白细胞,尿管型、蛋白尿等长期不消,或消而复作,原因何在? 尿隐血、尿白细胞哪里来? 后期出现"变症"如肾病综合征、尿毒症、尿潴留、肾衰竭等急重危症,为什么? 如何处理等等。针对这些无法回避急待解决的问题,笔者从中医理论的宏观辨证和中医理论的发展观着手,就慢性肾炎的病理机转,治疗原则及转归等进行探讨。

一、关于慢性肾炎的病机分析

慢性肾炎的病理机制，中医认为多与肺、脾、肾三脏相关。人体水液的运行，有赖于脏腑的气化，诸如肺气的通调，脾气的转输，肾气的蒸化等等。肺虚则气不化精而化水，脾虚则土不制水而反克，肾虚则水无所主而妄行。肾水水泛，传入于肺，肺气不降，失去通调水道的功能，使水邪泛滥成灾，肺受邪而传入于肾，则又促使肾气更虚，加重水邪的进一步发展，其灾益甚。同时，脾肾之间，脾虚不能制水，水湿壅盛，必损其阳，故脾虚的进一步发展，必然导致肾阳虚衰。如果肾阳衰微，不能温养脾土，则可使水肿更加严重。所以说，肺脾肾三脏与水肿之发病，以肾为本，以肺为标，以脾为制的机理确是水肿病机的关键所在。此外，外邪的侵袭，脏腑功能的失调，脏气的亏虚，三焦决渎失职，膀胱气化不利，体液输布失常，亦皆可导致水液潴留，泛溢肌肤，而引起头面、眼睑、四肢、腹背，甚至全身浮肿。至于"腰痛""血尿""关格"则是病机的进一步发展。腰为肾之府，肾虚邪留，气机痹阻，不通则痛，所以肾炎病人，往往出现腰痛，源本于此。尿血多因热而起，热伤阴络，血妄行于外，随尿排出而为血尿。关于尿蛋白反复出现，中医认为蛋白尿属于人体的精微物质，大量蛋白质随尿流失，应责之于肾气不足。"肾主藏精，肾气不固，气化蒸腾作用减弱而致精气下泄，随小便排出则为蛋白尿。"西医认为，尿中的蛋白质不仅是病理产物，同时又是继发性病因。因为蛋白质从肾小球基底膜漏出后，堵塞于肾小管和集合管，原尿不能顺利通过，进一步加重肾小球淤血、纤维组织增生、毛细血管硬化。同时，尿路中的蛋白质又是良好的细菌培养基。患肾小球肾病而尿蛋白高者，容易合并细菌感染，病情加重就是这个道理。经临床观察，严重的蛋白尿多表现为小便混浊夹有泡沫。这和中医关于肾病的认识其理基本一致。《内经》谓："诸病水液，澄澈清冷，皆属于寒。"这个寒指的是肾家虚寒。"诸转反戾，水液混浊，皆属于热。"这个热指的下焦湿热。故蛋白尿的出现，中医虽多从肾虚封藏失职、精微下泄考虑。但不是一概以虚而论，属于西医称感染中医属湿热者也辨在其中。两者其说理虽不同，而病因则雷同。

水肿的病机与心、肝两脏也密切相关。如《奇效良方》说："水之始起也，未尝不自心肾而论。""心主血""血水同源"，血流不畅，水因血滞则肿。肝主疏泄，主藏血，肝气郁结，血流不畅，血瘀则水停，皆可发为水肿。可以说在慢性肾炎及慢性肾炎的"变症"中皆与血瘀有关，从血液流变学的变化来看，不同类型的肾小球疾病中，都存在着不同程度的血液黏度的增高，且逐渐趋向高凝状态，并与疾病的活动程度和严重程度相平行。所以瘀血理论在肾病的机理亦不容忽视,在治疗用药上,虽有轻重缓急不同,但临床上辨证用药应贯穿于治疗的始末,以防其变。至于慢性肾炎发展到出现中医谓"虚劳""关格"症状时,则说明病机重深,病处于重危阶段。另外当临床出现呕吐、少尿,甚则点滴不通,即《灵枢·口问》篇谓:"中气不足,溲便为之变。"呕吐,张景岳在《伤寒论·平脉法第二》中说:"关则不得小便,格则吐逆。"认为"关格"多由脾阳亏损,肾阳衰微,阳不化水,水浊逗留,浊邪壅塞三焦,气化功能不得升降所致,属肾病的晚期。这和西医泌尿系统疾病引起的慢性肾功能减退,肾性尿毒症,各种原因引起的尿潴留急性肾功能衰竭等病理也基本一致。

在疾病的发展过程中,脾阳亏损,往往影响肾阳的衰微,肾阳不足,命门火衰亦同样影响脾阳,脾阳无肾阳的温煦,可使脾阳更亏。而脾肾阳亏,气不化水,阳不化浊,使水湿之邪更甚,进一步更加伤及阳气,最后,往往阳损及阴,真阴败竭,阴阳决离。因此说脾阳亏损,肾阳衰微是慢性肾炎"变症"之关键,浊邪壅盛,三焦不行,累及心肺,肝肾等脏腑是"变症"之因之一。病变部位始终在脾肾,以肾为主,所以对慢性肾炎的病机分析,肺脾肾三脏皆有关系。《景岳全书·肿胀》云:"盖水为至阴,故其本在肾;水化于气,故其标在肺;水惟畏土,故其制在脾。"就其"本""标""制"三端而言,慢性肾炎的病机主要本于脾而根于肾,瘀血理论贯穿始终,夹风夹湿夹热夹毒的病理标志表现于慢性肾炎的各个时期。与肺、肝、心等脏亦有一定的内在联系,随其症变而病机逐步加深。

二、关于慢性肾炎的治疗分析

关于治疗,《内经》提出有"开鬼门,洁净府,去菀陈"三个基本治疗原则,对后世影响深远,一直沿用至今,指导着中医临床。东汉张仲景在《金匮要略·水气病脉证并治》中提出:"诸有水者,腰以下肿,当利小便,腰以上肿,当发汗乃愈。"元·朱丹溪《丹溪心法·水肿》则别开生面地提出阳水、阴水分类治法;明·张景岳特别强调补益脾胃的重要,张氏在《景岳全书·肿胀》中说:"水肿证以精血皆化为水,多属虚败,治宜温补脾肾,此正法也。"张氏之论对慢性肾炎的治疗具有重要的指导意义和实用价值。清·李用梓在《证治汇补·水肿》中则认为调中健脾,脾气自能升降运行,则水湿自除的治疗方法。此外,还列举了治分阴阳、治分汗渗、湿热宜清、寒湿宜温、阴虚宜补、邪实宜攻等六法。并指出利小便虽为常法,但不能太过,太过则耗伤正气。古人通过实践从不同侧面对水肿的治疗提出了方法和原则。为我们今天临床治疗和研究慢性肾炎提供了宝贵的资料,为治疗慢性肾炎开了先河,是个宝。慢性肾炎早期多属脾肾阳虚为主,虽兼浊邪,其邪一般不盛。中后期虽显虚实相杂,但脾肾更亏,浊邪壅盛;继而邪实突出。临证时,应辨明其由。首先辨明脾肾虚损谁者为甚,是脾阳虚为主,还是肾阳虚为主,以此立法;其次,审察在气在血,以辨病之浅深。早期多在气分,用药当顾清气,后期可见牙宣、鼻衄、肌衄,表示病入血分,严重时可伴有血尿、黑便等,治当佐活血凉血之味。慢性肾炎发展到后期阶段,多属中医"关格"病证,由于浊邪侵犯上、中、下三焦的脏腑不同,所表现的症状不同,治疗原则也不同。若浊邪侵犯上焦心,则昏迷、谵语,治拟宣利气机,开窍醒脑;侵犯上焦肺,则息微、气短,治可敛肺固脱;邪犯中焦,上吐下秘,温中补益,攻下降浊,补泻同用,孰轻孰重,因证而施;浊邪侵犯下焦肝,则抽搐,治当平肝潜阳,镇肝熄风;侵犯下焦肾,则阳越气绝,阴阳决离,急当温命门之阳,参附当上,或中西药并举。病到后期多以邪盛为主,攻邪为上。《证治准绳·关格》篇提出:"治主当缓,治客当急。"为慢性肾炎"变症"的治疗提出了举足轻重的治疗原则和施治方法。主,病之本,脾肾阳虚也;客,病之标,浊邪壅滞也。临床上病至此时,实是补泻两难阶段,《景岳全书·关格》云:"凡阳盛于阳者,若呼当泻,而阴分见阴,又不可泻。阴极于阴者,若乎当补,而阳分见阳,又不可补。病若此者,阳自阳而阳中无阴,阴自阴而阴中无阳,上下痞膈,两顾弗能,补之不可,泻之又不可,是亦关格之证也,有死而已……学者当辨其疑似。"因此,临床根据病情的演变,脾肾阳虚阶段应以补为先,在应用温阳药补时,应补阴以配阳,而使阳从阴复,配以滋阴之味为宜。临床上脾肾阳虚者,多兼见脾肾气虚,故在处方用药时又必须配合补气药,佐以化浊利水。在浊邪壅盛三焦阶段,浊是阴邪,易伤阳,浊不去,阳不复,故当急以祛邪。祛浊有降浊、化浊等法。降浊之法,务使浊毒从大便排出,也谓急下,可口服(含鼻饲给药)配以灌肠,双楫并举,辨证施药,疗效较好。化浊法多逐邪较慢,可用于前期症见湿浊症时的各个阶段。具体应用或补中兼泻,或补泻并用,或泻后议补,或长期补泻同用,因证而施,贵在灵活。

综上所述,脾肾亏虚是各型肾小球疾病的共性,它贯穿于疾病发展的始末,影响着疾病的发生、发展和预后。再从血液流变学看,夹瘀阻络是其必然,根据临床实际兼夹诸毒可表现于各个阶段,故治疗慢性肾炎,治宗脾肾是其关键,活血化瘀贯穿始末,祛邪排毒因证而施。这种标本缓急辨证施治的治疗方法是目前治疗慢性肾炎及其"变症"的较好办法,其中至理尚待进一步观察和研究。

三、关于慢性肾炎的预后、转归和相关临床问题的分析

要说慢性肾炎的预后和转归以及相应的对策,当从慢性肾炎的主要发展过程

来看,慢性肾炎发展的全过程,几乎就是中医"水肿""关格"等病发展的全过程。水肿多由外邪侵袭(慢性肾炎多属外邪引发),脏腑功能失调,或脏气亏虚,使三焦决渎失职,膀胱气化不利,而发生水湿潴留,溢于肌肤而病发水肿。一般发病之初以实为多见,渐而从实转虚,或由实而转化为虚实相兼,治疗恰当可以治愈。反之若辨证失误一,治不及时,或治不彻底,反复发病,伤及正气。"邪之所凑,其气必虚。"由于内虚,外邪易袭,常因多次感染或外感引发而加重病情,发生"变症"。病到"变症"期多属重急危证,若不及时采取应急抢救措施,可以导致死亡。临床上究竟应如何对待慢性肾炎的预后、转归等问题呢? 笔者认为应从几个主要临床症状的细微改变着手,防患于未然。过细地观察其细微的变化,采取恰当措施,变不利为有利,最大限度地使疾病朝着有利于康复的方向发展,使患者转于好,这是目的。兹就水肿、小便不利(不利包括尿色,尿短少,尿反多,尿点滴而下,尿闭,尿蛋白,尿隐血,尿管型等尿液的变化)、头昏、呕吐等几个常见症状略述于兹。

1. 头昏:头昏是临床病人常见的自觉症状之一,可见于多种疾病之中,甚至可发展为眩晕。其病因,虚有气虚、血虚、阳虚、阴虚之分;实有风、寒、暑、湿、肝阳上亢之别;论脏腑有属肝、属肾、属脾(胃)、在脑等不同。与慢性肾炎相关的头昏有三端,首先莫过于脾虚生痰,痰阻经络,清阳不升,清窍失养,以致头昏,治当补脾益气之味;其次是肝肾阴亏,虚阳上扰;再则是肝阳上亢,肝风内动,上扰清窍,而致头昏。凡此皆当注意测量血压,防止高血压并病,如是应采取适当措施,控制血压,或用中药平肝潜阳,或滋阴潜阳,或化痰通络。如夹有瘀血,又当活血潜降,不能因高血压的形成而加重慢性肾炎的发展。根据"髓海不足则脑转耳鸣"的理论,慢性肾炎,肾气亏虚,精关不固,肾精不足,脑失其养,也易出现头昏、头晕、耳鸣,如是又当佐益肾生精,聚髓充脑之味以治其本。凡此皆是防其微变之变的良方。

2. 小便不利,水肿:慢性肾炎之变,以小便之变尤为常见,如尿多尿少,尿色改变,夜尿频频,尿夹泡沫,尿检见血尿、蛋白尿、管形尿等,皆为尿之变,和中医的"中气不足,溲便为之变","肾司二便","热在下焦则尿血","诸转反戾,水液混浊,皆属于热"等理论相应。从中医的宏观理论看,肾炎早期出现的小便不利如尿黄、尿少、水肿,其因多由外邪引发,属实证的多。实当泻,当以祛邪为主。风邪外袭,肺气失宣,不能通调水道,下输膀胱,风遇水阻,风水相搏,溢于肌肤,则为水肿,小便短少,兼热则尿黄,当以宣肺为主,佐健脾利水之味。利水不宜太过,防伤正气,如一味宣肺利水,水肿退快,反伤脾胃,属治疗不当,对疾病的转归不利。应当标本兼治,宣肺利水、健脾渗湿合治。此时虽常见有血尿、蛋白尿、管形尿、水肿或高血压等,但治疗得当,多能较快消失。但若病情发展很快,可迅速出现贫血和低蛋白血尿,肾脏更加亏虚,出现"变症",这是一个非常不好的预兆,应积极杜绝之。根据临床观察,慢性肾炎病人昼夜尿量规律的改变,特别当出现夜尿增多时,多为肾阳亏虚,摄纳无权,下元不固的征兆。《诸病源候论·小便病诸候》说:"肾气下通于阴,府既虚寒,不能温其脏,故小便清而多,甚至夜尿偏甚者,则为内阴气生也。"慢性肾炎尿液清长,夜尿次多,可视为是肾虚的主证之一,这是病机的转变征兆,不能忽视,当急急温补肾气,以防病之恶化。至于小便混浊,夹有泡沫,混浊多属兼夹湿热,当从脾家兼有实论治,可佐清利之味,兼有泡沫,则和夜尿增多、小便清长一样对待,是虚之征,培补肾气,防其变证可也。若小便点滴而下,甚则尿闭,则已进入"变症"阶段,属于"关格"范畴。肾阳衰弱,湿浊内蕴,或阳损及阴,表现脾肾阳虚或阴阳俱虚,累及他脏,属危重急征兆,临床上以肾功能减退,代谢产物潴留,水、电解质及酸碱平衡失调,内分泌紊乱为其主要的临床表候。此中医认为病入膏肓,预后转归不容乐观,当立挽救措施,冲出困境。

3. 呕吐:呕吐,又名吐逆,说明脾气当升不升,不能输布精液,胃气当降不降,不降反升,产生呕吐,是脾胃功能反常的征兆。慢性肾炎发展到"变症"时,出现呕吐,和小便不通平行而来,说明肺脾肾三脏气化功能已经失职。《素问·经脉别论》说:"饮入于胃,游溢精气,上输于脾,脾气散精,上归于肺,通调水道,下输膀胱,水精四布,五经并行",这是正常的生理功能。当肺、脾、肾三脏皆损,饮食不能化为精微,而为浊邪,浊邪壅塞三焦,三焦不行,正气不得升降,故上而吐逆,曰格,下而小便不行,曰关。病至"关格",虽与肺、脾、肾三脏关系相关,但当浊邪产生之后,又可变成病因,侵犯心、肝,或使肺、脾、肾三脏的功能更加受损。同时痰浊也可蒙蔽心窍,或痰蕴化热,痰热内陷心包,甚至发展到心阳欲脱,阴阳离决。或邪侵下焦肝肾,阴阳决离而死亡。所以慢性肾炎一旦出现呕吐之征,应十分重视,不可大意。如和小便不通并见,则为"关格"之征,治当三法合一,即扶正祛邪、通腑泻浊、活血化瘀合法图治。不能口服者,改鼻饲或辨证灌肠,配以西药调整能量、电解质及酸碱平衡的失调,综合处理,使之相对平衡。如出现昏迷、抽搐、气急、出血等症,虽属病之重急危象,仍应急急救之。

(注:"中医秦皇岛肾病学术会议"论文交流资料,1987年1月12日于秦皇岛)

慢性肾炎治宗脾肾 60 例临床小结

慢性肾炎为慢性肾小球肾炎之简称,属祖国医学水肿、腰痛、尿血等范畴。临床上以头面、眼睑、四肢甚则全身浮肿为主症。病程冗长,反复不愈。尿检可见蛋白尿,红、白细胞及管型细胞等。笔者应用健脾温肾法治疗慢性肾炎 60 例,疗效较好,兹小结如下:

一、辨证分型

1. 脾虚型:共 37 例,占 62%。病程均在一年以上,尿蛋白十～十十十范围之内。本型兼外感的 20 例,占 54%;兼湿热的 4 例,占 10.8%;兼瘀血和寒湿的各 5 例,分别占 13.5%。

2. 肾虚型:共 23 例,占 38%。病程均在一年以上,尿蛋白十～十十十范围之内。本型兼外感的 15 例,占 65.2%;兼瘀血的 7 例,占 30.4%;兼湿热和寒湿的各 2 例,分别占 8.5%;兼肝肾阴虚的 1 例,占 4.3%。

二、治疗方法

1. 健脾方:药用黄芪 20 克,党参 15 克,白术 15 克,山药 15 克,茯苓 15 克,桂枝 10 克,泽泻 12 克,冬瓜皮 12 克,甘草 5 克。日 1 剂,水煎,2 次分服。

加减:

(1) 气虚明显者,倍用参芪以补气。

(2) 气阴两伤而见口干咽燥者,酌加玄参 12 克,生地 12 克,玉竹 12 克,去桂枝,益气而养阴。

(3) 脾运不健,纳呆便溏,腹胀者,宜去碍脾胃滋补之品,而加陈皮 12 克,砂仁 10 克等调理脾胃之药,以增运化之功能。

(4) 脾虚生湿,湿邪困脾,而症见脘腹作胀,食欲不振,口中黏腻或甜,舌苔白腻或厚腻脉濡,四肢微肿者,选加薏仁 15 克,苍术 10 克,藿佩各 10 克,厚朴 10 克,半夏 10 克,泽泻 10 克,陈皮 12 克等化湿以治其标。若湿郁化热,而口苦腻者去桂枝,加黄连 5～10 克,半夏 10 克,辛开苦降。湿热下注、小便黄赤者,选选加黄柏 10 克,白花蛇舌草 20 克,小蓟 15 克,藤梨根 15 克,萹蓄 15 克,六一散 20 克等,俾湿化而复健运。但必须注意湿化之后,应立即转手治本。

（5）外感引发者，应选治其标，或标本同治，临床上选加银花12克，连翘12克，板蓝根15克，大力子10克，麻黄5克，荆防各10克等宣肺利水之味。

（6）肾阳不足，肢冷便溏，腰酸畏寒，神疲乏力者，宜加附片10克，胡芦巴15克，破故纸12克等以收脾肾双补之功。

（7）血尿明显者，选加白茅根20克，仙鹤草20克，紫珠草15克，叶下珠15克，生地15克，花蕊石15克等凉血止血。

（8）兼瘀血者，选加丹参12克，益母草12克，桃仁10克，地鳖虫10克活血化瘀。

2. 温肾方：药用熟附片10克，肉桂5克，巴戟天12克，胡芦巴12克，淫羊藿12克，白术12克，山萸肉12克，黄芪20克，党参10克，赤芍12克，银花15克，甘草5克。日1剂，水煎服，2次分服。

加减：

（1）肾阳不足，心失温煦，心阳虚衰，鼓动无力而心悸气短者，桂枝易肉桂，党参30克，温肾阳以振心阳。

（2）气血运行不畅而血瘀者，选加丹参10克，桃仁10克，地鳖虫10克，益母草10克，川芎10克，以行气活血。

（3）阴阳两虚者，加枸杞子12克，阿胶10克（烊冲），鹿角胶10克，生地12克，和主药相伍，滋阴温阳予以兼顾。

（4）肾虚为主，尿蛋白长期不消，或反增多，选加芡实10克，诃子12克，莲子12克，金樱子12克，以增强补肾固摄之力。

（5）肾阴不足，水不涵木，或肝阳上亢，而症见头昏头晕，血压增高，耳鸣少寐，舌红苔少，脉细弦者，宜选加生地12克，夏枯草12克，枸杞子12克，怀牛膝12克，首乌12克，益母草10克，石决明20克以滋水涵木，平肝潜阳。

（6）肺肾阴虚，舌红少苔，手足心热，口干咽痛者，则方中温药宜减。而酌加生地12克，枸杞子12克，川石斛12克，玄参12克，桔梗12克，沙参12克滋补肾阴，兼顾肺阴，且与方中参术芪草相伍，又可达肺肾气阴兼顾，使金水相生，有利病愈。

（7）血尿明显，小便黄赤者，仿健脾方加减。

三、治疗效果

1. 疗效判定：① 显效：临床主要症状如水肿，腰酸痛乏力次第消失，蛋白尿持续转阴或持续降至微量，尿红细胞转阴或不超过0～5个/高倍视野，肾功能正常。

② 有效:临床症状基本消失,尿蛋白或有或无或较前持续减少(+)以上,尿红细胞持续减少或无,肾功能明显改善。③ 无效:临床症状无大变化,尿蛋白无明显减少,或肾功能恶化者。

2. 临床疗效:60 例中显效的 24 例,占 40%;有效 29 例,占 48.3%;无效 7 例,占 11.7%;总有效率为 88.3%。

3. 辨证与疗效的关系:脾虚型 37 例,显效 14 例,有效 19 例,无效 4 例。本型总有效率为 89.1%;肾虚型 23 例,显效 6 例,有效 14 例,无效 3 例,本型总有效率为 87%。

四、治案举例

王××,女,40 岁,教师。全身水肿,反复不已,已历三年。先后住院四次,诊断为肾小球肾炎,经西医治疗皆好转出院。近来因劳累,面目四肢又见浮肿,伴心慌气喘,肢冷畏寒,腰部酸痛,头昏神疲,面色不华,食少纳呆,腹胀便溏,小便短少,舌苔薄白,舌质紫暗有瘀点,脉沉细。血压 180/125 mmHg。尿检:尿蛋白、红细胞(+),管型(+)。查肾功能:血尿素氮 41.5 mg/dl,CO_2 结合力 33.5 容积,肌酐正常。证属脾肾阳虚,心失温煦,气血运行不畅,水湿内停。治宜温补脾肾,通阳利水,佐以化湿之味。方用健脾方合温肾方加减。方药:黑附子 15 克,巴戟天 15 克,无根草 12 克,白术 10 克,山药 10 克,黄芪 15 克,党参 15 克,赤芍 10 克,丹参 10 克,桃仁 10 克,茯苓 20 克,土茯苓 20 克,桂枝 10 克,夏枯草 20 克,坤草 12 克,川牛膝 15 克,槐花 12 克,玉米须 30 克,上方连服 15 剂,水肿消退有半,饮食有增,原方随症变小有增减,先后服药 35 剂,全身水肿全退,血压保持于 155/88 mmHg 左右,其余诸症也次第消除。唯头昏,腰尚时酸,蛋白尿(+),原方调整再进。药用:附片 10 克,黄芪 30 克,党参 30 克,山药 30 克,金樱子 15 克,甘杞子 20 克,熟地 15 克,鹿角片 15 克,丹参 15 克,桃仁 10 克,坤草 15 克,赤茯苓 10 克,川牛膝 12 克,槐花 10 克,又服 40 剂,查肾功能血尿素氮 19 mg/dl,CO_2 结合力 53 mmol/L,尿检蛋白微量,后制小其剂,隔日一剂,调理二月而能上班工作。

五、体会

1. 慢性肾炎多与脾肾关系密切,治疗时必须抓住主次,辨证施治,脾虚为主的用参芪、白术、山药等升阳固泄为主,配以温肾助阳之味,如附子、胡芦巴、巴戟天等以鼓舞肾气,气化则水化;肾虚为主的用温肾法,重在温肾壮阳,固肾节流,用附桂、巴戟天、淫羊藿、金樱子、芡实等配以温脾益气之味,如参芪、白术等,则临床疗效较为满意。

2.《金匮》云:"血不利则为水。"血水同源,肾脏的血瘀可为血因水聚,水因血停而致。要消其肿,应虑其瘀,而酌加桃仁、益母草、赤芍、丹参、地鳖虫之味,活血即所以行水,则疗效好。

3. 慢性肾炎的治疗,重在温补脾肾,在脾肾之中又以肾阳虚衰占重要地位。而肾之阴阳是互根的,故温补肾阳时,当顾其阴虚,具体运用应宗张景岳谓"善补阳者,必于阴中求阳,则阳得阴助而生化无穷,善补阴者,必于阳中求阴,则阴得阳升而泉源不竭"之旨。用参、芪、鹿角、附片等以升阳,佐熟地、龟板、阿胶等以养阴,阴阳并补,血压高者,用川牛膝、槐花配附片、丹参、桃仁等活血潜降,温为降用,燮理阴阳,令其平衡。并密切注意其他诸脏的功能,随证加减为宜。

4. 药物的作用须借胃气的输布,治慢性肾炎要特别注意脾胃的功能,碍胃、败胃之药要慎用。大苦大寒,滋补大品,用当注意,以防伤胃。

5. 慢性肾炎外感引发者较多,故笔者认为在常规治疗的前提下,可与方中稍加固表解毒之味;如黄芪、白术、防风、银花、板蓝根、贯众等,以防病邪入侵。并注意寒湿,增强体质,以防复发。

6. 对于慢性肾炎蛋白尿反复出现,长期不消者,应重用参芪、山药、白术等升阳固泄。配以附子、巴戟天、龟板、熟地、金樱子、芡实等温肾填精,固肾节流。这些药物既有扶正固本的作用,又有提高免疫功能的效果。对尿蛋白转阴,提高肾功能,防止尿毒症的出现,皆有其积极意义。

(文系杭州第五次全国肾病会议论文交流资料,1989 年 10 月 10 日,杭州)

中药治疗慢性肾炎肾劳期 104 例

慢性肾炎肾劳期,临床以虚为主,夹瘀是其必然,治宗脾肾是其关键。笔者在临床上分脾虚血瘀和肾虚血瘀两型治疗,随其兼证酌情加减,疗效较好。现小结如下:

一、临床资料

病例选择:按《全国中医学会内科学会慢性肾炎诊断疗效评定标准(草案)》选择慢性肾炎肾劳期患者为观察对象,共治疗 104 例,其中男 42 例,女 62 例,年龄最小 14 岁,最大 68 岁,病程未达 1 年 15 例,1～2 年 36 例,3～4 年 25 例,5～6 年 13 例,7～8 年 7 例,9 年以上 8 例。

二、辨证分型

1. 脾虚血瘀型(64 例),其中兼外感 35 例,兼湿热 11 例,瘀血明显 23 例,兼肾元亏虚 17 例,兼肝肾阴虚 3 例。临床表现:头面或四肢水肿,常因劳累或外感引发,面色少华或苍白,头昏乏力,纳减便溏,小便短少,腰膝酸软,肢体微肿或不肿,舌淡苔白滑,脉沉细缓。尿检查常有少量蛋白、红、白细胞或管型。若发作时则脾肾功能更差,每因脾失升清,肾失固摄,精微大量下泄而见尿蛋白增多。

2. 肾虚血瘀型(40 例):兼外感 24 例,瘀血明显 25 例,兼湿热 9 例,兼肝肾阴虚 5 例。临床表现:腰酸腰痛,畏寒肢冷,少尿或尿液反多,下肢水肿或腰以下肿甚。或见晨起眼睑水肿,面色灰滞或㿠白,舌淡胖苔薄白或少苔,脉沉细弱。因肾失固摄精微下泄,故尿检可有少量蛋白、管型与红、白细胞。

三、治疗方法

健脾活血方:黄芪、党参、白术、山药、茯苓、干姜、桂枝、泽泻、玉米须、赤芍、冬瓜皮、板蓝根、益母草、刘寄奴、甘草等 15 味药组成。水煎,每日一剂,2 次分服。若外感引发者,先治其标,或标本同治,可选加银花、连翘、板蓝根、麻黄、荆芥、防风等;兼湿热加黄柏、白花蛇舌草等;兼肝肾阴虚加生地、桑椹子、枸杞子、知母,去干姜;兼肾元亏虚加熟附片、胡芦巴、破故纸以收脾肾双补之功;瘀血明显再加三七、桃仁等以增强活血化瘀之力。

温肾活血方:黑附子、巴戟天、芡实、胡芦巴、淫羊藿、白术、山药、山萸肉、黄芪、党参、赤芍、银花、益母草、刘寄奴、甘草等 15 味药组成。水煎服,每日 1 剂,2 次分服。若兼外感,其加减同脾虚型;瘀血明显加味同脾虚型;兼阴阳两虚加枸杞子、鹿角胶、生地等;肾元亏虚为主,尿蛋白长期不消或反增多,男子兼见遗精,女子兼见带下者宜加莲子、金樱子等以增强补肾固肾之力;肝肾阴虚加生地、夏枯草、女贞子、墨旱莲、首乌、枸杞子、怀牛膝等滋水涵木,平肝潜阳;肺肾阴虚加生地、川石斛、枸杞子、玄参、沙参等滋补肺肾,并与方中参术芪草相伍,肺肾气阴兼顾,金水相生,则更利病愈。

四、治疗效果

完全缓解(39)例:临床症状消失,尿蛋白阴性,肾功能正常,劳动能力恢复。1 小时尿沉渣计数正常。基本缓解(31例):临床症状基本消失,尿常规基本转阴,肾功能基本正常,劳动能力基本恢复,1小时尿沉渣数接近正常。部分缓解者(23例):部分症状消失,尿常规肾功能有好转。无效(11例):病情加快发展乃至死亡。

辨证与疗效的关系 104例中脾虚血瘀型64例,完全缓解26例,基本缓解24例,部分缓解12例,无效2例;肾虚血瘀型40例,完全缓解12例,基本缓解15例,部分缓解4例,无效9例;脾虚血瘀型较肾虚血瘀型疗效好。

五、病案举例

吴某,女,49岁。全身水肿反复发作5年,先后住院5次,诊断为慢性肾炎。经治皆好转而出院。近两月来,因劳累复发,面目四肢水肿,伴心慌气喘,肢冷畏寒,腰酸痛,头昏神疲,面色晦暗,纳谷不香,腹胀便溏,小便短少,舌紫暗有瘀点,苔薄白,脉沉细。血压 24/16 kPa。尿检:蛋白(++++),红细胞(++),管型(+)。血尿素氮 17.3 mmol/L,CO_2 结合力 14.3 mmol/L,全血肌酐 133 mmol/L。证属脾肾阳虚,心失温煦,气血运行不畅,水湿内停。治拟温补脾肾,通阳利水,活血化瘀为法。药用:黑附子、巴戟天各15克,菟丝子12克,白术10克,山药、黄芪、党参各15克,赤芍、丹参各10克,益母草15克,刘寄奴、茯苓各20克,桂枝10克,夏枯草20克,玉米须30克。连服15剂后纳谷转香,小便增多,水肿消退近半。原方续进,先后服药25剂,水肿全退,但仍头昏,腰尚时酸,尿蛋白不消。原方调整以温肾活血为主。药用:熟附片20克,黄芪、党参、山药各30克,金樱子15克,枸杞子20克,熟地、鹿角片各15克,桃仁10克,益母草15克,刘寄奴20克,赤芍10克。又服30剂,诸症皆消,查血尿素氮 6.07 mmol/L,CO_2 结合力 27.7 mmol/L,尿检蛋白微量。后用上方,隔日1剂,调理2月,病愈。

六、体会

慢性肾炎治宗脾肾。在具体运用时必须抓住主次、辨证论治。脾虚为主的用健脾活血方,以黄芪、白术、山药等升阳固摄为主,配以温肾助阳之味,如附子、胡芦巴、巴戟天等以鼓舞肾气,气化则水化。肾虚为主的用温肾活血方,重在温肾壮阳,固肾节流,用附、桂、芡实、巴戟天、淫羊藿、金樱子等配以温脾益气之味,如黄芪、党参、白术、山药等。且宜顾其阴虚,可佐熟地、龟板、阿胶等以养阴,以求增一份元阳,长一份真阴。

据慢性肾小球肾炎血液流变学变化的有关资料表明,慢性肾炎都有不同程度的血瘀现象存在,和祖国医学"久病夹瘀"理论相一致,故方加益母草、刘寄奴、赤芍、桃仁等活血化瘀之味而效佳。

以上这些药物据报道既有扶正固本的作用,又可提高肾脏免疫功能,对蛋白转阴,提高肾功能,防止尿毒症的出现,皆有其积极意义,其中至理尚待进一步观察。

(文系 1990 年 9 月大连肾病研讨会论文交流资料,《辽宁中医杂志》1991 年第 4 期刊出)

应用中医药治疗糖尿病

糖尿病是临床常见病多发病之一,属中国传统医学"消渴病"的范畴。中医对本病的认识历史悠久,源远流长,其理论渊源于《内经》,辨证治疗出自《金匮》,证候分类起始于隋代巢元方的《诸病源候论·消渴病诸候》中,体系形成于唐宋。之后,代有发展,均从不同的侧面对消渴病的理论和治疗作了阐述和发展,内容丰富,为我们诊治和扩大临床思维提供了宝贵的文献资料。笔者就应用中医药治疗糖尿病,从一、脏象学说为基础,据病情定位、定性;二、益气养阴,活血化瘀,治宗始末;三、借助微观,杜绝"隐证";四、古方今用,今补古缺;五、参看年龄,观形审证,兼证兼治;六、笔者惯用的方药介绍等六个方面探讨于兹。

一、脏象学说为基础,据病情定位、定性

所谓"脏",也就是藏,是深藏在身体内部的脏器。"象"就是现象,是表现于外的形象。内在脏腑与外在肌肤容颜的五色(红、青、黄、白、黑)、脉络、五官九窍、四肢肌肉,乃至筋骨毛发等皆有密切的联系,内在脏腑功能正常,决定了外在证候症状的正常表现。即"有诸内必形诸外,有诸外必根诸内"的"可外揣内"的脏象研究方法。中医运用这个方法,将因消渴病而影响脏腑组织、各器官等的病理变化的表现统列起来,即谓临床证候,再运用有关理论进行分析而定病位之在脏在腑,病性之寒热虚实。消渴病的病理,主要因原是阴津亏损,燥热偏胜,阴虚为本,燥热为标,互为因果。其病位虽与五脏均有关系,但以肺、脾(胃)、肾三脏为主,尤以肾为主。从脏象学说看,消渴病所表现的症状为什么都与肺、脾(胃)、肾三脏相关呢?这是由脏腑生理功能所决定的。中医理论认为,肺主气,为水之上源,主敷布津液,肺受燥热之邪所伤,津液不能正常敷布,而小便排出,则表现为尿多,肺不布津,则口干口渴,渴欲自救,是以多饮。脾为后天之本,主运化,为胃行其津液,胃为水谷

之海,主腐熟消化水谷,脾胃受燥热之邪所伤,脾阴不足,不能行其津液,只表现出口渴多饮,胃火炽盛,其火杀谷腐熟,消化力加快,故多食善饥。考甘味入脾,脾气虚不能传输水谷精微,精微下流,故临床上兼见小便味甜。脾主肌肉,水谷精微下流不能濡养肌肉,是以出现形体逐渐消瘦。肾为先天之本,生命之根,主藏精而寓元阴元阳。肾阴亏损则虚火内生,火邪上燔心肺则烦渴多饮,则水谷精微直趋下泄为小便而排出体外,则尿多或混浊或夹有泡沫,形瘦而身体乏力,腰膝酸痛,头昏耳鸣,面容憔悴,面色黎黑,四肢欠温,畏寒怕冷,甚则男子阳痿,女子月经不调等症状随病机的变化接踵而至,这就是消渴病为什么以肾亏为主的原因。古人有以三消部位而定病情,即上焦属肺,症轻,中焦属胃,症较重,下焦属肾,症重。上中焦不治,则不传于下,病位多在肺胃,反之及肾,也是这个道理。由于三消症状互见为多,且有密切的内在联系,故临证时上中下三消不必截然分开,应根据症状表现,三脏兼顾,定位定性,辨病辨证,两相结合为宜。

二、益气养阴,活血化瘀,治宗始末

传统的中医脏象学说认为,有诸内必然形诸于外。凭借感官测知病情的变化,直观的取得临床信息(即四诊所得),运用八纲进行归纳分析,选方遣药。糖尿病阴虚为本,燥热为标,益气滋阴,清热应贯穿于治疗的始末,已无疑义。但化瘀问题值得研究,一般地说临床上如见有舌质紫气、紫暗、紫斑、瘀点、瘀斑或见舌下静脉粗大而长,或兼病半身不遂,脉涩或结代,或见形体出血、肿块、结节等皆可视为瘀血之症,治疗方法就显而易见了。但糖尿病临床表现特殊,因糖尿病是一种慢性、消耗性、进行性疾病,病因尚不明确,一般病程长,治疗方法不当,容易并发全身神经、微血管、大血管等病变,凡此与中医"久病夹瘀""久病必虚"理相一致,但有的临床却不明显表现瘀血症状。笔者《辨证治疗糖尿病 208 例》,其中表现瘀血症状的只有 31 例,而处方用药时皆用活血化瘀药,如水蛭、坤草、丹参、红花、地鳖虫等,其运用频率高,贯穿于治疗的始末。结果表明:脾胃燥热,阴伤型(98 例)有效率为96%,肾虚阴伤型(64 例)有效率为 91.4%,从而说明凡糖尿病病人皆有不同程度的瘀血症状存在,是客观的。从血液流变学的异常来看,也与之相应,说明活血化瘀药在降低糖尿病病人的血黏稠度,改善微循环,增加血流量,软化纤维组织,在纠正糖代谢的紊乱中是起了治疗作用的,所以应以益气养阴、清热润燥为主,活血化瘀贯穿治疗的始末。

三、借助微观，杜绝"隐症"

中老年以后，应重视临床轻微症状的出现，更应重视体检，以发现"隐证"疾患。因为糖尿病的"三多一少"症状，是随年龄的增长而减轻，由于年老动脉硬化加重，肾小球过滤率减少，肾糖阈降低，尿糖阳性率亦低，故临床症状不明显，医学上谓之"隐症"。这时凭借医生和患者感觉已无法测知，传统的"脏象学说"也无症可列。在科学高度发展的今天，从中医"治未病"的观点出发，借助现代检测手段，进行血糖测量，发现糖尿病"隐症"已势在必行。这种方法的应用，扩展了中医的临床思维，促进了中医临床学科的发展，是宏观和微观的互补。笔者曾用"活血润燥生津饮治疗老年糖尿病73例"，其中症状不明显者25例，占34％，由体检发现者8例，占11％，足以说明微观检测是发现糖尿病"隐症"的重要手段。其所得是"隐症"糖尿病治疗的主要依据，不可忽视。

四、古方今用，今补古缺

治疗糖尿病古方很多，如清热生津的白虎加人参汤；滋养肝肾，益精润燥的六味地黄丸；滋阴温阳的金匮肾气丸；生津止渴的消渴丸；滋阴养液、润燥通便的增液承气汤；消渴兼见中焦温热的鞠通黄芩滑石汤；活血化瘀，生津润燥的活血润燥生津饮等，至今仍为临床家所选用。尤其值得一提的是，经过现代药理试验确有直接降糖作用的中草药，更可结合临床辨病辨证选用。如糖尿病兼见气虚者选用红参、黄芪、山药益气生津；阴虚者选用玄参、生地；气阴双虚者，选用山药、人参、生地、杞子；阴虚火旺者，选用知母、黄柏；阴虚有热者，选用生地、白薇、地骨皮；心悸气喘者，选用红参、麦冬、五味子；胃阴不足者，选用葛根、天花粉、沙参；肺阴不足者，选用地黄、南沙参、五味子；肾阴不足者，选用甘杞子、熟地、山药；中焦湿热者，选用黄芩、滑石、白蔻等。综上所述，古方今用乃辨证所需，今补古缺是病之所需，相得益彰；凡此选药，既寓辨证之意，也含降糖之功，恰切病机。

五、参看年龄，观形审证，兼证兼治

本病一般发于中年之后，但也有青少年罹患者。由于年龄不同，病情的发生发展、轻重程度及预后转归皆有不同。年少者，一般发病急，发展快，病情重，症状典型。反之，中年之后，尤其老年，起病较缓，病程较长，临床症状多不明显，往往治疗时间较长。其症状典型者，选方遣药，显而易见；不典型者，诊治易致漏缺，凡此都

应结合年龄细审详辨。另外应注意察形审证,形体丰满者(肥胖者)多为肌体由生理向病理的改变象征,由于脂肪积累过度,给肌体尤其是心脏带来负担,易患高血压、高血脂、冠心病、内分泌紊乱等疾病。而这些病又常常是糖尿病的主要诱因。故人到老年,节制饮食,适度体育活动,调整心态,防止肥胖,对防治糖尿病是有其一定意义的。至于兼症,即并发症,一旦辨明本证与并发症的关系,治本就是主要的,因糖尿病的死亡率很高,仅次于心血管、脑血管和肿瘤等病,而最终又每每不死于糖尿病,而死于糖尿病的并发症或并发病。所以必须正确、及时、有效的治疗糖尿病这个本的同时,兼证兼治,是杜绝并发症、减少死亡率的有效措施,意义深远。治疗糖尿病,在目前来说,西药降糖见效快,给人以喜。但因其药物的副作用大,损伤肝肾者多,易致自身免疫功能的下降,导致诸多并发病或并发症的相继出现,而加重病情,增加死亡率。笔者从近 40 多年的临床观察来看,应用中医药治疗糖尿病,降糖效果不及西药快,但治病必求于本,从以人为本的理论出发,应用中医药辨病辨证两相结合,既可控制血糖,又能提高自身免疫功能,增强体质,减少和杜绝并发病和并发症的出现,这是应用中医药治疗糖尿病之常,以人为本,当属上策。还有一点要说及时,就是糖尿病的并发病和并发症的出现,往往还与病人的饮食宜忌有关。饮食不忌,吃得过饱,饮酒,高糖饮料,高糖水果照吃,对糖尿病病人,无疑是不利的,也是产生并发病并发症的原因之一。但过分强调饮食宜忌,无疑也是不利的。人体五脏六腑,四肢皮毛,筋骨肌肉等各需各的营养,来维持各自的正常的生理功能。临床上常见按书本上的计算方法(粗算法)来控制饮食量。即凡肥胖(超过标准体重 20%)糖尿病病人的饮食:每天控制主食为 4~6 两(200~300 克),副食品中蛋白质 30~60 克,脂肪 25 克。一般糖尿病病人的饮食:其健康状态和体重均正常,轻体力劳动者,每日主食 5~8 两(250~400 克),重体力劳动者每日主食 8~10 两(400~500 克)。副食品中蛋白质 30~40 克,脂肪 50~60 克。夫民以食为天,饮食是后天生存的基础,人体精气神三宝的支柱就是靠饮食。中医谓脾胃为后天之本,人离开母体后,成长发育就全靠脾胃了。一个人一天吃多少,各人有各人的需求量,不能一概而论。所以糖尿病病人的饮食宜忌断不可机械地执行。我临床数十年,应用中医药为主治疗糖尿病,饮食宜忌,遵我所嘱,凡天上飞的,水里游的,土里长的能吃的皆可以吃,基本吃饱。我还送他们一句话,"饮食品种不怕多,唯恐吃不到。"临床上我还没有发现一例,因我治疗而病情加重者(陈并发特殊病种死亡外)。相反地,用纯西药治疗,饮食按书本计算执行。血糖是正常了,但病人初则出现饿得慌,受不了。渐则身无力、自汗,形体消瘦明显,继则自汗心慌加重,头昏眼花,腰疼耳鸣,性欲减退,甚则阳痿,并发病也相继出现。3～5年后,严重者多出现血糖特高不降。此时又多来求助于中医药,临床每见不鲜,可惜最佳治疗时间已被耽搁,实谓可叹！所以笔者认为应用中医药为主治疗糖尿病,饮食宜忌不要过分,就当今而言,无疑是临床最佳选择。

在兼症治疗方面,根据脏象表现,糖尿病人一旦发现兼症,当随时调整治疗方案。如兼见视力减退、视物微糊、眼前飞蚊舞蝇,甚则视物不清,眼睛失明,耳鸣或头响,从"肝开窍于目""瞳仁属肾""黑睛属肝""肾开窍于耳""肾虚则脑空耳鸣"推论,此皆属消渴病久,肝肾受损,"肾藏精","肝藏血",精伤血耗,精血不能上承,目失所养,耳、脑失濡所致。临床上如白内障、省目、耳鸣、耳聋、脑响等多由此来,用药当佐滋养肝肾,益精补血之味,如明目地黄丸、石斛夜光丸等。药选生地、白芍、石斛、杞子、青葙子、蒙花、决明子等。兼见肢体麻木,目下如卧蚕起之状者,多属消渴病久,伤精耗血,气血双亏,因虚致瘀,络脉不畅,不能濡养肢体肌肉所致,当佐四物汤,生脉散等。药选人参、黄芪、熟地、赤芍、当归、水蛭、紫丹参、川芎、女贞子、墨旱莲、天麻、僵蚕、细辛、制川草乌等。兼见泄泻,泻下完谷,食欲减退,精神不振,四肢不温者,当属脾肾双亏。此时糖尿病征虽不明显,但此属先天后天俱损现象,病情较严重,当佐温肾,以增强肾的蒸化功能,温脾以助脾的运化功能,方如理中汤、赤石脂禹余粮丸等。药选人参(勿用党参代)、焦白术、赤白脂、禹余粮、熟附片、干姜等。若见大便干结或便秘者,多属阴津亏损,肠道干枯之由,又当从"中气不足、溲便为之变""肾司二便""无水(津)舟(大便)不行"立论兼治,方选补中益气汤、济川煎、润肠丸等。药选肉苁蓉、当归、枸杞子、熟大黄、火麻仁、郁李仁、桃仁,重用黄芪益气生津。兼见水肿,小便不利,多属病久,肾气虚衰,肾失蒸化功能,水液滞留,溢于肌肤所致,治当佐温阳化气,行水消肿,方以桂附地黄丸、真武汤等。药选附片、桂枝、云苓、胡芦巴、焦白术等。兼见痈疽疮疡或牙龈脓肿久不愈者,多燥热内盛所致,应清热凉血解毒为佐,方用银花解毒汤、五味消毒饮等。药选银花、连翘、黄花地丁、紫花地丁、赤芍、丹皮、知母。如系局部溃不收口者,可用三黄粉(黄连粉2份,黄芩粉2份,黄柏粉2份,青黛粉2份,三七粉1份,加少量冰片)外用,疮口常规消毒或用盐水洗后,粉药撒其上或用醋调外敷其上,药干欲掉即换。以助清热解毒,生肌长肉,促其尽快收口而病愈。所以,对糖尿病的并发病和并发症,皆应辨证兼治,方能收效满意,早日康复。

六、笔者惯用的方药

消渴病是临床以多饮、多食、多尿、消瘦或尿有甜味为主要特征的病证。和糖尿病，名异实同。其病位虽与五脏有关，但以肺、脾（胃）、肾三脏为主，尤以肾为主。其病理主要是阴虚燥热，阴虚为本，燥热为标，互为因果，夹瘀阻络是其必然。治应益气养阴，清热润燥，标本兼治，活血化瘀贯穿始末，兼症兼治。中药为主，必要时可佐西药降糖，糖降正常，仍转手治本，中药治疗，不必多虑。饮食宜忌，切勿过分。笔者从多年的临床观察，认为应用中医药治疗糖尿病，疗效（含降血糖）虽慢可取，以人为本，这是根本，也是医学发展的必由之路。我常用的方药益气活血清热生津汤（自拟）治疗。方药：黄芪 30 克，生地 12 克，山药 30 克，云苓 15 克，红参 3～5 克（勿用党参代），瑞雪 15～30 克，知柏各 12 克，泽泻 12 克，玄参 12 克，炙水蛭 10 克，紫丹参 15 克，鸟不宿 15 克，黄芩 12 克，山萸肉 12 克，巴戟天 12 克，白僵蚕 15 克，丹皮 12 克，生麦芽 30 克，日 1 剂，水煎 2～3 次分服。

临床加减：参见兼症治疗。

方中以黄芪、红参、山药、山萸肉、巴戟天等益气生津，用生地、瑞雪、知柏、玄参、生麦芽等清热滋阴，取丹参、丹皮、炙水蛭、鸟不宿、红花等活血化瘀，增强微循环，改善胰岛功能，方中僵蚕、黄芪、山药等药尚有直接降糖作用。诸药和合，疗效满意。

应用中医药治疗糖尿病，前景喜人，不容置疑。其中至理，宜和同道花大力气，不断探索，不断发展，不断提高为是。

参考文献

1. 吴国梁，吴弥群. 糖尿病的诊断、治疗与预防［M］. 天津：天津科技翻译出版公司，1994：38.

2. 方荡中，邓雪涛. 实用中医内科学［M］. 上海：上海科学技术出版社，1985.

［本文 1993 年应邀参加福建邵武市召开的"全国第五届唯象中医学研讨会"大会宣读，1994 年在"中国北京糖尿病（消渴病）国际学术会议"上交流，文已编入《中医药治疗糖尿病新进展》论文集（节选），北京：中国医药科技出版社，1994.］

浅析中医对糖尿病的认识与治疗

中医对糖尿病的认识历史悠久，源远流长，运用中医药治疗糖尿病效果良佳，已为临床所证实，尤其是活血化瘀法的广泛运用，为糖尿病的治疗开辟了更加广阔的视野，现浅析于兹。

一、中国古代医学家对糖尿病的认识

在中国传统医学典籍中，类似糖尿病的记载很多，早在 2000 年前的《黄帝内经》中已有"消渴""消瘅"等不同名称的记载,书中对消渴的主要症状如多饮、多食、多尿、消瘦等描述和当今糖尿病症相一致。汉·张仲景在《金匮要略》中以消渴作为病名,内容有论有治。至元·朱丹溪在《丹溪心法》中对消渴病的症状记述则更详。谓"消渴善饥,饮食倍常,不生肌肉,小便数而甜"。以上所述是中国古代医家对糖尿病的认识的几个具有代表性的重要里程碑,他比世界有关医家的认识早千余年,居世界前列。

二、关于糖尿病的病位、病因和病理的阐述

病位主要在肺、胃、肾三脏。其病因病理:① 饮食不节,积热伤津。《素问·奇病论》谓:"此人必饮食甘美而多肥也,肥者令人内热,甘者令人中满,故其气上溢,转为消渴。"《丹溪心法》也谓:"酒而无节,酷嗜炙……于是炎火上,脏腑生热,燥热灼盛,津液干焦,渴饮水浆,而不能自禁。"说明长期过食肥甘,醇酒厚味,积热伤中,消谷耗液,而易发"消渴"。② 情志失调,郁火伤阴。《灵枢·五变篇》谓:"消渴者,……耗乱精神,过违其度,而燥热郁盛之所成也。"过度的精神刺激,如郁怒伤肝,化火灼胃,下耗肾液,皆易发为消渴。③ 房劳伤肾,虚火内生。《千金方》谓:"消渴由于盛壮之时,不自慎惜,快情纵欲,极意房中,稍至年长,胃气虚竭,……此皆由房室不节之所致也。"说明房劳过度,耗损肾精,虚火内生,可致肾虚、肺燥、胃热而发为消渴。④ 五脏虚弱,精亏液竭。《灵枢·本脏》谓:"心脆则善病消瘅易伤。"夫五脏者,主藏精,精为人生之本,肾又受五脏六腑之精而藏之,若五脏虚弱,则精气不足,精液亏竭,则亦可发为消渴。综上所述,消渴的病理,主要在于阴津亏损,燥热偏盛,肺受燥热所伤,则不能敷布精液;胃受燥热所伤则胃阴不足;肾受燥热所伤肾阴亏损,虚火内生,上可燥肺;中可灼胃,下可竭肾。以上三者,常常互相影响,迁延日久,则可累积五脏,致精血枯竭而变生他端。

三、关于糖尿病的证候演变

其演变可以从四个方面论及:① 症状演变。《素问·气厥论》胃:"肺消者,饮一溲二";"大肠移热于胃,善食而瘦。"《灵枢·师传篇》谓:"胃中热则消谷,令人悬心善饥。"至唐孙思邈对"三多"症候又作了补充,谓"呼吸少气,不得多语,心烦热,两脚痿,食乃皆倍于常,故不为气力"。使症状完善。② 脉象演变,《素问·通评虚实论》谓:"消瘅……脉实大……脉弦小坚……"《实用中医内科学》谓:"脉象多见弦数或细数无力等。"脉象的记载基本反应临床的实际。③ 证候演变。《诸病源候

126

论》中,首将消渴病归纳为消渴候、温病候、温后虚乏候、渴利候、温利后损候、温利后发疮候、内消候、强中候等八个证候类型。之后宋、元、明、清乃至现今多从上、中、下三消论治,更加切合临床。根据古今证候演变,笔者结合自己的临床经验,分肺胃燥热阴伤、肾虚阴损和瘀血阻络阴虚三型论治,获效满意,其中益气养阴结合活血化瘀效果最好,值得进一步研究。

四、关于对糖尿病治疗的分析

中国传统医学文献记载,能治消渴病的方药都可以治疗糖尿病,归其类有四:

（一）从病因论治:① 清热生津。唐孙思邈《千金方》载消渴方剂 57 首,针对水渴病的主要病因是燥热伤津,而常用花粉、麦冬、地黄、黄连等清热生津以治疗。② 甘寒生津。《素问·奇病论》谓:"治之以兰。"兰草性寒味甘,生津止渴。③ 益气清热滋阴。宋《太平圣惠方》载治疗消渴病方 177 首,根据消渴"三多"症状的偏重不同,结合证候表现,常用人参、花粉、黄连、甘草、麦冬、知母、地黄等图治。

（二）从脏腑治疗:① 清胃益肾。东汉·张仲景首创白虎人参汤、肾气丸治疗胃热肾亏型的糖尿病。② 补肾水,泻心火,清胃肠。金·刘河间"三消论"针对病位结合病因指出:"补肾水阴寒之虚,而泻心火阳热之实,除肠胃燥热之甚,济人身津液之衰"的治疗原则。③ 养肺降火,生血为主。元·朱丹溪《丹溪心法·消渴》主张养肺降火生血为主的治疗方法,称"天花粉消渴之神药"。④ 补肺益肾。明·李梴《医学入门》用肾气丸合参苓白术散,益肾养脾而使津液自生。清·陈修园主张"以燥之药治之",用理中汤倍白术加瓜蒌根治疗。⑤ 从肝论治。《四圣心源·消渴》谓:"消渴者,足厥阴之病也。"

（三）从饮食治疗:① 少食多餐,勿食过多。唐代孙思邈认为消渴病"小便多于所饮""食物消余波便",从而为糖尿病人控制饮食提供了依据。孙氏谓:"能慎此者,虽不服药而自可无他,不知此者,纵有金丹,亦不可救,深思慎之。"并主张"先候腹实,积食乃实"。"食欲得少而数,不要顿而多"。但根据临床观察,饮食宜忌,切勿过分。② 禁食糖及动物脂肪。《内经》谓:"肥者(却动物脂肪)令人内热,甘者(即糖类)令人中满,故其气上溢,转为消渴。"中医传统上认为糖尿病病人应禁食糖类及动物脂肪,否则会使血糖迅速升高,加重病情。除此之外,还应不喝酒,多食植物纤维含量高的食物,如带麸小麦、糙米、玉米、豆类,绿叶蔬菜如芹菜、空心菜等为宜。

（四）体育治疗。隋·巢元方倡导行和散步治疗消渴病,主张"饭前先行一百二十步,多者千步,然后食之"。这些提法非常好。据临床观察,进行适当的体疗锻炼可以减轻肥胖,增强体质,改善新陈代谢,促进机体对血糖的利用,无疑对糖尿病病人是大有裨益的。

五、关于糖尿病的预后问题

1. 以脉象判断预后。《素问·通评虚实论》谓:"消瘅……脉大,病久可治;脉弦小坚,病久不可治。"这是对糖尿病应用脉象判断预后的最早记载,值得研究。

2. 以尿味判断预后。唐·王焘在《外台秘要·消渴入门》中有消渴病服药后"得小便咸苦如常"的记载。古人经过实践观察,将小便有无甜味作为判断消渴病是否治愈的标准,和现代科学的认识理一致。明·戴元礼谓:"三消久而小便不臭反而甜,气在溺桶中滚涌"的现象,作为糖尿病病情加重的一个简易的诊断指标,且符合实际,实在难能可贵。

3. 易发兼证兼病。金·刘河间谓:"夫消渴者多变聋、盲、疮、癣、痤、痱、疝疖之类",或"虚实蒸汗,肺痿劳咳"。临床上因糖尿病而产生白内障及并发其他病症者,并非少见,由此可见中国传统医学对糖尿病的认识时间之早、贡献之大,在医学领域里,实属仅有。

六、笔者对糖尿病认识与治疗

糖尿病属中国传统医学消渴的范畴。历代医家认为本病的病因病理主要在于燥热阴伤。笔者认为,本病始终以阴虚为本,燥热为标,入络致瘀是其必然。病初多为燥热阴伤,病久则肾虚阴损。其病位虽与五脏有关,但主要在肺、胃、肾三脏,尤以肾为重。故治疗应以养阴清热、活血化瘀贯穿治疗的始末,且要三脏兼顾。正如《医学心悟》谓:"大凡治上焦者,宜润其肺,兼清其胃;治中焦者,宜清其胃,兼治其肾;治下焦者,宜治其肾,兼补其肺",缺一不可。故笔者用生地、白芍、葛根、瑞雪、沙参、麦冬、玄参等滋阴生津,以滋化源;用黄柏、黄芩、知母、麦冬、石膏等清热泻火以折炎火;用药枣、巴戟天补肾温阳以促阴长;用黄芪、红参、茯苓益气健脾而化生长阴液,用坤草、炙水蛭、地鳖虫、川芎、泽兰、丹参等活血化瘀而改变血液黏滞性,改善微循环,增加血流量,软化纤维组织,以纠正糖代谢的紊乱。

(文系2000年6月"江苏省糖尿病中医药防治新进展学习班暨学术交流会议"论文交流资料,江苏张家港市)

辨证治疗糖尿病Ⅰ、Ⅱ、Ⅲ号方析

糖尿病属中国传统医学"消渴"的范畴,中医对本病的认识历史悠久,源远流长。治疗多从燥热伤阴着手。笔者从阴虚为本,燥热为标,久病夹瘀论治。几经临床观察和药物不断筛选,近五年来将汤剂改成丸剂(胶丸),拟降糖Ⅰ、Ⅱ、Ⅲ号方辨证治疗2型糖尿病1002例(全部病例均按WHO诊断标准确诊为NIDDM患者),有效率98%以上,效果满意,今析于兹。

Ⅰ号方(亦名"消渴灵")方用生地髓、玄参、瑞雪、川连、生石膏、丹参、坤草等药养阴清热,活血通络。主治糖尿病症见口干渴多饮、多食、多尿,日见消瘦或乏力,舌边尖红苔薄黄、脉细数或弦数或数而少力。

按:是型患者多见于糖尿病早期,或慢性糖尿病急性发作,方用生地髓,玄参等清热滋阴,生津止渴,用黄连等清热泻火而折其炎热。药证相合,故效佳。此型患者虽无明显瘀血症状,然根据血液检查,糖尿病患者都有不同程度的血液流变学和甲皱微循环的改变,提示血瘀征象,故适当配以丹参等活血之味,以改善血循环,软化纤维组织,则效更佳。

Ⅱ号方(亦名降糖优)方用:黄芪、山药、白芍、玄参、知母、水蛭、丹参等药。意在益气养阴,化瘀通络,主治糖尿病症见气阴两伤,消瘦乏力,自汗盗汗,或多食善饥,或头昏身痛,舌淡红苔薄,或舌紫气有瘀点瘀斑,脉细数。

按:方中用黄芪等益气为主,气生则所以阴长,两者相得益彰,以复其虚;用玄参、知母等养阴清热,所谓"善治阳者,当从阴中求之;善治阴者,当从阳中求之"之意也;用水蛭等,意在活血化瘀,因此类患者病程一般较长,体征和血检提示血瘀征象明显,非重剂瘀不得去,故用水蛭等活血逐瘀。诸药相合,益气滋阴,清热化瘀,熔为一炉,药证合拍,故临床效果较显。

Ⅲ号方(亦名"糖尿愈")方用:人参、生地、黄芪、山药、水蛭、地鳖虫、茜草、药枣、决明子、紫花地丁等药。诸药和合,益气滋阴,清热解毒,化瘀通络。主治症见形体消瘦,头昏乏力,腰膝酸软,小便频数或液尿次多,舌红少苔或舌质紫气、紫暗或见瘀点瘀斑,或虽无明显糖尿病体症而表现尿糖、血糖升高者,或并发冠心病、高血压以及皮肤疮疖等其他并发病或并发症。

按:方中用人参、生地等益气生津;水蛭、地鳖虫等活血化瘀;紫花地丁等清热解毒;决明子等清其肝热。诸药相伍,具增强策循环,降糖、降脂、降压等功效。据临床验证,对老年糖尿病,或男女更年期患糖尿病患者效果尤佳。

结语：糖尿病机理复杂，从中医理论观察，病位主要与肺、胃、肾三脏关系至密，尤以肾为主。临床症状以口渴多饮、多食、多尿，消瘦乏力等为主要特征。病情轻重中医多以"三消"定论，即：上消属肺，症轻；中消属胃，症较重；下消属肾，症重。中上消不甚，则传于下。病因病机，阴虚为本，燥热为标，夹瘀阻络，微循环障碍是其必然。诊断从中医藏象学说立论，认为"有诸内必形诸于外"，凭借感官测知病情的变化，直观(即四诊)取得临床信息(症状)，运用八纲进行归纳分析，辨其虚实寒热，借助现代检查定名定型。用滋阴清热、化瘀通络贯穿于治疗的始末，立方遣药，皆以此为宗。其有一点值得述及的，即活血化瘀问题。传统中医学认为，症见肿、痛、结块、形体出血、脉涩不畅、舌质紫气紫斑瘀点等，方可视为瘀血见症。然糖尿病殊外，因糖尿病是一种慢性进行性消耗性疾病，病理复杂，病程长，病变多端，容易并发全身神经、微血管、大血管病变。凡此与中医"久病夹瘀""久病必虚"理相一致。夫病久气虚则血流不畅而致气虚血瘀，阴虚则易血虚，血管不充而致血虚血瘀，但临床却不表现瘀血之征，而通过血检每每都有血液流变学等的改变，证实有瘀血存在。所以笔者运用Ⅰ、Ⅱ、Ⅲ号方治疗糖尿病，皆不同程度地选用坤草、丹参、茜草、地鳖虫、炙水蛭等活血化瘀。其活血化瘀药的运用频率贯穿于治疗的全过程，且疗效满意。从而说明，治疗糖尿病，中医辨证结合辨病是正确的，可行的。活血化瘀药的应用，目的在降低病人的血黏稠度，改善微循环，增加血流量，软化纤维组织，以纠正糖代谢的紊乱，增强胰岛功能并可防治并发症、并发病的出现。从中医理论分析，既切合病机，又对证候，故收良效。

参考文献

1. 祝谌予，等.糖尿病证治[J].中医杂志，1986(6)：10.

2. 杨淑清.辨证治疗糖尿病 24 例[J].吉林中医药，1988(5)：11.

3. 郭马光.日本汉方医学精华[M].成都：四川科学技术出版社，1989，338.

4. 严冰.辨证治疗糖尿病 208 例[J].江苏中医，1994(4)：15.

5. 周超凡，等.治疗糖尿病的用药思路[J].中医杂志，1997.38，7.

6. 黄蜀明，等.中西医结合从瘀论治糖尿病性心脏植物神经病变 60 例临床观察[J].中国中西医结合杂志，1997，38；7.

7. 姜兆顺，等.中西医结合校治糖尿病酮症酸中毒并上消化道出血 1 例[J].中国中西医结合杂志，1997.10.597.

8. 李卓，等.自拟糖肾汤治疗早期糖尿病肾病 30 例[J].中医药学报，1998－6－30.

[1999 年"加拿大(温哥华)国际医药学术研讨暨成就颁奖大会"，本文经大会交流，被评为国际医学成就论文金奖，并颁发证书、奖盘和镀金奖牌。文被收入《世界医药成果经典》一书，由香港科技联合出版社于 1999 年 12 月出版]

辨证治疗糖尿病 208 例

糖尿病属中国传统医学"消渴"的范畴。历代医家认为本病的病因主要在于燥热伤阴。笔者认为,本病始终以阴虚为本,燥热为标,两者互为因果。病初多为燥热伤阴,病久则肾虚阴损,入络致瘀。病位主要在肺、胃、肾三脏,尤以肾为主。养阴清热、活血化瘀应贯穿于治疗的始末。笔者常用生地、花粉、玄参、沙参等滋阴生津,以滋化源;用黄连、黄芩、知母、生石膏等清热泻火而折其炎热;用坤草、刘寄奴、丹参、泽兰、地鳖虫、水蛭等活血化瘀而改善血液的黏滞性,以纠正糖代谢的紊乱。从 1985 年至 1990 年辨证治疗糖尿病 208 例,总有效率达 96.6％,现报告于兹。

一、临床资料

1. 一般资料　208 例中,男 101 例,女 107 例;年龄 21～30 岁者 9 例,31～40 岁 22 例,41～50 岁 41 例,51～60 岁 72 例,61～74 岁 55 例,74 岁以上者 9 例。据辨证属肺胃燥热阴伤型者 106 例,肾虚阴损型 70 例,瘀血阻络(明显)阴虚32 例,合并高血压者 23 例,冠心病 13 例,动脉硬化 23 例,血脂胆固醇高 32 例,白内障 3 例,身起肿疖 11 例,皮肤瘙痒 14 例,心烦失眠 22 例。208 例患者空腹血糖均为 6.0 以上～28.2 mmol/L,尿糖均为＋＋～＋＋＋＋。病程 3 个月至 15 年,平均 6 年。

2. 诊断依据　根据世界卫生组织制定的统一标准,凡符合以下条件者,可诊断为糖尿病:① 有糖尿病症状:病人均有不同程度的多饮、多食、多尿、形瘦乏力,或四肢酸痛,或身痒,或视力减退等兼症。② 血糖:空腹血糖≥6.0 mmol/L,餐后 2 小时血糖≥12 mmol/L,或 1 天中任何时间取血糖≥12 mmol/L。③ 尿检:尿糖＋＋以上者。

3. 疗效评定　显效:症状消失,尿糖(－),空腹血糖 6.0 mmol/L;有效:临床症状明显减轻或消失,化验检查尿糖、血糖或空腹血浆胰岛素明显改善;无效:治疗后症状和化验检查,无明显改善或反加重者。

二、分型治疗

1. 肺胃燥热阴伤型　症状:烦渴多饮,多食善饥,形体渐瘦,口干舌燥或尿频量多,周身乏力,舌红苔薄黄,脉细数。治法:清热滋阴。基本方药:消渴方合玉女煎化裁,药用沙参、山药各 15 克,黄芪 15 克,玄参 12 克,石斛 10 克,生地 15 克,玉竹 10 克,天花粉 20 克,川连 6 克,生石膏 15 克,葛根、知母各 10 克,丹参 15 克、坤草 15 克,泽兰、刘寄奴各 10 克。每日 1 剂,水煎,2 次分服。

2. 肾虚阴损型　症状:小便频数,倦怠乏力,手足心热,腰膝酸软,或头昏纳差,口干舌红,渴而多饮,自汗便秘,脉细沉而数。治法:益肾养阴。基本方药:六味地黄丸化裁,药用生地 15 克,山药 20 克,黄芪 20 克,山萸肉、肉苁蓉各 12 克,金樱子 15 克,茯苓 12 克,天花粉,丹参、刘寄奴、坤草各 15 克,地鳖虫 10 克。每日 1 剂,水煎,2 次分服。

3. 瘀血阻络(明显)阴虚型　症状:小便频数,夜间为甚,多食易饥,神倦乏力,头晕自汗,面色少华或晦滞,或口干渴,皮肤瘙痒,视力减退,失眠心悸,舌质紫暗,舌边有瘀点瘀斑,脉细弦。治法:活血化瘀,佐以滋阴益肾。基本方药:活血润燥生津饮化裁,药用桃仁、地鳖虫各 10 克,刘寄奴、坤草、丹参各 15 克,生地、白芍各 10 克,黄芪、山药各 30 克,麦冬、天花粉各 15 克,每日 1 剂,水煎,2 次分服。

上述各型以基本方药为基础,凡有下列情况者,可随症加减:① 胃阴耗伤严重,消化不良者,加鸡内金 6 克(打粉冲服);② 渴甚者,重用天花粉、石斛、知母,尿多者加桑螵蛸 15 克,覆盆子 12 克;③ 阴虚阳亢(或高血压)者,加双钩 30 克,牛膝 15 克,槐花 15 克;阴虚内热甚,身起肿疖者,加赤芍 12 克,丹皮 10 克;④ 肾阳虚加枸杞子 15 克,神疲气虚者,加党参或红参 3 克(或切片含化);⑤ 有冠心病者,加麦冬 20 克,桂枝、五味子各 6 克,并可加服丹参片、冠心苏合丸,动脉硬化者,加制首乌 10 克,炒决明子或槐花米 15 克;胆固醇高者,加山楂 20 克,何首乌 12 克;⑥ 视力减退或白内障者,加青葙子、黄芩、女贞子各 10 克。每型皆可加服消渴丸,饮食宜忌不宜过分强调。

三、治疗效果

208 例中,显效 69 例(33.2％),有效 132 例(63.5％),无效 7 例(3.4％),总有效率为 96.6％。其中肺胃燥热阴伤型显效 31 例,有效 67 例,有效率为 92.5％;肾虚阴伤型显效 21 例,有效 43 例,有效率 91.4％;瘀血阻络(明显)阴虚型显效 10 例,有效 21 例,有效率为 96.9％。疗程最长 70 天,最短 15 天,平均 34 天。

四、体会

糖尿病机理复杂,虽与五脏皆有关,但主要在肺、胃、肾,尤以肾为主。选方遣药皆宗此意。笔者还结合临床实践和诸家报道,参考现代药理研究,提出养阴清热、活血化瘀为治疗糖尿病的始终大法。方中养阴药为治本而设,清热药乃治标所用,两者相反相成。活血化瘀者,目的在降低病人的血黏稠度,改善微循环,增加血流量,软化纤维组织,以纠正糖代谢的紊乱,并可防治并发症。上述诸药相伍,切合病机,故收良效。其中机理尚待进一步观察和研究。

参考文献

1. 祝谌予,等. 糖尿病证治. 中医杂志,1986(6):10.

2. 王德修. 上海中医药杂志,1987(4):11.

3. 李元. 浙江中医杂志,1987(12):531.

4. 赵开元. 中西医结合杂志,1987(11):693.

5. 刘士杰. 山东中医杂志,1983(5):15.

6. 杨淑清. 吉林中医药,1988(5):11.

7. 黄帝内经素问. 北京:人民卫生出版社,1978.

8. 郭马光. 日本汉方医学精华. 成都:四川科学技术出版社,1989,338.

9. 实用中医内科学. 上海:上海科技出版社,1985.

（文系 1991 年 6 月中国沈阳《中医药国际学术会议》论文交流资料,同时收入《会议》论文集。发表于《江苏中医》1994 年第十五卷第 4 期。之后被收入中国中医药出版社,《中国中医特治新法大会》,临床用药稍有调整。）

活血润燥生津饮治疗老年糖尿病73例

活血润燥生津饮方出《丹溪心法》。功能活血润燥生津,原方主治消渴及津液衰少,皮肤枯槁等。笔者应用是方化裁,治疗老年糖尿病 73 例,临证时根据病情略有加减,疗效满意。今报道于兹。

一、主方及加减

主方:当归、红花、桃仁各 10 克,白芍、地黄各 12 克,天冬、麦冬天花粉各 15 克。水煎服。

加减:

1. 有冠心病者,加丹参 12 克,桂枝 10 克,五味子 6 克;

2. 高血压者,加钩藤 30 克,牛膝 15 克;

3. 动脉硬化者,加首乌 12 克,煅决明、山楂各 15 克;

4. 血脂胆固醇高者,加山楂 20 克,首乌 20 克;

5. 视力减退或兼见白内障者,加谷精珠、夜明砂各 12 克,或加服石斛夜光丸;

6. 阴阳两虚者,附子配枸杞子各 10 克,体虚乏力者加党参 10 克;

7. 尿多加桑螵蛸、覆盆子各 15 克,多食加石斛 15 克,北沙参 12 克;

8. 酌情选加益母草、刘寄奴各 15 克,以增强活血之力。

二、临床资料

1. 一般资料　73 例中,男 49 例(67％),女 24 例(33％),男多于女;年龄 60～65 岁者 49 例(67％),66～70 岁者 15 例(21％),70 岁以上者 9 例(12％)。其中因多饮、多尿、多食就诊者 27 例(36％),由体检而发现者 8 例(11％),由并发症而发现者 38 例(52％),并发高血压者 21 例(28.7％),冠心病者 11 例(15％),动脉硬化者 39 例(53％),血脂胆固醇高者 29 例(39.7％),白内障者 4 例(6.8％),症状不明显者 25 例(34％)。73 例患者空腹血糖均＞6.0～28.2 mmol/L,尿糖均为＋＋～＋＋＋＋。病程最短 1 年 4 个月,最长 17 年,平均 9 年。

2. 诊断依据　凡符合下列条件者为观察对象:① 有糖尿病症状或症状不明显者;② 血糖:空腹血糖≥6.0mol/L,餐后 2 小时血糖≥12 mmol/L,或 1 日中任何时间取血糖均≥12 mmol/L;③ 尿糖＋＋以上者。

3. 疗效评定　显效:症状消失,尿糖(－),空腹血糖≤6.0 mmol/L;有效:症状消失,尿糖、血糖或空腹血浆胰岛素明显改善;无效:治疗后症状和化验检查无明显改善或反加重(死亡)者。

4. 治疗效果　73 例中显效 21 例(29％),有效 46 例(63％),无效 6 例(8％),其中 2 例因脑出血抢救无效而死亡。总有效率为 92％(以上比例为约数)。

三、病例介绍

周××,男,61 岁。初诊日期 1989 年 3 月 4 日。患者因多饮、多食、多尿、乏力而就医。检查:尿糖(＋＋＋),空腹血糖 14.7 mmol/L,血压 28/16 kPa,血脂胆固醇 8.3 mmol/L。心电图提示:冠心病。舌紫气,苔薄白,脉弦细。诊断:糖尿病并发冠心病、高血压。治拟活血润燥生津饮化裁。处方:

生熟地各 12 克,天麦冬、天花粉各 15 克,桃仁、红花各 10 克,坤草 15 克,当归 10 克,刘寄奴 15 克,双钩 30 克,白芍 12 克,牛膝 15 克,丹参 12 克,桂枝 10 克,五味子 6 克。每日 1 剂,水煎,2 次分服。

治疗 3 个月,临床症状消失。检查:尿糖(一),空腹血糖 5.6 mmol/L,血脂下降,血胆固醇 3 mmol/L,血压 19/12 kPa,心电图正常。

四、体会与讨论

糖尿病属中医学"消渴"的范畴,发病率随年龄增加而上升,尤以 50 岁以上为明显,至 60~70 岁达到高峰。人到老年,阴阳之气渐衰,脏腑功能减退,易致气血凝滞,脏腑亏损。除这些生理性因素外,由于生活失于调摄,饮食起居失常,忧悲喜怒,劳欲过度,罹患疾病等,又常加重脏腑的虚损,所以老年糖尿病的病机主要是气血瘀滞、脏腑亏损两个方面。据此,药用桃仁、红花、当归、益母草、丹参、刘寄奴等为主活血化瘀,以改善微循环,增强血流量,软化纤维组织,佐地黄、二冬、花粉等滋阴益肾。根据临床资料表明,药后除尿糖、血糖降低或基本正常外,对病人全身症状的改善,血脂的降低等也同时收到满意的效果。说明本方有直接或间接纠正糖、脂等代谢紊乱的功效。故活血化瘀用治老年糖尿病,前景宽广,值得进一步观察和研究。

(文刊于《江苏中医》,1992 年 4 月增刊,吴良侠、吴晗春参加部分病案诊治)

柴芩蒿石汤治疗急性高热 64 例临床观察

笔者仿前人治外感发热的方药,拟柴芩蒿石汤一方,治疗急性高热 64 例,在辨证施治中酌情加味,疗效较好。现小结如下:

一、病例选择

64 例均为门诊病例,按中医卫分证、气分证诊断标准,具备下列条件者:①体温在 39℃以上;②发热微恶寒,或壮热不恶寒,或寒热往来,有汗或无汗,口干或口干渴饮,舌红苔黄腻而燥,脉浮数或滑数或洪大,咳嗽头痛,咽部红肿。

二、一般资料

64 例中,病程 1~3 天者 41 例,3~6 天者 13 例,7 天以上者 10 例;年龄最小者 6 个月,最大者 61 岁;男 43 例,女 21 例。体温 39~39.5℃者 58 例,40℃以上者 6 例,白细胞总数$>10\times10^9$/L 者 30 例,$<10\times10^9$/L 者 34 例。

三、方药组成

柴胡 10 克,黄芩 9 克,青蒿 12 克,生石膏 30 克。用量据证酌情增减。每日

1～2剂,水煎分服,必要时6小时1服。

四、病证分类

64例中均属中医实、热、急证范畴。其中卫分证8例,气分证56例;属中医感冒36例,风温12例,湿温2例,淋证4例,喉蛾8例,疟疾2例;属西医上呼吸道感染(普通感冒)42例,急性支气管炎5例,肺炎3例,急性咽炎5例,急性扁桃体炎3例,尿路感染4例,疟疾2例。

五、疗效观察

单用柴芩蒿石汤加味治疗3天体温恢复正常者为痊愈;3天以上或配合西药治疗体温恢复正常者为有效;4天仍高烧不降者为无效。

64例中痊愈57例(占89.1%),有效6例(占9.4%),无效1例(占1.5%)。其中1天体温恢复正常者10例,2天者38例,3天以上者12例,配合西药治疗者3例,无效者1例。

六、病案举例

1. 王×,女,2岁半。就诊日期:1985年6月17日。

患儿发热无汗,今起微咳,咽部微红,不思纳谷,小便色黄,大便正常,舌淡苔薄白,指纹色深红。检查:两肺呼吸音正常,体温39.1℃,白细胞10200(10.2×10⁹/L),中性75%,淋巴25%。

辨证:风热外袭,肺卫失和,病在卫分。

拟诊:中医:感冒;西医:上呼吸道感染。

处方:柴胡10克,炒黄芩、青蒿各4.5克,生石膏15克,薄荷6克,荆芥3克。2剂,1剂2煎,6小时1次分服。

6月18日二诊:药进二次热退,但咳嗽未已,改止咳冲剂而愈。

2. 陈××,男,34岁。就诊日期:1984年8月31日。

发热咳嗽已三天,经用感冒速效胶囊、土霉素、青霉素肌注,热退而复起。刻诊发热有汗不多,头痛咳嗽,痰黄白相兼,咳甚左胸痛增,口干而渴,小便色黄,大便干硬,舌红苔黄微腻,脉洪数。检查:体温39.9℃,两肺呼吸音粗糙,X线胸透:左下肺呈片状模糊阴影(未做痰细菌培养)。血检:白细胞16000(6×10⁹/L),中性80%,淋巴16%,单核细胞3%;疟原虫(一)。

辨证:风热袭肺,肺气闭郁,病在气分。

拟诊:中医:风温;西医:左下肺肺炎。

处方:柴胡 20 克,炒黄芩、青蒿各 12 克,生石膏 60 克,薄荷、杵杏仁各 10 克,生军 6 克,益元散 30 克。共 2 剂,1 剂 2 煎,6 小时一次。

9 月 1 日二诊:诸症见减,体温降至 37.8℃。原方继进 4 剂,服法同前。

9 月 3 日三诊:体温恢复正常,胸透(一),但尚咳嗽,痰色黄、量不多,改服止咳冲剂而收全功。

七、体会与讨论

柴芩蒿石汤中,柴胡性寒味苦微辛,解表泄热,驱逐卫气之邪,是为主药;黄芩味苦性寒,清热泻火,尤长清泄肺热。《本草纲目》谓其"治风热湿热,头痛,奔豚热痛,火咳肺痿,诸失血";青蒿苦寒芳香,功擅泄热清暑,配柴芩相辅相成,退热之功尤著;石膏甘寒而辛,清热泻火,除烦止渴。诸药相合,取其辛以散热,凉以退热,苦以泄降,退热而无伤津之弊。本方对于邪踞卫分、气分,每可收到良效。应用时,根据辨证所需,可选加薄荷、荆芥、双花、杏仁、小蓟、生地、益元散等,则疗效更为满意。

据现代药理研究和抗菌试验,本方四味药分别具有明显的退热、抑菌等作用。当然这只是就单味药而言,合成复方煎剂后的作用如何,尚有待于进一步观察研究。

(文刊于《江苏中医杂志》1986 年第 3 期,其中柴胡的应用,用于治疗外感退热,常用量已从每剂 20 克,增为每剂 30～40 克,则疗效更好)

应用中医药治疗高血压病治法初探

祖国医学无高血压之名,根据本病的主要临床表现,与中医的"眩晕""头痛""肝风""肝阳"等雷同,兹从中医理论与本人的临床实践就清热保津、平肝潜阳;滋养肝肾,平肝潜阳;益气养阴,活血潜阳;健脾升清,活血降浊四法应用中医药治疗高血压病初探于兹,以作引玉之砖。

一、清热保津,平肝潜阳法

此法多用于高血压病初期,津液大伤,燥热结聚,热势较甚,有伤津之征,阳亢于上,口干,头胀,头痛,舌红苔黄,脉弦有力。治疗主要针对"热"字,抓住"清"字,针对"阳亢",抓住"潜降"。炎热清除,津液自保,肝阳得潜,则阳不上亢,其病可愈。药用黄芩、黄连直折其火,重用生石膏加知母等清热保津,其知母尚能滋养肾阴而防病机深入更伤其肾之妙,治寓于防,相得益彰。此病虽处初期,但活血之味,尚需佐之，根据血液流变学变化，临床上高血压患者不论病程长短，皆有不同程度的血液流变学改变，中医望诊则不可见，而加红花、坤草、丹参等活血通络，以防瘀滞，每获良效。药用川牛膝、槐花、地榆、决明子、夏枯草、野菊花等清热，其所得是据"隐证"而治疗的主要依据，同时也是促进中医临床科学的发展和逐步走向完善的主要途径。例如《慢性原发性肾小球疾病肾虚的中医证治及实验研究》一文就说明这个道理，是文报道505例患者，有31例无临床症状，但所有病例中尿检发现蛋白尿为主的306例，以多形性红细胞为主的45例，二者兼有的154例。临床上持续的蛋白尿及多形性红细胞尿是慢性原发性肾小球肾炎的主要临床特征。红细胞是血液的有形成分，属于精微物质，蛋白质也是人体的精微物质，这已为临床所证实。据此，中医对宏观无证可辨的而微观确有依据的，从肾失封藏、精微下泄的理论着手，进行治疗，临床收效满意。由此可见，宏观辨证虽是中医的理论核心，但"微观辨证"实是杜绝隐患的重要手段，两者应扬长补短，以利医学发展。

二、滋养肝肾，平肝潜阳法

此法多用于高血压的中后期。病程长，兼症多，证属肝肾阴虚，阴阳失调，内热生风，或夹痰夹瘀变生他证。临床上持病人多感头晕、抬头仰望加重，视力模糊，当以滋补肝肾，平肝潜阳治之。药用生地、白芍、元参、石斛、枸杞子、菊花、白薇、白蒺藜、决明子、女贞子、墨旱莲、川牛膝、谷精草、牡蛎等滋养肾阴，潜阳于下，使其阴阳平衡，血压渐趋正常。若肾阴亏损过甚，患者多表现为头昏耳鸣，失眠多梦，面色潮红，便燥不畅，此多因肾阴亏虚，相火相盛，火炎于上而为病，重用生地、杞子、熟地、知母、潼蒺藜等滋阴降火，加白薇、牡蛎、莲心等清心解烦，平肝潜阳，则获效满意。若夹痰夹瘀明显，痰瘀互结，痹阻络道，津不上承而口渴，流窜经络而酸疼麻木，蒙阻清窍而眩晕头痛者，可适当选加丹参、桃仁、水蛭、地鳖虫、干地龙、贝母、天麻、泽漆、泽泻、鸡血藤等逐瘀去痰，痰浊化，瘀血去，络脉通，则诸症次第消失，血压下降而趋正常。

三、益气养阴，活血潜阳法

此法多用于高血压病程较长，血压降而复起，或降不达标，病情逐渐加重者，属本虚标实，气虚血瘀，血虚血瘀，阴液亏损，循环障碍，血流不畅。欲使血流畅，只有血足才能血流畅，犹如大河水满，才能滚滚畅流，是一理也。血流不畅，循环障碍临床症状多多，如头目眩晕，身重无力，心慌气短，失眠多梦，腰酸疼，肢体麻木，纳谷不香，脉沉缓尺弱，个别患者望之目下如卧蚕起之状，蚕体下垂或呈水泡状。或皮色暗紫或血丝成缕，据临床观察，蚕体下缘线和鼻梁坐标，下线达鼻梁 1/3 或 1/2，则脑血管病隐患存在无疑,越向下移则越重,上千例的患者经 TCD 或 CT 检查都已经得到了证实。一般表现为脑供血不足,脑动脉硬化或管壁粗糙,有斑块或血管狭窄,或有梗死,或有血栓此皆气血亏虚,夹瘀阻络,阴虚阳亢之征,多从肝肾着手,益气养阴,佐活血潜降之味。处方重用黄芪益气养阴,佐山萸肉、巴戟天、肉苁蓉、山药等药力平缓之味,平补肾阳,取其补肾阳所以畅血行,针对病之本加生熟地、玄参、天花粉滋阴以涵木,用决明子、槐花、地榆、川牛膝、白僵蚕等平肝潜阳,加水蛭、地鳖虫、三七、丹参等活血化瘀,增强微循环,濡养肢末,而奏阴阳平衡之功。若是形体丰满者还可选加皂角、白芥子、荷叶、清半夏、泽漆等和黄芪相伍,益气生津,降浊轻体,使其络脉通畅,血压逐渐正常,还可免以中风之苦。

四、健脾升清,活血降浊法

此法多用于形体丰满的高血压患者,平时因饮食或用药不当,损伤脾胃,湿热蕴积,壅滞络道,气血运行不畅,清阳不升或痰浊上蒙清窍,出现头昏、头胀、头重如裹,形体丰满,口干不欲饮,血脂、甘油三酯、胆固醇多偏高,纳谷不香,舌苔腻浊而厚,用降浊化痰法以治其标,健脾升清而治其本,佐活血之味,而畅其络。方用黄芪、山药、焦白术、茯苓、炒扁豆、薏仁、白芥子、皂角、荷叶、大贝母、法半夏、决明子、丹参、泽兰、泽漆、泽泻、川牛膝、槐米、地榆、苍术等。方中用黄芪、白术、山药等取其气行则血行,"气为血之帅",气足则血畅之理,川牛膝、地榆等平肝潜阳。据药理研究表明决明子、丹参、槐米、泽泻、荷叶等还具有一定的降脂作用,佐黄芩、黄连取其寒能清热,苦能生燥,燥能祛湿,一药双功,合大贝母、法夏、泽漆、皂角等化瘀降浊,疏通络道。选加水蛭、地龙、白僵蚕、红花等活血化瘀,其地龙活血通络而增强微循环,改善血液高凝状态。根据临床观察高血压患者多存在微循环障碍与血液高凝状态,根据此病理特点,诸药和合,切中病机。

综上所述,不难看出,高血压病是一种兼症频发的难治病,不是单靠扩张血管来降压就能解决所有疾苦的。针对不同病理阶段的临床表现,笔者认为中医从整体观出发,辨病、辨证结合,尤重辨证,分型论治,灵活地运用清热、滋阴、益气、活血、健脾、降浊、平肝潜阳等方法,必要时可配以西药对症处理,进行综合治理,使机体阴阳平衡,而达血压正常,诸症次第消除的效果。这种方法,在目前来说,无疑是治疗高血压病无可替代的较好选择。

(文参加中华医学创新技术成果研究会论文交流,1999 年 6 月 16 日于广西北海,严晓枫执笔)

活血潜降汤治疗 II 期高血压病 102 例临床观察

笔者以自拟"活血潜降汤",对 102 例原发性 II 期高血压患者,进行了临床观察,收效较好,现小结如下。

一、病例选择

102 例均为 II 期原发性高血压病,诊断根据 1979 年修订的高血压临床分期的诊断标准,凡具有下列项目之一者,列为观察对象:① 体检 X 线或心电图提示有左心室肥大者;② 眼底动脉变窄者;③ 伴蛋白尿,症见头晕、头痛、头胀、兼见目花耳鸣、心烦、失眠、心悸、气短、腰酸、乏力及肢麻等。

二、一般资料

102 例中:男性 53 例,女性 49 例。病程 1～5 年者 46 例,6～10 年者 38 例,11 年以上者 18 例。血压(收缩压):39 岁以下＞140 mmHg 者 6 例,40～49 岁＞150 mmHg 者 49 例,50～59 岁＞160 mmHg 者 38 例,60 岁以上＞170 mmHg 者 9 例。舒张压均＞95 mmHg 以上。

观察前经西药治疗者 21 例,中药治疗者 17 例,中西药合治者 51 例,第一次发现高血压者 13 例。胆固醇增高者 52 例,兼动脉硬化者 53 例,脑血栓形成者 7 例,冠心病者 11 例,伴慢性胃炎者 4 例,神经官能症者 20 例,其他 7 例。

三、方药组成

方药:川牛膝 20 克,钩藤 30 克,丹参 20 克,益母草 10 克,桑寄生 15 克,地龙 10 克,川贝母 6 克,生地、山药各 10 克,泽泻 20 克,枸杞子 10 克,制附片 3 克,茶叶适量。每日一剂,用量可据证情增减。

加减:① 失眠严重者加夜交藤 15 克或炒枣仁 10 克;② 心悸气短明显者加五味子 5 克,党参 15 克;③ 腰酸肢冷者改用怀牛膝,附片增至 10 克,加杜仲 15 克;④ 神疲乏力者加焦白术、黄芪各 10 克;⑤ 舌麻肢麻者加全蝎 3 克,白僵蚕 15 克;⑥ 半身不遂者加川芎、黄芪各 10 克;⑦ 动脉硬化者加制首乌 10 克,草决明 15 克或槐花 15 克;⑧ 血脂、胆固醇高者加生山楂 20 克;⑨ 饮食不香者加炒山楂 15 克或莱菔子 10 克。

四、疗效观察

1. 观察方法：治疗前停用西药，20天为一疗程，用药三个疗程者纳入统计（少数病例间用少量降压药连续时间不超过3天者亦纳入统计）。

2. 疗效标准：参照1974年冠心病、高血压病座谈会议所修订的高血压疗效评定标准，分为三级：① 显效，临床症状全部消失，血压恢复正常；② 好转，临床症状基本消失，血压接近正常且较稳定；③ 无效，临床症状无改变或加重，血压如故或反升高（本文所选病例多为门诊病例）。

3. 治疗结果：① 显效39例（38%），好转53例（52%），无效10例（10%），总有效率为90%以上。（无效10例中有3例为脑出血，其中2例死亡，1例偏瘫）。② 52例胆固醇增高者，经治疗后降至正常者18例（34%），降低但未正常者14例（27%），总有效率为63%。

五、病例介绍

1. 徐××，男，58岁，干部。初诊日期：1985年3月6日。

患者有高血压病史五年，平时间断服用降压药。刻下自觉头痛且胀，心慌失眠，多梦纷纭，手指发麻，大便干结难解。舌红，苔黄中微腻，脉沉弦。血压180/100 mmHg。心电图示：左心室肥厚。眼底检查：眼底动脉轻度硬化。诊断为高血压病Ⅱ期。用活血潜降汤加夜交藤15克，生军10克，白僵蚕15克。日一剂。服十剂后血压降至150/95 mmHg，头痛头胀消失，大便转稀，惟仍觉头昏，纳谷不香。上方去生军加炒山楂15克，连服二个疗程，诸症次递消失，血压稳定在正常范围。

2. 宋××，男，70岁。初诊日期：1986年4月14日。

患者有高血压病史10年，多用中西药合治。近来胸闷作塞，头晕乏力，稍劳或行走较快则心慌心跳，自汗欲脱，腰酸，四肢欠温。舌质紫有瘀点，脉沉弦。血压170/100 mmHg。心电图示：① 窦性心动过速；② 电轴左偏；(3)部分ST、T改变（V_5 ST段压低0.1 mV）。总胆固醇250 mg/dl。诊断为高血压病Ⅱ期合并冠心病。用活血潜降汤去生地、地龙，加党参15克，杜仲15克，附片加至10克，日一剂。连服10剂，自觉症状好转，惟血压不降。上方加生山楂20克，槐花15克，连服30剂，症状基本消失，仅有时头晕自汗。上方服至50剂时，血压正常，总胆固醇降至200 mg/dl，心电图复查在正常范围。

3. 陈××，男，58岁，干部。初诊日期：1985年3月6日。

患者常感头晕胸闷已八年。近来烦而少寐，头晕加重，伴有耳鸣，形体肥胖乏力,平素痰多,咯之不爽。舌红苔黄腻,脉滑数。

血压 160/100 mmHg;胆固醇 300 mg/dl。诊断为高血压病Ⅱ期兼动脉硬化症。用活血潜降汤加生山楂 20 克,槐花、夜交藤各 10 克。服药 10 剂,头晕减轻,睡眠较好。原方先后服用 40 剂,临床症状消失,血压正常,唯血脂仍高。后取药疗、食疗相辅相成病愈。

六、体会与讨论

1. 高血压病多有瘀滞病理存在,治用通瘀去滞之法,促进气血正常运行,并配以燮理阴阳、调节机体功能之品,是调整血压的有效措施。故活血潜降汤重用牛膝、丹参活血化瘀,引血下行,配以钩藤平肝靖木,潜阳降压;益母草、泽泻善走肝肾之经,通脉利水以降压;加地龙、川贝活络凉肝、息风祛痰以畅血行;取生地、桑寄生、枸杞子、山药滋肝益肾而调节阴阳;附片性温入肾,取其小剂量,以温助行,温为降用;清茶苦凉清爽,醒脑除烦。诸药和合,功主"通""降",促使机体流畅,供求平衡,以奏降压之功。

2. 中医对高血压病的辨证分型,一般多从肝阳痰火、气血失调、肝肾亏损着眼。论其病位主要在肝肾,但亦可波及心脾。中医所说的瘀血、痰阻以及内风等,实际都是心脑肾病理改变的具体反应。而Ⅱ期高血压病属慢性久病,久病夹瘀,久病多虚。临床上十居其九都有瘀血、痰阻及肝肾亏损等见症。经用本方治疗,临床见症得以消失和缓解,血压正常或趋向正常,即是有力的证明。

3. 本文基本方所选药物,据中医归经学说,归肝、肾二经的各 9 味,归心经的 6 味,归脾经的 3 味。再结合现代的药理实验看,方中牛膝、丹参、钩藤、地龙、桑寄生、益母草、泽泻、贝母等皆有不同程度的降压作用,有的药物还具有降低胆固醇,改善微循环,治疗血管硬化等作用。而是方采用复方煎剂,随证加减,充分体现了中医整体观念和辨证施治的原则,方中附片、枸杞等均无直接降压作用,用后收效良好,也说明了这一点。本文 102 例Ⅱ期高血压病,经用上方治疗,总有效率达90%,降压疗效分别为 38% 和 52%,可谓奏效较佳,值得进一步临床观察和研究。

(文系淮海经济协作区第一届中医学术会议交流稿,徐立明参加部分病例观察,1988 年 5 月于山东济宁市。刊于《江苏中医》1988 年第 8 期 6-7 页)

中篇

医学杂文 一病一方按

心肾同病康复疗法的临床应用

心者,五脏六腑之大主;肾者,作强之官,伎巧出焉,受五脏六腑之精而藏之。所以中医有"心为君主""肾为命根"之说。心肾之间关系至密,两者阴阳相应,互济互通,非同一般。"心为火居上,肾为水居下,火能升而水能降,一升一降,无有穷已。"两者生生不息,使心肾的阴阳、水火、升降等关系保持在相对的平衡、相济、协调的状态,从而维持人体的正常生理活动,这就是我们所谓的"正常"。若两者之间平衡失调,则生病也,也即我们所谓的"病变"。产生了病变,轻者,通过心肾或其他脏腑的协作,有的可以自身调节,无须药助;重者,则需药助以求平衡,而达康复。由于心肾同病者,多为一脏有病累及另一脏,常见于慢性疾病恢复期和老年患者,其心肾同治,在康复疗法中有着重要意义。

一、交通心肾法(用于心阳独亢,肾水不足型)

肾水不足,不能上济于心,或肾阳不足,不能蒸化肾水,均可致心阳独亢。故在临床上常见头昏耳鸣,心悸失眠,或伴腰酸乏力,舌红苔薄,脉细数。治用交通心肾法,取交泰丸加味可也。交泰丸中用黄连苦寒泻心火而下移,肉桂辛温,温肾阳而蒸水上济,以达补水降火,阴阳互济之目的。临床上还可佐生地、熟地、麦冬滋补肾阴;用玄参滋阴降火,一药双功;龙齿、茯苓、茯神宁心安神,诸药相合,则诸症可除。笔者自拟的新加交泰丸即是由川黄连5克,肉桂3克,生、熟地各10克,麦冬10克,龙齿15克,茯苓、茯神各10克组成。对于心肾不交具上述症候者,每每获效满意。

二、双清心肾法(用于君相火旺型)

心火有余,心阳独亢,这在中医理论上是无异议的,然言肾火似与"肾无实证"之说(宋·钱乙)相左,但在临床实践中,肾确有热证、实证。这和《内经》"肾热证""肾实证",以及张介宾的"邪火论"也是一致的。临床上有的患者,症见口干心烦,夜难入寐,梦多纷纭,早泄梦遗,舌红苔黄,脉滑有力,从心肾两热立论,用双清心肾法,以知柏地黄丸加黄连、莲心等治之,每获佳效。我在临床中用黄连、莲心清心火;知母、黄柏泻肾热;防阴伤,用玄参、生地滋阴降火,再辅以龙骨、牡蛎、茯神镇心安神,诸药合用,心肾火旺而失眠者,一般三五剂即可治愈。

三、滋阴降火法(用于阴虚火炽,脏热移腑型)

肾阴不足,不能制阳,每可引起心火上炎,脏热移腑。临床上常出现口干少津,口舌生疮,五心烦热,小便黄赤热痛,伴头昏腰酸,舌红,脉细数。治用六味地黄丸加玄参养阴,合导赤散清心与小肠之热而奏效。常用处方:生、熟地各 10 克,山药 20 克,山萸肉 6 克,丹皮 10 克,茯苓 10 克,泽泻 10 克,木通 10 克,淡竹叶 10 克,玄参 15 克,甘草梢 6 克。水煎服,日一剂,一般服 3 剂即可见效,五六剂而愈。

四、益精补血法(用于心血不足,肾精亏损型)

心主血,肾藏精。精血同源,互相滋生。肾精亏损,心血不足常互为因果,临床表现交错难分。如面色㿠白,唇甲无华,头昏耳鸣,腰酸体倦,心悸寐少,舌淡,脉细。遇此症情,笔者常用归脾丸合右归丸,一为补血益精,一为补精生血,两者相辅相成,效果颇佳。笔者曾对临床贫血病员进行观察,单用补血药的疗效和加用补肾药疗效明显不同,后者优于前者。这可能就是中医"补肾生血"的道理吧。常用方药黄芪 15 克,党参 12 克,炒白术 10 克,茯苓 12 克,当归 10 克,酸枣仁 10 克,琥珀 10 克,女贞子 15 克,墨旱莲 15 克,仙茅 12 克,仙灵脾 12 克,山萸肉 12 克,枸杞子 10 克,水煎服,日一剂。

五、活血补肾法(用于心血瘀阻,肾阳不足型)

心气不足,血行不畅,络脉痹阻,则致心阳不振,不能下温于肾,从而累及肾阳不足。临床常见的症状有胸闷、胸痛,头昏耳鸣,腰酸乏力,形寒畏冷,男子阳痿,女子月经愆期、白带清稀量多,舌质淡或有紫斑、瘀点、边有齿印、脉沉细。常用活心血、振心阳、补肾阳而见功。常见方药丹参 15 克,赤芍 12 克,红花 10 克,党参 15 克,麦冬 15 克,薤白 10 克,桂枝 10 克,熟附片 10 克,仙灵脾 12 克,补骨脂 12 克,紫石英 12 克,佐瓜蒌 10 克诸药相合,两调心肾,使之康复。

六、温阳化水法(用于心肾阳虚,肾水凌心型)

心阳与肾阳互相影响,互相促进,关系密切,心阳不能下温肾阳,以致寒水不化,上凌于心;反之因肾阳衰惫不能化水,水邪上逆,更加损伤心阳而出现心肾俱虚,水气凌心的现象。症见心悸，水肿，汗出，气喘，不能平卧，胸腹胀满，四肢不温，小便短少，舌质淡白，脉沉细。治用温阳化水法，方用真武汤化裁。方药熟附片 15 克，炒白术 10 克，干姜 10 克，白芍 10 克，茯苓 15 克，仙茅 10 克，仙灵脾 10 克，葫芦巴 15 克，巴戟天 10 克，山萸肉 15 克，紫河车 5 克（打粉分两次吞服），紫丹参 15 克，党参 10 克，炙甘草 6 克，疗效堪称满意。

（中医成都康复学术研讨会论文交流材料，1988 年 2 月 27 日，成都）

严冰用药技巧探析

丁　勇　严晓枫

严冰，江苏省名中医，主任医师、教授。从医及兼职代教工作近 50 载，学验俱丰。临床用药独具匠心，重视辨证，着眼优选，借助药物的协同与制药作用，注重量变与质变的关系，灵活配伍，获效满意。笔者兹就严师用细辛止咳，重在辨痰色（质）；柴胡退热，权在辨证与变量；附片逐寒，辨在察舌；防风止泻，妙在配伍的一鳞半爪之验，整理探析，以飨读者。

一、细辛止咳，重在辨痰色（质）

咳嗽是临床常见病证，有外感内伤之别，寒热虚实之分，属脏属腑之辨。古谓："诸症可假，大小便不可假。"而师却常说："诸症可假，人体分泌物不可假。"在临床上他非常重视分泌物的色、质、量、味的变化，尤其在诊治咳嗽方面，他必问痰色、痰质，凡临床能咳出的，必让病人咳吐让他观察。寒性咳嗽，痰吐必见色白，或痰黏冻如凉粉透明，或痰夹泡沫，或痰黄白相兼，凡此，都可用细辛图治。细辛辛温，属温里之品，芳香走窜，有破寒凝，涤痰浊，开肺气之功。在临床应用中，除辨痰色，常根据痰量、质的变化配合运用。外感风寒，寒邪袭肺，肺失其宣，咳嗽痰多色白清稀者，常用细辛 10 克配荆芥 10 克，干姜 5 克温宣并用，相得益彰；痰白转黄者，乃寒渐化热，用细辛 10 克佐黄芩 10 克，温清并用，宣肃并施，相反相成；痰夹泡沫者，用细辛 15 克配荆芥 10 克，防风 10 克散寒疏风，宣肺止咳；痰白黏稠难咯者，用细辛 15 克佐海浮石 12 克，桔梗 10 克，法半夏 10 克温开并举，豁痰止咳；咳喘并作，痰色白清稀如水，动则喘甚，此寒入肺肾，引动旧恙，肺不主气，肾不纳气，水泛为痰之症者，用细辛 20 克与蛤蚧 3 克（粉冲），紫石英 20 克，山萸肉 15 克，紫河车 10 克，款冬花 12 克温补相伍，温肺散寒，温肾制水，纳气归肾，标本相兼，以除咳喘；若咳喘并作,痰色白透明如凉粉者,此乃肾阴不足,水沸为痰也,治当清滋以补其肾,稍用细辛 5 克上温其肺,配熟地 10 克,知母 10 克,下滋其肾,令金水相济,气机通畅,则咳喘症消;另有一种顽咳,身无他疾,感冒之后咳嗽不已,或有痰或无痰,或痰色白或痰稍黄,咳声重浊,病程缠绵,或十几天或一两月不愈者,此皆因治疗不当,或感冒之期贪食甜腻,余邪不尽,痰伏于肺,致肺宣肃不宁之虞。师每用细辛 10~15 克,佐杏仁、苍耳、全虫、黄芩等温清合用,开搜并举,三五剂即收其功。细辛之运用,在剂量调配上,古人有"辛不过钱"之说。但师在临床应用时依据痰色、痰质之辨,用量周旋在 5~20 克之间,近常规用量的 2~7 倍,病人服后,效若桴鼓,探其至理,皆在其辨。

案例:董××,男,47 岁。初诊 2008 年 12 月 11 日。

患者有咳喘病史五年,遇寒劳累易作,近因丧母通宵未眠加之感寒,引起咳喘复作,经用抗生素一周,效不佳。遂来门诊,刻诊:咳喘并作,气急胸闷,痰色白夹泡沫,舌质紫气苔白腻水滑,脉沉细尺脉不扬。胸透:两肺(一);听诊:心肺(一)。此属寒邪外袭,引动伏邪,肺失其宣,肾不纳气。治拟温肺散寒,温肾纳气,止咳平喘。处方:细辛 20 克,干姜 5 克,熟附片 10 克,炙麻黄 5 克,姜半夏 10 克,紫石英 20 克,山萸肉 15 克,红参 3 克,紫河车 5 克,杏仁泥 10 克,干地龙 10 克,冬花 12 克,荆芥 6 克,甘草 5 克。共三剂,水煎,三次分服。进药一剂,咳喘稍平;药进三剂,症减其半,后加焦白术 10 克,太子参 10 克,焦三仙各 12 克,继服五剂,咳喘告平。

二、柴胡退热,权在辨证与变量

柴胡苦辛、微寒、归肝胆少阳经,有和解少阳、解毒退热之功。严师在运用柴胡时,辨证严谨,用量到位,临床凡热在卫分、气分,症见发热或发热微恶寒;或壮热不恶寒;或寒热往来,有汗或无汗,口干或口干渴饮,舌红苔黄而燥,脉浮数或滑数或洪大,体温在 37.5~39℃以上等外感热病,病如感冒、上呼吸道感染、急性支气管炎、肺炎、急性咽炎、扁桃体炎、胆囊炎、胸膜炎、胰腺炎、尿路感染、肾盂肾炎等体温升高者,皆可选用柴胡退热。病人自觉发热或寒热往来,体温正常或见低热者,只要掌握用量,柴胡用之皆效,如内伤发热,以及少阳证者。师用柴胡分小剂量、中剂量、大剂量等,根据其辨证不同,用量殊异,其作用亦大有径庭。小剂量,柴胡为每剂 3~5 克,效法李东垣,与升麻相伍,取其味辛能升,引诸药归其脾胃,以辛甘温之剂,补其中,升其阳,引经除其内热,即"甘温除大热"之谓。师认为李氏的补中益气汤可谓是一大创举,他创立的"甘温除大热"的理论,为柴胡的退热运用开一法门;

中剂量为每剂 10～15 克,功取透达表里,和解退热。此法宗仲景,其代表方剂首推小柴胡汤,是方为和解少阳的主方。少阳为三阳之枢,邪犯少阳,徘徊与半表半里之间,外与阳争,内与阴搏,故寒热往来,柴胡为少阳专药,轻清升散,疏邪透表,配以黄芩苦寒,善清少阳相火,二药一散一清,解其少阳之邪而退热,为柴胡退热又开一法门。其后凡用柴胡退热,多宗此二法。而师用大剂量柴胡,每剂则为 30～40 克,取其重担大任,退其高热,为柴胡退热开第三法门。临床上凡外感热病,辨证准确用柴胡退热,皆获效满意。师说:"我用柴胡剂量之大,实因临床病之所需。"他从实习开始,随师用柴胡退热,到成方"柴芩蒿石汤"发表问世,前后临床观察了20 年,此方运用至今,业 40 余年,久用皆效。师说:"大剂量柴胡本方退高热效果恰切,但对热邪深入营血,发斑发疹或高热神昏,吐衄下血者用之似不宜。"但他同时又指出,"若大剂量用,虽说不切病机,但也未见不良反应,有助热退,从退热出发亦可用之"。应用时多用柴胡、黄芩、青蒿、生石膏,选加水牛角、银花、连翘、生地、赤芍、丹皮、薄荷等治疗外感热病,即"柴芩蒿石汤"加减。临床应用是方退热,少则1～2 剂,多则 2～3 剂,则热退身凉。是方主要取柴胡为主药,其性寒味苦微辛,解表泄热,驱逐卫气分之邪;配黄芩味苦辛寒,清热泻火;伍青蒿苦寒芳香,功善泻热清暑,与柴芩相辅相成,退热之功尤善;用石膏甘寒而辛,清热泻火,除烦止渴。诸药和合,取其辛以散热,凉以退热,苦以泄降,退热而无伤津之弊。所以不必为"柴胡劫肝阴"之说而虑。

案例:吴××,女,36 岁。初诊 2008 年 8 月 31 日。

发热咳嗽 3 天,经用感冒胶囊、青霉素等治疗,热退而复起。刻诊:发热有汗不多,头痛咳嗽,痰色黄白相兼,咳甚左胸痛增,口干渴,尿色黄,大便干,舌红苔黄微腻,脉洪数。检查:体温 39.9℃,两肺呼吸音粗糙,X 光胸透:左下肺呈片状模糊阴影(未作痰细菌培养)。血检:WBC16×10^9/L,N80%,C16%,E3%,疟原虫(一)。辨证:风热袭肺,肺气闭郁,病在气分。中医诊断:1. 风温;2. 咳嗽。西医诊断:左下肺炎。处方:柴胡 40 克,黄芩 10 克,青蒿 20 克,生石膏 60 克,薄荷、杏仁各10 克,生军 10 克(后下),桑皮 15 克,前胡 10 克,益元散 30 克。共两剂。一剂两煎,6 小时一次,9 月 1 日二诊:体温降至 37.8℃,原方继进二剂,服法同前。9 月3 日三诊:体温逐渐恢复正常,胸透(一),但仍咳嗽,痰色黄量少,改服清肺化痰之剂而收全功。

三、附片逐寒,辨在察舌

寒为阴邪,易伤阳气,无论何种疾病,只要阴寒内盛,必伤阳气,使人体失去正常的温煦，出现机能减退的寒证。寒性凝滞，人体经络受寒，气血运行不畅，凝滞闭阻，舌质舌苔上必有表现。诚如《辨舌指南》所云："辨舌质，可辨五脏的虚实；视舌苔，可察六淫之深浅。"如舌有紫气或青紫润滑或见瘀点瘀斑，苔薄白或白腻等，凡见有上述舌象者，皆寒证之征，师每用附片取其性温味辛，归经脾肾，温阳逐寒而奏效。《本草便读》谓附片："味辛性热，能加脾肾元阳，质燥气刚，可逐下中寒湿，斩关夺门之将，痼冷何愁"。临床上师治胃痛、心胃寒痹，每用附片配干姜，取其逐寒以温心胃之阳而去痰；治水肿用附片配巴戟天、葫芦巴等，取其"温肾开渠"，以复蒸化之常而消水肿；治阴疽流注用附片配熟地、麻黄、白芥子、肉桂等，以取其温通逐寒而奏温行寒散病愈之功；治高血压病，根据舌象之变，在"活血潜降汤"中加入小剂量附片，取其"温为降用"，恰到好处。附片的常规用量为3～10克(《中药学》)，而师在临床上根据病情轻重缓急，轻则用3～5克，重则用30～50克，10倍之差，周旋于辨证之中，获效满意，其理巧在察舌。

案例：包××，女，56岁，初诊2008年7月4日。

舌质紫暗苔薄水滑，两脉沉细，尺脉尤弱，索问病史，四末冷痛，已匝三月，经西药治疗，罔效。刻下自觉下肢木然，足趾冷痛，步履不便，摸之如冰，色青紫相兼，红白相杂，不敢暴露触惊。一旦触之则毛骨悚然，疼痛加重，夜间尤甚，影响睡眠。此时值炎夏，虽手套棉鞋齐着，亦不觉温。此病属"脱疽"，良由劳累太过，脾肾阳虚，寒湿下受，足三阴经络脉不畅，气血不和，久而成疾。治拟温阳祛寒，通络为法。处方：熟附片40克(先煎30分钟)，熟地12克，麻黄5克，肉桂5克，白芥子15克，地鳖虫10克，黄芪15克，党参20克，细辛10克，鸡血藤12克，当归12克，红花10克，山萸肉10克，焦白术10克，鹿角片10克，陈皮10克，每日一剂，水煎服，三剂见效。后由上方加减治疗30天后，四肢肤色渐转红润觉温，棉鞋手套也去。但仍不能行走过久，望之舌质亦渐转红，苔转薄黄。此寒邪渐去，阳复络通之征象也。其虚未发，转手益肾健脾，配小剂量活血通络，强筋壮骨之味，继续调治二月，而能行走如常，料理家务。

四、防风止泻，妙在配伍

防风，辛、甘、微温，功主发表、祛风、胜湿、解痉。《本草备要》谓为："祛风胜湿之妙药。"常用于感冒风寒、风寒湿痹、风湿瘙痒等证，亦用于牙关紧闭、抽搐痉挛等症，病如感冒、咳嗽、头痛、身痛、牛皮癣、破伤风等。在止泻方面，师效法仲景，用防风与荆芥相伍，解表止泻，使邪从外袭，仍从外解，表解则里和，其泻自止；仿白术芍药散,防风与白术、白芍、炒扁豆、云苓、升麻等相伍,升清运脾,疏肝理气,共奏补土泻木,畅理气机,而令泻止;巧用防风与槟榔相伍,祛风胜湿,畅理气机而治疗慢性泄泻、慢性痢疾。夫肠道乃机体唯一多弯曲器官,湿邪入内,滞留肠间,实难祛之。师取防风味辛微温,升浮为阳而善行,走太阳而达肺通肝,又行脾胃二经,为祛风胜湿之要药。"湿胜则濡泻",湿去则泻止。故师选防风,配以槟榔,以通为用。槟榔辛温微苦,《本草经》言:"槟榔入肠腹,破滞气而不停,入肠胃逐痰癖而直下,能调诸药下行,逐水攻脚气。"槟榔具有攻逐肠道积滞作用,与防风相伍共奏涤除肠中寒湿凝滞,通理肠道气机,肠道以通为用,通则邪去,邪去则正自安,而肠道功能自复,泄泻自止也。难怪师常说:"防风能去弯曲之风,实指防风可胜肠道弯曲滞湿也。"师还认为:肠道受湿邪侵袭,还有夹寒、夹热、夹暑等不同,临床凡需祛肠道之湿而达止泻目的的必用防风,用防风当辨证配伍。防风配槟榔轻泻,配大黄峻泻,加干姜缓泻,以通为用,而达病愈。夹湿重者可配苍术、薏仁;夹暑者可配香薷、扁豆,其效皆灵。临床上治慢性泄泻、慢性痢疾,即西医诊谓"肠道菌群失调症""慢性结肠炎"等用皆效佳。药后初见大便泻下如酱色,或夹黏冻或泻下次数增多,或稍见腹痛,勿惧,继用则至大便转为黄色粪便,即为正常而病告愈。

案例:杨××,女,34岁。初诊2004年8月20日。

泻下赤白黏冻,或间有腹痛,或夹有泡沫,业已两年,反复不已,经用抗生素治疗或效或不效,今前来就诊。刻诊:少腹两侧常疼痛,大便稀溏,日2~3次或3~4次,夹有泡沫或夹黏冻色白,亦间见红白黏冻相杂,腹或痛或不痛,泻后觉舒。有关检查提示:慢性结肠炎。X线:肠黏膜系带见钙化点。舌淡红苔薄微腻,脉弦细数。大便常规:黏液(++++),WBC 0~1/mm³(0~1×10⁹/L),RBC 0~3/mm³(0~3×10⁹/L)。证属湿毒夹风,留滞肠间,气机壅滞,不通则通,湿胜则泻,夹风而见泡沫,兼寒是以黏冻色白,病久郁而化热,伤及肠络故间有红色黏冻,治用"通法",寒温并举。处方:槟榔30克,防风30克,生军10克(后下),干姜10克,枳壳10克,黄连5克,赤芍12克,白芍15克,木香10克,甘草5克。共3剂,水煎,每日两次分服。

二诊:首进一剂,日泻下6次,泻下酱色黏冻,接而黏液,每次泻时皆兼见腹痛,泻后痛减。

三诊:三剂药净,黏冻黏液渐少,大便见有黄色,生军改制军10克,加莪术10克,台乌药12克,焦白术12克,继进三剂,诸症减至七八,大便完全转黄,但仍未成形,后以此方配合参苓白术散、赤石脂、禹余粮调治一月而收全功。

参考文献

1. 方药中,邓铁涛,等.实用中医内科学[M].上海:上海科学技术出版社,1985:12.
2. 严冰.柴芩蒿石汤治疗急性高热 64 例临床观察[J].江苏中医杂志,1986.3(115):9.
3. 张俊庭.中国中医特治新法大全[M].北京:中国中医药出版社,1996.
4. 薛益明,郝达富.杏林风范[M].南京:江苏人民出版社,1998:9.
5. 黄煌.方药心悟[M].南京:江苏科技出版社,1991.

吴瑭小考

吴鞠通(1758—1836),名瑭,字佩珩,江苏淮阴人,享年 79 岁。

据《吴氏家谱》载:吴瑭祖籍淮阴渔沟南吴大庄。祖父吴伟兴排行老二,乡里为塾,家有田六顷,房十数间。1750 年,伟兴公兄弟分家,各立门户。按世俗,长兄伟驹承以祖宅,老二伟兴携子守让,另立家业,来到渔沟东三十里外的大兴庄东"饮马塘"落户。从此吴伟兴一家便落户于大兴庄。1757 年,吴守让经姑母介绍,与西北乡丁大庄丁氏结婚,第二年,生下一男,吴瑭。据说,起名为瑭亦有含义。一说瑭为玉器,既有清翠响亮之音,又有纯色光垢之美,因取之为吴瑭;二说,源自宅傍"饮马塘"。传说,当年的隋朝大将罗成南征时路过此处,塘内水清而甜,便安营扎寨,全军战马在此塘饮水,最后得胜而回。此塘后曰:"饮马塘",亦为贵人甘泉之塘,所以取之谐音为瑭,塘、瑭皆贵美之意也。

近见有关研究吴鞠通的著作或论文中,有这样的署名:吴鞠通,名瑭,字佩珩(见《〈温病条辨〉导读》北京人民军医出版社,2008.3);或吴鞠通,又吴塘,字配珩,号鞠通,江苏淮阴(今淮安市)人(见《温病学派四大家研究》,中国中医药出版社,2000 年)。阅卷相关资料,源本出于《医医病书·吴鞠通传》(江苏科学技术出版社,1985 年)。已故名老中医秦正生先生在 1984 年《淮阴科技》发表的"吴鞠通之生平及其成就"一文中写到:"淮阴先贤吴公鞠通先生,讳瑭,字佩珩……"为此笔者曾请教先生。吴公之名何以有瑭、塘、佩、配之不同?先生曰:瑭塘皆吉利之字,佩配同意,写配者,可能笔误,或意想。珩,玉器也,与瑭同义,中国文化多以成双为吉。淮阴问心堂吴瑭《温病条辨》手抄本原写吴鞠通,讳瑭,字佩珩。说着先生起坐至他的"六训斋"书室二楼,取一《温病条辨》古之手抄本,有的地方已破旧看不清,他指着说:"吴瑭本人就这样写的。"故今正之,还是尊重鞠通原意:"吴鞠通,讳瑭,字佩珩,淮阴人。鞠通为其号,后来多以号行,其字遂掩,故凡中医者,没有不知道

"吴鞠通"三字,其由在此。然吴瑭号鞠通究属何意呢?此间尚有一段故事。原来,古有孙风者,善抚琴,一日,得了一张古琴,甚为喜爱,朝夕操弹。忽一日,琴不弹也自动发出声响,将孙风所弹过曲一一重复演奏,人称自鸣琴,一时名闻遐迩。孙风大惊,不敢再弹,有一道人得知,特来拜访,把玩之后,从琴中取出一虫,琴则不复自鸣矣。人问其故,道人答曰:"此虫名'鞠通',十分灵巧,能重复他人之术。因而操琴一遍,则自能模仿也。"吴瑭乃一饱学之士,"鞠通"之典,概出于此处吧。关于吴鞠通故里,吴鞠通在《温病条辨》自序中,自署:淮阴吴瑭,为古今中医人所公认,本无异义。但近年来改革开放,对古人颇多热议,吴鞠通的家乡也不例外。一说,吴鞠通淮阴人、清河人、清江人,此说基本含义是吴鞠通老淮安人,即今楚州区人。索取资料,争议之点关键是古今区域之变、管辖之变或谱牒著书下落之争。考地还是那地块,人还是(吴鞠通)这个人,产无他变,问题既然提出,为了使广大读者对这个问题和相关问题有一个清晰的认识,故作了一些脉络辨析,以正其言。吴鞠通,江苏淮阴人,2001年淮阴市更名为淮安市,如今也可这样说:吴鞠通淮阴市人(今淮安市人)。另关于何处当年"问心堂",也有二说:一说,是老淮安河下镇(见《河下圆亭记补篇》1959年,有油印手抄本);一说,是淮阴西坝镇三盛码头(杨家码头)(见《江苏盐业志》)。两处皆有"问心堂"。西坝与河下一属淮阴,一属老淮安,地图上零距离,实际相距20多里。吴鞠通时为名医,两地坐堂当然可以,坐堂看病与著书立说也理在其中,故不必费墨饶舌,所争是显而易见的。

另有一事要说及的,就是吴瑭医派、山阳医派、石寿堂医派等自争自议。查遍资料,古今在淮地区没有吴瑭医派、山阳医派、石寿堂医派之说,也无淮医学派之称。唯近资料《淮阴中医》(北京中医古籍出版社2007年版),有关于"吴瑭医派"之说。原在1984年,全国纪念吴鞠通诞辰150周年学术研讨会在淮阴召开。时任中华全国中医药学会秘书长陆常宏和学术部韩梅主任认为这是好事。觉得可以成立起来,范围要广一点,于是江苏省就成立了一个江苏省温病学说研究会,由孟澍江、沈凤阁、秦正生、何焕荣等19人组成,孟澍江任主任委员(详情见"吴鞠通学术研讨会纪要")。为与其相应,淮阴市中医药学会会后又独自成立了一个相应的组织,叫吴鞠通学说研究组,秦正生任组长,袁金龙任秘书。之后,江苏省中医药学会成立了中医急症学术研究会,将温病组织并入其中,统称江苏省中医药学会急症学术委员会。淮阴将其中医急症学组并入吴鞠通学说研究组,统称淮阴市中医药学会吴鞠通学说研究组。出版有《吴鞠通学说资料选编》《吴鞠通学说思想研究专辑》《温病赋与方歌》等书。2001年淮安(阴)市中医药学会第三届会员代表大会上,更名为吴鞠通学说研究会。2006年淮安市中医药学会第四届会员代表大会上，又更名为淮阴吴瑭医派学说研究会。这个名字的由来有三个方面原因：一，淮阴古名秦置县，解放后1949年5月25日成立淮阴专区，称专署，1972年2月改淮阴专区为淮阴地区，管辖灌南、灌云（现已先后划归连云港市、灌云）、宿迁、沭阳、泗阳、泗洪、淮阴、涟水、淮安、金湖、洪泽、盱眙、清江市共一市、十二个县。1983年撤区立市，称淮阴市，辖宿迁、沭阳、泗阳、泗洪、淮阴、涟水、淮安、金湖、洪泽、盱眙，原清江市改区划为清河、清浦两个区，但仍为淮阴市管辖。1996年11月宿迁立市管县，宿迁、沭阳、泗阳、泗洪四县归宿迁市管辖。2001年淮阴市更名为淮安市，原淮安县更名为楚州区，原淮阴县更名为淮阴区，统归淮安市（即原淮阴市）管辖。几经变更，地域未动。各位中医药工作者仍耕耘在各自的岗位上。而书中大作皆出自他们的手中，所记医事皆是他们辛勤劳动的成果。根据划出去县市的建议，为照顾其面，名正言顺，故有人提出研究会也要更名，唯改名有众多意见，有人提出："我们研究吴瑭，首先要尊重吴瑭，根据《温病条辨》吴鞠通自注淮阴吴瑭，我们的研究会就叫淮阴吴瑭研究会，学术无界呀！我们仍是成员。"后又有人提出："我们研究的是以吴瑭学术为主，这个名字还应该加上'学术'两字。"几经讨论，方定名为"淮阴吴瑭学术研究会"。接着常州市中医药学会打来电话，他们要发起在江苏中医学会下成立一个名家流派学说组织，征求我们的意见，你们淮阴研究吴鞠通温病学术的多，可否由我们常州牵头，请苏州吴门医派和你们参加。之后经研究，我们同意参加，为了和他们的学说流派相应，我们就把上面的名字又加了"医派"两个字，名叫"淮阴吴瑭医派学说研究会"。在《淮阴中医》序中，原淮阴市市长、时任政协主席陈从亮说："特别是吴瑭医派的学术研究和发展对淮阴的中医发展起了很大的影响和推动作用，硕果累累，为广大人民群众的身体健康作出了贡献。是淮阴中医的特色，与我省苏州的吴门医派、武进的孟河医派争相辉映。应当继续研究，不断创新，发扬特色优势。"为此，国医大师、南京中医药大学原校长、中华中医药学会终身理事、江苏省中医药学会副会长、著名医学家、名中医周仲瑛教授又为之题词，曰："振兴淮阴中医事业，发扬吴瑭医派特色，为人类健康服务"。到最后淮阴吴瑭医派学术研究会就这样定下了，属今之淮安（阴）市中医药学会管辖。相继又有山阳医派、涟水（古安东）石寿堂（"医原"作者）医派、盱眙杨介（曾为宋徽宗皇帝看病）医派之名提出，争议热闹，莫衷一事，各有说词，如何为是，可喜之处他们无不把其派和鞠通联系，并都把鞠通视为研究的核心。既然大家都以吴瑭为宗，挂牌布阵；那么淮阴吴瑭与吴鞠通亲手铸造的这张名片就应不改为好，故还叫"淮阴吴瑭医派学术研究会"好。大家都能接受。纵有不解其义为己叫好者,也出于对自己家乡之爱,正如胡长庚老中医在他撰的《吴公琐谈》一文中谓:"此也不感情之乎哉!"

吴瑭娶妻鲍氏(1760—1792),她小吴瑭2岁,生子廷基,早夭,留下继祖、念祖两个孙子。瑭继室崔氏,生下廷国、廷鉴。留有幼孙吴南,曾开设利发钱庄于邑(原清江)之安澜门内大源头巷头。裔孙吴乔生,人称吴大瞎子(实际不瞎)初始行医,后为人占卜,留下四个儿子,一个女儿。分别叫廷杰、廷书、廷高、廷栩、廷梅。其中廷高一房迁至黑龙江,再后又迁至无锡,廷梅也下嫁苏州,别无信息,20世纪70年代女廷梅曾回家省亲。

道光十一年,年岁已高的吴瑭,陡生回乡之念,这时他已74岁,经好友汪廷珍周旋,托请户部张公帮忙,道光皇帝准允,于同年回到了阔别已久的老家淮阴,在淮阴西坝镇杨家码头复建了问心堂,继续为民坐堂医病,因劳累过度,于道光十六年秋逝世。葬于邑北淮阴丁家东郊大兴庄祖茔之侧,即今吴鞠通碑林之地。

公素纯孝,常有追远之心,虽旋居京师,犹数次回家省墓,并为民看病。道光三年秋,甫至家乡之"清河"境内,曾遇一朱姓病温,四人抬在树下息肩。子在凉床(凉床,当地人夏天在外乘凉的一种小床,可随时搬动)旁啜泣。瑭即下车,诊其为燥热伤津,因某医回不治,故其子在泣也。欲处方则距城较远,购药莫及,俯视仰思间,忽见道旁不远,有一土丘,其上满布生地。仍欣然曰:"君母有救矣。"令其刨鲜生地斤许,绞汁近碗,覆杯即愈。是年冬,被邀赴越之绍兴,与浙地之硕彦吴云章、胡云南等交往至密,有朱姓病痰饮,诸医投以补剂,越补越剧,公为之疏气化痰之剂而愈,其例多也。

吴瑭论为人,光明磊落,心正口直,性刚气傲,凡事求实,见俗医处方之谬者辄疵之,至病家交口訾君,君据理直言,不循人情。对于那些以医术为手段,妄抬身价,重索谢金,既骄且吝的"俗医""庸医",白眼相待,斥之为"可耻之极",不相往来,以致那些俗医、庸医们见而避去。对病人,怀救人之心,临证中,虽是危疾,敢担重任。以治病救人为怀,其医术过人,所医者皆奇效,沉疴旧疾,无不应手而愈。先生在京、苏淮、浙等地,为民治病,所到之处皆以医名,求治者接踵而来。古稀之年,春节欢聚之日,不避旧风习俗,出门为病人诊治,不索金受礼,囊橐萧萧,医德之高,仁仁之良,实为后人所敬。

他知识渊博,其"论甚豪,上下古今,了如指掌"。学有根底,善师众长,谦虚诚恳,学叶氏,一再表明,只是要将散见于叶氏医案中的"散金碎玉"整理出来,"摭拾其大概,粗定规模",目的"俾学者有路可寻",毫无隐讳、自夸。对人不隐善掠美,在他的著述中，对诸医家的评述，"大抵功过两不相掩"，实事求是，公允、中肯。如在《温病条辨》中说："诸贤如木工钻眼，已至九分，瑭特透此一分，作圆满会耳，非敢谓高过前贤也。"其学术思想对前人的继承有一说一，他说："本论详加考核，准古酌今，细立治法，除伤寒宗仲景法外，俾四时杂感，即若列眉；未始非叔和有以肇其端，东垣、河间、安道、又可、嘉言、天士宏其议，而瑭得以善其后也。"对前人有关温病的各种论述，功过是非，褒贬去舍，以学术的态度，直言不讳。他说："至于驳证处，不得不下直言，恐误未学"。但要真正让吴瑭做到对前人之论百分之百地去其杂取其精也实很难。尽管他作了很大的努力，但也不是完美无缺的。如他对吴又可的"邪伏募原"等的治疗和薛生白的《温热病篇》的内容就未能说及，可能他未及此书，但这都不会影响一个伟大医学家的光辉形象。他非常厌恶那些力诋别人却又暗窃别人成果的坏学风，他在《温病条辨·伤寒注论》中论到喻嘉言等人时说："独恶其自高己见，各立门户，务掩前人之善耳。后之学者，其各以明道济世为急，毋以争名竞胜之心"，则"民生幸甚"。对自己的不足，直言不隐，如谈自己对燥气的认识，是沿袭前人之旧，论述有偏。他不隐人之善，不掩已之过，心正口直，光明磊落。一代名医吴鞠通经历了乾隆、嘉庆、道光三个时代，亲眼目睹清王朝由"乾隆盛世"逐渐走向衰败和西方西学逐渐向中国渗透，中医面临着挑战和选择，而丝毫没有动摇对中医的坚信和为之奋斗的信念。他的《温病条辨》《吴鞠通医案》《医医病书》三本医著，具有承前启后的作用，他所从事的事业，是开创性的伟大事业！一生其学为人，其术为人，其心为人，其志为国，乃千古典范，永远值得我们学习和缅怀，伟大的医学家吴鞠通先生永垂不朽！

小议痰

痰，古代作淡讲。日本丹波氏亦云"痰本作淡"。今又有："稀薄为饮，稠浊为痰"之说。痰有狭义之痰，广义之痰之分。狭义之痰专指咳嗽时吐出的痰诞，是谓有形之痰，痰出于肺，就是这个意思。广义之痰，除由肺咳吐之痰外，还包括由于痰流注于人体内各脏腑组织或体表，而形成的各种各样的症状。

祖国医学认为任何疾病的形成，不是内因就是外因，内因者，正气之虚，外因者，邪气之实也，作为第二病因的痰和因痰致病的原因，亦无不出于此。痰之形成，基本之因——温与火。六气者，风、寒、暑、湿、燥、火。然非六气皆是直接生痰之因，而六气外袭人体，能从火化，引起脏腑功能失调，为生痰准备条件。其中湿是生痰基础,火是生痰动力。故前人有"脾主湿,湿动则为痰"之告言,火为痰之本,痰乃火之标,火动则痰生,所以又有"痰即有形之火,火即无形之痰,痰得火而沸腾,火得痰而煽炽"之说。说明痰的生成原因虽多,但根本原因是湿与火。其次七情内伤,五志化火,亦可煎熬水液成痰,引起脏腑功能失调,表现各种不同的症状。

关键之脏——是在脾。脾居中州,有运化水湿,调节体内水液平衡的功能。如脾运失常,脾不运湿,或湿邪困脾,就可导致水湿停留,凝而为痰。正如王节斋所说:"痰乃津液之变",又说:"津液生于脾胃水谷所成,浊则为痰,故痰生于脾土也"。徐本皋也说:"因脾弱不能运行,致气血失于滋养,故不周流气道,壅滞中焦,不能腐谷,遂停滞而为痰"。王徐二氏所云说明了痰的生成过程源出于脾湿不化,水湿津液的停滞所致。此外,脾失健运,津液不得上承,亦能化为痰浊,所以古有"脾为生痰之源"一说。另外,在水液代谢过程中,肺有通调水道的任务,能将其清者,布散于皮毛,浊者下流归肾。如因邪热壅肺,气机不利,或外邪袭肺,肺失宣降,或肺气虚弱。肺主气,气行则血行,血水同源,有血就有水,血布周身,一旦气行有阻。如肝郁气滞则血行不畅,水因血滞,滞则化火,水液不能正常输布,受其煎熬,则酿成痰浊,所以肺气所到之处,皆有生痰之虞,肺者,生痰之路也。再则肾藏元阴、元阳,盖肾阳的气化作用,对水液的调节起着一定的作用。如果肾阳衰弱,肾的气化作用就失调,从肺下流归肾的津液,和肾之阴就能生痰致病,所谓水泛为痰,水沸为痰也。水泛为痰者,属肾阳虚不能制水,以致水随痰涌聚而为痰;水沸为痰者,属肾阴虚火动,水沸腾动于肾,煎熬成痰。综上所说,痰的形成,基本之因是湿与火,关键之脏是在脾、肾、肺、肝四脏。而四脏之中,尤以脾阳虚弱,最为重要。脾阳一虚,则上不能输精养肺,下不能助肾以制水,必导致水液内停,积聚成痰,潴留脏腑组织,皮里膜外,引起各种痰的病证。

痰与病症的关系十分密切,痰与饮既可作病名,又可作症状,二者同源而异流。饮不散可变成痰,是谓饮为痰之渐,痰为饮之化是也。饮形清稀,痰形稠浊,饮以"四饮"为主,痰以有形无形而异,当有所别。

痰能生百病。古云"百病兼痰",痰之在身,大则五脏六腑,小则四肢百骸,皮毛筋骨,无处不到,皆可致病。如《证治汇补》说:"痰之为病,随气升降,无处不到,可升于心肺,或留于脾胃,或渗于经络,或散于四肢,或滞于皮肤,或溢于咽喉等种种不同。"其分布范围广泛,症状复杂,可产生各种疾病,而且病名殊异。如何氏在《通俗伤寒论》校勘中举出就有十例。曰:"痰晕、痰厥、痰胀、痰结、痰喘、痰哮、痰躁、痰痒、痰注、痰隔"。此外,他书还有痰饮、痰泻、痰痈、痰嗽、痰核、痰积、脾生痰核症等等。

痰病缠绵,痰乃水湿所化。水湿者,阴邪,具有留而黏腻、难移的特点,故痰病不易速愈,如癫痫、痰核、哮喘等。痰之为病,有形可察,从望诊可知。如咳吐痰诞痰浊,痰块、痰粒等;皮下可见者如肿物、瘰疬、乳中结核肿瘤等;舌苔白润、白腻、黄腻、灰腻;脉多弦滑、弦缓、沉弦、沉涩。清·赵氏《医门补要》还有浮弦痰食,浮滑痰热,滑主痰食,滑数痰火,实滑痰凝,缓滑湿痰,宿食老痰脉伏,左关散脉痰饮,促脉喘咳痰嗽之谈,更为具体。

痰之为病,有声可闻。仲景云"水走肠间,沥沥有声,谓之痰饮"。清·赵氏《医门补要》云"中年人声浊者,痰火。平时无寒热,沥沥有声,谓之痰饮"。近人秦伯未有"气为痰阻,呼吸有声,喉间作响,好象拉锯之声,为痰喘证状也,冷哮发作,呼吸急促,喉中痰声上下如水鸡声……热哮发时喉亦有声,伴见烦燥不安"。内科学还有论述:咳声频剧有力,气浊喉痒,咳痰稀薄有泡沫为风寒咳嗽;咳嗽气粗,咽痛不爽,痰色黄而稠厚者为风热咳嗽;咳声重浊不扬,痰多胸闷者为湿痰之咳……至于痰之为病,无形可推,指的是因痰引起的病症。如胸部痞闷,胀满,恶心呕吐,心悸,眩晕,皮肤麻木,梦寐奇怪,妄言见祟,癫狂痛症等皆可因痰而致。因其病因不同,症状有别。风痰:痰色白而夹有泡沫,伴咽痒头痛;寒痰:痰稀色白,兼有畏寒背冷,舌苔白滑,脉沉迟;热痰:痰色黄或黏稠有块,烦热,舌红苔黄,脉滑数,若痰炎内扰,可导致神昏谵语;燥痰:痰稠而黏或成胶块,难于咯出,间带血丝,舌红苔黄糙,口渴咽干;湿痰:痰稀色白,量多,容易咳出,兼胸脘满闷,身重倦卧,带下绵绵,舌苔厚腻,脉濡缓,或缓滑;郁痰:亦称气痰,阻于喉间,略之不出,咽之不下,胸胁痞满,噎膈嗳气,脉弦滑;食痰:挟食停痰,中脘痞满,苔腻不思饮食。痰病的症状,结合前贤论著,概括起来有咳、喘、呕、满、肿、痛、结、胀、悸、眩、躁、膈、注、痹、厥等十五见症。临床上痰随其所袭及的脏腑经络部位不同,症状亦异,一般地说,痰犯肺可见咳嗽哮喘,喉中痰鸣,胸部痞闷;痰扰于心,可见心悸不宁,怔忡不寐,或癫痫,狂燥,或中风等;痰动于肝可见胁痛干呕;痰生于脾可见四肢倦怠,久泻积垢,淋浊带下;痰流于肾可见胫膝酸软,腰背强痛,骨节冷痹,气短痰涌,动则为甚,咳唾痰沫,脉沉细等;痰饮聚胃可见脘腹胀满,呕吐清水,胃肠中水声而沥沥;滞留胸胁,可见咳嗽胸胁引痛,呼吸不利,脉沉细而滑;痰阻于经络可见骨节冷痹,肢体酸痛麻木等。

综上所述,痰源于水湿,成于火,脾肾肝肺皆可生痰,流于周身,无处不到,能生百病临床上对于痰之形成,痰之为病不可小视,更不可忽视。

顾护五脏——远离亚健康

一、什么是亚健康？

要了解这个问题，当先知什么是健康。健康：世界卫生组织（WHO）界定健康的定义为：健康是指生理、心理和社会适应三方面全部良好的一种状况，而不仅仅是指无病或体质健壮。

WHO一项全球性调查报告表明：

1. 真正健康的的人只占5％。

2. 经检查有病人占20％。

3. 处于健康和患病之间的人占75％，这75％的人学者们把他称之为"亚健康"的人。

有人说没病中医一切脉也会说有病，这是怎么回事？中医经过望闻问切指出病家身体上的不足或某些隐患（隐症），这是科学的，是可信的，是以身体表现为依据的。

这就是中医"未病论"的学术思想的体现，是很可贵的，是值得弘扬的，不是吗？2000多年之前《黄帝内经》就提出"未病论"的学术，传至今，久用不衰。上面我们提到20％人有病，75％属亚健康，20％＋75％，这是什么概念，95％呀！95％的人处于疾病和亚健康状况，难道他们没有表现吗？有，肯定地说。有，所以脏象也会有表现，95％的人脉象有表现，中医切脉而知，这还不说明问题吗？

二、亚健康在人身上都有什么表现呢？

中医认为人是由心肝脾肺肾五脏及六腑胃、胆、大肠、小肠、膀胱等以及四肢百骸，筋骨皮毛，五官九窍，气血津液等构成的一个生命体。活生生的人，无疑亚健康的表现就会在上述的各个方面表现出来，或轻或重或多或少，或在表或在里，或在脏或在腑，这是客观的。

其中尤以五脏为重，为什么呢？人可以少一个胳膊，缺一条腿，但五脏不能少一个，心肝脾肺肾缺一不行。有人会反问，那人造心脏呢？是的，人造的也是叫替代心脏呀，没有是不行的。在此我要多说一句："人还是原装的好。"

三、如何摆脱亚健康，对"亚健康"有什么对策呢？

下面我就亚健康在"心肝脾肺肾"五脏的表现以及怎样杜绝或减少这些表现，而该做些什么，谈点体会，供在坐的同志们作参考，并请指正。

中医是以阴阳五行的方法来认识人体内在的联系和外界自然界的联系的。五脏为阴，六腑为阳，阴阳是互根的。下面先说一下人体内在联系和外界自然界的联系关系，用示意图说明：

五行在人体内和在外界自然联系图

自然界（外）					五行	人体（内）				
五味	五色	气候	生发过程	时令		脏	腑	五官	形体	情志
酸	青	风	生	春	木	肝	胆	目	筋	怒
苦	赤	暑	长	夏	火	心	小肠	舌	脉	喜
甘	黄	湿	化	长夏	土	脾	胃	口唇	肉	忧（思）
辛	白	燥	收	秋	金	肺	大肠	鼻	皮毛	悲
咸	黑	寒	藏	冬	水	肾	膀胱	耳	骨	恐

知道五脏和外界自然的联系，本着"有诸内，必形诸外"的原理，人体内部欲发生某种病变，必然在体内和体表有所反应，这就是"亚健康"的表现，兹分述于下，略谈对策：

（一）心

心五行属火，其色赤，性喜静。《内经》说："心主神明"，"心者，君主之官，神明出焉"。心主血脉，其华在面。心主血脉是人体盛衰虚实健康的标志。

望：健康人面色8个字：面色红润，光泽有神。反之：有病或亚健康表现。

1. 心的亚健康表现

心悸胸闷，失眠多梦，面色不华，舌淡白，脉细弱（心电图正常）。其因：心血不足，心失所养，则心悸胸闷；心神不宁，则失眠多梦，梦多稀糊不清；心主血脉，气血生化不足，则面色无华，脉细弱少力。

2. 对策

心情平和，睡眠充足，夜卧早起，情志无怒，反之则伤心。夏季昼长夜短，可用午休补充，但勿饭后即睡，恐食滞而成疾病。注意活动，选取适合自己的健身运动方式：散步、跳舞、打拳、气功等。夏季无论老幼，食宜清淡。

补心气养心血的食品很多,可选择而食。如:龙眼肉(桂圆):心气不足为好。百合:心阴不足为佳。红枣:心血不足为宜。莲心、苦瓜:心火有余最好选择。

注意"三不":不急躁——防生火。不大喜——防大喜伤心。不大汗——汗为心之液。

夏季护心:心五行属火,夏日火当令。夏季天地交泰,草木开花结果,天气炎热,劳作进食,均易出汗,当顺其自然,让其透出,"夏要汗",不宜脱衣贪凉,否则毛窍闭塞,汗不得出,最易生病。

（二）肝

肝,五行属木,其色为青,"性喜条达"。

"肝者,将军之官,谋虑出焉。"其性有将军之刚强,和胆相表里,"胆者,中正之官,决断出焉。"所以,肝气不宜过亢——过则害,怒则伤肝。也不宜不足——虚则恐(恐惧胆怯)。肝藏血,开窍于目,血液的运行和血量的调节主要靠的是肝,肝脏不健康就会在上述方面有所表现,出现亚健康。

1. 肝藏的亚健康表现

表现:情绪躁动,好发脾气,胁部疼痛,头昏目赤,或肢体麻木,目糊干涩,恶梦纷纭,口苦咽干,舌红苔黄,脉弦数。

其因:情志不遂,肝气郁结,郁而化火,火性上炎。常见目赤头胀,情绪不好,甚则胁胀胁痛。若麻木定要注意,"麻木者,中风先兆也",此血不养经之征。

肝热传胆,胆气上溢则口苦咽干,火热内扰,则神魂不安,恶梦纷纭,脉舌表现皆肝郁化火之表现。

2. 对策

（1）遇事心平气和,不动怒生火,男子大怒则伤肝,女子郁怒多化火,以仁待人,以宽待人,无欺,心自安;无欺心,也自安。平淡宽容,面对现实,积极乐观。

（2）注意春季养生:肝之时令为春,属木,春属一年开始,好像天地从此再生,万物以荣复生了。晚睡早起,晚 10～11 点休息,次晨,宽带散发,身心舒畅恬淡。春风虽暖,却有春寒,春要捂,不要过早脱掉棉衣,民间有:"吃了端午粽,才把棉衣送"的谚语,就是这个意思。

（3）春季饮食:饮食"少酸宜甘",春主肝木,主酸,春季少食酸味,多食甘味而养脾。食不呆滞,味不厚腻,其性助动,清凉适宜为好。如食:萝卜、芹菜、大地粟、刀豆、佛手、藕、菊花脑、马齿苋、黄花菜、玫瑰花、月季花、佛手花、车耳菜、菊花、鸡冠花、羊肝、枸杞子等为好。

（三）脾（胃）

脾胃在五行属土，其色为黄。《内经》：脾"喜燥恶湿"，胃"喜润恶燥"。"脾胃者，仓廪之官，五味出焉。"

人身内而五脏六腑，外而四肢百骸，筋骨皮毛，五官九窍，都要靠脾的输布功能而取得营养。所以说，脾胃很重要，中医称"脾为后天之本。"

人离开母体靠的就是胃的受纳和脾的运化、输布和吸收而营养全身而活着的。中医有一句话叫："有胃气则生，无胃气则死。"说的也是这个道理，脾胃受损，未病之前也是有诸多表现的，即"亚健康"的表现。

1. 脾（胃）的亚健康表现

脾主运化，胃主受纳，两者合作，才能完成受纳、消化、吸收和输布营养全身的整个过程。脾气主升，升为常；胃气主降，降为顺。升降失常，就有反应，所以"亚健康"的表现有两种情况：一是，脾气不升：就会表现头昏，四肢无力，身体倦怠，气短，体胖喜卧，补中益气丸为宜。二是，不升反降：就会表现身体困重，内脏下垂，气短无力，肌肉不丰，大便溏泻，面色黄而不华，耐力下降，舌胖大边有齿印等，也是补中益气丸为宜。胃气不降：就会出现胃脘闷，不想吃，脘腹作胀，旋覆代赭汤可用；不降反上，则嗳气，打呃，甚则欲吐，失眠，胃不和则卧不安，仍用旋覆代赭汤为宜。

2. 对策

（1）保胃：管住嘴。饮食有节，饮食自倍肠胃乃伤。食勿过饱，味勿过偏，量勿太过，酒、辣、冷、保健品少食、勿食。胃者，水谷之海，汤汤水水，胃之所喜，胃喜润恶燥。老人食以舒为度，小儿带点饥，要得小儿安，常带三分饥和寒，不要强调"补"，长寿不是单吃出来的，更不是补出来的。

饮食品种宜多样化，五谷杂粮，瓜果梨枣，鸡鱼肉蛋，各种蔬菜。"品种不怕多，惟恐吃不到"，这十个字是进食的最佳食谱。

如胃已不好，可适当吃些健脾养胃之食：如粳米、锅巴、苡仁、党参、茯苓、山药、扁豆、橘皮、牛奶、熟藕为宜；膏粱厚味，大鱼大肉，高糖食品，保健品多助湿生痰，不宜多吃。中国人几千年来，对于吃是很讲究的，也是很科学的，是当今世界上饮食配搭最好的模式。《黄帝内经·素问·藏气法时论》云："五谷为养，五果为助，五蓄为益，五菜为充，气味合而服之，以补益精气。"这句话是中国人最佳的进食大谱，是当今世界上没有一个国家可比的。

（2）夏季护脾：脾为阴土，喜燥恶湿，脾主长夏，夏季主湿。夏季天虽热，却生湿，所以夏季须防湿邪伤脾，首当重要。首防外湿，不要坐卧湿地、凉地、冷地，以图一时凉爽。否则易生泄泻、关节炎、疫毒之症。二防内湿伤脾，盛夏人喜冷凉之饮，而易伤脾胃，所以夏季顾护脾胃，不可小看，好多脾胃病，是夏食冷饮贪凉所致，不可不防。

（3）勿忧思：脾在志为忧，忧思伤脾，操劳过度，思虑过度的人，则伤脾。五行上肝属木，脾属土，木克土。平时易生气的人，肝气旺的人，要自我调节，气怒勿进食，气郁肝旺，木克土，就会出现脘腹胀，嗳气，打嗝……中医治疗就是疏肝理气、健脾和胃，常用方如柴胡舒肝丸（散）等。

（四）肺

肺，五行属金，季节主秋，五色为白。肺喜清肃濡润。"肺者，相傅之官，治节出焉。"肺主气，相傅之官，"相"一人之下，万人之上。肺在人体就像这个官，与君主心同居膈上，是君主与百官相互构通的桥梁。主要表现在血脉方面，"肺主气"，"肺朝百脉"，"心主血"。血脉心所主，都必须在肺气舒畅的情况下，才能正常运行，完成"相"和"傅"的职责。肺司呼吸，治节出焉，肺呼浊吸清，呼吸通畅是调节生理的唯一条件，人之上下表里，气的生成与运行，均由肺来主持和调节。肺通过主持一身之气，参与血液的生运行成、调节血液的运行，维持正常的生理秩序，使人体才健康，否则不是亚健康，就是生病。

1. 肺的亚健康表现

（1）肺气不足：则胸闷气短，自汗怕风，鼻窍不利，容易感冒，面色㿠白不华。脾为生痰之源，肺为贮痰之器，肺气不利，则咳嗽痰多。这就是肺气不足的亚健康的表现。

（2）肺不主气或肺气不利或肺气壅滞：则胸闷气短，或咳或喘，这时就不是"亚健康"的问题了，而属于是20%病的问题了，需治疗了。

2. 对策

（1）肺为娇脏，首当顾护。风、寒、暑、湿、燥、火六淫之气，稍有外袭，就首先犯肺，肺就有表现，如感冒就是一个例子。所以，平时多活动，防寒保暖非常重要。中医有"寒凝冷饮则伤肺"。所以护肺，冬要防寒，夏勿贪凉，食勿过冷，都当在慎。

常易感冒的人，不要以治疗为主，要防。中医有一张名方叫：玉屏风散，药有黄芪、白术、防风，可以应用。

（2）不吸烟：肺司呼吸，性喜清肃濡润。肺呼浊吸清，吸烟就等于反过来让他吸浊，这就违反了自然规律，自然会受到自然的惩罚。出现咽痛、咽干、咳嗽、痰多等症，甚则致癌。所以不吸烟，是护肺的重要手段。

勿大悲,悲为肺志,大悲为肺。我们中国文化底蕴非常深,遇丧事,劝节哀,遇委屈之事,就会劝哭出来吧,肺之声(五声)为哭,哭出声音,气就顺了,气也调了,顺其五脏之五声,养生也是自身的保护。五声指肝呼、心笑、脾歌、肺哭、肾呻五声。在此一便提出,余不赘述。

(3) 秋季护肺:肺五行属金,其色白,时令主秋,肺性喜清肃濡润。

秋季天气渐寒,地气清肃,睡应早卧早起,与鸡俱兴,肃秋宜收敛神气,润养肺气,增强血脉流畅,以养肺金,湿温适宜,衣被宜渐增。饮食宜"减辛增酸,以养肝"。因秋为肺金,味主辛,入秋须润养其金,化生津液以利气机输布。辛盛则伤木,酸入肝,酸甘能化阴。阴液足,则肺金得润。亦可免木火刑金之虞。

秋季性燥:燥易伤津,肺喜清肃濡润,既不耐温,更不耐燥,所以饮食要减辛增酸,生津而护肺,秋梨和大地栗是最好的水果选择。其他诸如:南沙参、北沙参、西洋参、麦冬、阿胶、甜杏仁、石斛、白扁豆、怀山药、冰糖、桔梗、白茅根等,皆可因需择用。

(五) 肾

肾,五行属水,其色黑,在志为恐。《内经》:"肾者,作强之官,伎巧出焉。""强",强大、强盛、强壮,自强不息——表现在肾。"伎巧",智慧的表现,大智大慧——出之肾,肾强则人精神健旺,聪明灵活,是"伎巧"的表现,用现代话说:"就是智者的表现。"

肾藏精:精的含义有二:一指,生育繁殖之精。肾藏元阴元阳,也叫真阴真阳——父母所给。二指,水谷所化之精。出生之后,由水谷精微所化。所以说:人生三宝精、气、神,皆根于肾,源于肾,是有道理的。肾一亏,则精气神差,诸多未病征,即"亚健康"状况就会出现。

1. 肾的"亚健康"表现

肾阳虚,肾阴虚,肾阴肾阳是互根的,亚健康往往不是单一的,只是有所偏罢了。所以一般肾虚多表现:精神疲乏,头昏发落,牙齿松动,耳鸣健忘,目下如卧蚕起之状,腰膝酸软,动作迟缓,性欲淡薄,性功能下降,小便清长。男子精少,滑精,女子经少或闭经,小便频数,大便秘结,平时怕冷,舌淡脉细弱,尺脉不扬等。阴虚者舌红少苔,脉细数,精少,经少,阳虚的舌淡苔白,畏寒怕冷,尺脉细弱不扬等征。

2. 对策

(1) 先天不足者,"虚则补之"。由于父母身体不健,根基不牢所致先天不足者,唯一补救的办法就是阳阴双补。并可适当多吃点猪肾、羊肾、羊睾丸、鸡睾丸、鱼鳔、海马、黑芝麻、核桃、灵芝、虫草、鹿茸、枸杞子、胎盘、蛤蚧等。这些食品，也是药品，"药食同源"，皆有填补肾精的功用，可因人而用。经医生诊断肾阳虚的可服桂附地黄丸，肾阴虚的可服六味地黄丸，不可随意乱补。

（2）广谱饮食：肾生血化精，所以中医有"补肾不若补脾"和"补脾不若补肾"之说，实则两者缺一不可。脾为后天之本，广谱饮食就是最佳的护肾方法，营养不缺，才能化生气血。肾为生命之根，脾为生化之源，二者相互相成，源源不绝，则气血旺盛，身强体健，精气神实足。

（3）冬季护肾：生活有规律，房事勿太过，勿服速效壮阳药，服之则兴阳动精，其害可知。冰天雪地，万物收藏，人当顺应之。睡宜早卧晚起，必待日光，逆之则伤肾，早晚热水泡足，或捶按足心，或手温肾区（腰为肾之府），皆不失为护肾之良方妙药也。

冬欲暖，寒易伤阳，但室内不宜太热，中医认为，冬时天寒，阳气内藏，易生郁热，若厚衣重裘，取火助暖饮酒去寒，则阳太盛，过则害也。

我多说几句：隆冬数九，万物闭藏而哀，是一年终了，可单调肾家，或五脏并调以壮阳，如养心肺而补益气血，滋肝肾而养筋骨，调脾胃以助运化。此皆养生之道也。所以我建议大家，冬季可因人而宜，适当调补，膏剂为好，方便有效，但必须"一人一方"，因人而宜，否则易生弊端。非什么固元膏、六味地黄丸、鸿茅药酒一语可代，冬季进补，选药注意，否则补之不当，灾也。

综上所说，结合古人养生之道，对于四季养生，请大家尽力做到：春季防风防寒，夏季防暑防凉，长夏防湿，秋季防燥，冬季防寒。即：春要捂，夏要汗，秋要冻，冬要暖 12 个字。

最后让引用古人之言："我命在我，不在天，昧用者夭，善用者延，都能百岁（以上）而去，以尽天年"。作为结束语奉献给在座各位和电视机前的观众们，谢谢！

（科普周约稿）

秦正生老中医小儿一病一方按

秦正生(1911—1996),男,江苏涟水人,全国首批名老中医,著名内儿针灸学家,享受政府特殊津贴。先生勤求古训,博采众方,勤于笔耕,学识渊博,医术精湛,谦虚谨慎,待人诚实。通晓内儿、针灸,尤擅内儿科,对鞠通学术颇多研究,主要著作有《肘后歌浅说》《针灸匙开》《针灸薪传集》(和别人合著)《论吴鞠通之生平及其成就》。清·曹伯玉著《温病赋与方歌》校正,以及《中药食物疗法》《狂犬病的中医药诊治》等论著。另《一病一方证治集》(未出版)。秦老临床看小孩疾病,以一病一方为特色,每例只开一剂。一病一方,看似机械,但秦老运用十分灵活,获效满意。他常说:"临床上病不变,证变;方不变,药变;药不变,量变"。辨证论治的核心就是"辨"字,在中医领域里,这是精髓,是精华,是栋梁。笔者体会,为什么一方一病不变,而则是加减变,且多加而无减,谅这就是秦老所说的"病不变而证变、方不变,药变"之内涵所在。每开一剂者,秦老谓"先师孟乐天先生、缪景垣先生,他们宗淮阴吴瑭大医之"。"古称难治者,莫如小孩,名之曰哑科"。"古称小儿纯阳者,此丹灶家方,小儿稚阳未充,稚阴未长"之旨。"药贵在速,贵在精,不要多开,一剂之后,再作斟酌为好。"秦老的话我一直铭记在心,临床上凡小孩之病,尤其发热性疾病等,我亦每开一剂为是。可惜,著作未及出版,先生已经作古,回忆起来,实为中医之一大损失。笔者幸识秦老20余年,有机随师学习,或节假日或晚上,当面请教,深受润泽,收益匪浅。现就手中所录秦老治疗小儿疾病先择其中12个病方证治,加以整理,写上按语,名"秦正生老中医小儿一病一方按",以资读者,其按语力求其精。但因本人水平所限,其中至理精微,一定说得不透,甚或有错,凡此,恳求诸贤学子,尤其追随秦老的弟子们,多加指正,企盼!

小儿紫癜

小儿紫癜,以皮肤、黏膜出现紫点、紫斑甚至内脏出血为特征的一种疾病。临床上以感染、寄生虫、药物、食物、寒入、风邪等为诱发因素。现代医学称之为"过敏性紫癜"和"血小板减少性紫癜"。还可见白血病、再生障碍性贫血、血友病、败血症以及许多化学药物中毒,物理性刺激,营养缺乏症等。早期多属血热实证,长期反复出现,亦可导致正虚不能摄血,但亦有虚实夹杂者。

一、辨证分型

1. 外感温热型:多见于两岁以上尤其是五岁以上的儿童。患儿素体阳虚,复感风邪,外束皮毛,邪热内燔,灼伤经络,迫血妄行。症见紫斑初起淡红,继发红紫,开始大小不一,如丘疹、针头,微隆于皮肤,或融合成片块,如荨麻疹样,对称性分批出现,此起彼伏,且多见于四肢外侧面,尤以下肢及臀部为多见。脉浮数,舌质红苔薄黄。或先有全身不适,发热恶风,头痛腹痛,然后皮肤出现紫斑,有时可有便血,或时见膝关节肿痛等并发症。或间有表现为急性肾炎症状,如水肿、血尿、高血压等。

2. 温毒发斑型:温热毒邪内伏,化火动血,灼伤络脉,迫血妄行。症见壮热而赤,心胸烦躁,紫斑成片,或见血肿,常有鼻衄、龈衄、尿血,或腹痛便血。舌红绛,苔黄干,脉数大。

3. 阴虚火旺型:多见于两岁以上的小儿。患儿素体阴虚,或大病之后,阴虚生内热,虚火内动,络脉受损。症见紫斑色红,多发见于四肢及黏膜部,反复发作,时轻时重。或兼见心烦龈衄,低烧,口干,自汗,盗汗,间伴头昏乏力,肌肤干热。舌质红,脉细数。偶有发生血尿及胃肠出血者。

4. 脾不统血型:乳食不节,损伤脾胃,或病后失调,护理不当,致使脾气虚弱,统摄无权,血不循经。症见斑布稀疏,淡紫不鲜,反复发作,久久不愈。面色萎黄,神疲乏力,胃纳呆滞,腹胀便溏。舌质淡,脉细弱。

二、治疗

基本方加减:

1. 方药组成:紫丹参 10～15 克,粉丹皮 10～15 克,赤芍 10～15 克,炒地榆 10～30 克,一剂,水煎,2～3 次分服。

2. 方解:紫斑之形成,不外血热所致。即脾不统血者,亦宜用治血之剂以治之。故选用功兼四物之丹参以为君,活血除烦之赤芍以为臣,清热活血之丹皮以为佐,收敛止血,可用于一切血证,尤宜于下焦出血之地榆以为使。且四药均皆有生用清血热,炒用散瘀血,炒炭止血之妙用。今合而用之,故对小儿之紫斑病,不论何型,均可随炮制之变异而加减应用之。

3. 加减应用

（1）外感蕴热型：合银翘散化裁。

（2）温毒发斑型：合犀角地黄汤化裁。

（3）阴虚火旺型：合知柏地黄丸化裁。

（4）脾不统血型：基本方炒炭用，再合归脾汤化裁。

（5）瘙痒：选加时鸣衣、白僵蚕、地肤子、白蒺藜、白鲜皮。

（6）清热解毒：选加银花、连翘、山栀、黄芩、石膏、紫草、紫花地丁、犀角、黄连、青黛。

（7）止血：选加侧柏叶、樗白皮、旱莲草、仙鹤草、三七、血余炭。鼻衄、齿衄再选加藕节、茅根。便血再加槐花。尿血选加大、小蓟、炒蒲黄、茅根。若紫斑日久不愈，面色萎黄，体倦乏力，血小板明显减少者，再选加鸡血藤、藕节炭合归脾汤化裁。

（8）低热不退：选加青蒿、白薇、地骨皮、银柴胡。

（9）滋阴：选加生地、玄参、白芍。

（10）补血：选加当归、白芍、龙眼肉、阿胶。

（11）血虚严重，面色苍白，四肢厥冷，汗出淋漓，脉微欲绝者。急投独参汤，待气复血止后，再用生脉、参附等汤以固其本。

（12）见肾炎症状者，可参水肿门治之。

按语：

小儿紫斑病的辨证分型，现在尚未定论。如有分过敏和血小板减少两型者，似有太简而又机械之嫌；有分为五型、六型、甚至七型者，则又有繁琐之弊。兹有繁简适中便于掌握之计，秦老将其分为四型。① 外感蕴热型：多见于过敏性紫斑。② 阴虚内热型：多见于血小板减少者。③ 温毒发斑型：则有似于疫证。④ 脾不统血型：乃为本病中之虚证。至于治疗，历代皆有所发明，有所创造，而秦老则以宗清·庆云阁《医学摘粹·斑疹门》"温斑未透，宜发表者，宜防风松肌败毒汤主之；温斑已透，里热重者，宜加味消毒化斑汤主之"之旨，并根据多年之临床观察，拟一上述之基本方，随症加减。他寒遵仲景、温法鞠通，方用基本方药四味，活血凉血，活血散血，活血止血，治血尚可养血组合成基本方。其对瘀热血毒所致之紫斑症，方药合拍。故秦老久用此方加味而未见不效者。笔者还认为应用此方加味非常重要。秦老用"选加"二字，只一语可破其中至理，尤为重要。

小儿哮喘

小儿哮喘系婴幼儿呼吸系统一种常见病,多发病,一年四季皆有,尤以秋冬两季为多。其特征为先见有刺激性咳嗽,连续喷嚏,鼻痒流涕;继而出现呼吸困难,不能平卧,喉间有哮鸣音,烦躁汗出;甚则面色苍白,唇甲青紫,或有"三凹"征,一阵过后,咳出白色黏液痰,方始暂时平静,严重地影响着患儿的健康和发音。因其临床上哮必兼喘,喘则不必兼哮,哮有宿根,为一种经常发作性的疾病,喘则多发于他种疾病中,故后人把哮证名曰"哮喘",而喘则另列于喘证一门。

一、辨证分型

本病除少数突然发作者外,大多发于气候转变,寒暖不常的季节。开始时症状轻微,后来则愈发愈重,经过一定时间后,才逐渐缓和,嗣后可经常反复发作。一般日轻夜重。其发作的持续时间,长短不一,有的一昼夜可发作数次。严重的病例,呼吸异常困难,甚则抬肩撷肚,头动身摇,不能就枕平卧,颜面苍白,唇甲青紫,大汗肢冷,喉中痰声漉漉,状如水鸡声,达于户外,几濒于窒息状态。

其发作规律颇不一致,有的一年或一月数次,有的多年一次。如遇气候变化之际,每每连绵不已,兹特将其发作和缓解二期分述于后。

(一)发作期:有寒热两种。

1. 寒哮:寒邪袭肺。咳痰稀白,带有泡沫呈闷咳状,胸闷气憋,心悸肢冷,发作时间较短,或伴恶寒清涕,苔薄白,舌淡白或淡润,脉濡,面色晦滞带青。

2. 热哮:痰热壅肺。咳哮并作,频而持续气粗息短,初起多为干咳,后期痰多黄稠黏腻,或伴有发热,口干、便干,或面赤自汗,舌红苔黄腻,脉滑数。

(二)缓解期:有脾虚肾虚之偏。

发作时手足不温,动则心悸气促,甚至张口抬肩,面色㿠白,汗出如油如珠,肢厥身冷,直视如脱,或有"三凹"征,名曰逆喘。

二、治疗

(一)发作期

用基本方加减

1. 方药组成:百部根10克,苦杏仁10克,桑白皮10～30克,陈皮10～15克。

2. 方解：本方主以百部，其味甘苦，性平。甘润不燥，苦降镇静，并具抑制结核菌作用，有止咳良药之誉。尤其对已遭哮喘摧残，易为结核菌侵袭之。娇肺用之，有未病预防、已病治疗之妙。苦杏仁味苦辛温，苦泄降气，为肺经之专药，不论肺及气管，支气管等炎症之咳嗽哮喘而呼吸困难者，均有止咳定喘之效，故用以为百部之臣辅。至于桑根白皮，味甘微寒，泻肺火而止咳喘，清肺气而利镇咳。陈皮味辛性温，祛痰，镇咳，降气，斡旋其间。故药虽四味，从其性味言，有温有寒，寒热协约其平，有甘，有苦，有辛甘润苦降辛宣，润则肺宁，宣则肺清，降则气不上逆而痰降，润宣清降，则肺无所扰而哮喘自平矣。

3. 加减

（1）寒哮：选加麻黄、细辛，甚加姜附，并及佐射干。或加《圣济总录·小儿门》之射干汤（射干、半夏、桂）以化裁之。

（2）热哮：选加麻黄、石膏、黄芩、射干。

（3）挟表：选加苏薄荷、银花、苏叶。

（4）痰多：选加葶苈子、白芥子、苏子、莱菔子、天竺黄、射干、白僵蚕。

（5）如为嗜食酸咸所致者，俗谓盐吼。加猪胆汁或鸡胆汁炒甘草。

（6）久病肺心脾肾气虚，发作时手足不温，动则心悸气促，甚则张口抬肩，面色㿠白，汗出如油如珠，肢厥身冷，直视如脱，或有"三凹"征，名曰逆哮。治宜益肾纳气，轻加金匮肾气，重则五味、萸肉，或加人参、蛤蚧、或用参附、生脉。根据其具体情况而灵活用之，并宜减去其本方之份量以抢救之。

（二）缓解期

1. 基本方用小剂量。

2. 偏肾虚者，益肾纳气。基本方合用金匮肾气丸，重者加五味子、山萸肉、补骨脂、仙灵脾、紫河车，或加人参、蛤蚧，或用参附、生脉等。

3. 偏脾虚者，健脾益气。基本方合用参苓白术散，或用资生健脾丸或六味等，或加仙灵脾、补骨脂等。

按语：

哮喘是婴幼儿的一种顽固性的呼吸系统疾病。探其病因病机，因其内有宿痰，外因诱发而至，论其治疗，发作时治标，缓解时治本，杜其复发是为正法。因其病顽固，易于复发，至成年之后，则有为终身之疾，更属顽固难治，痛苦不堪，所以秦老谆谆教导医者，必须细心耐心为其诊治，以俾其痊愈于儿童时期。为此，秦老认为为医者，必须具有责任感，尽医生之天职，以免患儿贻害终身。

小儿百日咳

百日咳，又名顿咳，是小儿时期一种特有的呼吸道传染性疾病。以阵发性连续不断的痉挛性咳嗽，最后发出一种非常特殊的吸气性哮吼声的回音为特征。一阵咳后，缓解停顿一会，又再行发作如前。每日发作数次至数十次不等，以冬春两季为最常见。以五岁以下的小儿为多见，十岁以上者很少。年龄愈小，则发病率愈高，且病情愈重。

本病的命名，有以其阵发性咳嗽而名之曰顿咳嗽（简称顿嗽或顿咳）或阵咳；有以其病程连绵而名之曰百日咳；有以其症状不咳则已，咳则连续多声而名之曰连声咳；有以其最后之四声而名之曰鸡咳或鸬鹚咳；亦有以其具有特殊传染性而名之曰疫咳或天哮咳，名有殊义。但以用百日咳之名者为多。然本病的病程，多在六十天左右，间有迁延至一年左右者，并不是百十天始愈的。故本人认为应以顿咳之名较妥。

本病之因主要由于小儿肺气不足，抵抗力弱，易感时邪疫毒之气，或寒或热，由口鼻而入，肺失宣肃，疫邪深入肺经，郁而化火，炼液成痰，痰邪排出障碍，气机不畅，上逆而致痉咳，以期待黏痰咳出，气机通畅，咳嗽方得缓解。若剧咳伤其肺络，则可引起咯血或鼻衄，其最后发出吼声者，因痉咳致喉头痉挛，呼吸气体通过狭窄之喉头，故而发出如鸡鸣之响声也。至于舌下系带之溃疡，乃原咳嗽时舌常外伸，与下牙齿摩擦而致，为浅表破损所致。若迁延日久，久病必虚，后期也可出现肺气肺阴虚之症。

一、证治分型

本病根据病程的长短，以及症候的表现，临床有分风寒、风热两型，分三期论述。

1. 初期（上感期，发炎期）：从发病开始至出现阵发性痉挛性咳嗽为主。约七天至十天。微热，咳嗽，流涕，间有喷嚏，与一般感冒相似，但一两天后，一般症状逐渐减退而咳嗽则逐渐加重，尤以夜间为甚。舌苔薄白或白腻，舌质淡，脉浮。

2. 中期（痉咳期，阵发期）：约二至六周。其特点为咳声短促，连续十几声或数十声而无吸气的间歇，接着深吸气一口，发出如鸡鸣样的高音回声。短暂的停暂后，又行一连串如前同样的剧咳。如此反复发作，待咳出或呕出较多的黏痰后，发作暂告停止。咳时表情痛苦，面红耳赤，涕泪交流，眼突出，唇发绀，弯腰屈背，双手紧握,甚有大小便为之失禁者。亦有出现眼睑浮肿、结膜出血,或痰中带血,或舌下系带溃疡者。但新生儿或两三个月以内的小婴儿,咳嗽反射弱,呼吸浅表,黏痰阻塞支气管时,无力形成痉咳,故常无典型的痉咳及回声。痰涎不易排出,往往表现为屏气、窒息发绀,甚至发生惊厥。舌苔薄黄或黄腻,舌质红,脉数。

3. 末期(减退期,恢复期):由痉咳减轻至咳嗽消失止。如无其他并发症,一般约二至三周可以恢复健康。然在痊愈后的短期内如再有呼吸道感染时,亦可出现如顿咳样的咳嗽。舌淡红,脉细弱。

二、治疗

基本方加减:

1. 方药组成:百部根 10 克,苦杏仁 10 克,桑白皮 10~15 克,陈皮 10~15 克。

2. 方解:顿咳之主症即咳嗽,其病因即痰涎。方取甘润苦降,温而不燥,有止咳良药之誉的百部为君,以肺经专药杏仁为辅,助以功擅泻肺止咳之桑根白皮,三味相伍,共奏止咳化痰之功。小儿脾常不足,病延日久,势必脾虚益甚,"脾为生痰之源"。方佐理气健脾又能化痰止嗽之陈皮,诸药和合,共收肺脾同治,止咳化痰,标本兼顾之功。

3. 加减应用

(1) 初期:肺气不宣,偏热选加忍冬花、青连翘、苏薄荷、蝉衣、前胡、桑叶、枯黄芩、浙贝母;偏寒选加苏叶、麻黄。

(2) 中期:痰热壅肺。选加生石膏、枯黄芩、白僵蚕、钩藤、天竺黄、射干、马兜铃、款冬花。

(3) 末期:气阴两虚。偏气虚者,自汗气短,舌质淡,选加黄芪、五味子、太子参或党参;偏阴虚者,潮热口干,舌红少津,选加沙参、麦冬、百合、知母、地骨皮。

(4) 黏痰多:属风热者,痰稠苔黄腻。选加苏子、葶苈子、紫菀、莱菔子。

(5) 咯血、衄血:选加炒藕节、白茅根、仙鹤草、旱莲草、炒茜草、白及、侧柏炭、炒山栀。

(6) 咳甚:选加灵磁石、炒紫菀。

(7) 并发肺炎、脑病者参考各病本门治疗。

按语:

百日咳的证型分类,现尚未统一定论,根据本病病程较久的特点,秦老分初、中、末三期论治。初期治同感冒,中期镇咳化痰,末期益气养阴,随病情不同而加减。据本病病位在肺，与脾相关，外邪引发的特点，秦老根据历年的临床经验，拟基本方加减运用，从"止咳化痰"四字着手，肺脾同治，组方遣药，恰切病机。

小儿肾炎

小儿肾炎，多为急性者，古名中医称水肿、水气。多发于秋冬两季，以 2～7 岁的小儿为多见。7～10 岁较常见，以浮肿、血尿、蛋白尿、高血压为主症。其病因主要由于风邪水湿、疫毒内侵所致［如感冒、咽炎、扁桃体炎、咽峡炎、喉痧（猩红热）、皮肤疮疖等］。而其病理机制，主要由于肺、脾、肾三脏受损，功能失调为患，而三脏之病变，不论何脏，均皆互有影响，均能导致三焦之决渎无权，膀胱之排泄障碍。故曰水肿之病。"其本在肾，其标在肺，其制在脾"。不得专责之于肾之一脏。其治疗早期以清热利湿为主，中期清补兼施，末期调理脾胃，但仍须略佐清热利湿，以杜其反复。

一、辨证分型

小儿水肿病，根据其发病的缓急，病程的长短，水肿的发展程度，临床症状的表现不同，分为下列三型。

1. 外感型（风水型、风湿相搏型）：水肿先从眼睑开始，继而四肢，甚则全身皆肿，尤以颜面为明显。来势迅速，皮肤光亮，按之凹陷，但易恢复，尿少色黄，兼见恶风发热，或咳喘，或伴有筋骨酸疼，苔薄，脉浮。如水肿盛时则脉偏沉。若湿胜于风者，则腰以下肿为明显，身困重，腹胀满，苔白腻或黄腻。

2. 湿热型（湿毒型、湿热留阻型）：水肿轻微，尿赤黄或短少而欠利，大便干，苔黄，脉濡数。

3. 脾肾两虚（阴水）型：全身水肿，按之深陷，反复出现，以腰腹下肢为甚，尿少色清白。偏脾阳虚者，脘闷腹胀，神倦肢冷，大便溏薄，舌淡苔白，脉沉细。偏肾阳虚者，腰酸怕冷，尿清次频，晚间尤甚，面色㿠白，舌胖质淡苔白，脉沉细无力。

按：本型相当于今之肾病综合征。"三高一低"（高度水肿、大量蛋白尿、高胆固醇血症、低蛋白血症）为特征。其具有上述四项特征，而血压不高，尿中无红细胞，即有亦为极少数。肾功能正常，且为两至三岁起病者，为单纯型（类脂类肾病）；除具有上述四项特征外，同时又具有慢性肾炎之临床特点（可有高血压，尿中有红细胞，肾功能多有异常）者，为混合型（慢性肾炎肾病期），此型极少见，预后亦较差，约占肾病综合征的 2％～4％。

二、治疗

基本方加减：

1. 方药组成：小蓟 15～30 克，萹蓄 15～30 克，石韦 10～15 克，陈皮 10～15 克。

2. 方解：水肿病的治疗大法：《素问·汤液醪醴论》："平治于权衡，去菀陈莝，开鬼门，洁净府。"《金匮要略》："诸水肿者，腰以下肿，当利小便，腰以上肿，当发汗利小便乃愈。"《幼科铁镜》则认为宜"调脾行气"，"实脾行水"。而目前常用者，有发汗、利水、逐水、清热解毒以及调脾胃等法。然小儿肾炎，总不离开一个"湿"字，且小儿体属纯阳，湿易化热，故临床之中，每以清热利湿为主。所以本方首选清热、利尿、控制下焦热结之小蓟，而以清热利湿之萹蓄、石韦以辅之，同时并佐以调畅气机之陈皮以加强其疏通作用，俾共奏清热利湿，标去本复之功。

3. 加减应用

(1) 外感型：属风热者，选加薄荷、紫浮萍、银翘、石膏、益元散。属风寒者，选加荆防、独活、麻黄。

(2) 湿热型：选加苍柏、银翘、车前子、瞿麦、滑石。

(3) 脾肾两虚型(慢性)：脾气虚，选加党参或太子参、白术、茯苓、山药、扁豆、黄芪、木香。肾阳虚：选加鹿角片、胡芦巴、仙灵脾、仙茅、制香附、炮姜、金匮肾气丸。伴肾阴虚者，再选加山萸肉、大熟地、女贞子、枸杞子。

(4) 血尿：选加蒲黄、藕节、茅根、大蓟、细生地、乌梅炭、侧柏炭、黄柏、茜草。兼龈鼻衄者，再加赤芍、丹皮。

(5) 蛋白尿：早期宜多用清利湿热，后期选加金樱子、芡实米、怀山药。

(6) 管型：参考血尿及蛋白尿以加减施治之。

(7) 咳喘：选加百部、杏仁、桑白皮、紫菀、款冬花。

(8) 热毒盛，或有皮肤疮疖者，选加银翘、赤小豆、苦参、地丁、公英、黄柏、重楼、地肤子、白僵蚕。

(9) 血压高，选加夏枯草、杭菊花、钩藤、石决明、怀牛膝。

(10) 尿少，浮肿甚，选加茯苓皮、泽泻、大腹皮、车前子。上半身肿甚选加麻黄(血压高慎用)、苏薄荷、防风。下半身肿甚，选加椒目、防己、五加皮。

(11) 高血压脑病，肾病及肝，肝阳上亢，肝风内动，水气上扰清窍。症见头晕眼花，恶心呕吐，或复视等，严重者，可突然出现神志模糊、惊厥、昏迷。眼底检查可见血管痉挛。临诊时，如高血压明显，出现视力障碍、昏迷、惊厥三项症状之一者，即可诊断为本病。宜平肝潜阳。选加双钩藤、天竺黄、珍珠母、白僵蚕、车前子、龙胆草，甚者加生石膏、代赭石。

（12）心力衰竭（水气凌心）心阳不振：常因早期未注意休息，多在患病一周时出现，咳嗽气急，呼吸困难，上腹部闷痛，水肿加重，不能平卧，面色灰白，紫绀，四肢发冷，心率增快，心音减弱，烦躁不安，颈静脉怒张，肺部可有哮鸣音及水泡音，肝脏迅速增大，在数小时至一两天内，亦可危及生命。急用葶苈子 30～60 g，再根据下列情况进行佐药。①元气大虚，用独参汤。②肾阳不振，用参附龙牡汤。③气阴两虚，用生脉散等以急救之。

（13）尿毒症：肾气不足，开合不利，湿邪壅塞三焦，气机升降失常，水毒内闭。症见尿少，尿闭，头晕头痛，呕吐，口渴，皮肤干燥，无力，嗜睡，甚则惊厥。此可与高血压脑病，心力衰竭同时存在。血中非蛋白氮增加，形成氮质血症和代谢性酸中毒。临诊时，又须分为下列三型以救治之。①兼见恶寒，呕吐清涎，口中有尿气，苔白腻，舌淡胖，为浊阴上逆。选加制附片、油肉桂、生大黄、代赭石、潞党参或苏合香丸。②兼见抽搐、颤动，或肢体拘急，唇干齿垢，舌红绛，苔薄黄或焦黑而干，脉细弦数，为风阳痰火，宜化痰开窍，熄风清火。选加钩藤、天竺黄、羚羊粉、制胆星、龙胆草、生石膏、玉枢丹。如有昏迷，再选加安宫、紫雪。③兼见神昏，呼吸微弱，二便自遗，为阴竭阳脱。面色㿠白，手足逆冷，舌质淡，脉细微，为阳脱，急用参附龙牡以回阳固脱；面色潮红，口干舌红，脉细数为阴竭，急宜生脉散以益气敛阴。又二者均可用山萸肉，一至二两，以事抢救，视好转后再辨证施治。

按语：

小儿肾炎多为急性者，金元·朱丹溪谓之阳水，其为慢性阴水者，临床不足20％。故秦老立基本方以治阳水为主，清热利湿为宗，若出现阴水，秦老认为虽属脾肾阳虚，治宜温运；然标湿不去，往往事倍功半。故处方时必须温运与清湿并用，方收殊功。至于病人"变证""坏证"。只须牢牢掌握阴阳二字，根据张景岳之阴中有阳，阳中有阴，阴中求阳，阳中求阴之古训。在加减应用第3条中找对策，辨证的选加药物，此病一旦转入"变证"或"坏证"，则治宗脾肾即为关键。所不同之处，即小儿脏腑娇嫩，腠理疏虚，最易外为风邪感染，易致水湿停聚，故基本方的应用不宜尽去，则宜制小其剂可也。

小儿泄泻

泄泻是小儿常见病之一，以排便次数增多，日夜数次至数十次不等。粪便稀薄，或如水样，或夹乳块，或如蛋白样，或带有食物残渣，以不夹脓血为特征的小儿消化不良性疾病,多发于夏秋季节,以 2 岁以下的婴幼儿为多。其年龄愈小病情愈易变化,若反复发作迁延日久,可变成慢性泄泻,或因营养不良而成疳积症。

其病因以外感六淫,内伤饮食为多见。夏日炎热,酷暑熏蒸,汗出较多,脾胃功能低下,或因热贪凉,或因秋凉,寒伤胃肠而致消化不良,皆可引起泄泻。此外脾土虚损,运化失司,水湿停滞,亦可致成脾虚泄泻。久而脾虚及肾,病久火衰,无以化湿祛寒,以致完谷不化,则成慢性泄泻。

一、辨证分型:分湿热泄泻和伤食泄泻两型

1. 湿热泄泻:泻下稀薄,色黄,或为酱色,有热臭味,或泻呈喷射状,小便黄少,口干烦燥,或伴发热,苔腻微黄,脉滑数。

2. 伤食泄泻:大便稀薄,夹有不消化食物残渣,或乳块,有酸臭味,如败卵气;积滞重者,伴有腹痛、腹满、泻则痛减,嗳食腐气,不思乳食,苔薄腻(早期轻者无明显变化),脉滑实。

二、治疗:湿热泄泻,伤食泄泻

(一)分而治之

基本方加减:

1. 方药组成:赤茯苓 10～15 克,木猪苓 5～10 克,福泽泻 5～10 克,焦神曲 10～15 克。

2. 方解:结合临床体会,治疗泄泻,不论其性,属寒属热,总须注意到"湿"字和"脾"字,又以小儿有"脾常不足"之生理特点,故有取苓、泽以利水止泻,所谓"利小便则实大便"也。再辅神曲以助脾运,且神曲炒焦,又有吸附止泻作用,因此特制其基本方,随症加减于后。

3. 加减运用

(1)湿热泻:选加黄连、车前子、六一散、戊己丸以清热利湿止泻(为嫌芩连苦寒,可略加煨木香三四分以反佐之)。大渴引饮者,再选加天花粉、白芍、木瓜、知母以生津止渴。

(2)伤食泄:选加陈皮、山楂、谷麦芽、莱菔子以消食导滞而止泻。

(3)发热:加炒银花、苏薄荷。

（二）脾虚泄泻

大便稀薄，水谷不化，色白或淡黄，多作于食后，反复发作，脘闷不舒，腹稍胀而软，神倦乏力，形瘦面黄，不思饮食，舌淡苔白，脉缓弱；或兼轻度浮肿，甚则寒湿内阻，脾阳受困，出现四肢不温。

治疗：健脾助运为主，祛邪次之。

基本方加减：

（1）方药组成：太子参（或党参）6～10克，白扁豆（炒）10克，芡实米10克，焦神曲10克。

（2）方解：此型脾虚为主，取太子参，甘平微苦，近似人参，药力较弱，乃补药中清补之品。对"稚阳体，邪易干"，"脾常不足"的婴幼儿尤为合适；芡实甘平补脾，涩能收敛，兼可祛湿；扁豆甘而微温，炒用健脾化湿，对脾虚有湿者，相辅相成，神曲清食暖胃，"化水谷宿食"，诸药和合，益气健脾，消食祛湿，涩肠止泻，乃小儿脾虚泄泻之最佳选方也。

（3）加减运用

①湿重者选加苍白术、藿香、陈皮。

②泻久脾虚及肾，肾阳式微，选加煨木香、炮姜炭、补骨脂、制附片（先煎）。

附：秦老对兼症的治疗

1. 外感发热：偏热选加炒银花、薄荷、淡豆豉、香茹、葛根、芩连、益元散。偏寒选加苏叶、藿佩。

2. 腹胀肠鸣：选加莱菔子、谷麦芽、陈皮、大腹皮。

3. 呕吐：选加竹茹、法半夏、陈皮、香连丸。

4. 腹痛：选加元胡、赤白芍、制香附、生姜。

5. 口渴唇干：选加白芍、花粉、乌梅肉、益元散。

6. 久泻不止：选加诃子、禹余粮、石榴皮、赤石脂、炒乌梅等。

7. 脱肛：加升麻。

8. 伤阴：大多为热泻转变而来，症见肤燥神烦，口渴，尿少，苔少，唇舌红，脉虚数。治宜酸甘化阴，方用乌梅、白芍、石斛、花粉等。甚则眼周凹陷，而为至阴（脱水）之危候者，宜敛阴救液，急投沙参、麦冬、生地、玉竹、五味子等以挽救之。

9. 伤阳：大多为寒湿泄泻转变而来，或由阴伤及阳所致。症见神疲，面㿠白，额汗，不热，便稀如水，睡中露睛，舌淡，苔薄白，脉沉细弱，治宜吴萸、附子理中之类。甚则汗出不休,四肢厥冷之亡阳(休克)危候者,速投回阳救逆,用参附龙牡救逆汤以急救之。

10. 阴阳两伤:据上述二法中根据其伤之偏重而化裁之。

按语:

谚云:"脾不伤不泻"。经云:"湿多成五泻","湿盛则濡泻"。泄泻主要现之脾,因之湿。故在选方用药上,秦老紧紧扣住一个"脾"字,强调一个"湿"字,以强调脾胃和祛湿二法为宗。然后再把握虚实寒热而运用泻补凉温等方。兼症兼治,恰到是处。故每用效若桴鼓。其加减变化,在实际运用上,多见加味,而未见有减,其中至理值得进一步发掘研究。

小儿疫痢

疫痢,有称之为"时疫痢"、"疫毒痢"者,是一种肠道急性传染性疾病。常流行于夏秋两季,以二至七岁的小儿为多见。

临床以发病急骤,突然高烧,寒战,烦躁,昏迷,抽风,痢下脓血稠黏,里急后重为主要特点。疫毒盛者,也有未见痢下,即见高烧,昏搐,汗出肢冷,呼吸喘促,脉微欲绝等危候者,临床称之为"闭脱"。

其病因病机,主要因食带有病毒秽浊的不洁食物,从口入腹,壅滞肠道,伤及气血所致。因其小儿体质有强弱之分,邪毒有轻重之别,临床有正盛邪盛,实热内闭,正虚邪盛和正不敌邪,内闭外脱两个证型。

一、辨证分型

(一) 实热内闭

主证:壮热谵妄,烦躁不安,面红耳赤,频频掠搐,痢下脓血,色紫或如血水状,小便黄赤;或伴皮疹,呕吐如咖啡状血液,舌绛起刺,苔黄厚或焦干,脉弦滑数疾。本型多见于正盛邪盛的幼儿。

(二) 内闭外脱

重证,在上述之壮热、抽搐、昏迷等实热内闭的同时,突然出现四肢逆冷,面色苍白,皮肤发黄或为青灰色,呼吸浅短不匀或暂停,双吸气,叹息样呼吸,下颌运动,瞳孔忽大忽小,大小不等,对光反应迟钝或消失,脉象细数,苔布黄腻,舌质转淡之虚脱危征。本型多发于体质较弱或邪盛正虚的重证小儿。

二、治疗

（一）实热内闭——清热解毒

基本方加减：

1. 方药组成：炒枳实 10～15 克，苦参 10～15 克，益元散 15～30 克（布包）。

2. 方解：基本方首取破积有雷厉风行之势，治疾有冲墙倒壁之盛之枳实以荡涤其滞；佐以"苦等黄柏，寒类大黄，阴似朴硝"（黄宫绣语）之苦参，以解其毒；合以降烦降火，用善清暑热之益元散以干旋其中，再随症加减，俾达迅清其嚣张邪毒之的。

3. 加减运用

（1）高热神昏，烦躁谵狂。选加生石膏、炒黄连、神犀丹、或安宫牛黄丸、紫雪丹。

（2）痉厥抽搐。选加双钩藤、天竺黄、石决明，甚加熊胆、羚羊角。

（3）吐血、衄血：选加鲜生地、丹皮、犀角。

（4）呕吐不止：加玉枢丹。

（5）便痢脓血：选加白头翁、地榆、秦皮、槐花。

（6）积滞重者：加制大黄（或生大黄）、元明粉。

（7）有表邪者加忍冬花、苏薄荷或香薷。

（8）腹痛甚者：选加白芍、元胡、乳没。

（二）内闭外脱——清镇固脱

1. 基本方选加：人参、龙齿、磁石、山萸肉、钩藤、天竺黄、安宫牛黄丸、紫雪丹。

2. 具体应用注意如下几个方面：

（1）本型较前一型尤为危重，死亡率亦很高，往往在发病一二天间即行死亡。必须是期诊断，积极抢救，化险为夷。

（2）本病不论闭脱二型，如遇有腹胀甚者，则硝、黄必须急用，令其毒排春回。

（3）本病如在痢下尚未出现之先，已出现惊厥抽搐者，必须急则治标，先止其抽搐，待搐止，病转机，再治本病。

（4）有部分病例，在危重期好转后，而转为慢性痢疾者，则于其本门求之。

（5）在夏秋之间，遇有二至七岁的小儿，突发高烧，面色苍白，四肢发冷，抽搐频繁，血压下降，虽无呕吐，腹泻，亦应考虑到本病。

按语：

疫痢来势急骤，凶猛异常，稍事犹豫，祸患即至，秦老对同里鞠通先生"治外感如将，兵贵神速，机圆法活，去邪务尽，善后务细"之至理名言，理解颇深，当机立断，根据自己用药之经验立方抓住"疫"字，其因"毒"字，其机"滞"字。采取清以解毒，通达滞通，集中药力，重剂祛邪。用苦参大苦大寒，纯阴纯降，达心脾而及肾，蠲除湿火为殃，血痢肠红之症。考苦参用于湿热痢疾，有单用为丸，治热痢下血，其复方者更多，如沈金鳌香参丸以木香、甘草与苦参合用，治热痢；《别录》云："苦参除伏热肠壁。"甄权："苦参治热风毒……除大热。"李时珍："苦参治肠风泻血，并热痢。"秦老首选苦参为君，治疗"疫痢"，其意可知，用枳实苦酸微寒，其功破气，共药力猛（大小承气皆用之），丹溪谓枳实泻痰，能冲墙倒壁，枳实枳壳，性味相同，何以取实而充壳呢？壳实之用，李时珍曰："壳实上世未分，魏晋始分用。法古东垣，始分壳治上，实治下。海藏始分壳主气，实主血。然仲景治上焦胸痹，痞满用枳实；又有诸方治下血痢痔肠秘后重用枳壳，则实不独治下，而壳不独治高也（《本草备要》）。秦老用枳实面不用枳壳，其意亦显；配益元散（即六一散）加辰砂，清心祛暑，而安神。""六一散……治伤暑感冒，表里俱热，烦躁口渴，小便不通，一切泄泻淋浊等症属于热者，……滑石气滑能解机，质重能清降，寒能胜热，滑能通窍，淡能利水，加甘草缓滑石之寒滑"（《成立便读》语）。综诸家运用所录，不难看出，治疗如此急、重、险之"疫痢"之病，秦老取之相伍，药则三味为基本方，如钥投锁，疗效卓著。

疫痢之病，秦老苦心孤诣，药仅三味，组成基本方，药得其所，各得其用，加减变通，疗效卓著，为后学者留下了宝贵的财富。

小儿外感热病

小儿外感热病是小儿发热性疾病的统称。其病种有小儿发热、小儿感冒、小儿暑温、小儿春温、小儿风温等病名。病之初起多在卫分，进而可入气入营，再则耗液阴伤，肝风内动，惊厥抽搐，失治误治，亦可由实转虚，或虚实夹杂，变成危候。

一、辨证分型

1. 风热在卫：发热较高，恶寒较轻，伴有头疼，微有汗出，鼻塞流黄涕，口微渴等。舌边尖红，苔薄微黄，口唇疱疹，咽部充血，扁桃体红肿等。此证多见于冬春季节的流行性感冒、上呼吸道感染、急性扁桃体炎、急性咽炎及肺炎、麻疹、猩红热等病的早期。

2．邪在气分：气分证属于中医八纲中的里热实证，本证包括范围甚广，风邪不在卫表，又未及营血的病证都属于气分范围。其病理变化涉及的脏腑较多，如肺、心、肠、胆等。证候类型亦较复杂，有肺热证、胃热证、脏腑燥热症、胆热证等。这类证候常见于急性感染性疾病的中期或极期阶段。邪在气分，主要表现为发热高，不恶寒，口渴明显，脉洪大，汗多，苔黄为特征。

3．邪入营血：营分证多由气分证转变而来，也可因表邪乘虚内陷而成。临床表现为发热夜甚，口干不甚渴饮，斑疹隐现，烦躁或神昏，舌红绛，脉细数等。其中以神志改变及舌质红绛为热邪入营的主要依据，营热证和热闭心包证，是邪入营分证的两个主要证候类型，多见于一些传染性疾病的极期或后期阶段。

4．邪入血分：热邪深入血分，典型的病理变化为热盛动血，心神错乱。临床表现为高热、神昏、斑疹透露、舌色深绛以及出血征。甚则出现热盛动风、虚风内动、阴阳离绝等危候。

二、治疗

秦老宗叶天士"在卫汗之可也，到气才可清气，入营犹可透热转气，入血直须凉血散血"和吴鞠通的"治上焦如羽，非轻不举，治中焦如衡，非平不安，治下焦如权，非重不沉"的治则为指导思想，拟基本方治之。

基本方加减：

1．方药组成：银花 10～20 克，薄荷 3～5 克，蝉衣 3～5 克，益元散 10～30 克（包），建神曲 10～30 克。日一剂，水煎，3 次分服。

2．方解：小儿外感发热的临床证型颇多，治疗非一法一方所能奏效。但寻其治疗解表清热每须贯彻始终，这是不变的共同点。故从清热解表立法，拟此基本方加减。方中银花甘辛而凉，清热解毒，疏风透表，用为主药；薄荷、蝉衣疏风解表而清热；益元散统治上下表里诸热，为辅药；建神曲消食健脾以为佐药。诸药和合，共收辛凉清热解表之功。且蝉衣可治小儿惊风，辰砂可以泻心火，安心神，而起治未病的作用。真可谓设想周到。经临床验证，随证出入，每收得心应手之妙。

3．加减运用

（1）偏表寒选加苏叶、荆芥、防风。

（2）偏暑湿加藿香、佩兰、绿豆衣、苏梗。

（3）阳明热甚加生石膏、生地。

（4）湿热甚者，重用益元散，或合蒿芩清胆汤化裁。选加佩兰、青蒿、黄芩、草果等。

（5）咽喉红肿加射干、山豆根、挂金灯。

（6）咳嗽选加桑白皮、杏仁、紫菀、浙贝母。

（7）便稀加车前子、赤苓。

（8）便秘加蒌皮、蒌仁、制军。

（9）温毒致肿者，如痄腮、疖肿等，选加连翘、重楼、紫花地丁、板蓝根、赤芍、丹皮。

（10）腹胀纳呆者选加谷麦芽、焦山楂、炒陈皮。

（11）久延气虚者加太子参、白扁豆。

（12）阴液不足者选加白芍、麦冬、北沙参、天花粉等。

（13）热惊选加僵蚕、水牛角、竺黄、钩藤、石决明。

（14）神昏合安宫牛黄丸，紫雪散，惊搐加至宝丹。

按语：

秦老治外感热病解表常佐清里，肺与大肠同治，治高热昏迷，胆大药重，直走病所，谅小儿"脾常不足"，稚阳未充，稚阴未长（吴鞠通语）。用药祛邪处处顾及脾胃，真可谓设想周到，用心良苦。

下面将同周君学义整理的《秦正生老中医治疗小儿外感发热经验》一文中述及治疗相关的几个问题，抄录于兹，以冀对读者有所俾益，如是，乐哉！

附与治疗相关的几个问题：

1. 关于解表、清热、通下、消导法的运用，四法均为小儿外感发热的常用治法，兹分析如下：

（1）解表法的运用：小儿外感发热系由外邪所致，必以不使邪陷为安。故解表法不仅为本病初起所必用，就是传里入气，甚至深入营血，亦往往需少用之以疏利肌腠，而收表里分清之功。但需注意，在卫在气，当用薄荷之类辛凉解表；邪气深伏阴分，则宜用青蒿一类向外引透。

（2）清热法的运用：发热本属火邪偏盛，清热法乃为退热的主要方法，故应作为基本原则贯彻始终。但需根据病情适当选用，如气分壮热宜清热泻火，属热滞者宜清热导滞，湿热为患宜清热化湿，毒热为患宜清热解毒，热闭心包宜清热开窍，热动肝风宜清热息风，吐衄发斑宜清热凉血，卫气同病宜兼辛凉透表等。

（3）通下法的运用：发热疾病，大便宜通调，使其邪有出路，利于邪热的消退。

小儿外感发热，大便干燥者或兼湿热大便垢滞者，均可加入泻下之品以涤除积滞，攻逐里热。有的里热虽重而大便正常者，亦可佐通便以泄热。但由于小儿脏腑娇嫩，肠胃薄弱，峻下之品如生军之属每可产生腹痛，泻下不止等副作用，故应选用药力较缓者如制军等为宜。

（4）消导法的运用：小儿脾常不足，消化功能差，每有食滞蓄热之征，一经染疾发热，致消化更差，则生积滞。积滞化热，内外相合，则其热愈甚难解。所以治疗本病，消导药当为必用之品，常用药如麦芽、神曲、山楂等。

2. 关于瘥后治疗：小儿外感发热，其病程较短者，一般热退后即可停药；倘若病程已久，则邪热虽退，亦当续方巩固。此外，本病迁延不解，多形成虚实夹杂之证，若邪热一退，则每以正虚为突出表现，此时治疗，最忌骤进滋补。因为留恋之邪，急难速解，发热退为邪气退，实非邪气尽清，骤进滋补多有留寇益邪之弊，则每殆余火复炽之殃，不可不慎。

3. 关于治疗禁忌：治疗小儿外感发热，主要应注意以下两点：

（1）禁温燥助邪：小儿体属纯阳，本易化热为火，温燥之品未免烁阴助热，故应审慎运用。具体地说，表证寒象不著，慎用桂枝、羌活、白芷、苏叶等辛温发表之品；中焦湿象不著，慎用草果、苍术、砂仁、白蔻仁等香温燥湿之品；非至阳衰气弱，慎用附子、干姜、党参、黄芪等温热补益之品。

（2）禁滥投滋腻：小儿外感发热以实证为多，故不可滥用补益之剂；若属湿热之证，或痰涎壅盛、脾胃素虚者，滋腻之品更当审慎运用。或有素体不足又复外感而发热者，非至不扶正不足以祛邪，则仍当以逐邪为先；至于外感发热日久不解者，虽见正虚之证，亦当以祛邪为主或清补并行，以防恋邪之弊。

由于小儿生理病理上的特点，其外感发热证的治疗尚有许多应注意之处，如发表禁升散，禁发汗太过，清里禁早用苦寒，早用寒凉等。因儿科用药"稍呆则滞，稍重则伤。""差之毫厘，失之千里。"故辨证治疗力求准确，精益求精。

以上介绍了秦正生老中医关于小儿外感发热的治疗经验，由于笔者水平所限，很难把秦老的丰富经验完整地加以表达，不当之处，诚望指正。

小儿风疹

风疹也称风痧，《千金方》称风轮，也有称风瘾。是一种较轻的出疹性传染病。多见于五岁以下的乳幼儿，流转于冬春两季。疹点细小斑形丘疹色淡红，退后无落屑及疹痕。因状如痧子，故名风痧，即风疹。

一、辨证分型

初起症状,大都不重,有的甚至没有症状,可有轻度咳嗽、喷嚏、流涕、纳呆、乏力、咽部轻度充血,耳后、枕部、颈部淋巴结肿(核),并有压痛,一周左右即逐渐消退。

发病多为骤然,体温常在 38～39℃之间,持续 1～2 天,3 天以上者较少见。

皮疹多在发热 1～2 天出现(有的一热即现,在一天内即布满全身)疹点先见于面及颈部,并迅速蔓延至躯干及四肢,且躯干多于四肢。躯干较为稀疏,面部及四肢常会融合,唯手足较少或无疹,口腔无黏膜斑,疹为圆形或椭圆形斑点,疹形细小,直径约 2 mm,大小均匀,稀疏稍隆起,有些瘙痒。疹色淡红,类麻疹而形较小,似丹痧而布稀疏,皮疹大都在发病后 3～4 天逐渐消退,脱屑细小若无,无色素沉着,而全身症状亦随之消失,一般根据其临床症状,分为下列二型。

1. 轻型:邪郁肺卫,发热恶风,咳嗽喷嚏,流涕目赤,疹色淡红,疹点稀疏,2～3 日消退,苔薄白或稍黄,脉浮较数。

2. 重型:邪热炽盛,发热较重,小便黄少,大便干秘,疹点密集,疹色鲜红或紫暗,唇舌较红,苔黄腻,脉洪数。

二、治疗

基本方加减:

1. 方药组成:忍冬花 10～15 克,苏薄荷 3～6 克,时鸣衣 5 克,紫草 5～10 克。

2. 方解:忍冬花、苏薄荷疏表清热,时鸣衣收疹止痒,紫草清泄营热,四药合用,共奏透疹清解之功。

3. 加减应用

(1) 轻型:选加连翘、牛蒡子、僵蚕以疏风清热。

(2) 重型:选加生地、赤芍、丹皮、地丁、黄连、益元散以凉血解毒;渴甚,再选加芦根、茅根、天花粉。

(3) 腹胀纳少:选加神曲、山楂、谷麦芽、枳壳,大便干结,再选加蒌皮、二丑、大黄。

(4) 皮肤痒甚:选加白僵蚕、白鲜皮、地肤子。

按语:

《麻科活人全书》云:"风瘾者,亦有似麻疹……感风热而作,乃皮肤小恙,风热客于肺脾二经,不在正麻之则"。"不必用药而自散,倘身热不退,只有微用疏风清解之剂"。秦老所拟银花、薄荷、时鸣衣、紫草四味,前三味合而辛凉透表,银花领帅,入肝合紫草清热解表,达表以畅气机,相须为用,既清且透,非常合机。此也寓温病学家鞠通先生用银花之妙也。

小儿疫暑

小儿疫暑,西名乙型脑炎。近人以其好发于 14 岁以内,尤其是 2～6 岁的小儿为多见,且发病期间多在夏至以及处暑以前的暑热季节为最高峰,且又可以按照吴鞠通三焦辨证和叶天士卫、气、营、血辨证治疗,乃将其列入暑温范畴。又因其临床特点为高热、抽风、昏迷之三大症状及来势急而快,病情多较严重,故又有暑风、暑厥、暑痉之称。命名虽善,但未言其实质,照中医的传统理论,暑热,暑风等多不言传染,而是把凡具有强烈传染性、可造成大流行的疾病,才加上个"疫"字。如《诸病源候论·疫疠病诸候》载:"以其病与时气,温热等病相类,皆因一岁之内,节气不和,寒暑或有暴风疾雨,雾露不散,则居多疾疫"。结合吴又可之《温疫论》学说,则本病应以"小儿疫暑"命名较妥。

一、辨证分型

在夏季至九月间,如遇有突然高烧,头痛,呕吐,嗜睡或伴有烦躁不安的患儿,即应首先考虑为小儿疫暑,再经脑脊液检查为阳性者,即可确诊。本病的病理机转,虽然有如卫、气、营、血的一般传变,但以其为疫暑之邪的变化远较暑温为急骤,往往卫分阶段较短暂,甚至不出现卫分症状而径直入阳明气分,且即转为气营两燔,故其症状之反映为高烧、昏迷、抽搐之三大主症,临床时必须针对病情,迅速处理。

二、治疗

急用、重用清热解毒药,佐以息风化痰、开窍之品。

基本方加减:

1. 方药组成:忍冬花 15～30 克,双钩 15～30 克,益元散 15～30 克(包煎),日一剂,水煎,三次分服。

2. 方解:小儿暑疫的治疗,即以清热解毒为主,故首选味甘、性寒、功擅清热解毒,宣散风热,有一切热性传染病良药之誉的忍冬花为主,而以长于清肝热,熄肝风,有儿科惊症妙药之称的双钩藤为臣,同时更助以善清暑热之益元散为辅。夫益元散为滑石、甘草、朱砂三药组成,清代柯韵伯说:"善攻热者,不使伤人之气,善补虚者不使助人邪气,滑石禀土中冲积之气,能上清水源,下通水道,药涤六腑之邪热从小便而泄矣。甘草禀草中冲和之性,调和内外,止渴生津,保元气而清虚火,则五脏自和矣。然心为五脏之大主,暑热扰心,神明不安,必得以朱砂镇之,以神气可复矣。夫疫暑多为邪热侵犯心肝二经,本方药虽三味(实为五味),功擅清热解毒,平肝宁心,兼顾元气,再随证加减,恰合病机"。

3. 加减运用

(1)邪在卫分:疫暑郁表,卫外失调,身热无汗,微恶风寒,头痛面赤,舌红苔薄白,脉濡数。①热盛:选加菊花、重楼、板蓝根、荷叶。②湿邪偏重:恶心呕吐,嗜睡,苔白腻,选加藿香、佩兰、石菖蒲、广郁金。

(2)邪在气分:疫暑内蒸,上扰清阳,高热,汗出,口渴喜饮,烦躁嗜睡,头痛项强,小便短少,舌红苔黄,脉滑大数,选加生石膏(重用)、知母、鲜芦根、鲜茅根。湿偏重,再选加藿佩、蚤休、板蓝根。

(3)邪袭营分:疫暑入营,上蒙清窍,身热少汗,午后及夜间热甚,烦躁不安,嗜睡或喉间痰鸣,舌红绛,选加肥知母、天竺黄、桑白皮。

(4)风痰阻络:肢体拘挛或呈强直性抽搐者,选加竹沥、竺黄、知母、丹皮、僵蚕、地龙、红花、胆星、全虫、乌梢蛇等。

(5)痰瘀阻络:神情呆钝,不语,聋哑,肢体瘫痪者,选加菖蒲、郁金、竺黄、牛蒡子、磁石、桃仁,并宜考虑补阳还五汤入用。

按语:

小儿疫暑,乃暑邪与疫疠交相为患,暑为热,疫为毒,故治疗以清热解毒为主;然暑多兼湿,临床时又须视其有否夹湿,再行按照卫气营血或三焦辨证而辨证施治;同时又须刻刻注意疫邪之特点,传变迅速,不若一般暑湿之传变,而须迎头痛击,以免噬脐之莫及,药量宜较一般暑温为重,方能达到治疗的目的。如石膏,石膏辛寒重用,以清阳明经热,折其壮烈之炎威,再合生军等以泻阳明腑热,而导其上炎之势,对此类疾病秦老每用石膏250克和他药相伍,收效满意,而免其终身留憾。秦老常谓:"有病则病受之,古有明训,病轻药重,固然不对,而病重药轻则贻害匪浅也"。对此,高热、神昏之重危之症应抓住病机,谨定病位,严密组方,以冀化险为夷,免留终身残疾,而后悔莫及也。

疳　积

疳积,亦称疳症,是由脾胃运化失常所引起的慢性营养障碍性疾病,多见于1～5岁的儿童,尤以3岁以下的婴幼儿为多见。疳字从疒从甘,从字义上看,即可知其为一种由于过食肥甘所致的疾病了。其因由于小儿脏腑娇嫩,饮食失节,壅滞伤脾,健运失司,失血亏损,形体羸弱,而形成本病。所以古人有"无积不成疳"及"积为疳之母"之说,其次病后体虚,或本先天不足,皆可影响脾的消化吸收,引起生长发育不良而成疳积。

一、辨证分型

1. 轻型(乳食壅滞型):亦名肝气型,多为发病之产初期。症见精神烦躁,夜寐不宁,腹胀纳呆,腹痛拒按;或呕吐食物残渣,或便泄秽腻腥臭,小便混浊;或伴有发热,苔厚腻,脉滑数。

2. 中型(积滞伤脾型):亦名疳积型,多由初期转化而来。症见形瘦烦躁,面色萎黄,乳食懒进;或消谷善饥,毛发枯焦,形体消瘦,头大颈细,肚腹臌胀,青筋常外露,舌淡苔腻,脉濡细。

3. 重型(气血两亏型):多为疳病后之期,或为先天不足。症见精神萎靡,懊憹欠宁,睡眠露睛,食欲不振;或便秘或完谷不化,面色㿠白,形体羸瘦,甚则啼声不扬,舌淡少苔,脉迟无力。

二、治疗

疳宗汤(秦老自拟方)加减:

1. 方药组成　太子参10～15克(或用党参),萹蓄草10～15克,白扁豆10克,时鸣衣5克,芡实米10克,鸡内金5～10克。

2. 方解　方中太子参,味甘性平,益气补脾,适用于气血不足;或病后虚羸,健忘乏力;或心悸自汗等症。近贤谢利恒氏谓其"补益元气,功亚人参"。党参,《本草正义》谓"力能补脾养胃,润肺生津,健运中气,本与人参不甚相远,其尤可贵者,则健脾运而不燥,滋胃阴而不湿,润肺而不犯寒凉,养血而不滋腻,鼓舞清阳,振奋中气,而无刚燥之弊"。临床观察,二药均为疳积之首选品,然前者药力平和,后者间有壅滞纳呆之嫌,故秦老在处方时,首先太子参,亦可用党参;次以芡实甘平补脾,兼可祛湿,味涩能收,入脾肾二经,助太子参"开胃助气"(《日华子本草》语),为治小儿疳积之上品；扁豆甘微温，归脾胃，健脾化湿，补脾不腻，除湿不燥，为健脾化湿之良药（见参苓白术散）。取鸡内金甘平，归经脾胃、膀胱，功善运脾消食，与健脾益气之山药合用，治疗小儿疳积，尤为合适。用萹蓄草、蝉衣者，萹蓄也称铁片草，味苦微寒，归经膀胱，能泄化湿热，兼以杀虫；蝉衣甘寒；疏散风热，开宣肺气，有助肺之输布，通畅气机；对参、芡、扁、金健脾化湿，运脾消食，起到了相助畅机的功效，共奏和脾助运，健脾消积，增补脾气之功，为治疗小儿疳积之较好组方。

3. 加减应用

（1）面黄，腹胀，伴有虫病者，可合用肥儿丸（《医宗金鉴》）：人参、白术、茯苓、黄连、胡黄连、使君子肉、神曲、麦芽、山楂肉、炙甘草、芦荟。

（2）伴有虫者，可合用疳积散（《江苏省中医院儿科经验方》：五谷虫、神曲、槟榔、胡黄连、麦芽、香附、苍术、肉果）。

（3）若面色萎黄，明显贫血者，加黄芪、当归。

（4）口舌生苍，或鹅口白屑，或糜腐堆积，秽臭难闻，此乃心脾积热，或阴虚火旺，循经上炎所致，可选加生地、木通、竹叶、胡黄连、丹皮、生石膏。

（5）潮热，干咳者，选加北沙参、天冬、百部、地骨皮。

（6）皮肤紫斑者，加仙鹤草、玄参。

（7）精神萎靡，面色㿠白，四肢厥冷，呼吸浅表，舌淡脉微者，急用参附龙牡汤以潜阳救逆。若见呼吸浅促，以气阴俱衰，急当用生脉散合参附龙牡汤救阴回阳，以挽危局。

按语：

临床治疗小儿疳积，轻者，消食化滞，和中健脾，《证治准绳》消乳丸，丹溪保和丸也可；轻型者，益气理脾，佐以消积，《医宗金鉴》肥儿丸为治；重者，益气养血，健脾和胃，局方人参养荣汤加减，多有一定疗效。然秦老在吾乡鞠通先生治疳应一通一补，半柔半刚之影响下，认为病是个性的，为病所专长，证是共性的，为诸病所共有。病在变证变，方不变加减变，疳积的病因，主要是脾胃积滞而虚损，这是不变的，而其所出现的证候，则因人而异，有所出入，尤其是在影响到其他脏腑时，则更是变化多端。秦老据他五十多年经验积累，拟方"疳积汤"为基本方。是方抓住小儿生理特点，其脏腑薄，用药稍呆则滞，稍重则伤，稍不对证，则害。所选太子参、白扁豆、鸡内金、芡实等药，皆药性平和，健脾而不燥，鼓舞清阳，无刚燥之弊，补益中气，无留弊之虚。配以蝉衣、萹蓄草，取其泄化湿热，有利脾运，开泄肺气，通畅气机，以助散精，输布全身之功效，恰到好处，真谓"匠心苦运"，值得效法和研究。

解　颅

解颅属小儿弱症(五迟、五软、解颅、鸡胸、龟背)之一。是小儿颅囟异常的病理表现。正常小儿营养良好,发育正常,一般在一岁至一岁半,囟门闭合。若不能如期闭合,囟门宽大,头缝开裂者,则称为解颅,亦名囟解,近称脑积水或浅水脑。隋·巢元方《诸病源候论》说:"解颅者,其状小儿年大,囟应合而不合,头颅开解是也"。北宋·钱乙《小儿药证直诀》说:"年大而囟不合,长必少笑,双有目白睛多,眈白形瘦者,多愁少喜也"。明《万氏秘传令玉心书》说:"解颅有二,或生下之后,头缝四破,头皮光急,日渐长大,眼愣紧小,……双有生下五六个月后,囟门已合而后开者,此等小儿,大多难养"。清之后,代有论述,都是对解颅的描写。但对本症的治疗,目前尚无较好的有效方法,预后也多不良。秦老根据自己的经验,拟基本方治疗,多年来,疗效满意。

一、辨证分型

(一)病因及病机

本病之主要原因不外勿肾气亏损,而肾气亏损,又不外为先天不足(如颅脑内发育异常等),或后天久病(如炎症等),体虚所致。因为肾主骨髓,脑为髓之海,肾气虚弱,则骨髓之成长充盈受损,囟门不能如期闭合;或肾气本亏,脑髓不足,湿邪潴留不化,脑脊液循环障碍,壅滞而成积水,致令囟门宽大,头缝开解面形成本病。

(二)辨证分型

辨证欲知异常,则必须先知正常,正常儿的头围(cm):初生时为 34～35 cm;六个月为 42 cm;一岁为 46 cm;二岁为 48 cm;五到六岁为 50 cm;16 岁为 55 cm。囟门大小(cm):初生为 1.5～2 cm;2～5 个月<3 cm。囟门闭合时间:前囟门 1～1.5 岁,后囟门出生 3～4 个月内,有 25% 初生时已闭合。颅缝关闭时间:3～4 个月以内。

临床时如遇有颅缝裂开,前囟宽大,逾期不合,头皮光急,头皮静脉显露,面色晄白,眼珠下垂,白睛异常,神情呆钝,头颅增大速度快于常儿,体瘦颈细,甚则头项偏倒,舌淡苔白,脉细弱者,只要有颅囟大于常儿者,即可诊断为解颅。根据病证的发展,一般分为急性、慢性两种。急性者多数系先天性解颅,在未出生之前就已死亡,亦有数月而至一年死亡者,其原因多为营养不良或痉挛不断发作,渐而死亡。

慢性者解颅进行缓慢,多继发于脑膜炎,头略大于正常,脑积水进行多缓慢,但小儿发育颇受阻碍,运用中医药治疗,尚属可治。

（三）治疗

宜补肾益髓,益气养血。

二、基本方加减

1. 方药组成　太子参（或党参）5～15～30 克,白扁豆 10 克,芡实米 10 克,赤茯苓 15～30 克,泽泻 15～30 克,鸡内金 5～10 克。口服,日 1 剂,浓煎,分 3～4 次分服。

2. 方解　解颅的主要原因由于肾所亏损,骨髓成长充盈受损,髓海不足,囟门不能如期闭合。夫脏腑皆以脾胃为养,儿自出生之后,得五谷滋生之乳汁或直接得五谷之滋,则脏气充而骨髓生,骨髓充溢,则囟门合也。秦老根据囟门本于脾的生理病理特点,拟基本方治疗,用太子参、扁豆、芡实、鸡内金补脾益报,消食化滞,补脾以培其本;佐赤苓、泽泻甘淡制水,入膀胱而利小便,功专利湿行水,兼治其标;再随症加减,以应其变。根据临床观察,秦老说:"多年以来,疗效尚较满意"。

3. 加减运用

（1）补肾:选加熟地、山萸肉阴阳双补。

（2）肾阴虚:手足心热,口干舌红,选加枸杞子、生地、丹皮、女贞子。

（3）肾阳虚:畏寒肢冷,便溏舌淡。选加鹿茸（或鹿角、鹿角霜）、补骨脂。临床时肾阳虚多兼脾阳虚,故可酌加木香、干姜以振脾阳。

（4）补脾:选加山药、黄芪、白术,并可将赤茯苓改为白茯苓。

（5）补血:选加归芍、熟地、枸杞。

（6）活血:选加丹参、桃仁、土鳖虫。

（7）惊搐:选加蝉衣、钩藤、天竺黄。

（8）清热解毒:选加银翘、白蔹、重楼。

（9）神倦:选加白薇、石菖蒲。

（10）利水:选加萹蓄、猪苓、车前子、薏苡仁,并加重赤茯苓之用量。

（11）瘫痪:选加川续断、桑寄生、鸡血藤、络石藤。

（12）肿瘤:由脊柱裂等引起者,另作处理。

附外用方:

白芍适量,研细末,先将头发剃光,再用黄母鸡冠血（它色鸡亦可）,滴于囟部,随滴随撒药粉,以盖满囟部为度,日一次,勿令干,方出《幼科准绳》,良效。

按语:

解颅是由于脑内循环发生障碍,脑积液分泌与吸收失去平衡,以致脑内流量过多而引起。而脑脊液的分泌和吸收,何以失去平衡,中医理论认为,不外为"髓海不足"四个字。故治疗方面,一般多采取钱氏的"补肾脊髓"为治,其法亦善,不尽其全,值得商榷。秦老根据脾肾的生理病理功能,另辟蹊径,于是在宋无名氏《小儿卫生总微方》的启发下,认为先天有病,须填补后天以养之,遂以补脾为主,随症加减,经多年观察,除少数在初生即症状明显及路远或不能耐心持久的服药外,其疗效较纯用滋肾之品显著,细琢磨是法,选方独到,临床遇之,可"萧规曹随"而进之。

夜 啼

夜啼指 1 岁以内的婴儿,白天喜笑如常,入夜则啼哭不安,或时哭时止,甚则通宵不寐,无其他实质性疾病者,称为小儿夜啼。此症以胎热(心热),惊恐,脾胃虚寒以及痰湿阻络为发病的主要原因,尤以前三者为多见。

一、辨证分型

1. 心热型 啼声清亮,呈持续性,伴手足躁动,见灯光则哭声愈甚,扪及手心热于手背,指纹暗紫,舌尖红质干少苔或苔黄。

2. 惊恐型 啼声尖亮,呈阵发性,睡时惊惕而醒,两眼呈惊恐伏,紧偎母怀,吮乳时舔乳头,指纹紫,脉舌一般无明显改变。

3. 脾胃虚型 啼声低沉无力,喜伏卧,手足欠温,少食便溏,伴有流口水,口中气冷,吮乳少,指纹淡白或淡青,舌淡苔薄白。

4. 痰湿阻络型 啼声沉重缓慢,徐徐不已,指纹暗紫郁滞,舌苔微白腻。

二、治疗

基本方加减:

1. 方药组成 时鸣衣 3～6 克,白僵蚕 5～10 克,双钩 5～10 克,石菖蒲 3 克,日一剂,水煎,3～4 次分服。

2. 方解 夜啼原因虽多,但治疗总以镇静为一法。首选时鸣衣为君,其味甘性寒,归肺、肝二经,凉肝息风,定惊止痉,配以僵蚕、钩藤为臣佐,石草蒲入心经以开心气,诸味和合,奏镇惊宁神止啼之功。

3. 加减运用

（1）胎热（心热）：选加川连、木通、灯心、淡竹叶、山栀、益元散。

（2）客忤（惊恐型）：选加僵蚕、胆南星、琥珀、朱砂、磁石、龙齿。

（3）痰湿阻络：加砂仁、胆南星、地龙。

（4）伤食腹胀：选加炒神曲、炒山楂、炒麦芽、陈皮。兼便秘者，再选加炒蒌皮、二丑、大黄。

（5）腹痛：选加元胡、芍药、香附、乌药。

注意：

（1）消化不良之腹痛症，每在吃奶时突然大哭，或两腿缩在肚子上，其声咿咿。

（2）腹中饥饿，则哭声呵呵，嘴唇频动。

（3）吃饱后，肚腹胀满，哭声呵呵，但给他奶吃，则口不肯张。

（4）困则笑声呵呵，兼打呵欠。

（5）咽喉病，则哭时有难过的频调，或者哑哭不出声。

（6）肺脏病变，则哭声低微，兼有咳嗽。

（7）耳中有病（中耳炎或化脓等），则哭时以手扰耳，并且哭声很大，伴有疼痛的样子。

（8）脑膜炎症：哭声呻吟，四肢乱动，或半身偏瘫，穷睡斜睛，或角弓反张。

（9）神经质儿：哭声不快不慢，说哭就哭，哭次较勤。

（10）急性病：如肠套叠、婴儿腹泻，或感染性疾病等，啼哭骤作，不分昼夜。

凡上十端临床皆应与夜啼相影，明辨勿误。

按语：

小儿夜啼，撮其要者，不外为热则心烦而啼，塞则腹痛而啼，惊则神宁不安而啼，痰湿阻络，气机失畅而啼。秦老曲运神机，随症加减，治得应手，其辨证准确，拟方贴切，用药恰切，均卓尔不凡，给人良多启迪。

下篇

与医结缘　医坛医事

一、天亮出生　小名大明

老家的阳春三月,春光明媚,天气暖暖的,小草偷偷地从土里钻出来,嫩嫩的、绿绿的。桃树、梨树、杏树花开满枝,互不相让,红的像火,白的像雪,还有粉红的像彩霞。野花、野草,路边田头,争芳斗艳,遍地可见。黄色的叫蒲公英,紫色的叫紫花地丁,边白紫蓝色的叫小蓝花。叫不出名字的就更多了,在草丛里像眼睛、像星星。还有那一片片的麦苗,绿油油的,挺直了身子,在春风春雨的伴奏下,起劲地向上伸着头,翩翩起舞。榆树的枝杈上,也抽出了一颗颗新芽,芽儿嫩得喜人,像一个个新生的婴儿,充满了生机与活力。清晨树上的鸟儿"吱吱喳喳"叫个不停,早起的农民们有赶着牛的,有推着车的,有扛着铁锨,有背着种的,更有早行者,已开始耕田了。那催牛快走的"雷雷"声,好像广西人在对歌,互相争胜,五六里以外都听得震耳。

随着"雷雷"声的此起彼伏,忽然,"哇!哇!哇……"的喊叫,在一个农村式的四合院里一个幼小的生命出生了,这就是我。院子里立刻雀跃起来:"啊!是个胖小子!","啊,真胖,起码有七八斤呢","眼还到处看呢!","看什么,到家了!"你一言他一语……院内乐得不亦乐乎,也忙得不亦乐乎!这些都是听姑姑讲故事说的。姑姑还曾指着我说:"你这小子,一出世就不安分,给你妈妈带来不少苦痛,你妈生下你以后肚子一直疼,家里还以为是双胞胎呢!等了两天,也没见第二个孩子。你妈疼得阵阵汗出,实在受不了了,才请老汪先生(中医)来家看看。老汪先生真灵,一搭脉就说:"肚里没有孩子,你们不要等了,我开两剂中药吃吃,就会好的,结果吃了一剂,就不疼了。"听了姑妈讲古,我真想说一声,妈妈苦了您了,我长大了,一定好好侍候您。近几年有一首流行的歌曲,其歌词有一句叫"世上只有妈妈好"!我一听就想把它改成"世上只有妈妈苦"。妈妈,您太苦了,就是在那个时候,爷爷和老汪先生讲,等我孙儿长大了,一定跟您学医。老汪先生点了点头,说:"学医可以,但必须先上学,有文化才能学医。"三天过后,父亲请爷爷给我起个小名,爷爷连想都没有想,随口而出:"孙子是天快亮到家的,就叫大明吧。"随即院子里又一次雀跃起来,"哦!毛孩有名了,叫大明喽……"从此,乡里乡亲看到我就都叫大明,或加个小字。长辈们一直叫我到30多岁，后来岁数大了，回家了同辈们都叫我明哥或明大先生，长辈们不改口，仍叫我大明，或叫我的学名——启明。

说起我的家，既无名山，也没大川，只是苏北平原上的一个小小的村庄——严小圩。南边相邻的是严老圩，和我们同宗，有事互帮，亲得很。东边是一条河，叫淮沭河，解放后政府兴修水利，是人工扒的一条大河，南通三河闸，直入洪泽湖，北边直达沭阳，经灌南、灌云东入大海，除了灌溉还走船呢！两岸是一望无际的大平原，庄稼随季更换，得天独厚，季季丰收，是两岸百姓的"粮仓"。虽是一个不为人知的小小村庄，但在我的心中却占了重要位置，印象深刻，我爱它！今天有机会出个文集，心里总有一种感觉，想把它写进去，可又一想，写的叫"中医文集"呀，这不有点风马牛不相干吗？左想右想，还是舍不得丢。多费点笔墨吧！再说没有这个村，没有这块盐碱地，没有这个"土墙草房"，哪来的家啊！没有家，哪来的我呀！没有我，又哪来的什么文集呀！最后终于下了决心，写！村庄不大，小圩只有五六十户人家，加上南边的老圩合起不过一百多户人家，一笔写不出二姓，都是一个祖宗——汉光武帝刘秀的同窗好友严光公的后裔——"富春堂"号人。宗谱上记载到我已是"富春堂"第76代了，我是江苏淮阴汤集严圩二支（小圩）"富春堂"第十五代传人。

虽说名为"富春堂"号人，可也有穷有富，那时农村的穷富主要看土地的多少，地多收多就富，地少收少就穷。太爷有章公，性刚好强，执意要富，平时省吃俭用，就是为了买地。曾祖分家时，只分到8亩的一块和5分的一块，合起来称"块半地"。太爷，有心人也，买不起好地，就买人家的盐碱地，分家后不到5年，他一下子就买了12亩盐碱地，并把家由村庄的西头也搬到了这块盐碱地上，四处不靠人家，直到现在我们的这个家还是这个村最东头的一家。盐碱地，碱重不长庄稼，春风一吹一片白，都是盐碱，扫回家加水浸泡，经过沉淀再晒可以当盐吃，不但种庄稼不长，就是盖房子墙也不牢，二三年就要重新打一次墙，否则夏秋雨季，墙就会因腐蚀而倒蹋，有危险。盖房子时在贴近地面砌上几层砖头，叫砖站脚，在上面再砌土墙，碱向上爬就慢些，土墙的寿命就会长些。太爷说古人有言："世上三样宝，丑妻陋田破棉袄。"，"陋田怕什么啊！哪有天生的好田？盐碱地十种九不收，我非叫他十种十收"。在他的带领下，全家老少，起早带晚，披星戴月，深翻盐碱地，抽沟整田，再种上庄稼，据说收成不错，逐年增加。之后又先后挨着地边买了30亩盐碱地，计42亩地，加上西南的块半地，我们家这时已有"二块半地"了。不知经过多少年，到我记事时，已不是什么盐碱地了，而是良田，一年四季，旱涝保收的良田。在这42亩地的周围，栽的都是树，里外共四行。树很多，有大榆树、小榆树，还有槐树、棵枣树，以及养蚕的桑树等。大的一人抱不过来，小的也有碗口那么粗。树下是带刺的钢针树，上面长满刺针，严严密密的。树上的鸟窝，大大小小，最多的一棵树上能有三四个呢。小时候我常爬上树掏鸟窝呢，可爷爷不让，看到了非挨骂不可。他说，鸟一受惊，以后就不来了。一年四季，鸟儿飞进飞出，叫个不停。只有晚上，才安静点。可稍有动静，大黑狗、小黄狗三四条一拥而上，汪汪不停。若没有主人发话，它们是断不会罢休的。所以白天晚上，好热闹啊！

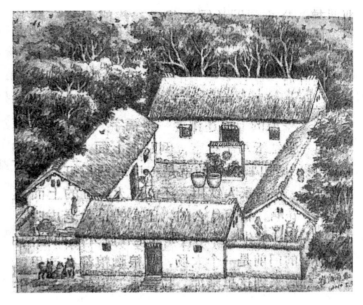

祖屋

我记忆中的家是"四合院"。不能和北京的四合院相比。这里的四合院都是土墙草房，只是墙脚底有几层砖头，叫砖站脚。东西南北各有三间房，共12间，构成一个农家小院，家乡人叫做"四合头院"。坐北朝南的是堂屋，堂屋的东西两间（头）是住房，中间一间是大间贴着墙是一张大的条桌，上面放着祖上的牌位、香炉，逢年过节，祭祖就在这里，两边是："守祖宗清白二字，教子孙耕读两行"的对联。东头一间，老家称东为上，一般是家里主人住的，或是婚后的长房（长子）住。西头的一间住的是次子或未出嫁的姑娘。紧挨着东头房门杷，放着一张八仙桌，是接待亲友或吃饭用的。东边的三间叫东屋，西边的三间叫西屋，都是住房。前面的三间当然就是前屋了。中间是走道，西边是放粮食或其他家具的。堂屋的前面大概距门有3公尺（米）远，是比人高比门宽的一块墙，叫影壁。影壁的前面是一尺多高的花

196

圃，和壁墙紧挨着，里面栽的是花啊，草啊，还有一盆万年青，那是不可少的。影壁上方是用小瓦构砌成的墙窗，名叫壁窗。瓦的角度放得很特别，据说一般人还不会砌呢，砌好后，站在堂屋里的人，可透过壁窗，清清楚楚地看见前屋走进走出的人，可前屋里的人想要看到堂屋里的人就难了，非近不得。壁窗的上面还镶着一个福字，象征四季有福，过春节了，再用一张红纸写个福字，倒贴在上面，说是新的福又到（倒）了。花圃的两边紧挨着的就是一口或两口缸，最多的有三口，缸里盛满水，供一家人饮用，还能灭火。缸的上面还有镶好的图案，龙啊，花啊，竹啊什么的，还有的是大老虎呢，好不威风啊！家里还养猪、养牛、养鸡，那都是在院外东西偏南的地方，各得其所。前屋的门前是一个大场，收粮晒粮都在这里。秋天收割完了，晚上邻居来乘凉，拉家常，说笑话，或讲古，你一言，我一语，直到大家都困了，才渐渐地散去，好自在啊！

俗话说人老思乡，叶落归根，我的根在农村，祖祖辈辈是种田的，农村永远是我的家，我爱我家，就像战士爱枪，骑兵爱马。所以每年我都抽挤时间，回家几次，有时住上一两天，我找兄弟们、邻居们拉拉家常，吃吃家乡饭，真是另有风味，独有洞天，真有趣！

二、学名启明　愤发从医

大概因为我是长孙吧，家里对于我寄予高望，三岁时就叫我随父亲和三叔学认字，打算盘。三叔教的是："山水田，狗牛羊，人手足，刀尺……"的《三字经》；父亲教我打算盘，叫"小九九"，即从一到九的数字加法，至今还背得出："一上一，二上二，三下五去二，四下五去一，五去五进一，六上一去五进一，七上二去五进一，八退二进一，九退一进一，一一如一……"连打三次在算盘珠上，先由"一、二、三、四、五、六、七、八、九"从左向右排列的算盘珠子，经三次按口诀打，正确的，算盘珠就例过来排了，变成"九、八、七、六、五、四、三、二、一"。当时则觉得很好玩，若错了，还要你重打，直到很熟很熟。爷爷说我从小很顽皮。母亲有个远房亲戚，我们叫大舅，会算命，在我4岁的时候，路过我们家，母亲请他给我算算命。报过生辰八字以后，他说："这头牛（指我，我属相是牛）是头犟牛，其性刚傲，叫他打狗，他要撵鸡，叫他上东，他要上西。"母亲听了"扑嗤"一笑："大哥你眼也看不见，怎么知道的？"大舅说："八字上有啊！"可他接着又说："这头牛是头勤快的牛，来到人间，正好天亮，套上车，就干活。"他停了会又说："不过，这头牛还有灾难，在岸边吃草，草吃没了，到

197

河边去吃水草，一不小心，陷到河里去了。"话音刚落，全家为之一愕，妈妈吓呆了，大舅摇着头又说："不怕，有贵人相救。"当时我还小，这都是爷爷后来告诉我的。逐渐长大，才知人生的旅程，如此坎坷多难，但人世间，还是好人多啊！有救星！

一晃几年过去了，太爷、太太相继去世了，祖母病逝更早，大姑妈、小姑妈出嫁了，二叔三叔也都成了家。可小日本打过来了，万恶的战争，动乱的社会，催人衰老，爷爷也无力管这个家。于是就由大家分成了小家，父亲排行老大名上"风"下"来"，继祖之业，住堂屋。二叔名上"风"下"早"，排行老二，拆走西屋。三叔名上"风"下"信"，排行老三，分走东屋未拆，给七斗玉米，留给我们了。他们下宅在祖屋东侧，盖草屋三间，各立门户。二叔生二男三女。二叔志高，他说等战争结束了，有钱盖房，用金银造柱，所以给儿子起名大的就叫金柱，学名启凯，小的叫银柱，学名启祥。解放后，他们弟兄俩都当上了解放军。退伍后老大在江苏油田工作，老二执意回家种田，现在住的是二层带顶的小楼，比二叔设想的"金柱""银柱"强得不知多少倍了。二叔要是有灵，睡着也会笑醒的。三叔家连生三男一女，根据爷爷口嘱，小名随我而排，即大的叫明成，学名启文，二的叫二明，学名启武，三的叫三明，还未入学，三爷就把名字定下了，叫启斌，说文武相合，将来要培养一个文武双全的人，可未及三岁，因患天花，缺医少药，而夭折了。全家哀痛，爷爷说："我们家要有医生就好了。"还不懂事的我，从一旁跑出来，就说："爷爷，爷爷，我要当医生，我要当医生"。爷爷擦了擦眼泪："好啊，等你长大了，爷爷送你去学医，跟老汪学，学中医。"（老汪先生，名子文，业中医，当地有名）。

到1943年，我七岁那年，时值国难当头，但地方几位有识之士，为村上儿童着想，在家北边齐庄办了一所小学，名叫齐庄小学。父亲知道后就把我带去报名，因无学名，就请长辈子和先生起名，先生说："孩子论辈份'启'字辈，小名叫大明，连耕带耙，学名就叫启明吧。"从此，严启明三字就上了学校的名册，这个名字一直随我形影不离，直到大学毕业前，也就是"文革"后期。这个小学，虽是战争年代办的，条件很差很差，可给我的印象却很深。有个"顺口溜"，就是我们当时上学的写照，至今还记忆犹新："齐庄小学学生难，地当纸，棒当笔，手搓油泥（淤泥）当粉笔，小黑板，人一块，背在身上来回带。"虽条件如此之差，但老师教得很认真，教过的课，背不上就得罚站。可惜，因日寇常常下乡扫荡，杀人放火，掠夺抢劫，小学办了不到半年就停了。这时，我家最小的妹妹因发热不退，缺医少食，才1岁就夭折了。联想三弟启斌患天花而死。我又跟爷爷提出，叫他送我去学医。爷爷说："学医得先读书，识字才能学医，这是老汪先生说的。"于是入学读书，就成了我儿童时期的梦想。

由于倒霉的战争，要盖炮楼、筑碉堡，我们家房前屋后以及四周的树，都被砍得一干二净。分家后的四合院，由于下雨漏水早已墙倒屋塌，几经修补，只剩三间前屋。也就在这个祖屋里，爸爸妈妈把我们这个小家的姊妹五个都带大成人。以后，也都各有各的小家庭了，有的在城里，有的在乡村，家家生活美满，无忧无虑。只可惜最小的妹妹，她没有这个"命"，想起来叫人难过。1997年我又把祖屋翻盖成瓦房，东边也盖上了三间，以后如有机会我还想把西屋、前屋都盖起来，恢复原来的"四合院"回乡好有个落脚，再买些书，村上的人农闲了，就到我家来坐坐看看书，或下下棋……

说到这里，那场万恶的、灭绝人性的战争给人们带来的灾难，好像又历历在目，仿佛就是昨天。一切的一切记忆犹新，我不会忘却，永远不会忘却！

家乡解放以后，就在离家不到半里路远的一个破落地主（儿子是革命军人）包姓家里，办起了一所小学，名叫后荡小学。学生不多，只有两个老师。有一位是我的同宗叫荣之先生，我叫他叔叔，他到我家，叫我去读书。我记得父亲当时既感激又无奈地说："你看我家穷成这个样子，还读什么书啊？"叔说："启明这孩子很聪明，不读书就亏了，我多一部二年级教科书，不收学费，就叫他去吧。"就这样我入了后荡小学，因为年龄已11岁了，插班在二年级。那时候小学是复式制，一、二年级一个班，三、四年级一个班。这个复式班，对我来说是天赐良机，一堂课，可以听到两个年级的课。因爷爷的一句话，"学医得先读书，识字才能学医"，所以我学习特别下功夫，凡老师教的我都拼命地学，拼命地背，两个年级的课，我基本心里都有数。放学回家，挑野菜，割牛草，放猪，嘴里还在背书。晚上没有油点灯，就在月亮下看书、背书，直到烂熟为止。事巧，1952年，汤集完小五年级先招一个班，后又扩招一个班。我拿已考上五年级的同宗同学的初小毕业证书，请人改上我的名字，去报考汤小五年级，结果被录取了。小学毕业，又考取了渔沟初中。家穷，每月靠5元助学金读完了初中，继而又考取了高中。就在高一那年夏，祖父因患高热不大便，医治无效而辞世了。我哀痛万分，加之弟妹的死，皆与医关，就更加坚定了自己的人生选择：听爷爷的话，发愤从医。只可惜爷爷没能等到这一天就辞世了，乃明终身之遗憾也。可他要是有灵，知道我们这一大家子人丁兴旺，生活幸福，安居乐业，在九泉之下，也会笑醒的。

我一生中最爱的是生我养我的父母。他们虽没有给我留下什么金银财宝，也未给我留下什么高楼瓦屋，可给我留下了深刻的印象和难忘的往事，值得永远记忆的往事！记得在小时候，农业合作社那时，我父亲到汤集供销社卖蓖麻，张会计把钱算好后就给了父亲。当时农民对国家办的供销社特别信任，钱也未点，拿了就走。中午刚到家，二爷来说要五角钱，父亲随手拿五角给他，顺便又点了一下，随即说："不好，不好，错了，错了，按斤重供销社多给了我七角四分钱。"说着随即把斗篷往头上一带，上街给人送钱去。妈妈叫他先吃饭，吃过饭再送去，可父亲迈步就走，边走边说："不行！不行！供销社下班要扎账的，少了钱账就团不起来了。"回来吃饭时，还跟我们几个讲，你们不懂，做人不要给人看不起，是你的就是你的，人家的就是人家的，是人家的，一根筷子也不能拿。穷怕什么，"财主无三代，清官不到头。"靠自己去苦，出汗得来的钱才是自己的。写到这里，忽然想起我的岳父徐增长先生，他青年时参加革命，早年因病住南京鼓楼医院，爱人徐文梅带儿子雪峰和女儿晓枫从淮阴老家去看望他，我当时因医院人手少，不愿请假，就打算星期日去看望他。可他老人家给孩子带回来话，我至今未忘，他说："'医非其他（人），系人生命'，我知道，医院忙，叫你爸不要来了……"为人皆有双层父母，短短的八个字这是老人的心声，后来我把八个字写在我的工作台上，挂在墙上。父亲的事还未说完，听说后来父亲逢集，到街上供销社卖什么都很方便，戴会计、吴会计、张会计等对我父亲特别照顾，买东西钱不够东西照给拿走，钱下集带来。间或有钱不够的，可父亲也从来没有等下集的（汤集逢集日是二、五、七、十，十天四次集市，周边的农民和生意人都去这里做买卖），总是到家，把钱立即送去，绝不等到下集。

妈妈对我们也很严，有一年秋天的一个夜里，我小便后看到妈妈、二婶、三婶他们亮着灯，都在烙饼。我一看，哇！一大巴斗都是饼，圆圆的，扑鼻香，旁边的篮子里也有。我从来没有见到我们家烙这么多的饼，拿了一块就跑，还没靠到嘴边，就被妈妈追上来，夺下去了，说："小孩夜里不能吃东西，天亮再吃"。可到天亮吃早饭时，一块饼也没有看见，吃的还是稀饭野菜。后来知道了，那烙的饼，是留送到前线去给八路军吃，打徐州的（即淮海战役）。大了，读书了，懂得多了，我们也就理解了，爸爸、妈妈真好，你们做得对！儿女们都记住了。

小时候，爸爸妈妈还动不动罚我们站，不给吃饭，说叫"长记性"。有一次，大姐收拾碗筷准备吃中饭，忽然有一个碗一碰就掉了一块，大姐连忙喊妈妈看，并说："妈妈碗坏了，我一碰这块就掉下了。"妈妈听了，好像发现了什么，把我们五个都叫过来，手拿着被碰掉的那块，指着说："这碗是怎么回事！怎么一碰就掉呢？碗哪个打的？"没有人吭声，只有妹妹小英说一句："我没打。"可过了一会，小英又哭了,妈妈紧追:"你哭什么?我知道就是你,你姐她们三个刚从田里回来,小四不在家,难道是我打的吗?我给你们说过不止一次,干活要勤,做人要实,一个碗打了就打了吧!可你倒聪明,又把它合起来,别人手一碰就掉了,把过错推给别人,这样做对吗?今天不打你,叫你长长记性(忆),我们都吃饭吧,吃过饭好下田干活。"

在我的记忆里,"长记性"是我们小时候的家常便饭,我们姊妹五个都挨过"长记性"。就大姐少,她老实,肯做事,说话又不多,我和小三、小五最多。记得有一次放猪回来,晚饭没得吃,被"长记性"了。我放猪,记得那时除了一头老科(老母猪),还有几个小猪,加上一个小骚僚子(小公猪,留给人家配种的)。一共十多个,一放出猪圈就跑,其中小骚僚,往往乱跑,有时还会跑到老科猪前头去。在路上,我没注意,小猪已把后庄平二娘家快好的棒头(玉米)一口给咬了下来,含着就跑。没想到被人家看见了,我还未回来,状就告到我们家了。等猪喝过水,我关好猪,父母就把脸变了,说:"过来"。我知道坏事了,父亲先开口了:"我跟你说过多少次,放猪要看着猪,只能吃野草,吃野菜,或者放到人家收过的花生地或山芋地里,让它自己去找吃的,可你倒好,放猪吃人家棒头,那是人家的口粮啊!再说那也是人家的东西,怎么能给你家猪吃呢?"我觉得爸爸说得对,但也觉得冤屈,就说:"我也不是有意的,小骚僚跑得特别快,也不听话。"爸爸听了更气了:"你还有理,是吧?猪不听话,鞭子留干什么的?""算了,算了",妈妈接着说,"叫他再长长记性!"

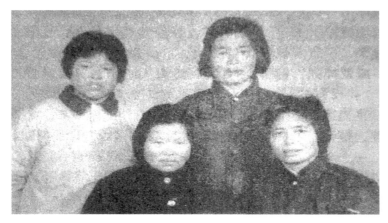

我的姊妹们
自左至右:小妹翠英、大姐翠华、三妹兰英、四妹桂华

后来，我们都长大了，姊妹几个走到一起，说笑话时，还常常互相揭老底，什么你从小挨"长记性"最多，"你才最多呢？"真有趣！说句实话，我们从小对父母都有点怕，心里也气。大了，知道父母在教我们如何做人，但也给我培养了不好的脾气。直到走到社会，工作了，还改不了，看到不平，以势横行，以权压人，以权谋私，说假话，就忍不住要上前，不讲情面，直顶直撞，直言不讳，不讲方法，伤了人家，也于己不利，何必呢？记得在我三四十岁时社会上就有"多栽花，少栽刺，留得人情好办事"的口头禅。我也知道多栽花对我有好处，可一遇到事情，不知怎的就忘了，怎么也栽不起来。俗话说："泰山好移，本性难改。"我是确有体会的。语声高了，语音重了，直言了，真言了，无意伤了有意了，细揣磨，何苦呢？！

　　我还爱我的老师。从小学到中学到大学，所有的老师，没有说的，他们给我很多知识，都是我心爱的人。走上社会，我到处求师，宗旨是："年高者恭敬之，有识者师事之。"学无常师，择善而从，所以我的老师很多很多。对我从医影响最大的，是当地秦正生老中医。他德术兼备，工作勤恳，不攻人短，不炫已长，谦虚谨慎，惟以自勉，待人诚实，勤奋好学，日无虚度，勤学不厌，乐而忘我，自勉至老。我是入大学的第二年，也就是1961年，经过汪子文老中医的引荐认识他的，之后只要我经过淮阴，首先就是去拜见他。四川返里后，又一直同在一市工作，前后一共相随了35个年头，虽然我们没有举行拜师仪式，可我一直把他当作心中的好老师。1996年，他老人家85岁，因劳过度，患中风而大行西去了。我是跪在地上，含着泪磕头送他西行的。他是我心中的好老师，永远的好老师。他写了不少关于学习、做人、为医的人生哲学给我看。如"勤研活人术，时还读我书"。因为他家藏书很多，是我们淮阴从古到今藏书最多的人家。他的楼上楼下都是书。他喜欢读书，也喜欢人借他的书读，但书读完后要立即还他。我都是看一本换一本，从未失信过。他还叫我有钱要买书。他说："积金莫如积书，积书尚须积德。书德同时并积，二者不可一失。"我学他，有点钱就买书，当然书不能和他相比。淮阴新华书店每到大部头新书，都首先给他留着。他走后，他孙子是用汽车单独把书运往上海新家的。他还教我如何为医做人，他说："治心无日能忘我，操术随时可误人"，"临床当思人命重，处事莫把己身轻"，"有关医易书常读，无益身心事不为"。这些金玉良言，至今我仍如宝私藏，当作我的座右铭。

　　"七十从心所欲"，不是说到七十岁就忘乎所以，而是说到七十岁，应该是什么都成熟了，做什么都顺了，不错了。其实不全然。我七十岁生日那天，特别想念我的爸爸、妈妈和老师。父亲和有的老师已经作古,妈妈和很多老师都仍健在着,我想念他们,怀念他们,我给他们唱歌,以表心声。

爸妈

妈妈放宽心,爸爸您安息(已谢世)

儿今已七十,做事还怕错;

妈妈放宽心,爸爸您安息;

牢记您教导,做事不会错;

做事不会错!

老师(歌词见《淮医列传》)

在我的人生道路上,亲友、同学等等,他们同样给我许多帮助和支持,此时此刻我也很想念他们,唱上几句,以谢之!

忆朋友

远飞的大雁,请你快快飞,

捎封信儿到海角,远方的朋友想您忆当年;

远飞的大雁,请你快快飞,

捎封信儿到天涯,远方的朋友想您干一杯。

干杯!

三、改名"革命" 委屈叫"斌"

1966年,"文革"在全国各地,每个角落全面展开。这时我正在常熟中医院实习,可形势不让,催促着我们要提早结束临床学习,"回校闹革命"。一天中午,学校的通知果真到了,从此我们再也没有机会聆听老师的教导了,此乃憾事也。到校后往常那种上课、下课、体育活动等常规式的重复,一点也看不到了,到处贴的"打倒走资派""横扫一切牛鬼蛇神""扫四旧立四新""好消息,又揪出了一个反革命分子×××"等为题的大字报。听到的是此起彼伏的口号声,忙得不亦乐乎! 就连我的名字,也成了"四旧",成了革命的对象,要改! 原因是"启明"二字不好,启明星是天上的大亮星,古人把早晨出现于天空的金星叫做"启明星"或"明星",黄昏出现于西方天空的金星叫做"长庚"星,实际上都是同一颗星,但太阳还没有出来,它就开始活动,这和"伟人红太阳白天照"分明相抵。其实,我的名字哪有这么多的含义呢?按小学老师的话说,不就是连耕带耙的学名吗?但凡"四旧"的都要"扫",而且有的大字报直指我的名字,所以名字非改不可。当时也有一些人自愿改名的,如改叫什么"向东""向阳""继泽"等富有"革命"味的名字。毕业前,当时的"造反派领导"对我说,要"革命",要"紧跟形势",你的名字一定要改。是的,要改,改什么呢?我反复思考,我小时候,夏天喜欢玩水,冬天爱玩冰,冰好像镜子,还能照见自己,真好玩,长大了觉得冰,洁白无暇,冰清玉洁,非常美!我家堂屋有一副对联写道:"守祖宗清白二字,教子孙耕读两行。"我要清白做人,毕业后,穿上白大衣,像冰一样的洁白,立于白衣战士行列,为民健康服务,直至终身,不亦乐哉。想到这些,我决定改名为"冰"。哪知,表填好后,送去审批,别人的都批下了,唯我和另外两个同学的被退下来了。负责审批的"造反派"在我的表上还写着:"姓严名冰,在社会主义国家里,难道一点温暖也没有吗?"看后,我傻了,改什么名字好呢?我反复思考,又不想丢掉"冰"这个名字。无可奈何,就找一个同音"彬"字替代。想不到又被退了回来,上面还加了一段伟人语录:革命不是请客吃饭,不是绣花做文章,不能那样雅致,那样文质彬彬……说实在的,改名本不难,但要遂我心愿就难了。当时有位中央"文革"的领导人,对全国红卫兵讲话说:"要文斗不要武斗。"无奈之下,我就把"文"和"武"合起来吧。但又一想,堂弟三明不就叫启斌吗?他年幼夭折,填这个空,多有不吉,再说我也没有那文武双全的才啊?可一时也想不出更好的字,只好自己委屈自己,就暂叫"斌"吧。上报后,随即被批下了,曾经形影不离的"启明"二字随之而掩。直至今日,我的档案里、大学毕业文凭上,名字都叫"斌",即严斌。说句心里话,这个"斌"字我从未接受。

四、正名为冰　悬壶济世

1968 年,"文化大革命"尚未结束,我被分配到四川省万源山区工作,在"毛主席的战士最听党的话,哪里需要到哪里去,哪里艰苦哪安家"的歌声中,我到了山区四川白沙医院,现四川省万源市第二人民医院。路上心想,上班医生开处方就要签名了,签什么名字呢?最终我选择了自立的名字,正名为"冰"。第一张处方签名

"严冰"二字,没人过问,从此以后,时时事事,我下定决心,做人如冰,洁白透明,不掩己过,不图回报。我属牛,在医学的道路上,我要向老牛学习,学习它不知疲倦,意志坚韧,耐力神奇,脚踏实地,尽职尽责的献身精神。说起牛来,还有一件值得说的事,也是一件巧事。就在我 50 岁那年,我收到了一件珍贵的礼品,好友送我一头东北产的似玉非玉、其实是透明石头雕的老牛。老牛俯首用力,不知是拉车,还是耕田……这头牛身白透明,唯四蹄带点黑。我一看,高兴极了,对着老牛,脱口而出:"一生清白是本分,四蹄皆污为谋生"。它是我的榜样,我把它放在我书橱的最高层,它比我高啊!它是我人生中难得的一个榜样。是啊!人生难,一生清白更难啊!

"严冰"二字,在四川医坛活动上用了数年,所幸未见有人过问,但遇到大事时,还是那个"斌"字主事。1973 年冬的一个中午,我去白沙三大队第九生产队,为一病重老妇看病。时大雪纷飞,不料途中被一阵大风送下山谷,致一、四腰椎压缩性骨折,倒在雪里不能走。老乡把我背到山上,看了病人之后,第二天又用滑竿把我抬送到四川省交通厅九处医院,住院治疗两个多月,才能上班工作。之后,万源县组织部郭华堂老部长,陕西人,老革命,以不宜山区工作为由,未经我本人同意,和原清江市组织组联系把我调回江苏平原工作,调令上仍开的是"严斌"二字。回淮后凡医坛活动等仍署"严冰"二字,所喜未有人过问,直至退休。

医缘,要不是与医结缘,我也许没有那么多的事要写。凡人不在其名,而在其为。作为医生,一切为了病人,尽医生的职责,这才是根本。为了百姓健康,能出多少力,就出多少力,这才是应该。名字只是代号,就像一、二、三、四、五……一样。退休之后,我和儿女及弟子们创办了"三指堂"中医门诊部,悬壶济世。要说名字,这个名字才实在,这是我退休之后,自己亲手参与办的实事,圆了我晚年之梦,退而不休,仍能继续看病。我晚年还有三愿:一是活到老,学到老,看病到老;二是多带几个年青人,把自己几十年的临床所得所悟,传给他们,服务苍生;三是趁体健、脑清、手能动,把书稿、医案等整理成册,分册出版,以一得愚见,留给后学,希冀能小补于世,而心乐也。

一、"名医长廊"记文

关键词:医学家　江苏　严冰　活血潜降汤

中图分类号:R-092

文献标识码:E

文章编号:1672-397X(2009)10-0017-01

严冰,江苏省名中医,1937年生,江苏淮阴人,本科学历,主任中医师,教授,淮安市中医药学会会长,淮阴吴鞠通中医研究院名誉院长。

单位:淮安市中医院,淮安市三指堂中医门诊部(邮码:223001)

最擅长治疗的疾病:中医内科疑难病,如慢性肾炎、糖尿病、高血压病以及外感热病等。

主要学术成就及获奖情况:发表医学论文百余篇,其中获全国省市优秀论文一等奖3篇、二等奖5篇、三等奖1篇、优秀论文奖5篇。主要著作有《淮阴中医》《吴鞠通医书合编》《温病条辨析评》《吴鞠通研究集成》《严冰中医文集》等。潜心临床40余年,治疗慢性肾炎主张治宗脾肾是其关键,活血化瘀贯穿始末,辨证灌肠替代"血透";治疗糖尿病提出益气养阴为主,兼以活血化瘀;治疗高血压病常用活血潜降。

活血潜降汤

组成:川牛膝20克,丹参20克,钩藤(后下)30克,益母草20克,泽泻20克,地龙10克,川贝母6克,生地10克,桑寄生15克,甘杞子10克,山药10克,熟附片3克,绿茶适量(约泡1杯茶)。用量可据证情增减。

功能:活血通络,滋阴潜阳。

主治:高血压病。症见头晕或头胀、头痛,兼见目花耳鸣、心烦、心悸、气短、腰痛、乏力或肢麻,舌红苔薄或黄,脉弦或兼滑涩细者。

用法:每日1剂,水煎服,1日2次。

方解:高血压病多因肝阳痰火,气血失调,肝肾亏损所致,每有瘀滞存在,治用通瘀去滞之法,以促进气血正常运行,并配以燮理阴阳,调节机体功能。方中重用牛膝、丹参活血化瘀，引血下行，配以钩藤平肝靖木，潜阳降压；益母草、泽泻善走肝肾之经，通脉利水以降压；加地龙、川贝母活络凉肝，息风祛痰，以畅血行；取生地、桑寄生、甘杞子、山药滋肝益肾而调节阴阳；附片性温入肾，取其小剂量，以温助行，温为降用；绿茶苦凉清爽，醒脑除烦。诸药和合，功主"通""降"，促使机体气血流畅，血压降至正常。

注：《江苏中医药》是一本综合性中医药科学技术期刊，创刊 55 年。江苏自古以来人杰地灵，中医底蕴深厚，她根植于这片肥沃的土壤中，在中医药期刊界颇具影响，屡获省、国家级荣誉。江苏自古至今名医辈出，清代的吴门医派、温病学派、孟河医派更是祖国医学发展史中的巍巍丰碑，近现代中医大家异彩纷呈、群英流芳，名医现象一直是中医界关注和研究的热点。为了发扬光大祖国医学事业，传承中医药生生不息薪火。2006 年初，"医名长廊"应运而生，她将如实载录报道中医药名家的风范和成就，本刊将此栏目作为拳头栏目打造。严冰是江苏省名中医，他医术高超，医德高尚，其人物和临床医疗经验被邀请刊登于本刊"名医长廊"栏目。

（《江苏中医药》2010 年总第 42 卷）

二、余为友著、自著诸书出版写序、前言、结语选辑

《中国历代名医轶事》序

悠悠华夏，千载文明，国医药学，博大精深，杏林俊杰，灿如星星，医学著作，"汗牛充栋"，是一个"伟大的宝库"。它以辨证的思维方法，阐述医学世界的整体观和变动观，深深植根于中华民族传统文化之中。"中医治病的人，西医治人的病"，两者有着质的区别。近百年来，虽然遭遇到外来文化的冲击、民族败类的摧残，但由于先天根基雄厚，后天得以传承和不断发展，总体而言始终是健康的、发展的、前进的，表现出东方文化的强大生命力，供人类分享。一批又一批的中医后来人，他们在继承的前提下，通过实践，变人的经验为自己活的知识，服务于人民，同时又在实践中不断创造新的经验，为中医药增添新的内容。使中医得以代有传人，发扬光大。随着改革开放的发展，又以自己独特的疗效稳步地走向世界，备受关注，形成当今世界学习中医药高潮，一支独秀地屹立在世界的东方。近来，医界有个别不懂中医者，或一知半解者，或"学中不信中"者在说什么"要废弃中医"，"要改造中医"，"以西医理论取代中医理论"，要"以西医科研思维方式取代中医科研思维方式"等

怪论。有人问我,余谓"见怪不怪,其怪自败"。最终他们只能有个结局,就是和余云岫之流的思想同穴而眠,随他去吧。

卜君开初,曾随我学,是今吾之同事,初见即觉不同凡响,虚怀求知,如饥似渴,致志于岐黄,凡四十年,矢志不渝。执医道以济世,怀仁术而活人,技术上精益求精,诊疗上认真负责,为众多病人解除了痛苦,以疗效和真诚赢得了病人,赢得了声誉,为洪泽湖畔一位老百姓信得过的好中医。

君白天忙于诊务,晚上"挑灯"著作,先后著有《中医论文集》《中国名医词典》《医医病书点注》《洪泽湖传奇》《声律大观》《文学堂诗词选》,发表医学论文40余篇,有"洪泽湖畔文学堂,通医晓文第一家"之称。

君广集资料,周密核考,积精覃思,文亦词,又推出《杏林轶事》一稿,几经周旋,即将付梓。书出之前,余读之,文笔通畅,多有文采,或阐经义,或析未明,或论遣方之妙,或话用药之神,形式新颖,独具其格,通俗易懂,卷开得益。余喜君在振兴中医事业上,有其才,立其志,出其力,见其功,故将余之所感以弁其书之首是为序。

时在戊子年孟春中旬识于得一斋书室

淮阴严冰

(北京:中医古籍出版社,2008)

《医医病书析评》序

自神农尝百草,著《本草经》,创始医道。厥后,神乎其技者,太古有岐伯少俞,中世有扁鹊秦和,汉兴有太仓公张仲景。历代先贤,著书立说,博大精深,以"出则汗牛马,入则充栋宇"问之于世。就论德论术而言,其论术者多,论德者少,德术并论者,虽代有名家,然捧读诸书,医德医风,学风文风,杂病辨治,论方言药,统览一书者,莫过于吴鞠通之《医医病书》。笔墨无多,论述其详,尽善尽美,是吴鞠通先生完整医学体系的重要组成部分,是对内伤杂病治疗经验的积累,无疑也是吴氏对"时医""俗医""名医"之"病","振聋发聩","医门棒喝",不可多得的一本好书。

丁勇从教兼医,晓枫从医兼教,先后毕业于南京中医药大学,为省中医药学会常务理事,江苏省优秀青年中医药工作者,待人热情,正直诚信,酷爱中医,孜孜岐黄,喜爱读书,医技日精。对内科杂病颇多心得。关爱病人,赢得口碑。思路敏捷,勤于笔墨,佳著见有《中医学概论》《医学伦理学》《中医养生学》《中医护理学》《吴鞠通医书合编》《淮阴中医》等。君以传承祖国医学为己任，溯古览今，立足实践，善于总结，积极参与吴瑭医派的学术研究和挖掘整理及巨著《吴鞠通研究集成》的编纂工作，乃中医之新秀，后来人也！

因惜吴公之《医医病书》，义蕴深邃，词旨奥衍，效法运用，多有不便，为使研究者一览知意，运用自如。两相联手，拨冗撰写《医医病书析评》一册，解疑释惑，以奉读者，此欣事也！

是书出版之前，余读之欣喜过望，字里行间，紧扣原著；显微阐奥，多有创新；搜罗博引，详而不繁；条分缕析，见地深刻；引经据典，至精至微；推理严密，阐述透彻；文笔流畅，语言详实；多言其用，少见虚言；句斟字酌，功在琢磨；内容丰富，值得一读；不失为中医药工作者、大专院校的学生以及师带徒者卷开得益的一本好书，故乐而为之序。

严冰庚寅年仲夏于得一斋，虚度七十有四

《吴鞠通医案析评》序

中医医案，古称"诊籍"，为历代医家临床经验之记录。中医之成绩，医案最著，各家工巧，悉萃乎此。医案是医生应用理论的根据和临床经验的结晶，诚为祖国医学经典著作之辅翼，是理论联系实际之桥梁。《吴鞠通医案》，凡54个病种，计450多案，全是先生临床亲手所录，文词精炼，内容翔实。如说《温病条辨》以三焦理论指导实践，而《吴鞠通医案》则以实践验证理论，互证其学，是中医理论和实践相结合的产物，经验的积累，智慧的结晶。鞠通所辑医案，以病证类案，罗列案例，涉及外感热病，内伤杂病以及外科疾病、妇儿疾病等方面，以实践为依据，理论为指导，理法方药，环环相扣，堪为中医临床辨证施治，选方用药，独具慧眼，别具一格的医案精华之一。

兆凯、兆军，吾之医友，系王氏中医世家第五代传人，承其家传，受其国；医道益进，医技益精，虚怀求知，喜爱读书，处方遣药，应手取效。治疗乳糜，如钥投锁，远近求医，接踵聚至。二君思学不厌，勤于笔耕，集其家传，采集众长，著有《乳糜尿中医治法》等医著，并积极参与吴瑭医派的学术研究和挖掘整理以及《淮阴中医》《吴鞠通研究集成》等的编纂工作。近又忙中挤时，以钻研《吴鞠通医案》为快事，传承发扬，整理研究吴鞠通学术，作出了又一页献。据鞠通医案，按三卷整理，卷案分明，溯古览今，联手共著《吴鞠通医案析评》，公奉于世，厥功伟哉！

是书付梓之前，余辗转捧读，有一案一析者，有一诊一评者，条分缕析，析之有据；评之理恰，逻辑严谨；文笔通畅，语言平实；字句精炼，琢有功夫；说理充分，内容丰富；析其方药，恰到是处。有言善辨其证，而挽败局者；有言敢担风险，重剂取效者；有言轻剂取效，随手而得者；有言不效不更方，直至病已者；有言误案分析，随而更方，示人以教训者；有言创新而取奇效者，凡此等等，多富新意，值得一读。它的出版，对于初学中医的大专院校学生和师带徒者，以及从事临床工作、医学教育和研究中医的科技人员等，都是一本不可多得颇有参考价值的好书，读后定能从中受到启发，得以提高，获得借鉴。特写此数语，弁之书首，是为序。

严冰

庚寅年仲夏

《吴鞠通研究心书》序

吴鞠通，讳瑭，字佩珩，鞠通乃其号，清·江苏淮阴人（今淮安市）。先生一生勤于学习，择书博览，精于研典，为人心正口直，光明磊落，深得为医之道，德高术精，服务于民众。著有《温病条辨》《吴鞠通医案》《医医病书》三本医著。因其《温病条辨》为空前仅有，故世称温病学家，实际也是一位临床家和医德医风、文风学风的倡导者，他的学术成就举世瞩目。

近 200 年来，国内外对吴鞠通学说的研究方兴未艾，硕果累累。如何继承发扬吴鞠通的学术成就，在吴鞠通的旗帜下做文章，一直是中医界乃至社会各界都很关心的问题。尤其是改革开放以来，对古人、名人颇多热议，给从事学术研究者带来了更多研古、扬古、古为今用的好机会。作为一代医学科学家、温病学家、临床家的吴鞠通自然名列其中。看吴鞠通的旗帜在他的故乡高高飘起：淮阴吴鞠通中医研究院挂牌剪彩！吴瑭（门）医派学术研究会正名！吴鞠通纪念馆、博物馆筹建开馆！鞠通路、鞠通桥通车！吴鞠通故里一条街整修一新！吴鞠通国医堂（当年"问心堂"）重现！鞠通祖茔墓地碑林四周，翠柏青松，花草茵茵，清明时节，前来瞻仰吴鞠通的中医人络驿不绝。吴鞠通的青铜雕像矗立在淮阴大地……吴鞠通三个字，在生他养他的这片故土上，重发青春，家喻户晓。一些过去不知道吴鞠通的人，也对这位曾经出自自己家乡的医学科学家刮目相看。由他亲手铸造的"淮阴吴瑭"这张名片，吴鞠通的名字一次一次地响遍淮阴大地。不过，今之两淮对吴鞠通的出生地还有不同说法，这也无妨，历史的考证，只会给鞠通增辉，丝毫不影响关于吴鞠通学术的研究、传承和发展。希望有志研究吴鞠通的学者们，特别是中医界的朋友，经过自己的亲自考证，拿出更多更加翔实的史料，证明自己的学术观点，为人类的健康事业作出贡献,余将拭目以待! 从第一次全国"纪念吴鞠通诞辰150周年学术研讨会"在淮阴召开之后,在淮阴又先后召开了计达六次关于研究吴鞠通的学术研讨会。尤其是2007年12月8日全国"纪念吴鞠通逝世250周年高层学术论坛"在淮阴召开,国医大师程莘农、朱良春、周仲瑛以及有关单位纷纷发来贺电贺词,并为大会书写贺联。论坛的召开,又一次点燃了新世纪学术界在吴鞠通研究领域里的一把大火,把"打吴鞠通的旗帜、作吴鞠通文章"的活动推向了新的高潮。会议期间淮阴张灯结彩,会议代表、淮阴中医同仁、淮阴卫生高等职业技术学校的师生们成群结到淮阴会堂参加学术论坛,聆听专家高论。会间代表们游览了淮阴风光,一城五河,交相穿流,世属少见,给人以美的享受。晚上联欢晚会唱鞠通、舞鞠通、颂鞠通的一幕幕迎来了阵阵掌声。其后鞠通专题片的播放,给代表们送来了"活的吴鞠通",学者们为之遐想联翩,对吴鞠通学术如何进一步总结提高,传承发扬,早出成果为人类健康服务,尤其是世界性突起高热方面的疾病,如"非典"等一时成为中医界的热门话题,议论不息,最后学者们说得好,它也属温病,我们一定要攻破它! 一定能攻破它!

淮阴吴瑭(吴门)医派学术研究会丁勇、王兆军、王修锋、严晓枫四位同仁,皆毕业于南京中医药大学,学中爱中,立志岐黄,潜心于吴鞠通学术的研究,他们年青有为,堪称中医来人,利用工作之余,抽挤时间,提出五加二和白加黑的工作日,即利用两天休息日和晚上休息时间,对论坛和其他研讨会上代表们留下的宝贵资料和他们自己的著作,联手努力,系统整理,编辑成书,以广其用,垂泽后学,名曰《吴鞠通研究心书》。付梓之前,丁勇等邀我写一篇序。余读了,论文层次高,作者中有当今国医大师、大学教授、医学博士,有临床第一线的中医专家、主任医师、医师,有相当一部分人在各自的研究领域中属于学术前沿,甚至为研究领域的领军人物和泰斗级人物;论文质量高,资料翔实,内容丰富,文笔通畅,观点新颖,多言实用,少见虚言。绝大多数的论文是在全面、系统地占有资料的基础上,精心提练,加工细磨,根底较深的好文章,反映了近代研究吴鞠通的新成果、新技术、新方法,具有一定的科学性、实用性和先进性,是时代的产物,值得一读,故书数语以殿其后,是为序。

严冰于得一斋识

庚寅秋月

《淮阴中医》前言

淮阴地处淮河流域,位于苏北腹地,属黄淮平原,与徐州、连云港、盐城、扬州四市及安徽接壤,京杭大运河、淮沭新河纵贯南北,洪泽湖、骆马湖襟带相连,气候宜人,水陆交通方便,有"交通灌溉之利甲于全国"的美誉和"走千走万,不如淮河两岸"的古谚。淮阴还是"黄柑紫蟹见江海,红稻白鱼饱儿女"的鱼米之乡。明清两代,淮阴十分繁华,曾与运河岸边的扬州、苏州、杭州并称为四大都市。

淮阴历史悠久,古迹众多,人才辈出,曾哺育过许多英雄俊杰。如秦汉之际的大军事家韩信,汉词赋家枚乘、枚皋父子,北宋"苏门四学士"之一的张耒,南宋巾帼英雄梁红玉,神话小说《西游记》的作者吴承恩,民族英雄关天培,一代伟人周恩来等。明太祖朱元璋的高祖、曾祖和祖父的陵墓——明祖陵也在淮阴盱眙境内。在这块土地上历代名医辈出,代有传人。远在汉唐时期,就有"天医星落淮阴"之说。清·吴鞠通首创三焦学说,著有《温病条辨》六卷;道光时刘金方著《临证经应录》一书;咸丰时安东(今涟水)石寿棠著《医原》一书,以探医之根源;同治三年中医高映清《乳石山房医案》一书问世;光绪十八年,中医陆慕韩《养生堂方案偶存》《验舌辨证歌括》刊出;还有宫廷御医韩达哉等。民初韩永璋,著《医学摘瑜》刊出。凡此,淮医名声大振,誉满大江南北,尤其是京、沪、杭、苏、鲁、皖等地。近代又出现一代内儿针灸学家程莘农,伤寒巨匠陈亦人,内儿学家秦正生以及省市新一代名医。他们学验俱丰,医德高尚,为中医药发展作出了卓越贡献。诸辈先贤竭尽全力,精研医术,著书立说,家传师授,承前启后,不辞劳苦,铸造医业。每当我看到他们的光辉业绩时,不由激励着我应该为先贤们做点什么。与此同时,每当看到我淮阴中青年中医工作者的论文佳著和他们为学会工作热心奉献的精神时,也无不激励着我该为他们做点什么。反复思考,我知道我该做点什么,故约医之同道,将手中平时收集的有关资料,一查核,经整理编著成册,曰《淮阴中医》,分三篇一附,即上篇"淮阴名医"、中篇"吴瑭研究"、下篇"论文荟萃"和附篇"中医药学会史"。以彰先人之功,以励今人之志,以放淮医之光,以扬吴瑭医派之特色,以振中医之业,亦己心愿而后乐也。

是书承中国工程院院士、中国中医研究院程莘农教授热情鼓励,赠题书名;南京中医药大学原校长、中华中医药学会终身理事、江苏省中医药学会副会长、著名医学家、名中医周仲瑛教授题词;江苏省卫生厅副厅长、中医药管理局局长、江苏省中医药学会会长吴坤平先生和原淮阴市市长、现市政协主席陈从亮先生作序,谨表谢意。

在编写过程中,承蒙淮阴各级领导和同道们给予了大力支持,一并致谢。

因笔者学识有限,资料不全,错漏之处,知所不免,尚希海内外同道不吝指教为幸。

严冰

2006 年 3 月 27 日

(北京:中医古籍出版社,2007)

《淮阴中医》编写说明

一、本书编写目的是为了宏扬祖国医学,继承传统经验,振兴淮阴中医,发挥淮医特色。

二、本书上篇集淮阴名医的生平事迹,再现他们为中医药事业奋斗的历程,行医、治学之道,治学方法和深厚的学术造诣,高尚的思想品德,为后学之楷模,曰:"淮阴名医";中篇集吾淮阴广大中医工作者在继承发扬先贤吴鞠通的学说思想上,经过临床实践而写的学说专著和学术论文,以表乡人对先生的缅怀之情和不断探索精神,名曰:"吴瑭研究";下篇集淮阴广大中医药工作者在继承、发扬、振兴、发展中医学的岗位上,辛勤耕耘,成果累累,业绩辉煌的论文、论著和临床科研成果,曰:"论文荟萃";附篇集淮阴中医药史及中医学术团体史料和淮阴中医纪念吴鞠通先生逝世 150 周年学说研讨会上省内外专家所写贺词诗联等,亦收入附篇中,曰:"中医药学会史"。

三、书名曰"淮阴中医",是沿历史与现实而立。淮阴,古名也,秦置县,县治在今淮阴县码头镇。1949 年 5 月 25 日成立淮阴专区称专署,1972 年 2 月改淮阴专区为淮阴地区,管辖灌南、灌云(已先后划归连云港市,灌云在先)、宿迁、沭阳、泗阳、泗洪、淮阴、涟水、淮安、金湖、洪泽、盱眙、清江市共一市十二个县。1983 年撤区立市,称淮阴市,辖宿迁、沭阳、泗阳、泗洪、淮阴、涟水、淮安、金湖、洪泽、盱眙,原清江市划为清河、清浦两个区,仍为淮阴市管辖。1996 年 11 月宿迁立市管县,宿迁、沭阳、泗阳、泗洪四县归宿迁市管辖。2001 年淮阴市更名为淮安市,原淮安县更名为楚州区,原淮阴县更为淮阴区,归淮安市(即原淮阴市)管辖。几经变更,地域未动。各位中医药工作者仍耕耘在各自的岗位上。而书中大作皆出自他们的手中,所记医事皆是他们辛勤劳动的成果,为名副其实,故未改为"淮安中医"之谓,以慰作者,以告读者。

四、作者所署单位(含在外地工作的原籍淮阴人)一律尊重原稿,不因更名而

213

变动。凡书中名医、中医世家、地方名医录等只列其一,排名不分先后,亦说明之。

五、2007 年值清温病学家淮阴吴鞠通先生诞辰 250 周年和淮阴中医药学术团体成立 87 周年,谨献此书,以作纪念。

严冰

2006 年生辰日于淮阴

《吴鞠通医书合编》前言

吴鞠通,名瑭,字佩珩。生于清乾隆二十三年(1758),卒于道光十六年(1836)。江苏淮阴人,清代著名医学家。著有《温病条辨》《吴鞠通医案》《医医病书》三部医书。通晓温病,以擅治急性发热性疾病闻名于世。对内科杂病、妇科、儿科、针灸以及心理疗法等也颇有造诣。和汉张仲景比肩而立,并为我国中医药学史上的两大柱石,故有"伤寒宗仲景,温病有鞠通"之说。张仲景是中医学的泰斗,吴鞠通乃温病学的巨匠,"两相羽翼"。

《温病条辨》以理论指导实践,《吴鞠通医案》则以实践验证理论,互证其学。《医医病书》述其未完,是吴鞠通完整医学理论体系的重要组成部分,"当与君《温病条辨》及未刻之《医案》,并传不朽"(胡序)。其著作虽久行于世,堪称瑰宝,倍受医界崇爱,惜合编少见,综观一览多有不便。今值先生诞辰 250 周年之际,同里贤达纷纷要求将《温病条辨》《吴鞠通医案》《医医病书》合编为一辑,以方便读者学习运用,亦表对先生纪念之忱。经鞠通先生同里、中国工程院院士、中国中医科学院程莘农教授热情鼓励和淮阴的领导积极策划,几经努力,《吴鞠通医书合编》(简称《合编》)即将付梓和读者见面。为使研读者窥其全貌,特选用吴氏医著精善版,《温病条辨》选用清嘉庆十八年癸酉(1813)问心堂本,《吴鞠通医案》取人民卫生出版 1960 年版,《医医病书》取手抄本为底本,参阅其他印本校勘。古为今用,已为学者所共识;遵古不泥,乃发展之前题。为力求内容集中,便于效法应用和学习研究,使之条理清晰,《合编》将《吴鞠通医案》有关病名,稍作变动,当合则并,当舍则弃。如肿胀、水气合并为"水肿",寒湿改为"痹证",脾胃诸案纳入"胃痛"。分三卷排列,即卷一:外感疾病,计 10 个病;卷二:内科疾病,计 32 个病;卷三:妇儿疾病。计 12 个病,共 54 个病。《医医病书》亦分三卷排列,即卷一:医德医术,计 13 篇;卷二:杂病辨治计 31 篇;卷三:方药之通,计 28 篇,共 72 篇。《合编》在各原著之首,用"引言"一览全书微旨大义;在各原卷之首(首卷例外),用"概述"提纲挈领,述其要点,俾读者卷开得益,起点引导也作引玉之砖。

由于编者水平所限，不当之处，冀盼批评指正。

丁亥年桂月鞠通先生同里严冰谨序

（北京：中医古籍出版社出版，2007）

《温病条辨析评》前言

吴鞠通，名瑭，字佩珩，江苏淮阴人。生于乾隆二十三年（1758 年），卒于道光十六年（1836 年）。清代著名医学家。著有《温病条辨》《医医病书》《吴鞠通医案》等三部医著。其中《温病条辨》是在继承《内经》《伤寒论》的基础上，全面、系统、集大成、有创见地论述温病辨证论治的一部专著。《温病条辨》的问世，标志着由吴又可、叶天士等先行者创建的温病理论体系，经过吴公的系统论述，整理提高，已为空前仅有，是一部论述温热病治疗的里程碑式的专著，堪称"羽翼伤寒"之作，被誉为"上为吴又可之诤臣。下导王孟英之先路"。吴鞠通和汉张仲景比肩而立，并为我国中医药史上的两大柱石，故有"伤寒宗仲景，温病有鞠通"之说。张仲景是中医学的泰斗，吴鞠通乃温病学巨匠，"两相羽翼"。

今值先生诞辰 250 周年之际，将本人学习《条辨》之千虑一得，撷录先贤及近代有关学说，结合临床经验，集腋成册，聊表对乡贤纪念之忱，名曰《温病条辨析评》。为了弘扬中医药学，适应中医学说，尤是中医急症学说的发展和读者的实际需求，使吴瑭的学术思想在防治急性温热性疾病方面，尤其是特起高热方面，发出更加灿烂的光辉；《析评》结合自己的经验，将《条辨》卷首和一、二、三卷凡 265 条，逐条分析，析其文意，明其要点，使研读者一览即能领其微旨大义，灵活应用于临床。将温病的发病原因、病种分类、治疗原则，尤其《条辨》强调养阴护津的思想贯穿于治疗温病的始终，以及寒温有别，温病脱却伤寒窠臼自成体系等，都分别作了阐述。将《条辨》三焦辨证、《伤寒》六经辨证、《温热论》卫气营血辨证有机地连在一起，融为一炉。每卷之首，列有提要，纲目分明，触类旁通。卷末附有三焦证治分类。提要则力求言简意赅，提出是卷讨论的核心问题。如上焦篇主要讨论上焦手太阴肺和手厥阴心包的病变，病在上焦，选方择药随辨证而变。三焦证治分类，将温病分为温热、湿热两类，以类统目，便于应用。为执简驭繁起见，从原书 238 法、204 方中选出常见证 43 条，常用方 60 条，首分上、中、下三篇，从理法方药四个方面加以论述。并结合临床应用，未加按语，增添新意。本书可供中医、中西医结合临床工作者及大专院校学生学习和临床参考之用。

书中卷四、卷五、卷六不属"条辨"之条,且立论鲜明,易于理解,卷开即得,故未列提要,亦未加"析评"。

书承南京中医药大学原校长、江苏省中医药学会副会长、中华中医药学会终身理事、著名医学家、名中医、恩师周仲瑛教授为之作序,谨致谢意。全国名老中医、著名内儿科学家、江苏省中医药学会常务理事、淮阴市中医药学会名誉会长秦正生主任医师于是书期望甚殷,生前亦为作序。先生已经作古,感铭之心,无日或止。

是书仓促付梓,意在引玉之砖,敬希海内外贤达多多指正,冰不胜感谢之至!

岁次丁亥荷月鞠通先生同里严冰谨识

(北京:中医古籍出版社出版,2007)

《吴鞠通研究集成》前言

吴鞠通,名瑭,字佩珩,江苏淮阴人。是我国医学史上一位伟大的医学科学家。著有《温病条辨》《吴鞠通医案》《医医病书》三部医学著作。其《温病条辨》是中医温病学的里程碑,和《内经》《伤寒论》《金匮要略》并称为中医四大经典著作,和汉·张仲景比肩而立,为我国医学史上两大柱石,故有"伤寒宗仲景,温病有鞠通"之说。

吴鞠通本习儒,因父病年余,至于不起,瑭愧恨莫及,以为父病不知医,尚复何颜立天地间。加之侄儿巧官患温病,发黄而死。他认为只有医学才能救人于生,遂发愤攻医,"进与病谋,退与心谋",以其独有的思维模式,经过实践,在中国医学史上,留下了光辉的一页。其学术思想的精华,集中反映于他的传世之作《温病条辨》。《温病条辨》中的三焦辨证学说,为温病学的治疗提出了完整的辨证治疗体系,为中医学增一法门,属空前仅有。吴鞠通丰厚的医学功底,还表现在他的《吴鞠通医案》和《医医病书》中。他治疗的范围涉及内、外、妇、儿、五官、皮肤等多科,治疗方法涉及内服、外用、针灸、导引、心理等方面,其治疗的病种囊括了现代临床所有发热性疾病,包括突起高热,如 SARS、禽流感等,以及内科疾病、妇科疾病、儿科疾病、外科疾病、针灸科疾病等。

他所从事的临床工作,实际是全科医生的工作。吴鞠通不单是一位伟大的温病学家,而且是一位名符其实的临床家。这样称谓一点也不过分。作为温病学派而言,他创立的三焦辨证学说,在中医学说流派中的地位是确定的。从书出至今,对中医学术的影响之大是空前的。单就研究吴鞠通学说的版本来看,100 多种,吴鞠通研究性著作及相关著作目前收集到的近 70 种版本。可以这样说,凡研究温病学术的没有不提到吴鞠通的。就吴鞠通家乡而言,研究吴鞠通的学术会议全国性的就有两次,地方性的就有 6 次。参加研讨的有国医大师,有中国中医科学院院士,有大学研究员、教授、博士,有临床第一线的专家等,有相当一部分人在各自的研究领域中属于学术前沿,甚至为研究领域里的领、军人物和泰斗级人物。绝大部分的论文是在全面、系统、深入地收集和研究资料的基础上,精心提练,加工细磨,根底很深。有的是临床多年研究心得的结晶,有的是博览群书付出的心血,挖掘了很多新的史料,观点新颖、研究精辟的好文章。内容涉及吴鞠通的《温病条辨》《吴鞠通医案》《医医病书》的各个方面,内容丰富,覆盖面广,代表性强。就作者而言,有全国最权威的专业学术研究机构的专家,有全国著名高校的学者,也有各地的中医学术权威和学科带头人、文史研究专家,还有作曲家。参加集成研究的,最高年龄 94 岁。更加可喜的是,有近百分之九十是中青年中医药工作者,最小的只有22 岁,他们是中医的希望和未来! 文艺界还拍有吴鞠通会议纪录片和电视连续剧等。

这部百万言著作的医籍,是编者们在两年多的时间里利用节假日和晚间休息完成的,直接参与和关注《吴鞠通研究集成》编辑出版工作的,上至国医大师,下至专家学者,直到论文作者,计 2 000 多人。在分工上,主编负责全书的策划,框架设计,重要章节的撰写和全书的审查,以及编委会有关会议的召开及工作协调等;执行主编在主编的策划下,带领有关执行副主编和编委完成各自负责的资料汇集、审查和初编;副主编在主编的直接主持下,对所有汇集的资料按设计的框架再进行统汇、统编、统审,最后汇集成书。实事求是地说,《吴鞠通研究集成》的出版是集体力量协作的结晶,是大家心血的凝聚。在此郑重地说一声:谢谢!

《集成》编写仿《中华古代名医名著研究集成》体例,除概述综述主题外,分四篇一附。第一篇,吴鞠通《温病条辨》《吴鞠通医案》《医医病书》版本及后世的主要研究性著作;第二篇,已公开发表的研究吴鞠通著作的论文总目录、选辑目录(1812—2009 年);第三篇,有关研究吴鞠通的学术会议、论文目录和论文选辑目录;第四篇,是研究、弘扬、纪念吴鞠通的主要学术机构和活动;附篇是编委会一览表及其他,共五篇合为一书。《集成》的出版目的主要在于彰先人之功,励今人之志,扬吴门医术,为传承弘扬中医事业做点贡献。

《集成》者,集大成也。就我们主观而言很想把古今中外,凡研究吴鞠通学说的全部资料,一个不漏的全部在《集成》上汇总,奉献给读者,但客观上因研究吴鞠通的学说资料实在太多,故这个愿望终未实现。另因收集资料的局限性,一些有价值的著述,可能因未被发现或取舍不当而未被收入,望能谅解! 对选辑的论文论著,一律尊重原作。明显错字，作了更正。对引用的参考文献一律从略，如需者，请追溯原文。对1949年之前发表的作品，凡标点符号通篇用"。"或"。。"或"∞"者，统一按现代标点符号的应用重新加点。对于集成我们原计划两年完成，因资料实在太多，又需一一过目，所以延迟到2010年出版。是年发表的关于吴鞠通研究的论文论著，凡我们能见到的，也有少数经选入编，增一新意。还有一点要说及的，即为了最大限度的给读者们提供比较全面的资料信息，其中大量的文章和著述，都是以目录的形式收编的，即使选辑的，有的也只是节选，对所选书籍和论文的编者及其所在单位，书中皆以统一的体例进行标志，以表示对您的尊重和感谢，也让我们永远记住，您为传承和弘扬吴鞠通学说做出的卓越贡献！说句实话，没有您的参与，就等于位有虚席。是书付梓之前，我们为了把好事做得更好、更实、更与您的意愿相合，故对所有参与者，各发一封公开信，还不知都收到否？如因通讯关系，未能如愿者，我们在此谨再道一声：请谅解！还有就是，我们对研究吴鞠通学说的有关著作的叙言、前言、引言、凡例、编写说明、出版说明、内容提要、内容简介点校说明或后记等，也尽可能选择入编，为研究者选择读本时作引路之参考。

在这里我们还需要强调的是，在当今时代的背景下，吴鞠通的学说思想是我们研究的核心，其对后世医学的影响和作用，是我们研究的关键，解决了这个问题，我们的研究方向和目的是很明确的，因此绕开枝叶，集中精力，多做实事，阐发主题，笔墨集中，表现实质，是我们研究的出发点和立足点。当然我们也诚恳希望，在研究吴门（瑭）医派的事业中，能有更多、更详、更好、更具历史观、时代感的论著佳作涌现，为人类的健康做出实在的、新的、更大的贡献。

本书在编辑出版过程中，国医大师程莘农、朱良春、周仲瑛、徐景藩、颜正华对是书的框架设计、编纂工作、学术问题等给予指导，并为是书挥毫题辞。对中国中医科学院、北京中医药大学、天津中医药大学、南京中医药大学、上海中医药大学、河南中医学院、北京中医古籍出版社、淮阴吴鞠通中医研究院、淮阴吴瑭医派学术研究会、吴鞠通家乡等有关领导和单位的大力支持以及全国专家、学者的关爱和帮助，在此一并致谢！

吴鞠通学说是人类的福音，集成是编者的职责，传承弘扬，发展运用，是医者永恒的主题。《吴鞠通研究集成》编纂之后，我们更有体会，更有共识，中医学的发展离不开这些经典，少不了追求者的努力，过去如此，现在如此，将来也必然如此。中医经典凡中医者必读之书，从医者必由之路，这是中医学的历史和未来，明天会更好。

庚寅年仲夏　严冰

《吴鞠通研究集成》结语

2007"纪念吴鞠通诞辰 250 周年高层学术论坛"在淮阴刚刚落下帷幕,会议的胜利召开,圆满结束,给代表们留下深刻印象,也给吴鞠通家乡人留下了声誉。高兴之时,一种带有使命感的声音在淮回荡不息,这就是《张仲景研究集成》已经出版,比肩而立的淮阴吴鞠通怎么办? 是巧合,还是必然。早在论坛召开之前,淮上的中医人就有计划将会议资料和手中的相关资料汇编成册。代表刚刚送走,就召开了会议,决定组建《吴鞠通研究集成》编委会。为扩大阵容,聚集精英,把事情做得更好,会上决定向全国有关单位和专家发函邀请参与工作,于 2008 年春节后的第一个休息日,即 2008 年 2 月 10 日编委会开始工作了。其参与者有淮安市中医药学会、淮阴吴瑭医派学术研究会、淮阴吴鞠通中医研究院以及发信邀请的北京、天津、上海、南京、河南等中医药大学的专家和学者,还特聘朱良春、周仲瑛、程莘农、徐景藩、颜正华教授为《吴鞠通研究集成》高级顾问,在技术上和重大学术问题上给予指导。几经努力,一个以专家为主的编委会成立了。

集成者,集大成也。我们很想把所有收集到的资料全盘捧出,奉献给读者。但限于篇幅,终未如愿。为了不失《集成》之名,我们呕心沥血,作了不少审视,最终采取分篇分类选辑排编,其余以目录形式入编,对已出版的大量原著原作只节选少量作为代表,无法全面展现原著原貌,实为憾事。不过,有目录展示,又很容易从有关书中找到自己所需资料的出处,为幸! 为《集成》的出版,编委会的同仁们辛勤工作,为了完成各自负担的任务,为了查找资料,他们忘了节假日,放弃了和家人团聚,在图书馆、电脑旁、书店里,都留下了他们的足迹和汗水。就在成书进入倒计时的最后半年里,部分编委们每星期二、四、日晚还要集中,统一审稿、议事,从未见有缺席。有一位副主编因未来得及吃晚饭,宁愿自己带着快餐面上班,也不愿因自己的迟到而耽误了工作。可以这样说,号称百万言的这本书中,浸透了痴迷于《吴鞠通研究集成》人的心。心血没有白耗,汗水没有白流,近 200 年来研究吴鞠通的一本本著作,一篇篇论著,一项项科研成果,经过编者的手被汇集一起了,从而组成了一幅全方位的吴鞠通功绩图,也是一幅无数古今学者,尤其是现代学者为之奋斗的心血结晶。无可非议,吴鞠通学说是一门科学,吴鞠通和他的学说,是伟大的,为伟大的人和事,做点工作,出点汗,值!

吴鞠通创立的温病三焦辨证学说是空前的,是温病学的里程碑;其医学实践是实在的、科学的、有创见的;其医德医风、学风文风是后人的榜样,精神永存! 吴鞠通无愧于一位伟大的医学科学家、温病学家、临床学家的称谓。《吴鞠通研究集成》的问世，还与有关领导和医界的善人善事，善言善词的支持者们分不开，我们从心里真诚地道一声：谢谢！

最后，当这部《集成》呈现在您的面前时，我们还想再说句，这部《集成》虽称百万言之作，但也无论如何概括不了吴鞠通学说的全部，表现不了吴鞠通学说的丰厚结晶，表达不了研究吴鞠通人的所有心愿；这只能是吴鞠通学说研究的开始，因此需要更多的专家学者们，共同再作努力，专心研究，不断实践，探索创新，总结提高，汇集更新，以更加翔实的研究资料去续写新的《集成》篇章！

2010 年 8 月 9 日　严冰

《中医二论五病说》自序

二论五病说　临床心得术
五十多年了　天天都在说
晚年有暇时　展纸从源说
活水有源头　演绎根经典
术非高明术　说由来人说
编织谱新章　岐黄更璀璨

江苏严冰丁酉年孟秋虚度八十有一

《中医二论五病说》后记

走出校门，进入社会，步入临床，天天和病人打交道。治好了，病人笑，己安乐，无效者，病人苦，心不安。记得 1972 年春，在四川白沙医院工作，看一失眠病人，病人主诉：失眠反复，睡不着觉一年多，近三月来，硬是睡不着。用西药安眠，初服有效，继而效减，最后倍加药量方有效，停药复如故，因云服西药有副作用，来找中医治疗，又听说我是南京来的大学毕业生，当时那里山区是没有的，认为我这个大学生一定能治好她的失眠，所以就找我了。

问之病史，患者姓牟，女，42 岁，小学老师。望之形体不丰，纳谷二便尚调，就是失眠。细问知，失眠多梦，多梦纷纭，似睡未睡，梦能记得；或梦中害怕，不是掉山下，就是掉河里；或有人手持铁链要捉之，此梦每得一声惊叫而醒，次日晨起头昏，好像未睡一样，懒得很，不想上课。据此我认为，其人形瘦，懒动不想干活，当属气血不足,用归脾汤,补心脾气血,宁心安神,服后似效未效,终无效。再追问知,春节期间,曾因家事发生争执,则更加睡不着。心想失眠当因气郁有关,夫"情志所伤,肝失条达"。用逍遥散治之,服三剂罔效。两次门诊,两次无效。那时我刚上临床,无法,只有翻书,书云:失眠有因心火,心火亢盛,热扰神明而不寐。此患者舌尖不红,无心火之征。还有阴虚火旺,心肾不交而致失眠,可患者无肾阴不足,水不济火之表现。另心虚胆怯,痰热内扰,也能导致不寐,用温胆汤可治,然患者舌苔不腻,舌尖不红,无痰火之扰之征,反复思考,又思及《内经》云:"胃不和而卧不安,半夏秫米汤主之"。于是用半夏秫米(当时用炒苡仁加陈皮、茯苓、茯神、夜交藤等),皆无效。无奈,我带病人向本单位唐九思老中医请教。他年过七旬,在白沙很有名气,他稍问了几句,就跟我说:"严医,你从痰论治试试。"我说:"唐老,她没有痰的症状"。唐老笑笑说:"古人云:顽疾怪症皆属于痰,她病已年余,梦多怪怪,可属顽症,可从痰论治试试。"我当即请他开个方子,他叫我自己开,我反复请求,最后他说我写,记得头一味药是法半夏三钱,接着陈皮三钱,茯苓神各三钱,枳壳实各三钱,龙齿一两,磁石一两,礞石五钱,天南星三钱,琥珀三钱,甘草一钱五分。三剂。药尽剂,病家见我,面带笑容说:"一剂药以后就能睡了,请你就把这个药开给我服。"此后,本方连服两个三剂而失眠转安。难道古人所说,"痰生百病","百病多因痰作祟","怪病多"真有如此灵验吗?从此以后,临床上我对关于痰的病证尤为留心,对论痰有关的书籍,见到就买,细加咀嚼,尤其是经典著作如《内经》《金匮》等,凡与痰相关的,我都反复学习,反复细读,一有机会就用,稍有心得就记。看病多了,心得也就多了。如书中的痰论,就是我五十多年的临床心得,我重视痰,当感谢心中的老师——唐九思先生,是他的一句话,把我引到论痰的路上。

瘀血论也是如此。我注意瘀血学说也不是一天了。那是1973年我在四川因出诊被风雪吹落山谷,致一、四腰椎压缩性骨折,组织考虑我不宜山区工作,把我调回苏北平原淮阴工作。当时清江医院(现淮安市第二人民医院)住了一位省里离休的老干部钱某,钱老因腹胀问题,叠用西药治疗,月余未解,故组织中医会诊。当时有全国名老中医秦正生主任中医师、江苏省省级机关医院何正湘教授、蒋志伊主任中医师(二老系随省农垦局下放到淮阴农垦医院中医科工作的),我和清江市医院袁金隆、孟凡功三人陪同,当记录。三老看过病人,发言不谋而合,都说:"钱老,顿饭稀粥,稍吃点馒头,摸按腹部柔软,无结滞,敲之亦无鼓音,气胀、食滞皆属不可,当从瘀血论治。"记得当时何老还考了我一下,"秘书长(当时我是清江市中医药学会秘书长,蒋老他们都是学会领导人之一),你能不能说说这个理论出自哪里?"想了想,我说:"想不起来。"秦老对着他本院的袁金降和孟凡功说:"你们二位呢?"他们异口同声说:"我也记不得。"蒋老说:"何老不是要将你们的军,而是要你们多读经典,当记的要强记,当背的要背,熟了才好用。"是,是。"这两个是,是我们三个人的异口同声,何老真好。他接着说:"你们南京中医学院,学习经典,我听说每门经典不都有一个要背的小册子吗?"我和孟凡功说:"是。"何老说:"我想叫你们从张仲景《金匮要略》书中找一条,就是治这个病的指导思相,想想看和瘀血有关的。"孟凡功说:"《金匮》有病人胸满,唇痿,舌青口燥、含水不欲咽⋯⋯记不得,都属瘀血。"我接着说:"仲景说:病家言我满,实则不满,此瘀血也。"我话还未完,何老笑着说:"对。"接着说:"医圣张仲景,不愧是医圣,他的话句句是经典,刚才秘书长说的。"我连忙说:"何老,你就叫我小严吧⋯⋯"何老接着说:"张仲景了不起啊,短短的十三个字,有主诉,有医生的检查,有诊断,看'病家言我满'不就是主诉吗?'实则不满'不就是我们几个人通过四诊得出的结论吗?'此瘀血也'不就是我们的诊断吗?有了诊断,方药不就来了?"两老都哈哈大笑,记得用的是血府逐瘀汤加三七,服两剂即效,五剂胀去七八。据袁金隆讲,后来用参苓白术散加丹参、三七又一周,调理而出院。从此之后,瘀血理论在我脑海里反复荡漾,和痰一样,成了我临床科研的终身课题。

五十多年来通过经典著作的学习,以及诸家关于痰瘀的论述,我是反复阅读,有得即录,直到方药,省内外凡有关痰瘀的学术会议,都积极撰写论文,参加会议,目的不是去炫耀自己,而想从会议上得到启发,得到知识,增加营养,充实自己。几十年来,我深有体会:痰瘀学说,理奥致深,应用很广。在中医病因学里虽说没有,在人身上属病理产物,可它确实又是病因,中医称为第二病因。痰和瘀致病多多,在人之脏腑经络,四肢百骸,筋骨皮毛,五官九窍等,随气血之行,无处不到,无处不有,滞则病生,所以中医历有"痰生百病""久病夹瘀"之说,是中医经验的积累,精华的结晶,灿烂文化的沉淀。作为中医工作者,能认真地弄通痰瘀的病因病机,正确的处方遣药,在临床上能解决一大块问题,给病者送上福音!所以痰瘀学说在中医药学说上不可小视,更不可忽视,活水源头,当从经典开始,演绎之妙,在乎其心,用心自有心得。晚年了,我写痰论、血瘀论,目的就是一句话:"术非高明术,说由来人说"。精湛的痰瘀学术,当由中医后来者们博采古训,结合临床,编织新说,为继承弘扬中医药学,使之更加光辉灿烂,为人类健康事业做出贡献。

五病说即:

① 慢性肾炎——治宗脾肾是其关键,活血化瘀治宗始末。

② 糖尿病——阴虚为本,燥热为标,夹瘀阻络是其必然。

③ 中风"治未病"为先——益肾充脑,活血通络。

④ 外感高热——退热为先,一方加减。

⑤ 中医药治癌之路四十年——五法一统,辨证择方。

痰和瘀以及五病之说,皆五十多年的临床心得,要说的话还有很多。好在,五病说皆有概述和结语,可作补充,兹不赘述。

是书之出承江苏省中医药局江苏省名老中医药专家传承工作室专用资金资助,深表感谢。对领导、同仁和东南大学出版社的支持,全国基层名老中医药专家传承工作室八十有九的顾克明老中医、叶春晖院长赐序一并致谢。对江苏省名中医严冰学术传承工作室成员:严晓枫(女)、王素芹(女)、张芳芳(女)、李培银、李京民、殷学超、张红颖(女)、翟雪珍(女)、卢殿强、严昊等,参与整理,一并致念。

书中论述,错漏争议,以偏概全,或亦有之,企盼海内外方家贤达,赐墨指正。

严冰

2017 年 10 月 1 日于亦冰庐阳光书室

三、方家贤达为余出版诸书赐序、赐词、贺诗、贺联选辑

三指之音
——《大医吴鞠通轶事》读书笔记
赵　恺

不是伟大,是神圣。

不是疗救,是布施。

古往今来,不知多少人对于生命、对于社会、对于人类的希望是因为医生的再命之恩。

中国将医生尊为"悬壶济世"。"悬壶济世",四个字里有神性。

医德高尚,有口皆碑。

医术精良,著作丰沛。

从引车买浆,到达官显要,无不和善尊重,一视同仁。医生医生,面对苍生。苍生无尊卑。

医室名作"三指堂"。

惊世骇俗。

惊骇之余，思索至今："三指堂"里有哲思。

潜心吴鞠通。功夫之坚忍，造诣之深厚，贡献之独到，蜚声杏坛。

学术之余，写轶事。

而且写了九九八十一则。

这是一奇。

更奇则在把一位名垂史册、彪炳天下的济世大医写得睿智通达、亲切平易，仿佛乡亲故里耳鬓厮磨、肩踵相接于阡陌市井间。

九十九则故事，一言以蔽之：平民医生。

想到先生。

先生与济世大医一脉相承。

"三指堂"之"三指"把在人类命运的主动脉上，一定听到振聋发聩的砰然跃动：

天理良心！

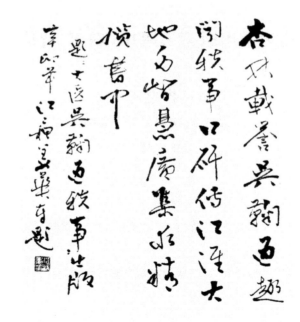

题照七绝

严冰浙地一丹溪　冰火融通是大医

蜀东杏林拇造诣　归来济世劲芳姿

2010年元旦盱眙樵叟葛耀华小憩于江淮人家

注：蜀指四川，蜀东即川东地区，出诊遇风雪摔下山谷，致腰伤骨折，之后奉调回淮。

《大医吴鞠通轶事》序

严冰子迅先生自1960年就读南京中医学院始，从医已半个多世纪，积有极丰富的临床经验，尤精于脑血管病、糖尿病、肾病、癌肿、男女不育不孕症等难治病和疑难病的临床科研，是江苏省糖尿病、血证两个专业委员会的副主任委员和肾病专业委员会委员，名列"江苏名老中医"，又是淮安市中医药学会的会长、终身理事、省学会常务委员，当今"淮医"的领军人物。

子迅先生不仅创造了诸多可堪典则可以传世的医案，尤其可贵的是，他还勤于思考，潜心科研，先后撰写论文百余篇，在医学期刊上发表或国内外学术会议上交流。

子迅先生生于淮阴北乡，距温病大师吴鞠通的故家仅约二十华里。地脉相连，气息相通，使他对乡先贤有着十分沉挚而特殊的感情。这种感情使他在繁忙的行医生涯和积极社会活动之余，又得完成《吴鞠通研究集成》《温病条辨析评》《鞠通方验案选》《温病赋与方歌新校》《吴鞠通医书合编》《淮阴中医》，以及《严冰中医文集》《三指堂医案存真》等医著九部，六百余万字。先生医病济世之心赤忱，贡献于医界、于人类之成果，可谓辉煌也。

先生童稚之年多闻先贤吴鞠通的故事传说，又以习医更多所留意。积有年所，竟达百数十则。所以在完成上述学术著作之后，终觉有未了之心愿，乃整理《大医吴鞠通轶事》成册，且将付梓，乃索序于我。

这不仅仅是一部内容丰富的专题民间故事集成；而且，关于大医吴鞠通的故事，由其故乡学子，又是中医名师，又是研究吴氏温病学经典卓有成就的学者专家，辑著成书，说乃珠联璧合，天助其成，不是很妥当么！

我与子迅先生交近半纪，彼此心性相通，于地方掌故且多所切磋，所以，很乐意为之序。

农历辛卯年荷月　马超俊

《大医吴鞠通轶事》杨恒忠题词

大医医病亦医心，吴瑭心术传古今。

前贤风骨今何在，杏林淮上沐春风。

大作闻世志贺

欣得轩岐辑大成　　扬风砭雅展雄英

虚心慧眼宗完素　　碧血孤脂集佩珩

光耀浦楼长伴影　　功随运水远蜚声

神奇妙术知相与　　恰似韩侯会用兵

卜开初并书于文学堂

严冰大师

严于律己盛誉扬　　冰雪梅花溢清香

启迪后贤人称重　　明德仁厚绍岐黄

乙丑秋月　　四川冷石书题

《温病条辨析评》序一

温病之学说，源远流长，它的发展经历了漫长的岁月。从《内经》问世到汉、晋、隋、唐、乃到宋、金、元、明，从孕育到不断发展，直至清代温病学家辈出，著述如林，从而形成了具有完整理论体系的温病学说。在诸多论著中，淮阴吴瑭上承《内经》之旨，发仲景之未尽师天士之精义，集多家之论说，去其驳杂，取其精微，参合己见，著《温病条辨》一书，系统地、完整地、有创建地论述了温病的辨证论治规律，创立三焦辨证学说，为空前仅有，汇集温病学之大成。现已列为大学学习中医温病学的教材之一，被誉为"上为吴又可之诤臣，下导王孟英之先路"，和汉张仲景比肩而方，成为我国中医药史上的两大柱石，故有"伤寒宗仲景，温病有鞠通"之说，两相羽翼，相得益彰。

江苏淮阴鞠通先生同里严冰弟子在鞠通诞辰 250 周年之际编著《温病条辨析评》三书。是书将《条辨》逐条分析，析其文意，明其要点，每卷之首列有提纲，纲目分明，触类旁通，卷末列三焦证治分类将温病分温热、湿热两类、以类统目，便于应用，从理、法、方、药四个方面加以论述，结合临床应用，末加按语，增添新意，富有创新，给人以启迪。

《析评》师承古义，发皇新知，内容丰富，形式新颖，独具特色，是研究中医温病学、恰合临床应用和教学参考的一本好书，故乐为之序。

周仲瑛

2007 年 6 月 30 日

《温病条辨析评》序二

温病学说，导源于《内经》，之后虽代有论及，但均未跳出伤寒圈子。直至宋时，朱肱氏出，始谓"麻桂治疗外感热病宜随证变化，不可墨守陈规"，才奠定了温病学说的初步基础。金·刘河间创制双解、凉膈、天水三散；王安道提出"温病不得混称伤寒"，至是温病学说始从伤寒的范畴内解脱出来。

明·汪石山首创"新感温病"，冲出了温病之为"伏邪化热"的传统概念，丰富了温热病之发病学的内容。吴又可独具慧眼提出"病乃天之戾气，由口鼻传人，治宜疏散分清"的创见，其所著之《温疫论》，即在今天仍有其极大的应用价值。余师愚倡导重用石膏，均对温病学说作出了很大的贡献。

逊清一代，对温病学说之研究可以说是到了极盛阶段。薛生白、叶天士、吴鞠通、王孟英诸贤前后相承，皆有创造，均蔚然各成名家。尤以吾淮鞠通先生，学贯今古，识通天人，才似仙，心似佛，根据自己的创见和经验，集大成地采取历代各家对温病学说研究的零金碎玉，用系统的科学的方法，以三焦为经，卫气营血为纬，完成了历史性的伟大巨著——《温病条辨》，使温病从附庸中独立起来，从而为后世研究温病学者，开辟了一条广阔的大道。厥功之伟，可谓至矣。

严冰同志，少即致志于岐黄术，勤于钻研，长游宁蜀，学益进，返里后，余见即觉其不同凡响，居尝谓吴公之条辨，将温病学说形成完整化、系统化，诚前所未有，惜以卷繁条夥，学者颇难记忆。乡贤曹柏玉先生虽将其约为九赋及方歌一卷。然能背诵者，恒不数觏。乃独出心裁地本是吴公之三焦为纲，病名为目之论述，一一加以提纲挈领的剖析，名曰《温病条辨析评》，使研读者一览即能领略其微旨大义，而免于孜孜伏案之苦，即能灵活应用于临床。因此，本书之价值，不但为吴公之功臣，真学者之航海一灯，患温热病者之救星，故乐为之序。

岁次壬申仲秋涟水秦正生识于淮阴石码头六训医庐时年八十有二

《淮阴中医》序一

中医药学,博大精深,具有独特的理论体系和丰富的诊疗方法,对中华民族的繁衍昌盛作出了巨大贡献。

淮阴中医,源远流长,历代名医辈出,代有传人,远在汉唐时期就有"天医星落淮阴"之说。以吴鞠通为代表的淮上医派创立的温病三焦辨证学说开辟了中医治疗温热病的完整体系,其《温病条辨》一书和汉·张仲景《伤寒论》两相羽翼。近代又出现一代《伤寒》巨匠陈亦人,针灸宗师程莘农,内儿专家秦正生,以及省市新一代名医,他们学验俱丰,医德高尚,为中医药事业的繁荣发展做出了卓越贡献。《淮阴中医》一书,较好地反映了淮阴中医的特长,继往开来,形成了自己别具的风格。是书再现了淮阴中医药工作者为中医药事业奋斗的历程,记载着他们行医之道,特别是中医前辈,他们数十年如一日,辛勤耕耘,不断探索,精研医术,著书立说,家传师授,承前启后,不辞劳苦,为民服务。其高尚的医德医风,严谨的治学态度,将是历史的宝贵财富,也是后学者的永远楷模。希望青年中医药工作者,认真学习前辈的经验,坚持继承创新,发扬特色优势,进一步坚定为中医药事业奋斗的信念,为继承、发展、创新中医药而多作贡献。

《淮阴中医》集淮阴名医业绩、中医世家、吴瑭专著、学会史料之大成为一册,内丰富,条理清晰,形式新颖,独有特色,值得一读,乐以为序。

朱坤平

2007 年 3 月于南京

《淮阴中医》序二

淮阴,历史悠久,古迹众多,是京杭大运河上一颗璀璨的明珠,有"运河之都"之称,交通发达,人文荟萃。历史上哺育过许多英雄俊杰,如韩信、枚乘、枚皋、吴承恩、关天培等。尤其值得称道的是,一代伟人敬爱的周恩来总理也出生在这块沃土上。中医药也很发达,历代名医辈出,如宋代的杨介,到京治好了宋徽宗的顽疾,名声振动医界上下。清温病学家吴鞠通先生及其所著《温病条辨》《吴鞠通医案》《医医病书》一直在医坛享有盛誉,《温病条辨》还是中医药大学教材之一。《医原》作者石寿棠。近代又出现全国首批名老中医内儿专家秦正生，伤寒巨匠陈亦人，工程院院士、一代针灸宗师程莘农等，他们为淮阴中医事业的发展都做出了很大的贡献，业绩多多。解放后，在党的中医政策指引下，市中医药学也得到了长足发展。淮阴除一所市中医院外，县县皆有中医院，乡乡皆有中医科，组织机构健全，学术水平不断提高。特别是吴瑭医派的学术研究和发展对淮阴的中医发展起了很大的影响和推动作用，硕果累累，为广大人民群众的身体健康作出了贡献，是淮阴中医的特色，与我省苏州的吴门医派，武进的孟河医派争相辉映。应当继续研究，不断创新，发扬特色优势。

今江苏省名中医、市中医药学会会长、市中医院主任中医师严冰教授，医林中之翘楚也，在医坛辛勤耕耘近五十年，学验俱丰，勤于笔耕。为使淮阴中医事业承上启下，发扬光大，率有志之士，编著了《淮阴中医》一书，这是有利于社会、有益于人民之举，为继承和发扬祖国医学作了贡献，为振兴淮阴中医、发扬淮阴特色做出了贡献。

该书从中医学术团体沿革，到淮阴古今中医世家、名中医介绍、论文荟萃、吴瑭研究、中医药史以及全国名家在"纪念吴鞠通逝世150周年学术研究会"上所题的贺词诗联荟萃汇编入书。读之令人有清新、启思之感，独具特色，卷开有益，故乐而为之序。

陈松亮

2007 年 6 月 5 日

《中医二论五病说》顾克明序

严冰道兄，余之挚友也。江苏省名中医、教授、主任中医师，曾任南京中医药大学淮安市中医院大内科主任，中医药学会秘书长、会长，退休后被聘为终身名誉会长、终身理事。淮阴吴鞠通中医研究院名誉院长、江苏省名老中医药专家传承工作室传承人。

严冰同志 1966 年毕业于南京中医药大学（原南京中医学院），从事中医临床和兼职教学工作五十余年，擅长内科杂病，学验俱丰，孜孜歧黄，朔古览今，思路敏捷，勤于笔耕，潜心于乡贤吴鞠通的学术研究，和同道联手主编了号称百万言的大作——《吴鞠通研究集成》，是先生心血的结晶。他和同仁将 200 年来方家贤达研究吴鞠通的成果，参以己见，亲手编织成一幅全方位的吴鞠通功绩图，传承弘扬，留给来人。厥功伟哉！

　　结识严冰同志30多年了，他待人宽厚，为人诚信，对待病人和善好施，助人为乐，赢得口碑。治学严谨，临床科研多有创新，近作《中医二论五病说》内容新颖，尤有突破。如应用中医药治癌，五法一统，不说成功，但属有效，不可或缺；慢性肾炎，"变症"的治疗，狠抓三不一灌：治本不放，活血不丢，排毒不让，一一辨证灌肠；对慢性肾炎的治疗特别提出"治宗脾肾是其关键，活血化瘀贯穿始末"；对糖尿病的病机提出"夹瘀阻络是其必然"，皆寓有新意。五病说给读者以启迪和领悟，便于记取。是书是中医药工作者、临床科研单位、西学中同志、大专院校的学生以及师带徒者值得一读的好书，真佳作也，故乐而为之序。

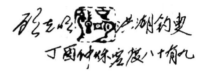

我所认识的严老
——代序

　　我与严冰严老相识时间并不长，见面也不过几次，谈不上相熟。这几次寥寥的见面，却为我生动地勾画了一位矢志中医道路，勤勉耕耘不辍的耄耋老人的印象，值得我深深地敬佩与学习。

　　初见严老，惊诧于他的相貌。他其身如松，挺拔矫健；其声如钟，洪亮直爽；更兼目光炯炯，眼神锐利；思维更是敏捷有悟，言之灼灼，我没有想到这是一位已经过了八十的老人。提起自己热爱的从事了近60年的中医事业，言语间滔滔不绝，想法不断，神态中的自信与热爱展现无疑，这份执着和投入顷刻间令人折服。我想我没有任何理由拒绝他的请求，迫不及待地想要帮助他实现自己的梦想。

　　当时，我们申请到了他的省级名老中医工作室的建设项目，有机会利用专项拨款来整理和集成他的中医诊疗思维和经验。这突如其来的喜讯激起了严老再战一场的雄心。作为淮安地区声名籍甚的省级名老中医，在中医诊疗的漫漫征途上，他已经是术有流派，自成一体，弟子众多，影响深远。更难得的是孜孜不倦地读书、思考、写作。用他自己的话来说："老头子我一辈子没有什么爱好，不会打牌喝酒，也不看电视消遣，唯一的喜好就是喜欢读书、写书，钻研业务。如果不让我看病、写书，简直不知道还能干些什么"。这确实是他一生的真实写照，他已经出版了《吴鞠通研究集成》《吴鞠通医书合编》《严冰中医文集》《温病赋与方歌新校》等书籍，在研究、搜集、整理温病学家吴鞠通学术思想上尤其下了功夫，为淮安乃至全国的中医界研究继承吴鞠通大家的思想和医案做出了重要贡献。

著作等身，但这还不够，他还要做更多的事。此次工作室的成立给了他新的希望和动力。严老一丝不苟地跟我探讨："我这个工作室能带 10 名弟子，我希望哪些科室的医生来参加，尽快把我的经验学去，变成医院的品牌；我还想趁着有生之年再写几本书，时间得抓紧材料我已经准备得差不多了。能多写几本吗，院长？"我不禁汗涔涔而泪潸潸了，有这样醉心中医药事业的老专家在，何愁中医药事业不能迎来辉煌的明天？吾辈所能只是鼎力相助，希望早结硕果，以慰平生！

严老言必行，行必果，很快《中医二论五病说》的定稿已经放在了我的案头。厚厚的一本，凝聚着严老 50 余年从医的思考和探索，总结了对痰证、血瘀两类病机的论说，更对常见病中的慢性肾炎、糖尿病、中风、外感高热、肿瘤五病的经治体会进行了系统总结，有很强的临床指导意义。我是西医出身，对祖国医学的学习才刚刚开个头，已觉奥妙无穷，乐在其中。对比中西医在疾病治疗和健康维护方面发挥的作用，客观地说各有所长。但我真心感到经典中医的诊疗作用还远远没有发挥出来，在中医的发源和集成地，民众甚至医疗工作者对中医的认识还相当肤浅甚至有些误解。希望严老的这些著作能彰显出中医药对疾病治疗的明显效果，使更多的人意识到中医药治疗也是诊疗体系中强有力的支柱，从而选择中医、信任中医，运用中医，更有效地达成习总书记提出的运用中医药诊疗手段维护全生命周期健康的历史使命。

谨以此文代序，向严老这样为中医药事业奋斗终生的老一辈们致敬！向魅力无限、未来无限的中医药事业致敬！

叶春晖

2017 年 10 月

四、勖励关怀

文化名人

著名中医——严冰

严冰(启明),1937年生,淮阴西宋集镇(原汤集乡)人,省名中医,主任医师,教授。省中医药学会常务理事,省糖尿病专业委员会副主任委员、省肾病专业委员会委员、《江苏中医药》杂志编委、市科学技术学会常委、市政协委员、市十大名中医评审委员会委员、市中医药学会会长。

1960年9月人南京中医药大学,1966年毕业,先后在四川白沙医院、市城中医院、市中医院从事中医临床和兼职代教工作,2001年退休,临证40余年。对治疗肾病、糖尿病、乳糜尿、前列腺疾病、高血压、脑血管病、胃病各种癌症手术后的中药再治疗以及男女不孕不育症等有独到之处,驰名海内外。勤于笔耕,著有《温病条辨剖析》等,有学术论文百余篇,在国内外学术刊物或学术会议上发表或交流,其中11篇荣获国家、省、市优秀论文奖。严老潜心于糖尿病、肾病等疑难病的临床科研,组方"健脾活血方""温肾活血方""柴苓蒿石汤""活血潜降汤"和"蜈蚣乳糜散"等,治疗慢性肾炎及乳糜尿疗效分别达90%和94%,《辨证治疗糖尿病Ⅰ、Ⅱ、Ⅲ号》获1999年加拿大国际医学成就金奖。《浅谈脑血管病的中医临床思路》在2000年泰国召开的国际综合医学大会上获优秀奖,论文《老年消渴病中风的治疗》在2002年台北举办的"海峡两岸疑难病证学术研讨会"上作大会宣讲,得到两岸同行专家的认可和好评,获台湾中医界赠匾纪念。其医学经历和学术成就分别载入《江苏高级医师专长介绍》《中医人物荟萃》《当代中医英才荟萃》《大陆名医大典》《杏林风范》《中华英才荟萃》《方药心悟》等书。1994年省卫生厅和省中医药管理局联合下文授予"江苏省名中医"并颁布发证书。

退休之后,在大运河文化广场北侧创办"三指堂中医门诊部",悬壶济世,惠福于民。

(《淮阴年鉴》,内蒙古人民出版社,2006)

淮上名医
市中医院·严冰

严冰,男,1937年3月出生。行医31年,1966年毕业于南京中医药大学,擅长中医内科,现为淮阴市中医院主任医师、江苏省名中医,兼任江苏省血证专业委员会副主任委员,肾病、糖尿病专业委员会委员,淮阴市中医药学会副会长兼秘书长,江苏中医杂志编委等职。

他先后撰写专业论文50余篇,分别在国内外学术会议或学术刊物上交流、发表,其中有11篇荣获全国、省市优秀论文奖。代表著作有《辨证治疗糖尿病208例》《论脾胃在糖尿病治疗中的临床意义》《论慢性肾炎从脾肾治疗》《浅谈运用中医药治疗慢性肾炎的临床思维》《活血潜降汤治疗Ⅰ期高血压病102例临床观察》等,其学术思想和学术成就分别载入《中国大陆名医大典》《中国高级医师咨询词典》等书中。

临床擅治糖尿病、急慢性肾炎、高血压、胃病、男女不孕不育及外感热病等,以"降糖汤"以及"降糖Ⅰ、Ⅱ、Ⅲ号"治疗糖尿病。以"蜈蚣散"治疗乳糜尿;以"淋通散"治疗前列腺增生、前列腺炎;以"温肾活血方""健脾活血方""双寿丹"治疗冠心病、慢性肾炎、高血压、高血脂等病疗效显著。目前正在进行肾系疾病的科研工作。

(《淮阴日报》,1997－05－25)

运河岸边三指堂　悲悯之心济苍生
(淮安电视台)

随着悦耳动听的音乐,电视屏幕上出现:

人物　有事报到　三指堂

路娟:说到我们祖国的中医,可谓源远流长,数百年来,中医三指一出,望闻问切,为无数病人,减轻了疾病之苦。今天的节目,我们将带您走进运河岸边的一处中医门诊——三指堂。记者一来到三指堂,三指堂的主人年逾七旬、从医40余年的严冰先生,正在为病人望闻问切,和颜悦色,耐心细致,几个病人正在一旁等待。见到记者的镜头,一位曹先生急切地表示有话要说。曹先生说:我外甥女(不孕)在本地各医院检查,没有结果的情况下去了青岛。到了青岛以后,青岛三个省级医院,西医内科主任都给她判决不能生孩子……叫她做好抱孩子的准备,生孩子是没有希望了(屏幕上此时出现"特色中医何处有,运河岸边三指堂"的匾额)。

路娟:医生宣布生孩子希望渺茫,一家人无奈。偶然,曹先生带外甥女来到了三指堂。

曹先生说:我外甥女吃几剂中药之后,身体就觉得舒服了。又吃了一两个疗程,就怀孕了,也不要到处乱跑了,这个说明西医解决不了的问题,中医能解决。

记者:那您为什么到三指堂来看病呢?

曹先生:她(外甥女)这个病,在我们青岛是没有办法的,不可思议啊!(他是名医)我不是为了给严教授扬名,而是把这件事情公布于众,能解决好多人患疑难杂证之苦。西医解决不了的问题,通过中医能解决,发挥中医的特色。

曹先生:一点谎言没有,一句假话没有,你要不信我打个电话叫我外甥女把孩子抱来给你们看看。

路娟:曹先生打电话叫来了外甥女(屏幕上出现:淮安市城镇职工基本医疗保险"定点医疗机构"匾牌)和已经4个多月的小宝宝,宝宝可爱,妈妈甜蜜,此情此景,让严冰先生欣慰神怡。常言道:用药如用兵(屏幕上出现中药的柜台和药师配药的场面),只有洞察病人,认证无误,深知制方药性,所谓知己知彼,才能克敌制胜。从南京中医药大学毕业,数十年来的从医生涯,无论是在四川白沙医院,还是后来在市城中医院、市中医院,严冰先生一直对医术孜孜以求(屏幕上出现"七方载道,三指济民"的匾额)。

记者:你最擅长治疗的疾病是什么?

严曰:我临床上比较喜欢钻研糖尿病、慢性肾炎、高血压以及男女不育不孕症等。我为什么喜欢这几个病呢?因为糖尿病,在当今来说,它是一种原因不明的慢性消耗性疾病。现代医学治疗,就是西药治疗,以降糖为目的,医生盯着的是"血糖"两字。而我们中医呢?不,它以调理健康为目的,也就是说,以调理健康,补益肝肾治其本,降糖治其标,标本兼治,效果比较理想。如果单单降糖,降到一定的时候,糖降不下来了,那么我们的技术也就到顶了,病人也就走下坡路了,这是一个非常不好的预后。

治疗高血压,我们中医是辨证治疗高血压,而当今的西药治疗高血压,主要是扩张血管,当然也还有其他方法。这扩充血管啊,血管是有一定弹性的,弹性是有一定限度的,你经常扩,经常扩……扩到一定的时候它就不扩了。所以有的病人就会讲,我用西药治疗高血压,越治越好,我很高兴。怎么治几年之后,血压就不降了呢？就降不下来了呢？就是这个道理。而中医中药呢，恰恰补这个不足，它把这个血压高认为是肝阳上亢，阴阳失调，可以通过活血化瘀，通过补气降压，通过滋阴降压等等方法结合起来。综合治疗，既能保持血管一定的弹性，也能把血压降下来。所以，我经过几十年的研究，我对这个病很感兴趣，就是这个道理。

记者：还有您对慢性肾炎的治疗呢？

严曰：慢性肾炎，慢性肾炎是比较难治的一种病，在当今用西药治疗慢性肾炎，有一种药少不了！那就是激素地塞米松之类，而用这些药以后呢，效果比较好，消尿蛋白来得比较快，但是长期用了以后，它容易降低人体的抵抗力，也就是免疫功能下降，免疫功能下降，骨质疏松，引起抵抗力（更加）下降。这样越下降，越容易感冒，或因受其他原因干扰而复发，几次一复发，几次来回复发，以后症状就会逐渐加重。所以慢性肾炎发展成肾病综合征，到发展为肾衰，到后来需要血透，拿钱买命，大有人在。在这之前，我们能运用中药来从补益脾肾着手，治其本，让蛋白慢慢消掉，我认为这是最佳的方案，在目前来说。

对男女不育不孕症呢，我没有特殊的方法，跟我老师学的，包括书上，我有我的一套方法，但这些方法我还在摸索之中。不过效果呢，据病人反应说不错，我也没有作更多统计，实事求是（哈哈一笑）。

路娟：十年磨一剑，对医术的潜心钻研也使严冰先生的收获硕果累累。《辨证治疗糖尿病Ⅰ、Ⅱ、Ⅲ号方析》在 1999 年加拿大国际医学大会上获医学成就金奖，《浅谈老年糖尿病并发脑血管病的中医临床思路》在 2000 年泰国国际综合医学大会上获优秀奖。严冰也被江苏省卫生厅、江苏省中医药管理局联合下文授予江苏省名中医的称号，而在严冰的心里，唯名医易，唯良医难，一名优秀的中医，需要精湛的医术，更要有一颗仁爱悲悯之心来诊治救人。

严曰：作为一名医生，主要是德术兼备，行医之本本于术，施术之本本于德。作为一个医生，首先要有技术，没有技术，害人；有了技术，没有德，坑人。所以啊，我在行医的过程中，一向把德术二字放在首位。除此以外，医生对待同行，要注意三个字"尊""亲""爱"。年高者，恭敬之；有学者，师事之；技精而年少者举荐之。尤其对待年青人，我们要注意培养，在培养的同时，我们还要推荐他、举荐他，让我们中医代代有人，后继有人，这是我们做医生的最基本的道德标准，也不是过高的要求，这是最基本的要求。

路娟：在严冰的眼里，轻病重病，要同样慎重，生人熟人一样热情，疾小不言大，易治不言难。三指堂对每一个治疗细节的认真，都是对生命的珍惜。病人来了，掏不起钱的,药先吃,治病要紧,没有路费回家的,严冰先生不止一次地先掏钱垫上,身体力行的进行着中医古代的医道及人道。施展医术,满怀关爱,让严冰先生得到了众多病人的依赖。

记者:你们为什么都来到这里看病呢?

病员蒋某:从三指堂看病的经历来看,到他这里来看病拿几剂中药吃吃,问题就解决了(病就好了),放心。

记者:就这样。

病员:是,信得过。

路娟:"七方载道,三指回春",40余年来,严冰先生应用祖国传统医学治病救人,我们也衷心祝愿,他的"医名三指"给更多人带来健康。

记者:有个宝宝,很开心啊!

孩母:也很开心,也很烦……

(淮安电视台《有事报到》记者:孙君　朱延成,播音:路娟,2007年)

《方药心悟》
——名中医用药技巧

严冰,男,1937年3月生,淮阴市中医院主任医师。

最推崇的医家:张仲景、唐宗海、张锡纯、李东垣、吴鞠通。

必读的中医书籍:《内经》《金匮要略》《伤寒论》《温病条辨》《本草纲目》《濒湖脉学》《普济本事方》《汤头歌诀》《药性赋》。

治学格言:求知,我喜欢追根求源;得知,是我最大的快乐;奉献,是我全部的目的。

行医准则:行医之本本在术,施术之本本在德,世人患恙皆思医,操术全为思医人。

最擅长治疗的疾病:糖尿病,急慢性肾炎,高血压病,胃病,外感热病。

最擅长应用的药物:柴胡、细辛、附子、石膏、防风。

最擅长应用的方剂:活血潜降汤、柴芩蒿石汤、温肾活血方、活血润燥生津饮、血府逐瘀汤。

1. 柴胡

主治:胁痛(胆囊炎、胆石症、胆道蛔虫、胰腺炎、胸膜炎等);妇女月经不调,痛经;脏器下垂;外感热病(感冒、上呼吸道感染、急性支气管炎、肺炎、急性咽炎、急性扁桃体炎、尿路感染等);疟疾等病症。

指征:有两种情况本人必用柴胡:① 外感热病,症见发热或发热微恶寒、壮热不恶寒,或往来寒热,有汗或无汗,口干或口干渴饮,或咳嗽头痛,咽部红肿,舌红苔薄或黄燥,脉浮数或滑数或洪大,体温在 39℃ 左右者;② 肝胆疏泄失常,肝气郁结见肋胀痛,头晕目眩,月经不调者。

禁忌:热邪深入营血,发斑发疹或高热神昏,吐衄下血者不宜用。若大剂量用至 30 克,虽说不切病机,但未见不良反应,有助热退。

配伍:

(1)柴胡 30～40 克,配黄芩 10 克,青蒿 30 克,生石膏 30～60 克,治一切外感热病而邪在卫分、气分、体温 39℃ 以上者;

(2)柴胡 5 克,配黄芩 10 克,半夏 10 克,赤芍 10 克等,治少阳病,取其药入少阳,和解退热(自觉有寒热但体温正常);

(3)柴胡 10～15 克,配金钱草 30 克,鱼脑石 5 克(打粉冲),赤芍 12 克等治胆囊炎,胆石症等;

(4)柴胡 15 克,配大黄 15 克,葶苈子 30 克,赤芍 12 克,白芥子 10 克治渗出性胸膜炎效佳。

用量:最大用量 40 克,治高热 39℃ 以上者。最小用量 5 克,引经或和解少阳之用。

体会:柴胡退热,关键在于辨证恰切,配伍适当,用量到位。柴胡性寒味苦微辛,解表泄热,驱逐卫气之邪,是为主药;黄芩味苦性寒,清热泻火,尤长清泄肺热。《本草纲目》谓其"治风热湿热,头痛,奔豚热痛,火咳肺痿,失血"。青蒿苦寒芳香,功擅泄热清暑,配柴、芩相辅相成,退热之功尤著;石膏甘寒辛,清热泻火,除烦止温渴。诸药相合,取其辛以散热,凉以退热,苦以泄热,退热而无伤津之弊。凡此相伍,对邪在卫分、气分,体温 39℃ 以上者必效。

2. 细辛

主治:因寒或素体阳虚所致诸病症。如感冒、咳嗽、痰饮、哮喘、脱疽、头痛、牙痛、寒入厥少等。咳嗽、哮喘、痰色白者必用,效佳。

指征:舌苔薄白,舌质紫气或紫暗,脉沉迟细者;咳喘咯痰色白者,皆可用细辛。

禁忌:体征无寒象,或吐痰色黄,或有其他出血征象者不宜用。误用病情加重,甚则咯血、鼻衄、头昏、血压升高。出血,高热患者慎用。

配伍

(1)细辛 20 克,配干姜 10 克,半夏 10 克,炙紫菀 10 克等治咳嗽,哮喘而见痰色白清稀者;

（2）细辛 10 克,配黄芩 10 克,温清并用,相反相成,治咳嗽、哮喘痰色转黄者;

（3）细辛 10 克,配荆芥 10 克、防风 10 克,疏风解表、宣肺止咳,治咳嗽、痰夹泡沫者;

（4）配海浮石 12 克,桔梗 10 克,开肺豁痰,治痰白黏稠难咯者,效佳;

（5）细辛 10 克,配白芷 10 克,生石膏 15 克,煎水漱咽,治疗牙痛,效佳;

（6）细辛 5 克,台乌药 10 克,治寒入厥少而致男子寒疝、少腹疼痛、女子痛经、足跟痛、效佳。

用量:6～20 克。

体会:细辛温里,芳香走窜,破寒凝,涤痰浊,开肺气,以达止嗽止喘之功。临床细辛用量宜大。细辛常有"辛不过钱"之说,本人常用量 6～20 克,接近常规用药的 2～7 倍,未见有副作用,且疗效倍增。

3. 附片

主治:腰痛、腹痛、阳痿、心悸、水肿、阴疽、高血压病、慢性肾炎等病症。肾阳不足或脾肾阳虚情况下必用。

指征:舌质紫气或青紫润滑或见瘀点瘀斑,苔薄白或白腻;或畏寒肢冷,小便清,大便溏,则为用附片的指征。至于阳虚欲脱,用之多取效不佳,因煎剂多延误病机,机已失,时不再来。急救,剂型当改。

禁忌:临床上无阳虚不宜用附片,误用伤阴。

配伍:

（1）附片 10 克,配干姜 6 克,治胃痛、心悸;

（2）附片 10 克,配巴戟天 12 克,胡芦巴 12 克,治肾阳虚心悸、水肿（慢性肾炎肾劳阴）;

（3）附片 30 克,配熟地 10 克,麻黄 6 克,益母草 10 克,治阴疽以及寒入厥少诸证;

（4）附片 5 克,配牛膝 15 克,丹参 15 克,泽泻 20 克等,"温为降用",活血利水,调整阴阳,以降血压;

（5）附片 15 克,配葶苈子 30 克等;治心悸,喘急,效佳。

用量:最小用量每剂 5 克,温为降用;最大用量 30～40 克,重担大任,用于阴寒陈疾（参见"活血潜降汤"）。

体会:附子辛热燥烈有毒,大剂量应先煎,30 分钟即可,以去麻毒。取其味辛性热,助阳回阳,通脉逐寒,应用时配伍活血之品,则效更佳,孕妇忌用此法。

4. 石膏

主治:高热、肺热喘症、肺炎、头痛、胃火亢盛、实热便秘等。高热神昏,烦热发斑者必用。

指征:邪在卫分、气分,或气血两燔之外感热病,热势较高,体温在 39℃ 以上者必用。

禁忌:风寒表证,寒证均不宜用,误用伤阳。

配伍:

(1) 生石膏 15 克,配银花 10 克,薄荷 10 克,治风热表证;

(2) 生石膏 15 克,配麻黄 6 克,杏仁 10 克,治风热在肺,咳嗽气急;

(3) 生石膏 30 克,配生大黄 10 克,全瓜蒌 15 克,治肺炎,小儿肺炎(量应酌减);

(4) 生石膏 50 克,配大黄 12 克,桑白皮 15 克,葶苈子 15 克,治痰热壅肺,气急胸痛之渗出性胸膜炎;

(6) 生石膏 60~120 克,配生大黄 15 克,车前子 30 克,治高热昏迷;

(6) 不论大便燥结与否,生石膏 5 克,配生大黄 5 克,治小儿发热,必效。

用量:最小用量每剂 5 克,用于小儿发热;最大用量每剂 120 克,用于高热神昏者。

5. 防风

主治:感冒、咳嗽、头痛、身痛、牛皮癣、破伤风等。笔者亦常用其治疗泄泻(肠炎)、慢性痢疾。

指征:咳嗽痰中夹有泡沫,痛在头部,肠鸣腹泻,大便中夹有泡沫,皮肤瘙痒等。

禁忌:防风辛温,凡出血者及火旺者慎用。误用易引起鼻衄等不良反应。

配伍:

(1) 配荆芥、白芷治风寒感冒,恶寒发热;

(2) 配白鲜皮、蝉衣、地肤子、白蒺藜治皮肤瘙痒症;

(3) 配羌活、独活、鸡血藤治风湿痹痛;

(4) 配白附子、全蝎祛风解痉,治顽固性头痛,破伤风;

(5) 配荆芥,治泄泻,痢疾;

(6) 配大黄,治风疹腹痛或兼泄泻者;

(7) 配陈皮、白术、白芍治肝脾泄泻;

(8) 防风 30 克,配槟榔 30 克,生大黄 10 克,干姜 10 克,治慢性泄泻,慢性痢疾,症见腹部时阵痛,肠鸣,大便夹有泡沫(西医谓菌群失调),效尤佳。

用量:最大用量每剂 30 克,入煎剂口服,用于治肠道疾病;

最小用量(成人)10 克,用于治外感风寒等症。

体会:防风辛甘,微温,常用于感冒风寒、风寒湿痹、风湿瘙痒等症,亦用于牙关紧闭,抽搐痉挛等症,病如感冒、咳嗽、头痛、身痛、牛皮癣、破伤风等。笔者常用于泄泻(肠炎)、慢性痢疾、临床上凡需祛风时必用。防风配槟榔轻泻,配大黄峻泻,加干姜缓泻。治慢性泄泻、慢性痢疾,初用大便皆泻下如酱色或夹黏冻,勿惧,继则大便转黄色,为正常。

6. 活血潜降汤(自拟)

组成:川牛膝、钩藤、丹参、益母草、桑寄生、地龙、川贝、生地、山药、泽泻、枸杞、制附片、茶叶,日 1 剂,水煎 2 次分服,用量可据症状增减。

主治:原发性Ⅱ期高血压。体检:舒张压均大于 12.7 kPa,X 线或心电图提示有左心室肥大,眼底动脉硬化或伴有蛋白尿者,症状有头痛、头晕、头胀或兼见心烦失眠、眼花耳鸣、心悸气短、腰酸乏力、肢麻舌麻;舌紫有瘀斑或舌质紫气,脉弦者用此方效果好。

禁忌:无瘀血见证,外感头痛、头晕、恶寒、脉浮者不宜用。

体会:本方取效的关键有三,重用牛膝、丹参活血化瘀,引血下行;泽泻善走肝肾之经,重用通脉利水,以降血压,配益母草、地龙、川贝母活络凉肝,息风化痰以畅血行,佐生地、枸杞等滋肝;附片取小剂量,以温助行,温为降用,温肾以调阴阳平衡;清茶苦凉清爽,醒脑除烦。但应注意:外感头痛者不宜用,高血压性脑病,神志昏迷者不宜单用,可配伍成药"三宝"灌肠。

7. 柴芩蒿石汤(自拟)

组成:柴胡、黄芩、青蒿、生石膏。

主治:感冒、风温、湿温、淋证、乳蛾、疟疾等。西医所谓上呼吸道感染、急性支气管炎、肺炎、急性咽喉炎、急性扁桃体炎,尿路感染等。

指征:邪踞卫分气分,见发热微恶寒,壮热不恶寒或寒热往来,有汗或无汗,口干或口干渴饮,或咳嗽头痛,咽部红肿,舌苔黄或黄腻而燥,脉浮数或滑数或洪大。

禁忌:邪入营血,身热夜甚,烦躁灼热,神昏谵语,甚至吐血、衄血、尿血、便血。舌质红绛者不宜使用本方。误用后则热势不退,延误病机。

体会:发热恶寒或寒热往来,不分往来时日长短,体温表上无发热体征者,一般用小剂:柴胡 10 克以内,黄芩 5 克左右,青蒿 10 克左右。体温升高,如 37~38℃以上者,则需用中剂:柴胡 15 克、黄芩 10 克、青蒿 15 克、生石膏 20 克。如体温在 39℃

以上者,则必用大剂:柴胡30～40克、黄芩12～15克、青蒿30克、生石膏30克。老人及小儿用量酌减。病轻者每日1剂,水煎分2次分服;病重者,每日2剂,水煎6小时一服。用本方除用量到位外,服法很重要。病轻者,每日1剂;病重者,每日必2剂,急煎,6小时1次分服。昼夜不停,药力持续,有利顿挫病势,高热者,每获佳效。根据辨证所需,可选加薄荷、荆芥、银花、杏仁、小蓟、生地、益元散等,则疗效更为满意。

8. 温肾活血方(自拟)

组成:熟附子15克,巴戟天10克,芡实10克,胡芦巴10克,淫羊藿10克,白术10克,山药15克,山萸肉12克,黄芪10克,党参10克,赤芍10克,银花12克,益母草12克,刘寄奴12克,甘草5克。

主治:慢性肾炎、脉管炎、阳痿、早泄、腰痛、男子不育症等肾阳亏虚,夹瘀阻络之症。临床表现为腰酸腰痛,畏寒肢冷,少尿或尿液反多,下肢浮肿或腰以下肿甚,或见晨起眼睑浮肿面色灰滞或苍白,舌淡胖苔薄白或少苔,脉沉细缓者,皆属本方主治之范畴。慢性肾炎肾劳期属本证者,用本方必效。其尿蛋白(＋～＋＋＋),红、白细胞或管型少量。

加减:若兼感冒可加荆芥、防风等,兼湿热加黄柏、白花蛇舌草等,兼肝肾阴虚者加生地、桑椹子、枸杞等。

禁忌:肾阳不虚,病程较短,无夹瘀之证者不宜用本方,误用易伤阴生火。

体会:治疗一般性腰痛,畏寒肢冷,阳痿滑精,尿频失禁,本方投之即可。但治慢性肾炎肾劳期必须重用附子、芡实、巴戟天,配以黄芪、党参、白术,佐熟地、龟板脾肾同治,兼顾其阴;加刘寄奴、丹参活血化瘀,散精布络,有利康复。慢性肾炎肾劳期,临床以虚为主,夹瘀是其必然,治宗脾肾是其关键。治脱疽,附子的用量宜大,30克为起点。应用本方应注意:“虚”与“瘀”的关系,因瘀致虚,因虚同样致瘀。

9. 活血润燥生津饮

组成:当归10克,红花10克,桃仁10克,白芍12克,地黄12克,天冬15克,麦冬15克,天花粉15克。

主治:胸痹、消渴(糖尿病)、痛经、月经不调、皮肤瘙痒、瘀热、阴虚发热。

指征:病程一般较长,有瘀血见症,如舌质紫气,紫斑或瘀点,脉沉细或细涩。

禁忌:无阴虚血瘀证者不宜本方,误用后易致食欲减退。

加减:冠心病者加丹参12克,桂枝10克以增化瘀通络之力;动脉硬化者加首乌 12 克,决明子 15 克,山楂 15 克;阴阳两虚者,附子 10 克,枸杞 10 克;体虚乏力者加党参 10 克。

10. 血府逐瘀汤

组成:桃仁 12 克,当归 6 克,生地 6 克,牛膝 6 克,枳壳 6 克,赤芍 6 克,川芎 4.5 克,桔梗 4.5 克,柴胡 3 克,甘草 3 克。

主治:因瘀血或久治不效之症(包括部分"怪症")。如胸痛、头痛、呃逆、失眠、消渴、潮热、神志不宁、痛经、倒经等。用本方为主,酌情加减,每用必效。治头痛川芎宜大剂量,可用 30 克,须配磁石,必效。

加减:头痛加磁石、全蝎;痛经加益母草、香附;失眠加远志、夜交藤;高血压病去柴胡,加槐花 12 克,地榆 12 克,泽泻 30 克;神志不宁加礞石、郁金等。

禁忌:无血瘀、头痛、病程短者,不宜用本方,误用多致心烦、失眠。

(《方药心悟——名中医处方用药技巧》,黄煌主编,江苏科学技术出版社,2004.)

《杏林风范》
——严冰

严冰(1937—),男,江苏淮阴人。现为淮阴市中医院主任医师,江苏省名中医,江苏省中医学会常务理事,江苏省中医学会糖尿病专业委员会副主任委员,《江苏中医学》编委,淮阴市政协第三、第四届委员,淮阴市科学技术协会常务委员,淮阴市中医学会副会长兼秘书长。

严氏从少年时代起,受同里汪子文老中医的影响,即立志从医。1960 年考入南京中医学院,毕业后分配到四川白沙医院,1973 年由川返里,一直从事中医临床和兼职带教工作,至今业 38 年,擅长内科,工于辨证,勤于笔耕。对内科疑难病和难治病颇多心得,治肾病、糖尿病、胃病、高血压病、外感热病以及男子不育、女子不孕症等有独到之处,驰名远近,撰写学术论文 60 余篇,分别在国内外学术刊物或学术会议上发表或交流,其中 11 篇荣获全国、省、市优秀学术论文奖,编著《温病条辨剖析》。其学术经历和学术成就分别载入《中国大陆名医大典》《中国高级医师咨询词典》《当代中医绝技荟萃》等书中。

为人治学行医之道

严氏青年时期,家境贫寒,大学就读期间,每逢节假日,从不游市逛街,或找点小工做(八毛钱一天),以补笔墨之短缺,或伏案读书。读有所得,学有所悟,当课堂上学到医有上工、中工、下工之分时，便暗下决心，将来要当一名"上工"。实习期间，目睹广大病人的期望而领悟到医生最大的职责就是解除病人的疾苦。要解除病人的疾苦，必须术德兼备，否则，只能是一句空话。于是他立下志向，要博览群书，采择众长，为民服务。他常以"医之为道非精不能明其理，非博不能至其约"（《医学集成》语）来勉励自己，以术"不精则杀人"（《医门法律》语）来告诫自己。凡学虚心博览，凡事兢兢业业，不畏艰苦，不计得失，见彼苦痛，已若有之。在四川山区工作期间，常常跋山涉水，为年老行走不便的病人送医送药。1971 年冬一个中午，大雪纷飞，白沙三大队一老妇病重，家人请求出诊，他背起药箱，顾不得山高路险，顶风冒雪，随病家就走。不料途中被一阵大风吹下山谷，致一、四腰椎压缩性骨折，倒在雪里，不能行走。病家找人将他背到山上，他躺在床上忍痛为病人处方遣药，解决疾苦……

他为人正直，光明磊落，对同行尊、亲、爱。一向以《外科正宗》所说"同道之士，不可生轻侮傲之心，切要谦和谨慎，年尊者恭敬之，有学者师事之，名重而自高者逊让之，技精而未显者荐拔之"来作为自己的待人准则。处事诊疾，实事求是，疾小不言大，事易不云难，待人平等，不厚此薄彼，轻病重病，一样慎重。尝谓："望闻问切，漫不经心，则必致错，甚则出事。"并以此来提醒自己，杜绝差错。虽如是，还常常自省自悟，不断总结，以求提高。

严氏苦读苦训，尤重经典著作，经典著作虽难读难学难懂，但只要肯下苦功，"书山有路勤为径，学海无涯苦作舟"。只要能下一番苦功，知难而上，学经典不要急，细细咀嚼，自会有所得，有所悟，成功就在前面。知识的积累是一点一滴的，非朝夕所能奏功，世上没有一蹴而就之事。他说："一个医生成长的过程，就是一生学习的过程。"实践是检验真理的标准。读经典著作，首先要通晓其意，进而进行类比，防止以偏概全再通过实践去见真伪，方能知常达变。严氏初学吴瑭《温病条辨》连汪廷珍序都读不懂，越三年，却写出《温病条辨剖析》一书。可见严氏学习经典之慧悟，非同一般。

（《杏林风范》，薛益明、郝达富主编，江苏人民出版社，1998.）

《淮医列传》——一寸丹心济苍生

——江苏名中医严冰

严冰,小名大明,原名启明,更名斌,自立名冰,字子迅,主任中医师、教授、名中医。1937年农历三月二十七日晨,出生于江苏淮阴一个农民家里。幼时聪明好学,1953年初小三年级跳级考取汤集完小五年级,1960年高二跳级考取南京中医学院医疗系本科(南京中医药大学前身),毕业后分配到四川工作。

1973年由川返里,一直从事中医临床和兼职代教以及学会工作。曾任淮安(阴)市科协常委,淮安(阴)市政协三、四届委员,《江苏中医药》杂志编委,江苏省中医药学会常务理事,江苏省中医血证委员会副主任委员,江苏省糖尿病专业委员会副主任委员,淮安市名中医评审委员会委员,淮阴吴鞠通中医研究院名誉院长,吴瑭(鞠通)医派学术研究会学术顾问等职。现任淮安市中医药学会会长、终身理事,淮阴三指堂中医门诊部主任。1994年江苏省卫生厅和江苏省中医药管理局联合下文授予《江苏省名中医》誉称。其主要业绩分别载入《杏林风范》《方药心悟——名中医处方用药技巧》《江苏省高级医师专长介绍》《长江医话》《淮阴年鉴》《中国百科专家人物传集》《中国中医特治新法大全》《中国大陆名医大典》《世界名人录》《中国高级医师咨询辞典》《中医绝技荟萃》《中华名人铭鉴》等书中。主要著作有《淮阴中医》《温病条辨析评》《吴鞠通医书合编》《吴鞠通研究集成》《严冰中医文集》等。

一、立志岐黄　矢志不变

1943年,严冰7岁,那时国难当头,人民缺医少药,生活在水深火热之中。他的堂弟(三明)年仅3岁患天花,自己小妹1岁,皆因无医缺食而丢了幼小的生命,家人哀痛不已。后又亲眼看着祖父因发热不退,大便不下,医无法门而终。一幕幕伤痛,激发他愤欲为医。那时候,医有中医西医之分,他目睹当时有个叫曹家林的西医,为己治病,诊费昂贵,一针药水就要一担(100斤)小麦,为了给他治病,无奈他父亲只好从祖屋上抽下三根松木行条卖了。而当地有位老中医叫汪子文,用中药给人治病,花钱很少,更有几角钱就把人病治好的,所以从那个时候起,他就立志岐黄,要学中医。对家境贫寒的严冰来说,上学读书是一件非常奢侈的事情,于是攻读中医成了他孩提时代的一个梦想,也成了他一生为之不懈的奋斗目标。

1960年,喜从天降,严冰考取了南京中医学院(南京中医药大学前身),进了中医大学的门,圆了他学习中医之梦。当时中医医疗系本科,学制是6年,比其他大学本科多 2 年。初入学学生多有想法,学校也知,于是增加专业思想教育课,要学生们树立专业思想,毕业后好"为人民服务"。这对立志从医的严冰来说,自无他言可说。他暗下把郑板桥的诗句"咬定青山不放松,立根原在破岩中,千磨万击还坚劲,任尔东西南北风",抄下来夹在书里,以诗中前两句的自信和后两句的自强激励自己,作为自己从医的终身奋斗目标。

先生青年时期,家境贫寒,大学就读期间,又值三年自然灾害,生活靠政府助学金,假期回家的路费都没有,每逢节假日他从不游市逛街,常找点小工做(8 毛钱一天),以补笔墨之短缺。贫寒的济世救民的思想则赋予了他对中医的更加热爱和专注,他伏案读书,读有所得,学有所悟。当课堂上学到医圣张仲景把医生分为:"上工、中工、下工"时,便下定决心,将来要当一名"上工"也就是好的医生(语见《杏林风范》)。在校学习,凡课堂上老师指定要背的《医经选读》《温病条文选读》《金匮条文》《伤寒论条文》四大经典和《方剂歌》《药性赋》等 6 本小册子,他都熟读背诵。实习期间,时间抓得很紧,白天随师门诊,晚上和同学们互抄"试诊脉案"。以达一人一天只学一科,但已走遍医院各科之目的。有时星期天还能忘记吃饭,真有点夺秒赛金的味儿,学的很充实。用先生自己的话说:"知识能充饥,吃了也不饿。"(语见常熟中医院建院 50 周年,常熟中医博物馆开馆典礼《杏林春秋五十华诞》专辑等书)。更大的收获是在实习期间目睹广大病人的期望,领悟到医生最大的职责就是解除病人的疾苦,要解决病人的疾苦必须德术兼备,首先要德好,术不好杀人,德不好坑人。先生把对病人的这些亲身感悟一直用在他的工作之中,他在教育他的子女和学生时,常说作为一个医生,一定要生人熟人一个样,轻病重病同样慎重,来不得半点差错,所谓差之毫厘,失之千里。他还常说:"在看病过程中,作为一个医生绝对不能差不多,差不多就是差得多。"在看病过程中,对每一个症状都经详细问诊,科学地进行分析,明确诊断后才去开方子。

1968 年,"文化大革命"尚未结束,他被分到四川山区工作。他二话没说,在"毛主席的战士,最听党的话,哪里需要哪里去,哪里需要哪安家……"的歌声中,走进了四川省万源县白沙区白沙医院(现万源市第二人民医院)工作。在川他还先后参加了县医疗队和省医疗队,爬山涉水奔赴万源的红胜区、红流区等革命老区以及灌县(今都江堰市)的金马公社等,送医送药送针上门,宣传"六二六"指示,深受广大农民的欢迎。在上山下乡中炼人炼志,对山区缺医少药深有感受,深感医者责任之大。先生曾回忆说:"在医疗队里,学生有地方的,有城市的,有部队的,还有几个藏族医生。我们行动军事化,我是中医出身,给他们讲中医课,带领实习,巡回医疗，和同学们同吃同住同劳动。一起学毛选，彼此十分融洽，没有一个叫苦叫累的。至今回忆起来，还觉得那段生活很有意义，很有滋味。"

在山区，他不畏艰难，不怕吃苦，不计得失，经常和上海去的大学生金侣德、重庆去的大学生李正修等上山下乡为农民看病，和农民打成一片，深得广大农民的称赞。1971年冬的一个中午，大雪纷飞，白沙三大队九生产队一老妇病重，家人请求出诊，他二话没说，背起药箱顾不得山高路险，顶风冒雪，随病家就走。不料途中被一阵大风吹下山谷，致一、四腰椎压缩性骨折，倒在雪里，不能走。病家找人将他背到山上，他躺在床上，忍痛还为病人处方遣药，解决疾苦……等到雪停，老乡才用滑杆把他抬送到四川省交通厅九处医院住下。经治二个多月后，他不顾留下的腰部疼痛，仍工作着，从不叫苦。

1973年根据万源县组织部郭华堂（原县组织部长）等的意见，以不宜山区工作为由，未经他本人同意，调回老家平原工作。先生非常热爱自己的工作，也和山区人结下了难忘的友谊。2007年春节因念旧友，还到工作过的万源县白沙和医友、病友、朋友们一起过了年，以忆当年，以叙旧情，圆了别后恋念之心。

由川返里后，先生从无其他非分想法，也从不受其他原因诱惑而动其从医之志。他在清江市城中医院工作期间，他的长辈和市其他老干部，都非常关心他的进步，曾从他的"前途着想"，说他贫农出身，又是大学生，条件好，要积极靠拢组织，争取向上……将来是有前途的。这个前途言外之意就不言而喻了。他说，我学了六年中医，看病我不能丢，看病是我的最高最大职责，他以医为职，为医是他终身的奋斗目标。他谓人生最难的是自知，自知者胜时自知有限，失败时自知自己有力，自己的能力自己知道，从政不是我的特长。努力，看病是我的所求。在市中医院工作期间，上级曾两次找他谈话，要他到××区医院当领导，他拒绝了。隔了几个月又找他谈话，要他到较近的一个区医院做领导，他也以不是"那块料子"，委婉而幽默地拒绝了。

二、择书博览　精益求精

1983年，淮阴撤区立市，先生由清江市城中医院调到淮阴市中医院工作。他曾治一口渴病人，三治而不效，得秦正生老中医的指点：从"唐容川书中找答案"。他晚上回家，一口气读完了唐容川的12万多字《血证论》一书，从"血渴"论治，三剂渴解，效若桴鼓。此时先生大悟，感到古人谓"初上临床，无病不看，临证三年，无方可开"的至深含意。自觉读书泛泛而终得甚浅。于是他下定决心，发奋图强，择书博览,重读古训。他把他最推崇的医家张仲景、唐宗海、张锡纯、李东垣、吴鞠通等都列出来作为自己心中最推崇的医家。把《内经》《伤寒论》《金匮要略》《温病条辨》《本草纲目》《濒湖脉学》《普济本事方》《汤头歌》《药性赋》等八本古典医籍作为必读之书,其他因需而择。他还把治学格言挂在他自己的书室"得一斋"的墙上:

求知——我喜欢追根求源

得知——是我最大的快乐

奉献——是我全部的目的

先生孜孜不倦,一年365天,他手不释卷,天天如此,上班下班,书随人行。今虽年逾七旬,仍然如此,功夫不负有心人,他先后写下有关学术论文百余篇,分别在国内外学术会议和学术刊物上发表或交流,且有专著《温病条辨析评》等书问世。经过苦读古训,他还语重心长地写下:"学中(医)姓中爱中经典开始,传承运用发展由此起步。"

多么耐人寻味的心得啊! 可见先生学习经典之慧悟,非同一般。他常说:"一个医生成长的过程,就是一生学习的过程。""书山有路勤为径,学海无涯苦作舟"下一番功夫,知难而进,细细咀嚼,自会有得,知识的积累是一点一滴的,非朝夕所能奏功,世上没有一蹴而就之事。运用之妙,存乎一心,先生在医坛上辛勤耕耘五十年,不断探求,精心钻研,精益求精,学为所用。他遵古不泥,根据临床实践观察和自己的经验总结,熔古铸今,先后自创方10余首,如退热的"柴芩蒿石汤",治高血压病的"活血潜降汤"等方剂分别在医学杂志上刊载,得到同行专家的认可,久用有效,有的已被收入《中国中医特治新法大全》《方药新悟》等书中。

他擅长内科、妇科,对糖尿病、慢性肾炎、高血压脑病、热性病、癌肿以及男女不育不孕症等,颇多心得,治有独到。他潜心于临床科研,拟"降糖Ⅰ、Ⅱ、Ⅲ号方",治疗糖尿病取得较好成果,总有效率达98%以上。尤其是活血化瘀药运用于治疗的始末,为不同证型的糖尿病治疗开辟了新径,并主张糖尿糖饮食宜忌不宜过分。其中《辨证治疗糖尿病208例》的论文获1990—1991年度淮阴市自然科学优秀学术论文一等奖,由淮阴市人民政府颁布发证书。《辨证治疗糖尿病Ⅰ、Ⅱ、Ⅲ号方析》获1999年加拿大国际医学成就金奖。治慢性肾炎强调治宗脾肾是其关键,入络夹瘀是其必然,祛邪排毒因证而施,并提出中药灌肠排毒可替代"血透"的设想和治法,经临床运用收效满意。组方"健脾活血方""温肾活血方"疗效达90%以上,对中风的治疗在国内首次提出三型论治法:一急重型;二、缓轻型;三、先兆型。平素尤重于先兆型的防治，"治未病"为先，根据中医"目下如卧蚕起之伏，此肾亏也"，"肾开窍于脑"，"麻木者中风先兆也"的理论，根据女儿严晓枫的建议自定蚕体下缘线和鼻梁坐标法作为诊断脑中风先兆的主要依据之一。临床上下缘线越向下沿，则脑血管发病率越高，如下缘线过鼻梁 1/2 即比 1/3 重，以此推理，此诊断方法已得到临床和 CT 或 TCD 等检查的证实，治用《益肾充脑活血汤》（自拟）治疗，15—30 天左右中风先兆多能消失或逐渐减轻而免于中风之苦。所撰写的论文《浅谈老年糖尿病并发脑血管病的中医临床思路》在 2000 年泰国召开的国际综合医学大会上获优秀奖。

另有《老年消渴病中风的治疗》一文在 2002 年台北举办的《海峡两岸疑难病症学术研讨会》上作大会宣讲，得到海峡两岸同行专家的认可和好评。台中市中医会馆赠"精研医理"匾额作为纪念。

先生熟读古典医籍之余，还喜爱文学，常在中医药等大型会议或不同场合下，出口成章，诗词对联，随笔而出。如 1984 年在纪念温病学家吴鞠通逝世 150 周年学术研讨会上他挥笔写联"轩岐奥旨传万代，鞠通医术耀千秋"，并撰词一首《相见欢》："今日古城淮阴，气象新。华夏国医盛会，聚群英。承伤寒，阅条辨，论温病，施展疗天妙手，定回春。"以贺之。

1993 年回母校参加渔沟中学 300 年校庆，遇到多年不见的老同学，忆当初，揭老底，谈天说地，高兴之至，遂写："渔中史册三百载，朗朗书声代育人，屈指三十九年过，还是当初一少年。"引得同学们拍手称好。先生兴趣之广，可见一斑。

三、拜师交友　虚怀求知

"书到用时方知少"，先生读书、背书不少，但用起来总觉不足，急需再学习。他待师待友待人"正直诚信，光明磊落"，对同行"尊、亲、爱"。一向以《外科正宗》所说："同道之士，不可生轻侮傲慢之心，切要谦和谨慎，年尊者，恭敬之；有学者，师事之；名重而志高者，逊让之；技精而未显得，荐拔之"，作为自己为人治学的行医之道。先生平时诊务繁忙，从未有机会外出单独进修学习。他说："心中的老师医友，才是真正的良师益友。"在他的心中，凡教过他的老师，永远是心中的老师，没有直接教过他的社会上的有学者，都是他自己心中的老师，医界的医友永远是自己心中的朋友，从他们那里，能学到很多很多。他把老师在不同场合不同时期和他讲的话都记在本子上，以作镜鉴。如在校见习课上，干祖望老师说："学生要口勤，多问，笔勤，多记，老师讲的话随时记下，将来会有好处的。"是的，先生《耳聋治肺一得》的论文就是干祖望老师在辅导课上提出治"耳聋"不能单靠教课书上的内容："耳聋证型多多，你们可以去看看尤在泾《医学读书记》"一语而得到启发的，一直运用至今。他还写了《治聋三法》一文，也是在干老的启发下，从课外得到的。1984 年 11 月 24 日在纪念温病学家吴鞠通逝世 150 周年学术研讨会上他认识了当今国医大师朱良春老中医。朱老和他一席谈话，他记下了其中的一句："医生要多读书，笔要勤，每天记一点，将来有好处……今天代表们为大会写的诗词对联，对医者来说，多有启发，有时间可以把它记下来。"是的，朱老的一席之言，他花了一个晚上，把所有的都抄下了。设想，如没有朱老的一席谈话，没有先生的心领神会，可以说也就没有今天的 41 篇字、诗、词、联的问世（见《淮阴中医》"纪念温病学家吴鞠通逝世 150 周年学术研讨会方家贺词诗联荟萃"，北京中医古籍出版社，2007 年）。先生，有心人也。全国首批名老中医秦正生的一句格言："勤研活人术，时还读我书"，他看到了，抄下来。他把秦老看作是他钻研业务、爱书如命的终身偶像。先生凡选看好的书，省吃俭用，也要把它买下来，难怪好多同仁好友查找资料，都要到他家去查找。先生不论课堂课外，凡师皆藏心中，凡友皆称"道兄"，凡学苦心博览，虚怀求知，岂有不得乎。

2006 年先生七十华诞，他的这些可敬的老师们，有的已经作古，有的仍健步向前，对他的这些老师们虽未磕头参拜，可他把他们永远当着是心中的好老师。是的，是老师用双手打开了知识的大门，给他无穷的智慧和力量，他多篇学术论文的发表、优秀论文奖状的频频获得，一本本医学著作的出版，他说他要感谢所有帮助过他的人，特别是感谢教他做人和学习的老师们，朋友（尤其是医友）们。

对老师，感恩之心出自肺腑，非同一般。另外，他和朋友交往，举止行为谦和正直，诚挚坦率，品质高尚，和气宽容，他善于发现、高度尊重他人的贡献。2007 年有位年轻的副教授丁勇老师写了篇题《浅淡温病条辨用药之道》的论文请他指导，完稿后这位老师把先生的名字写在她前面。他看了连说，不行不行，这不合事实。您是主笔，文出您手。推来推去最后先生才勉强同意名排后面，写指导二字。"善集众智者胜"，他善于与人合作，在各个领域里，要成就事业，必须靠集体的智慧和集体的奋斗。在编写《淮阴中医》和《吴鞠通研究集成》这样一部数百万字的书里，他说他靠的就是集体力量，靠的就是学会一班人，靠的就是各位专家各级领导的关心和支持。此书工程之大，涉及范围之广，《淮阴中医》从宋到今，《吴鞠通集成》从书出至今，近 200 年，凡医史演变，医术传承，医德彰扬，人物聚光，医籍的考证，论文收集等等，如果没有热爱中医、无私奉献的一班人的努力是绝对完成不了的。有一次,在编委名单的排列上,有的副主编与他意见相左,他说在由众人完成的事业中,我们当事者,既要知道别人的贡献,也要知道自己在其中的斤两,没有编委会人的共同努力,靠一个人是无济于事的。他还风趣地说,西游记在取经的道路上,无疑功居第一的大家会说是"齐天大圣"孙悟空;但他却说也绝不应当忽略了唐僧、八戒、沙和尚和小白龙各自不可替代的功劳;否则,经是取不成的,也取不回的。一句话,把大家都逗笑了,就这样统一了看法。还有一事,弟子王兆军看到先生在给同学卜开初著的《中国历代名医轶事》一书序中云:"他曾随我学,现是同事"语后,连声说:"严老师,一日受教,终生为师,您带我们四年课,您是我们的老师,永远是我们的老师,您又写什么称开初为"今是同事"呢?"而先生却说"学无常师,择善而事,那时我是你们的老师,因我先学于你们,现在还是称同事好啊!"

四、兼职是职 尽心尽责

育人,他熬费心机,良心苦运。先生不是专职教师,但在培养中医人才方面,他却付出了很多心血,他兼代教工作,他教的对象有的是一张白纸的卫校学生,有的是中医大的实习生,中医函授生,有的是自己带教的徒弟,还有的是再学习的同仁、同事、中医药人员。针对这些人员,先生应聘为教,困难很多,针对不同的对象要备不同的课,根据教学需要,讲课方法必须因人施教,因材施教,因变而变。1971—1972年,在四川给新医疗法学习班上课,他就采取学用结合,边学边用,今天讲埋线疗法治疗哮喘,唇系带疗法治疗痔疮等,明天就带同学实习,给贫下中农治疗哮喘,治疗痔疮;1984—1985年,给淮阴卫校学生讲《中医基础》,要通俗易懂,他就先弄懂名词,举例为证,如讲到心主神明,先生说什么叫"神明"?"神明"就是人的思维活动,大家都知道"想念"一词吧? 实是出自大脑功能的表现,但我们中医说是心所主,心主神明吗? 就如心里想念某人,不说大脑想念某人,而说心里很想念,其实学西医的人,包括西方的人也不说大脑想念某某,而说心里想念某某,由此可知中医的心主神明的学说是有一定的临床意义的。同学们经过学习,只要能理解中医的"心主神明",就是西医大脑思维功能的一部分就够了。这样讲既让初学者懂,又让他们能相信中医,否则教学就失败了。1975—1978年给西学中讲课,对西医学习中医者,这个课很难讲,西医医生满脑子是西医的生理、病理,相应的药理和神经细胞等东西,复再要他学习中医的阴阳五行,脏腑经络,四诊八纲,辨证施治的内容,谈何容易。他说:"要不是政策,他是断不会讲这个课的。"虽然如此,他深入浅出,从理论上尽量让西医的同志感到两种医学虽各不相同,但对人的生理病理方面的看法还是基本一致的。如西医云肝在右胁内,中医经络学说只说肝其体在右,其用在左,所以右胁下疼痛与肝有关,左胁下疼痛与肝也有关。西医称肝在右(指的是肝的实体),中医谓肝其体在右(这和西医是一致的),其用在左,是从经络对称支配而言的,西医是没有这个说法,但西医听起来也能认可。诸如此类,但中西医结合何时能合?先生说那是一个"词",不知何时,可以努力,如今我们所看到的中西医结合,都是"蛋炒饭"。一张处方,一篇谓中西结合的论文,内行一看,"蛋是蛋,饭是饭",某味药属中医的,某某药属西医,某句话是西医的术语,某句话是中医的术语,一目了然。何时能上升到"蛋糕"呢?努力吧,他利用课堂还鼓励西学中的人认真学习中医,中医是一个宝。1980年给中医提高班讲课,对中医提高班则要求高,讲《内经》《金匮要略》《伤寒论》《温病条辨》原文。首先自己先反复读原著弄懂弄清原著字词的含义;再译成现代语,小结文意,再列举临床运用,用到是处,恰到好处。使中医提高班的同仁听后确有提高,方为教学成功。在这方面他和他的中医前辈秦正生以及同道孟凡功、原金隆等是费了很大心血的,先集体讨论,后分别备课。对大学生、大专生的临床教学,他认为他们在理论上已学过,缺的是临床。理论如何联系实际,两相互应,互证其学,对他们来说是主要的,所以他又采取理论启发式、病证对比式专病辅导式等进行教学,凡此等等都收到了较好效果,得到了有关专职老师、临床家的赞赏。

先生在兼教上,根据不同层次的不同水平,备课认真,不厌其烦,各得其所,讲授认真,讲得生动,同学都爱听他讲课。他先后为四川万源县两期毛泽东思想新医疗法学习班、原清江市卫生局举办的三期西学中学习班、两期中医提高班、南京中医药大学中医函授大专班两期(一期脱产4年制,一期脱产3年制)、淮阴卫校三个班、光明中医函授辅导班两期,还曾应南京中医药大学研究生部聘请为97级硕士生兼职指导老师。他任教的课程有《新医疗法》《中医基础》《中药学》《方剂学》《金匮要略》《伤寒论》《温病》《内经》《医古文》《西学中讲义》等课程,课程繁多,他从不叫苦。用他的话说:"只要对中医事业有利的事,我都愿意做。"可见先生对中医事业的执着非同一般。

他对学生循循善诱,不厌其烦,在教书育人方面倾注了大量的心血和精力,为培养人才,振兴中医事业呕心沥血。令人欣慰的是,他的学生们没有辜负自己的恩师。如弟子吴晗春、卜开初、王兆军、张健彬、吕承佳、邹波、戈其德、程道波等终于学有所成,有的出国行医,有的兼任了医界的领导,有的在当地还小有名气,颇得病家的喜爱。子雪峰、女晓枫,门人严昊、朱迎霞、王艳红等承其学。就连孙女佳佳、豆豆也说,长大了我们跟爷爷学中医,给人看病。先生总是笑笑,多么自得其乐啊!

兼职是职,先生不但兼职代教工作,在中医领域里,还兼职许多群众性的学术团体工作。他从1983年兼职淮阴市中医学会副秘书长到秘书长,常务副会长到会长,一晃就是26个年头。学会没有一个专职干部,从会长到办事的人都是兼职,所有的工作都是奉献,都是利用上班前、下班后、节假日来完成的。学会没有固定经费和办公地点(1999年市中医院沈达荣院长,中医出身,中医学会常务理事,才在市中医院门诊楼提供一间办公室)。工作起来,困难多多。26年来,凭借他对中医工作的执着,他团结一批热爱中医,勇于奉献,不怕吃苦,不计得失的中医工作者们积极开展市内组织的各种学术活动和有关会议,每年至少四五次以上;还积极承办省及全国的学术会议来淮召开,为淮阴的中医走出去、请进来,做了大量的工作。学会从年成立时起,只有会员42人,今已发展到500多人,下设内科、妇儿、心脑血管病、中药、肛肠、皮肤病性病、肾病糖尿病(乳糜尿)、骨伤整推、肝胆(消化)肿瘤病、护理、青年中医研究会、吴瑭医派学术研究会等12个专业学术委员会和省中医药学会相关学术委员会相接轨,为淮阴中医学术的发展起了推动作用。先后编著有《清江科技·中医专辑》(三册)、《淮阴医学·中医专辑》(一册)、《淮阴科技·吴鞠通学说思想研究专辑》(一册)、《针灸匙开》(一册)、《温病条辨剖析》(一册)、《吴鞠通学说资料选编》(一册)、《温病赋与方歌》(一册)、《纪念温病学家吴鞠通诞辰250周年高层学术论坛·资料汇编》(一册),共发行1万余册和20多个省市和地区的中医学术团体进行交流,扩大了淮医的影响。2007年,他带领中医学会一班人把淮阴中医工作者的论文佳著,整理编著成册,名曰"淮阴中医"。原淮阴市市长,时任淮安市政协主席陈从亮先生在2007年6月5日在该书的序言中说:"市中医院主任医师严冰教授,医林中之翘楚也,在医坛辛勤耕耘五十年,学验俱丰,勤于笔耕,为使淮医事业承上启下,发扬光大,率有志之士,编著了《淮阴中医》一书,这是有利于社会、有益于人民之举,为继承和发扬祖国医学作了贡献,为振兴淮医、发扬淮医特色做出了贡献。"自由北京中医古籍出版社出版《淮阴中医》以来,深受省内外中医学术团体的赞誉。书出对彰淮医先人之功,励今人之志,放淮医之光,扬吴瑭医派之特色,振中医之业起了作用。先生身兼社会多职。他把兼职当责,尽心尽责,从不马虎。他先后多次得到了省市科学、省中医学会的表彰,也受到了中医界广大同仁的称赞和爱戴。2000年5月13日,淮安市中医药学会换届改选,他年已过七旬,申请退下,可广大会员不同意。无法,最后根据他的请求,以会长不提名无记名投票方式选举。结果他以高票(少与会代表总票数4票)再次当选为淮安市中医药学会第四届理事会会长,并和顾克明、韩如章两位老中医同时被淮安市中医药学会第四届会员代表大会授予淮安市中医药学会终身理事职务。先生埋头在中医领域里,卫生行政部门先后18次授予他"先进工作者"等荣誉称号,市科协曾授予他"学会工作积极分子""学会优秀秘书长"等称号,江苏省科协曾授予他"优秀学会干部"等荣誉称号,并登报表彰。先生所获得的与他付出的努力相当,所得到的与他严谨的学术思想相符,他是一位好中医,学会兼职的好干部。

五、退休不休　悬壶济世

2002年,先生65岁,从淮安市中医院退休之后,慕名而来者络绎不绝。为了解决人们看病难,他不服其老,应社会需求,立志为继续传承和发展中医事业再作贡献,欣然在大运河文化广场北侧创办起一家诊所,名曰"三指堂",悬壶济世,带徒授业,惠福于民。

"老骥伏枥,志在千里",先生一再说,自己在晚年惟有三大心愿:一是,多学习,多看书,活到老学到老,活一天就要多为病人服务一天;二是,多带年轻人,把自己几十年的临床所得,倾囊相授,"春蚕到死丝方尽",他要把肚里的"丝"吐尽,传给学生;三是,趁体健、脑清、手能动,要把他的医案,包括失误的医案,整理成册,用自己微薄的积蓄把它出版,留给后人,以作借鉴,而后乐也。

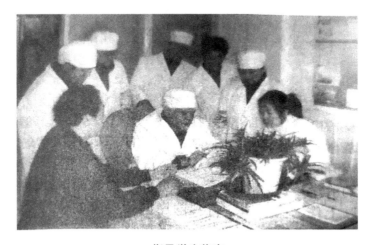

指导学生临床

(《淮医列传》,吉文桥主编,江苏人民出版社,2001.)

253

"富春堂"76代传人

——严冰先生小传(纪录片语录)

淮阴电视台　晏　文

前言:先生,小名大明,学名启明,更名斌,正名为冰,字子迅。江苏省名中医,教授,主任中医师。1937年农历三月二十七日出生在淮阴汤集东南严小圩一个农民家庭,业医近50年,今值先生70华诞。本片由严雪峰、严晓枫、孙玲等筹划,淮安电视台晏文制片。现将片白抄录整理,收入文集作留念。

随着优美而动听的音乐声响,慢慢推向观众的是"一生二、二生三、三生万物,万物负阴而抱阳"(《老子·道德经》)的字幕。

片白:他东汉高士严光后代,"富春堂"号76代传人,他悬壶济世,拯救弱者,七方载道,三指回春,他致力于中医学50年,自创三指堂,功绩闻海内,他就是江苏省名中医严冰先生。

1 000年前,富春江水汩汩流淌,1 000年后,富春江水流淌如故。只是那位仙风道骨的垂钓者不在独钓春江,而追随者历代不绝,追崇众多。严光(公元前37年—公元43年),字子陵,东汉高士,为刘秀出谋划策打天下,成功后不贪图富贵而选择了江边垂钓,不仕王侯、心济苍生的高风亮节影响了后人,更影响着他的子孙后代。严光的后代,第76代子孙严冰先生秉承了先祖的高贵气节和不羁的个性,三指回春,一心为民。用精湛的医术造福百姓。

先生曰:"我们姓严的原不住在淮阴,老祖宗叫严子陵先生,他是汉光武帝的同窗好友,他不愿意做官,就隐居于浙江富春江一个山头上种地、垂钓,唐代诗人李白写的"古风松柏本孤直"诗的前几句就是先祖的生活写照。诗云:"松柏本孤直,难为桃李颜,昭昭严子陵,垂钓沧波间。身间客是陷,心与浮云间,长揖万乘君,还归富春江……"大概种地有十余亩,之后在那儿姓严的人多了。又因战乱,就向苏州阊门这边闯荡了,到苏州阊门生活了几年,不行,才又来到淮阴这一带,包括安徽,还有一部分到了甘肃的天水都姓严的,堂号叫"富春堂",其有一部改为"天水堂",见癸亥仲冬"富春堂"十三世孙其家书"堂感七律云:天水富春堂一家,布与各处各繁荣,皖微境内严州市,淮海地区姓氏同。甘肃南乡川省北,钱塘两岸浙杭东,居家平日常思想,道路数千能聚逢。""富春堂"从严光老祖宗开始到现在业76代(严氏宗谱),我是淮阴"富春堂"第15代传人。

片白:从富春江一路走来,历经了数不尽的甘苦,载道济民的思想都从没有离开过严氏家族，到了先生这一代，以中医悬壶济民的思想更加清晰，更加强烈。先生为什么喜欢中医呢？他小时候最喜爱的堂弟和小妹，因病无医少药相继失去了生命，他幼小的心灵就萌发了学医的念头；加之后来祖父因病去世、母亲生病，请一位老中医叫汪子文先生，一剂中药就把他母亲的病治好了，所以从那个时候，他就更想学医了。

先生小时家境贫寒，上学念书是一件非常奢侈的事情，于是攻读中医学成了先生孩提时代的一个梦想。也成了他一生为之不懈的奋斗目标。

他说：那时候学校抓得很紧，除了上课，节假日就到图书馆看书、背书，所以，他那个时候经常会跟同学讲："知识能充饥，吃了也不饿。"贫寒的济世救民的思想则赋予了他对中医的热爱和专注。

在南京中医药大学六年中医专业学习之后从事中医临床工作四十余年。他擅长内科、妇科，对其中的一些疑难杂症颇有心得。他还潜心于脑血管病、糖尿病、肾病、癌肿以及吴鞠通学说等临床科研。

先生对脑中风的治疗曾提出急重型、缓轻型、先兆型的三大论治法。在糖尿病的研究课题中，他《辨证治疗糖尿病》的学术论文曾经获得 1999 年加拿大国际医学成就金奖。

片白：今天是先生七十寿辰，亲朋好友都来看望他、祝贺他，回忆起往事，大家都感慨颇多。

小学同学汤燮文说：那时候他学习相当刻苦，没有笔就用木头棍子，我记得削尖了在地上写、画。晚上呢，六年级要毕业了，晚上学习，那时啊，没有灯油，就在月亮地看书的。

淮安市中医药学会副会长丁勇教授说：他给我的感觉就是一个智者。平时有点严厉，我平时有点怕他，他对工作考虑得非常严谨，要求也比较高，我们平常工作，都要不断地来请示，因为好多工作，我们没办法像他想得那样周到……

片白：百余篇论文的发表，优秀学术论文奖的频频获得，一本本医学著作的出版，先生埋头在医学领域里，所获得的成就与他付出的努力相当，所得到的口碑和他的严谨的思想相符。他，就是要做一个好中医，然而在他的心里，怎样才能做一个好医生呢？

先生说："作为一个医生，一定要德术兼备。首先要德好，术不好杀人，德不好，坑人，所以我平时教育我的子女和我的学生，包括我自己和他们共同学习，我们作为一个医生，一定要生人熟人一个样，轻病重病同样慎重，生人熟人一样对待，来不得半点差错，所谓差之毫厘，失之千里啊！"

另外,在看病过程中,他还说:"作为一个医生,凡事不能差不多,差不多就是差得多。所以说医生对每一个症状都要进行细问,科学地进行分析,最后得出诊断才能开方子票否则你开出来的方子也是是是而非,自己心里没有底,也害了别人,坑了病人。"

片白:先生以民为重的思想,和先祖的遗风有着深切的关系。"富春堂"2 000年来承传不息,源远流长,后代继承的不仅仅是"富春堂"的字号,而是一种严氏家族的精神,这种精神就是以国为先,以民为先。

片白:从魏开始,"富春堂"这个富字就没有一点。过去皇家用的银子,都是从老百姓那里收来的,谁家富谁家交的银子就多,对国家贡献就大。而严家,严氏后代,代代就想对国家多作贡献,所以要富不封顶,因此"富"字头上就没有一点。

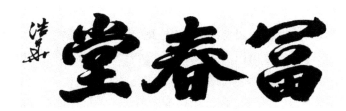

正巧电话响了,孙女严佳:"喂,请等一会儿,爷爷:您的电话,是位病人。""好的,好好,我来接""好的,那你到"三指堂"等吧,我十分钟以后就到了。"

片白:先生从淮阴市中医院退休后,慕名者络绎不绝,为了解决老百姓看病难,他开了一家诊所,名曰:"三指堂"。

先生亲自书写的三指堂堂训,他把它高挂在诊所里,他要用同样的思想来教育子女,要让富春堂的精神在子女中延续下去。

富春堂的精神不仅是富春堂号的人应该遵守的,其实也是所有行医人应该学习的警训。

片白:在三指堂内,大大小小的牌匾,盛满了人们对先生的赞誉。

可"意境不随流水转,心闲还笑白云飞"这副对联是先生一生纯朴心境的真实写照。

片白:人,学成难,有所成就就更难,难之又难的是成功之后仍能拥有一个平和安祥的心境,一副大道至简的胸怀,心境如水,淡泊名利。

片白:"得一斋"是先生从小时候到现在的心得,也可以说是他心得积累,他小时候家里很苦,有时早上吃,晚上没有(吃),他有时一天吃过两顿饭、一顿饭的,都在坚持读书。

在小学里交不起学费,是老师给他免了学费,没有钱买课本,老师把教学课本给了他,他说这是他终生难忘的恩人。所谓人生知己难,得一更难,人生在困难的时候,艰苦的时候,走投无路的时候能得到一,那是最大的快慰,也是最大的幸福,这就是他的书室为什么叫得一斋的含义,也是他的心里写照。

片白:先生要感谢所有的人,感谢教会他做人和学习的老师,感谢把他抚育成人的父母,感谢支持他的妻儿、同事、朋友。先生说:我感谢他们,想念他们!

片白:先生作为富春堂第76代传人,他继承了家族知善行的品德。一生行医,一生为民,几十年的风风雨雨后,仍是意气奋发,和善可掬,宛若当年富春江边的水,心系民众,泰然处之的严氏先祖,富春堂的历史有这样的后来者,书写铺展先祖当可欣慰。续写的历史,将富春堂推向了一个新的文化高度,富春堂犹如一江奔腾的春水,浩浩荡荡,奔腾不息。

片尾语:

先生年已七旬,仍健步走在医学的道路上,继续耕耘,不断攀登……

2006 年 4 月 26 日

"行业楷模"严冰:一片丹心报党恩《中国中医药报》

"没有共产党就没有我这个医生,我要用我的医术报答党恩。"

严冰是吴鞠通学术第四代传人,全国老中医药专家学术经验继承工作指导老师、江苏省名中医、南京中医药大学博士生导师,"报答党恩"是他心中朴素的愿望,是对党、对人民的无限热爱成为他的初心起点、信仰发端。这份纯粹的信仰支撑他在中医事业上倾注心血。他勤奋好学,精研岐黄,弘扬温病学说;他关爱病员,尽心竭力,悬壶六十余载;他治学育人,甘为人梯,传播中医文化。

国医大师徐景藩、周仲瑛、颜正华分别赠他亲笔题词:"仁心济世德高望重,勤学敏思继承发展";"根植经典学融百家,吴门医派温病奇葩";"淮阴吴瑭独树一门,医术医德造福千秋"。

医名远播的严冰今年已经85岁,仍坚持出门诊看病。这位国宝级老中医用生命里每分每秒践行着信仰的初心,也成就了传奇的人生。

立志杏林　精勤不倦

严冰生在旧社会,当时老百姓生活困苦,缺医少药。"在我小时候,母亲得了出血症(妇科病的一种),腹痛不已,躺在家里不能动。乡人尊敬的老中医汪子文只用一剂汤药就治好了,神得很。"严冰回忆,"我要学医"的愿望很早就在他幼小的心灵里种下了,他希望"长大后为母亲看病"。

爷爷告诉严冰,"要学医,一定要认得字。不认得字,不能学医。"但对于吃饱饭都非常奢侈的贫困家庭,哪里有钱求学呢?淮阴城解放后,共产党开办学校,一位在校教书的同族长辈向严冰伸出了援手。"大爷说,他不收我学费,还送我一套教科书,我的父亲才同意我去上学。"严冰说,为了能学医,他拼命地学习。白天早早割草喂猪,挤出时间来读书;晚上走出家门,借助月亮的微光学习……功夫不负有心人,1953年,他从初小三年级连跳两级,考取汤集完小五年级。

在渔沟中学读书时,严冰欣喜地发现,每月能领到5元助学金,生活难题大大缓解。他更加勤奋地学习,高二那年就以优异的成绩考上了南京中医学院(南京中医药大学前身)。"上大学时,助学金提高到每月13块半。是党的恩泽,让我圆了学习中医的梦想。报答党的恩情,以所学医术为人民服务,是我一生的奋斗目标"。说到此处,耄耋之年的严冰抑制不住内心的情感。

奋斗目标激发起严冰澎湃向前的不竭动力。大学期间,他读书如饥似渴,经常忘记了吃饭。夜晚,宿舍按时熄灯,他就拿着书本到亮着灯的厕所继续学习。一年365天,他每天手不释卷。如今已年逾八旬,仍然如是。

除了博览群书,严冰还向同行学习,择善而师。国医大师朱春良、全国首批老中医秦正生等都是他心中的良师益友。他曾得秦正生指点,研读唐荣川《血证论》后,独辟蹊径用"血渴"论治疗一口渴病人,三剂渴解,令同行啧啧称叹。"一个医生成长的过程,就是一生学习的过程。"严冰说。

仁医济世　妙手回春

最近,严冰又收到来自四川省万源市(原万源县)朋友的邀请。那里是严冰的第二故乡,也是他从医生涯的起点。

1968年,大学毕业的严冰被分配到四川白沙医院工作。在离家千里之遥的山区,他不畏艰难、跋山涉水为广大农民送医送药。1971年冬季的一天,他顶风冒雪上山为一位病重老人出诊,途中踩空,不慎滑落山谷,腰部摔伤不能动弹。

在村民家休养的两天多时间里，他躺在床上，仍忍痛为多位病人处方遣药，解决疾苦。

在万源，严冰和山区人民结下了难忘的友谊。一位不识字的农民，毫无保留地将家中祖上传下来的古医书交到严冰的手上。严冰如获至宝，也深知自己接下的是沉甸甸的责任。

1973年，严冰被调回老家工作，继续数十年如一日践行使命。俗话说，"师父领进门，修行在个人"。数十年来，严冰根据临床实践和自己的经验总结，先后自创药方十余剂，久用有效。他擅长内科、妇科，对糖尿病、慢性肾炎、高血压脑病、热性病、癌肿以及男女不育不孕症等，颇有心得。"医术精湛，妙手回春"，提起严冰，很多患者都会这样称赞。

10年前，家住扬州的吕某被确诊为肝硬化腹水、肝癌晚期，有医生劝慰其家属："最多4个月，要做好思想准备"。家属没有放弃，慕名来到淮安市中医院找到了严冰求诊。严冰根据中医辨证运用参苓白术治癌汤合肝癌条达饮扶正祛邪，续写了生命的奇迹。不久前，吕某还特意赶到淮安向严冰报喜，称"领到退休金了，还送儿子上了大学。"

"作为医生，重的可以挽救生命，轻的可以祛除病痛。只有尽了心尽了责，我才会心安"。在严冰看来，治好病人是最幸福的感觉。

如今，每周二下午、周四上午，仍是严冰雷打不动出诊的日子。淮安市中医院的诊室过道上，总会排满等待的患者，其中不乏四处访医无效和远道而来的病人。严冰深知这些病人及其家属急切的心情，为此特地立下规矩，让这些病患可以免挂号。对一些家境贫困的病患，他还自掏腰包垫付医药费，用实际行动诠释自己书房的牌匾上"医者仁心"四个大字的深刻内涵。

名医传人　著书立说

"不是我能，是中医能！"每当被人夸赞德艺双馨时，严冰总是谦虚地摆摆手道。

多年来，严冰遵古不泥古，把个人的学术精华和从医经验通过整理成册的方式化作丰富学术资源，助推中医传承发展，在海内外产生很大反响。

他的论文《辨证治疗糖尿病208例》获1990—1991年度淮阴市自然科学优秀学术论文一等奖；《辨证治疗糖尿病Ⅰ、Ⅱ、Ⅲ号方析》获1999年加拿大国际医学成就金奖；《浅谈脑血管病中医临床思路》在2000年泰国召开的国际综合医学大会上获优秀奖；《老年消渴病中风的治疗》一文在2002年的"海峡两岸疑难病症学术研讨会"上得到同行专家的认可和好评……数十年来,严冰先后撰写学术论文百余篇,分别在国内外学术会议或医学刊物上交流或发表。他先后出版的医著有《严冰中医文集》《中医二论五病说》《吴鞠通研究集成》《温病条辨析评》《吴鞠通医书合编》《温病赋与方歌新校》《大医吴鞠通轶事》《淮阴中医》。其医学经历和学术成就分别载入《江苏高级医师专长介绍》《杏林风范》《方药心悟》等书中。

在中医领域里,严冰还兼职许多群众性的学术团体工作。从 1983 年起,他在淮阴市中医学会中历任副秘书长、常务副会长、会长,现任淮安市中医药学会终身名誉会长。他团结了一批热爱中医、勇于奉献,不怕吃苦、不计得失的中医工作者,编著了《淮阴科技·吴鞠通学说思想研究专辑》《针灸匙开》《温病赋与方歌》等学术资料,并积极开展全市、全省及全国的学术会议,为淮安中医学术的发展起了推动作用。

2020 年,淮安吴鞠通学术研究会成立,德高望重的严冰被推举为会长。吴鞠通,是中国医学史上不可多得的具有建设性的代表人物之一,是淮安人的骄傲。"把吴鞠通学说传承下来,为吴鞠通家乡争光,为中医添彩",是严冰的心愿。作为吴鞠通学术第四代传人,他呕心沥血编纂了大量吴鞠通学术著作,被业内誉为"研究吴鞠通的第一人"。

虽功成名就,严冰仍笔耕不辍,书桌上总有写不完的书稿。近日,他耗费 50 多年心血的学术专著《中医临证三得集》已经完成,不久将由人民卫生出版社出版。

薪火相传　桃李芬芳

严冰时刻关注中医药人才培养,兼职代教工作。

早在四川工作期间,他就曾给当地新医疗法学习班授课。回家乡工作后,又先后为原清江市卫生局举办的西学中学习班、中医提高班、南京中医药大学中医函授大专班、淮阴卫校、光明中医函授辅导班施教,还曾应南京中医药大学研究生部聘请担任硕士研究生兼职指导老师。任教的课程有《新医疗法》《中医基础》《中药学》《方剂学》等,科目繁多。

由于所教的对象有卫校学生,有中医大学的实习生、中医函授生,还有再学习的同仁、同事、中医药工作人员,他就备不同的课,根据教学需要,讲课方法也因人施教,煞费苦心。但他从不叫苦,他说:"只要对中医事业有利的事,我都愿意做"。

虽不是专职老师,但严冰倾囊相授,诲人不倦,培养出了卜开初、王兆军、张建彬、吕承佳、邹波等弟子。他们中有的已是医届领导,有的是深受病患喜爱的名医。

2017 年,严冰入选全国老中医药专家学术经验继承工作指导老师,肩负着培养继承人的任务。多年来，他先后带徒 8 名，已有 4 名出师。其中，弟子严昊在全省首次出师考试中取得了第二名的好成绩。

中国有句古话"严师出高徒"，这里的"严"，不仅仅是说老师为人严厉，更是指老师对学生的要求严格。严冰的"90后"弟子孙慧乐感触颇深，"如果抄方子错了，老师当着众多病人的面就会严厉批评，不留一点面子。因为只要抄错一味药，都可能危害病人的健康甚至生命。"

淮安市中医院肾病科主任、主任中医师严晓枫有着双重身份，既是严冰的女儿，又是学生，她坦言自己也怕父亲。"从来不会因为我是他女儿就特殊对待，父亲对学生和子女向来一视同仁"。

"快人快语，披肝沥胆。尽言尽责，言行一致"。国医大师朱良春如此评价严冰的性格。

淮安市中医院科教科科长、医学博士王素芹的一篇篇原始论文稿上，留下了严冰用红笔批注的修改意见。"有一次，我送论文给老师看，不知道他刚从外地回来。老师不顾长途劳顿，立即拿出笔一边指导一边做标注。看着他满头白发，真的让我很感动"。王素芹说，她从老师严冰身上学到了老一代医者的严谨和执着。

从医数十年以来，严冰心中时刻装着患者，始终装着中医事业，装着为中医事业而奋斗终生的执着信念。他是患者心中的名医、学生仰慕的名师孙慧乐说："严老师让我认识到何谓大医之德、大医精神和大医情怀。他永远是我学习的标杆！"

五、书信选辑

给友人严冰医生的信

严冰我敬重的挚友：

悉知全家安好幸福，如了我的心愿。

1973 年深冬我俩偶然相识，一见如故，成了最好的朋友。在以后几年的岁月里，两家如同一家，来来往往，甚是亲密。

我的妻子秀英、儿子东东经常闹病，是你跑前跑后地为我解难。那是一年的冬天晚上九点多钟了，东东发烧地厉害，我便急忙跑到你的家里，敲门，你已入睡。你打开门问了情况，二话没说，披上衣服来到我家。你拉着孩子的手，一边诊治，一边逗他。然后告诉我说："不急，我去医院里找药方拿药。"走后不到一个小时的工夫，你提着药回来了，你又顺便找到药锅，添上水给孩子煎药。把药煎好后，是你用小勺把药给孩子喂下吃，天已到后半夜了。又停了一会，你摸着孩子的手说："孩子的烧退了。"连口水都没喝就走了，因为你上班的时间都快到了。

总之，在那几年的岁月里，你总是帮助我们这军人之家，逢年过节两家就会聚在一块吃顿饭，两对孩子欢笑，两对大人开心……

1978 年我就要转业离开淮安时，你将特意买的一支羚羊角，送到我的家里，告诉我："东东这孩子身体差，这羚羊角东东用得上。"又告诉我使用的方法。你对东东的亲情播下了种子，难怪去年东东见到你就说："那一年过春节，我们到叔叔家里吃年饭，叔叔在自来水管台上洗大白菜。"那是孩子童年最美好的情感。

时隔 36 年，我们在西安又见面了。这是你精心的安排，明说是旅游，实质是来看望我们全家，这一点我心里清楚的很。亲兄弟又怎样，你给我们带来了厚礼，尤其是你主编的《吴鞠通研究集成》《严冰中医文集》等，我从中受到了教育，那是你孜孜不倦心血的结晶。你对友诚信厚待，对己淡泊名利。是你对人、对事的理念规则造就而成的精华，而精华就是你本人。这次我们见面，使我又一次受到了感恩之情，将终生不忘。

这次见面没招待好你和小徐，敬请原谅。

最后写两句大白话：

世间真情有万千，
淮安西安谱新篇。
严付两家牵手事，
肝胆相照今世缘。

敬礼

付希豪

2015 年 5 月 16 日晚 10 时

补漏

羚羊角至今没有用完，我装入瓶里放在冰箱里保存至今，已三十多年了，那是连心的见证，见物就能看到敬重的朋友严冰，小徐留下的重金我存在银行里，把财富留给东东吧，你最疼爱的孩子。

敬礼

原解放军第一八一师五四零团三营教导员
原西安电影制片厂离退休办公室主任

付希豪

2015 年 5 月 17 日早

给祖国严冰老师 70 华诞的贺信

尊敬的老师：

值此您 70 大寿之际，请接受一份来自加拿大的遥远的祝福——生日快乐！

转眼来加拿大 5 年多了，仍然难以忘怀和您共事的那一段美好时光，跟随您查房、跟随您门诊、跟随您临床……一切的一切，历历在目，一切的一切使我感受到了您对中医事业的执着和奉献，使我体会到了您精湛的医术和高尚的医德。正是因为有您，才使一个刚刚离开大学校门的我，真正感受到了中医——这个中华古老文化的精髓，也正是从那时起，我才真正地爱上了中医，开始了我的中医生涯，直至如今，矢志不渝！

谢谢您，我的恩师！

今天我在这里可以很骄傲的向您汇报：您的弟子没有辜负您的希望，已经成功获得了加拿大的中医行医资格，成为能在海外弘扬中医传统文化的一员。感谢您我的恩师，我的每一个进步，每一天的成长，都离不开您给予我的谆谆教诲和慈父般的关爱。

身在异乡，每次遇到疑难杂症，第一个想到的总是您。那份依恋，那种依托，那份希望——而电话另一端的您都会毫无保留的将所有的研究，全部的经验无私地传授给我，弟子终生难忘这份提携之情，培育之恩，您是我的骄傲！谢谢您，我的恩师！

是您的帮助，使一个普通的中医师能在异国他乡生根发芽；是您精湛的医术使这里普通老外体会到了中医文化的神奇和伟大；是中医文化的博大精深，使我能在异国他乡真正享受到了这份民族骄傲的升华。

所有的所有，都是因为我拥有——您这样的恩师！

深深的向您鞠躬！

祝您福如东海，寿比南山！

好人一生平安！

您的弟子：吴晗春携家人共贺于加拿大蒙特利尔

2006 年季春

给加拿大吴晗春的回信

晗春医师：

　　来信收到，问丁昉好！女儿大宝好！

　　2000年10月2日你从加拿大蒙特利尔的来信收到后，又喜又安。喜的是你们从今年8月18日下午，从祖国上海浦东机场起飞，历时15个小时之多，一帆风顺，平安抵达目的地；安的是你们都安下了新家，我们也就心安了。回想起平时在单位朝夕相处，共学岐黄，共商医事，有时还吃我不少批评，倒也无甚，但自从你走后，总觉得左右少了什么，缺了什么，我知道这是感觉……

　　加拿大是一个移民国家，什么种族的人都有，所以你走在街上就好像到了"联合国"。黄皮肤黑头发，白皮肤黄头发，黑皮肤黑头发，还有染的红头发、白头发等等，就不奇怪了。晗春，你在异国他乡，安了家，你就是那里的人了，在那里要和那里的人打成一片，热爱那里，为那里人做事。你生活的地方是法语区，肤色相异，语言不同，生活所需，礼尚往来，难免要碰到这样那样的琐事，有欢乐的，有难解的，有令人心烦的，凡此等等都不要急，不要怕，以一个原是中国人的身份对待。老子《道德经》说得好："道生一，一生二，二生三，三生万物，万物负阴而抱阳，冲气以为和。"有了一，这是初步，一切都会好的。世上万事万物，无不存在着阴阳两个对立的方面，这是我们中医惯用的词语，互相由不了解（冲突）到互相了解（和谐）要有个过程，要遇事不急，烦事不躁。就像我们在临床上，遇到急危重病人一样，虽病情危在旦夕，但我们不慌不乱，冷静思考，大胆果断，选方遣药，不也都一一冲出了困境，给病家带来了喜悦和笑容吗？这样的经历，我们遇到的不少吧！生活也是这样，对人对己对事，都是一个理。中国国家主席胡锦涛在不同场合下讲话，我把它归纳起来叫"三和"。国际上主张"和平解决问题"，国内提出"和谐社会"，和台湾是兄弟关系，一切倡导"和解"，这难道不是人生的真谛吗？难道不是值得借鉴的哲理吗？中国还有一句老话，有人把它写成对联，叫做："有容德乃大，无欺心自安"。这十个字，你先这样读："有容德，乃大；无欺心，自安"。接着你再这样读："有容，德乃大；无欺，心自安"。再品品是什么滋味？难道不是人生五味，酸、甜、苦、辣、咸俱全，七情，喜、怒、忧、思、悲、恐、惊皆寓其中吗！大人物如此，小人物如此，人人皆如此。写到这里，想来你会忽然觉得做人要心地宽广，人间多美好！只要心地宽，朋友千千万。

　　信中说在加拿大的多伦多、温哥华中医针灸、推拿比较好找工作，打算开中医诊所。太好了，你可以发挥你的专长，为异国他乡人服务，让中华医学在异国他乡生根、开花、结果，此不也乐哉，自豪哉！你还说，这里（指蒙特利尔）的景色非常优美，等再过一二年，邀我和你徐阿姨去玩玩。好，好！你又说："这里的景色非常优美，肉很便宜，蔬菜很贵，品种不多，鱼、虾都是冷冻的……"，"到处都是草坪，进公园不要钱……"。是的，人生活在哪里，就要热爱哪里。但从字里行间，我也看出，你在赞美之余，还在思念家乡。这不奇怪，人之常情，慢慢来，时间长了，一切就都会自然了。

晗春，你随我工作学习多年，我的爱好不多，一不会下棋，二不会打牌，三也无闲钓鱼。整天除了看病，就是看书。除此，一个人走在路上还爱哼几句歌，最爱哼的就是名字叫《我的祖国》，歌词是："一条大河波浪宽，风吹稻花香两岸。我家就在岸边住，听惯了艄公的号子，看惯了船上的白帆。这是美丽的祖国，是我亲爱的家乡……"近几年又爱上了一首歌，就是那首《大中国》的歌，歌词是："我们都有一个家，名字叫中国，兄弟姐妹都很多，景色也不错。家里盘着两条龙，是长江和黄河，还有那珠穆朗玛峰……"你远在千里之外，"回家"就不可能像过去那样方便了，下班后，节假日，想回就回。晗春，等以后有条件了，想"家"了，任何时候都可以回家看看，你爸爸妈妈那里，我这里，想住多长时间就住多长时间，哪怕……我们都会欢迎的，这里是你们的"根"，大中国永远是你们的一个"家"。

找适当的时候，我会去看望你们的。书不能尽言，祝身心健康，与欢乐相伴每一天，为祝！

严冰 2001 年 10 月 19 日于得一斋书室

给《吴鞠通研究集成》论文作者的一封公开信

教授/医学/专家、学者们：

您好！

中国人自己的传统节日——小龙之年，即将来临，回首往事，兴高采烈。记得2007 年，在吴鞠通故里——淮阴，召开的"纪念吴鞠通逝世 250 周年高层学术论坛"迎来了您的参与，为会议的胜利召开，圆满结束，增添了光彩，留下了记忆。会后我们联手编著出版了《吴鞠通研究集成》。这本号称万言的研究集成，长达200 多万字，2.5 公斤重，是书浸授了痴迷于《吴鞠通研究集成》人的心。一本本研究吴鞠通的著作；一篇篇研究吴鞠通的佳著；一项项研究吴鞠通的科研成果；经过编织者的手，编在一起了，构成了全方位研究吴鞠通的功绩图，是您画上了一笔，迎来了圆满的句号。我们深知：如果没有您的参与和鼎力相助，对《集成》来说就等于坐有虚席。心血没有白耗,汗水没有白流,您为《集成》的出版做出的贡献,皆留下记忆,载入史册。《集成》的出版是集体力量协作的结晶,是作者编者共同心血的凝聚,在此我郑重的向所有入编的作者和编者们说一声:谢谢!

为喜庆《集成》的出版,拟开春之后,在吴鞠通的家乡——淮阴举行《吴鞠通研究集成》首发式,共享成果,因力不达意,谨邀请部分同仁,以论文作者代表的身份,出席首发式,今先告知,届时我在淮阴恭候您、冀盼您的光临!

首发式上,我们向您赠送《吴鞠通研究集成》《吴鞠通医案析评》《医医病书析评》3部医著,请予指正。

祝:新年大吉,身体康寿,阖家团圆,心想意成!

《吴鞠通研究集成》主编鞠通先生同里　严冰

2013年新春

给母校南京中医药大学校长的信

尊敬的吴勉华校长、陈涤平校长、程海波校长:

您好! 并通过你们向老师们问好,向在校的同学们问好! 我是"60"级三班毕业的学生(原名严启明),6年的学生生活历历在目,回味无穷,是艰苦加幸福。

30年校庆我回到了母校。见到了老师和校友,母校变了,过去的茅草棚已不复存在,老师多了,同学多了,高楼新起。眼前的一切,我们高兴极了。这次我又回到南京仙林大学城母校新校区,也就是今天的南京中医药大学,见到你们几位校长,我心里特别高兴,母校又变了,变大了,老师更多了,中医后来人更多了,这是中医的希望和未来,母校真好!

今天的我等6位同学,皆先后毕业于南京中医药大学,毕业后,一直在淮安(原淮阴)从事中医临床和兼职代教工作,有的是省名中医,有的还担任了行政领导兼职学会工作。今年11月30日我们淮安(淮阴)市中医药学会召开第五届会员代表大会暨淮安(淮阴)中医学术团体成立93周年纪念,市政府发来了贺信,我卸任了会长,被淮安市中医药学会聘请为终身名誉会长,新一届理事会的领导也仍然都是我们南京中医药大学毕业的学生,我们感到光荣! 是母校培育了我们。

在传承弘扬祖国医学,研究温病学家、临床家、医学家吴鞠通的学术中做了点事情,先后编著出版《吴鞠通研究集成》《吴鞠通医书合编》《温病条辨析评》《吴鞠通医案析评》《医医病书析评》《吴鞠通研究心书》《温病赋与方歌新校》《淮阴中医·吴

塘研究》《大医吴鞠通轶事》《严冰中医文集》等 10 部医著，今赠送母校图书馆，每部
10 本，共计 100 本。请老师指正，同学分享，以感谢母校培育之恩。

祝母校兴旺发达！越办越好！各位领导、各位老师身心健康！工作顺利！各位同学，学业进步！

此致！

敬礼！

学生：严　冰　丁　勇　王兆军　吴同和　王修锋　严晓枫

2012 年 12 月 3 日于淮阴

给三十集电视剧《吴鞠通》总编习正先生的一封公开信

是书付梓之前，正值三十集电视连续剧《吴鞠通》策划出送给我看时，操作之中发生了一件不该发生的事，因事关中医文化、事关医坛，与我事关，又非我所愿，故写了这封公开信，表明观点，以正其言，恐后人误解，兹抄录书后。

总编您好！看了由您主编的三十集电视连续剧《吴鞠通》的策划书，颇受教益。对策划书中出现的几个词，我有点看法，也有想法，如：什么开创"山阳医派""乃至与吴鞠通同时代……名将关天培等原本属于淮安……""清代名医吴瑭（号鞠通）生长于古城淮安"等，多次提及"淮安"两字，只字不提淮阴。凡此类之词，在 2010 年 1 月 12 日下午淮安市交通局楼上会议室，对这些争议、待考的问题，我都不止一次地谈了，最后我们统一看法不陷入争议，电视剧不谈这些事，你们是有记录的，总编你也是这样认为的，当时与会人员看法是一致的，无异议。怎么在你主编的三十集电视连续剧《吴鞠通》策划书里又都出现呢？而且有增无减。你还造了吴鞠通和汪廷珍的妹妹汪廷玉青梅竹马，两小无猜，接着又写了一个纪晓岚的养女纪灵成为"医痴"，终身相伴吴鞠通，这简直是……一代大医，医术过人，怀救人之心，奔走南北，就这样给您毁了。凡此类之词，外人看了也许一目带过，无所谓，可中医界，尤其是原淮阴市（今淮安市）的中医人看了确是一个很大的遗憾。

吴瑭（鞠通）淮阴人，这是历史，这张名片，从清至今，是全国中医界所共认的。《谢观大辞典》把同时在京为官的清代宰相汪廷珍和为医的吴鞠通，一写"汪廷珍山阳人"，一写"吴鞠通淮阴人"，这是很明确的。改革开放以来，因世人对古人、名人

267

颇多热议，淮安市也不例外。于是出来了利用古之淮安为府管辖之由，而炒起了吴鞠通淮安人、山阳人之说，淮阴区因有史实在握，所以不以为然。当然淮阴也做了一些工作，如淮阴吴鞠通中医研究院成立，吴瑭纪念馆挂牌，吴鞠通故里一条街整修一新，吴鞠通铜像落成，鞠通桥、鞠通路通车（时由省市有关领导参加了剪彩仪式）。凡此等等，我们中医界对研究吴鞠通这个问题，一直是认真的。从历史看，吴鞠通，名瑭，字佩珩，清代江苏淮阴人，这是历史。今个别人以权作梗，利用古人为自己树碑，搞形象工程，不做实事，不顾历史，或只听汇报，不调查研究，照文宣示，一读了事，给淮阴、淮安两地之争的人留下了饶舌之机，埋下了不团结因素，制造不和气氛这与构建和谐社会不相一致。至于历史考证，各说其辞，也不奇怪。倒很希望专家学者，能有所发现，拿出更多更加详实的历史资料，来证明自己的观点，但必须尊重历史。对待古人、名人和历史问题的态度，绝不能信口开河，人云亦云，为一阵掌声，而盲目从之。总编：我对这个问题一向是慎重的，不敢马虎丝毫，免招人议。

2010年1月12日下午三点多，你们接我到市交通局楼上会议室，要我谈谈关于吴鞠通，目的拟写一本吴鞠通的电视剧。

总编，你们搞电视剧是好事，善事。如果不慎，在言词中卷入吴鞠通之争，无意中起到拉一个，推一个，褒一个，贬一个，这样就不好了，有人在指责，有人在叫好，对电视剧有什么好处呢？我看不好，我不愿意看到这样的场面，请总编考虑。我们都知道善事、美事的基础是真，真、善、美三字是一线相通，相辅相成。当然写戏、写连续剧夸张点是可以的，但重要的历史资料还是不改为好；否则也给善事、美事带来损失，也给淮安（阴）市人留下了"笑柄""话柄"甚至"骂柄"。本来在两淮就曾有"争死人"之笑话。已故全国名老中医（享受国务院津贴）涟水秦正生，在生前就和老淮安已故老中医章湘候、谭建民两位在市中医学会理事会休会期间说过笑话。秦老说："谭老，章老，告诉你们一个好消息，听说死人迁户口公安局不管，尤其是古人，你们把韩信、漂母迁去了，怎么不把枚乘、枚皋还有我们中医界的吴鞠通也迁过去呢？"章老、谭老当场就连连摆手，连声说："那些事与我们无关，与我们无关……"〔笔者时任中医学会秘书长，在二招开会时他们开玩笑的，当场还有当今省名中医韩如章，顾克明以及吴德钊（已故）、宋少僧（已故）、石毓才、杨彭林、薛玉书等在场，大家都哈哈大笑〕。前辈当笑话的事，你们却利用电视剧配合当今少数人其为，也属可笑！当慎重。

因有以上原因，作为淮安（阴）市学术团体的带头人，我仍持认真态度。总编请你不要见气,我们都是搞学术的,认真二字,你我一样。在你们第一次请我到市交通局楼上会议室谈关于吴鞠通,当时我为什么首先问电视剧定叫什么名? 是有其原因的,名不正,则言不顺。电视剧带地方名字,你们说名字未定。我说如带地方只能说"淮阴吴鞠通",这是吴鞠通在他著的《温病条辨》里亲自签的名。

您插话说,叫就叫"淮阴吴鞠通"。

你们问这问那,我都一一答了。

您插话:严老,我们是写电视剧的,写电视剧和戏剧一样,要有人看是能吸引人看,我们写剧本可以夸张可以想象,请你谈谈吴鞠通人和事,也可以是故事、传说,老百姓讲的什么的,都请你讲讲。我说:总编的话,我不知理解没有,我就随便说说吧。

我说:在未说之前,我有个要求,请主持人把到会人名单和身份简单写一份给我好吗?

当时主编你笑着说:严老真认真,你写一份吧(手指向主持会议人)。

你们写给我的是:一共 8 个人,包括您总编。

递给我以后,我看了看。我说:好,我看看病可以,文艺我是外行,谈一点供你们参考,我就把写的《大医吴鞠通轶事》书稿中的一些事选几个说说吧。如:"端午节癞大蛄躲端端(鞠通)","卤点豆腐出淮阴","鞠通给皇妃治病","一碗仙水(生地汁)救一命","错把鞠通当小偷","神医吴(无)石膏","巴豆治大疾"以及吴鞠通在京城、在淮阴、在涟水、在清河、在老淮安、在浙江以及沿途看病和琐事等一二十个流传民间的吴鞠通轶事。说完,总编你拍手称好,"严老说得好"。在会上总结时和晚饭桌上你还说,我认为严老说得非常好,都能用,都可以写进去。第二天中午,你口头邀我作为医学顾问,马××作为历史顾问。

总编,可万万没有想到,不知是什么原因,在三十集电视剧《吴鞠通》策划书中,多处出现吴鞠通老淮安人、山阳人,把吴鞠通自己亲手铸造的一张名片"淮阴吴瑭"四字丢得一干二净。对此我认为:这不是我们文人之举,当属不法商贾之为,原因究竟出在何处? 我全然不知。我在淮安说过,关于吴鞠通哪里人的问题,凡争我不参加,凡把我名字列入一些争议性的文章之中,或称为"指导"什么的,皆非我为,也非我意。我还是埋头搞吴鞠通学术好,为人类健康做点实事。从尊重吴鞠通出发,让一代名医地下安息,"淮阴吴瑭"四字不能改,这是历史,至于考证,我不反对。

因此我严正声明,电视连续剧《吴鞠通》如此之举,非我原意,不能接受。请将我从《大医吴鞠通轶事》一书中提供的故事内容全部删掉,归还原主。辞去邀我为

《吴鞠通》电视剧医学顾问之职,并保留依靠法律保护我的知识产权。最终归纳为三条:

一、辞去邀我为电视剧《吴鞠通》医学顾问之职;

二、退还我为电视剧《吴鞠通》所提供的其人其事等有关医学资料;

三、"淮阴吴瑭"四字是吴鞠通亲自铸造的名片,谁也不能改,谁也无权改。至于历史考证,拭目以待。

总编,如您仍能按 2010 年 1 月 12 日下午在淮安市交通局楼上会议室所言一致的事实办事,对电视剧《吴鞠通》这一善事之举,我仍愿为之出点力。

天气渐冷,注意保重,祝工作顺利,身心健康!

淮安(淮阴)市　严冰

2010.11.8

六、记　忆

常熟实习回眸
——祝贺常熟中医院建院 50 周年庆典

流光逝水,岁月催人,远离我临床启蒙实习之地——常熟中医院,倏忽 43 年了。当年临床实习的写照,每经回首,犹在眼前。常熟中医院在风景优美的虞山脚下,那时医院规模不大,但在外颇有名气。我们在校就听说有位老中医医术很高,看病很灵,人称"陶半仙",我们都觉得能分到常熟实习,是我们的幸运。

实习开始了,第一堂课就是这位"陶半仙"院长主持的。他把我们集中起来,和带教的周、陆、褚、夏、李、吴等各位老师见面,分教到人,提出任务并宣布纪律,算是师生相识,对我们来说,也算是拜师了。我和滕立鹏同学先后随周本善和褚玄仁两位老师实习内科。医院病人很多,从早到晚,忙得很。这对于我们实习生来说,是最好的实习机会。试诊开始了,首先碰到的就是问诊难,抓不住重点,有的你问这,病人扯那,加上常熟的方言、生活用语很特别,常常带些之乎者也。什么吃饭不说吃饭,说"吃没子?""吃开哉",胃痛难忍只说"痛的较怪哉"。发病时间只告诉你"病起则长远哉",他也不告诉你具体时间。凡此等等,要写成脉案,进行八纲分析,简直无从下手。所以,一个病人问了很长时间,连主诉、病史也写不出,更不要说如何辨证施治了。老师看到我们如此尴尬,我记得褚老师总是笑着连声说:"没急格,慢慢来……"周老师只是一句话："问诊就是要细心、耐心嘛！"说真的，就这样在老师的指点下，我们慢慢学会了"问诊"。老师还不时地说，看病不能急，急易出错，一方一药都要慎重，做医生凡事不能差不多，差之毫厘，失之千里。是的，多么语重心长的教诲啊。

实习之前，常常听说"中医保守"，而在常熟我倒觉得带教我们的老师没有一个保守。他们用智慧、学术品格和甘于奉献的精神对我们这些刚离课堂、初入临床的幼苗是倾囊相授。记得当时老院长，虽年岁已高，但精神很好，满腹经纶，善于言表，还经常给我们上辅导课。在我的心中，他是一个智者，我非常爱听他老人家讲课。"柔肝饮"和"龙嚎汤"的运用，就是从陶老那里学来的，他是一位好中医。另有一事至今难忘，当时常熟县医院收治一梅李农村男儿，11岁，发热七天不退，据说该用的西药都用上了，后请中医院会诊。陶院长和周本善老师会诊后，病人转来中医院治疗。方子是周本善老师执笔开的，我记得内有柴胡八钱。药引子是卷心竹叶，是他叫我和另外一位同学到医院后边的小山上采的。看到如此大的剂量，我们都傻了。柴胡八钱！课堂上老师说：柴胡劫肝阴，不能多用。今之用量已过倍还多，怎么回事？就在我们还在谈为什么时，第二天奇迹出现了，患儿热退下来了，大家既奇又喜。不到一周，患儿就痊愈出院了。在当时，这件事震动了我们，它为我们更加立志从医，努力学好中医而树立了信心和决心。我自拟的"柴芩蒿石汤"（《江苏中医杂志》1986，3：19）治疗外感热病，就是在周本善老师用柴胡八钱的启发下问世的。此方还分别被收入《方药新悟》和《温病条辨析评》等书中，至今久用不衰。周老师，谢谢您，给了我无价之宝。褚玄仁老师温文尔雅，很少批评人，常带微笑，勤于笔耕，不善多言。为我们修改试诊单，总是先看后改，看了又看，有时停了笔，接着又改，大多是挑剔，赞语很少，有时提出意见，带有师生共商之意。这种开放式的带教法，我们受益很大。在学术上我们除了他问、自问，也可反问，学得很轻松。"察舌望苔""辨味觉"以诊病，以及温胆汤的变化运用，就是跟他学到真谛的。白天随师门诊，晚上各自根据老师的评语，对照病情，结合书本写体会，之后就是小组集中，进行交流，互抄试诊脉案，以达一人一天只学一科，但已走遍各科之目的。时间很紧，有时星期日竟忘记吃饭，真谓"知识能充饥，吃了也不饿"。回想起来，当时还真有点夺秒赛金的味儿，但觉得很充实，值得！

好景不长，"文化大革命"来了，我们要提早结束临床实习，回校"闹革命"。从此我就再也没有机会聆听老师们的教导了，此乃终身遗憾也！然好雨无声，润泽桃李，不因实习结束而中断，也不因路途遥远而耽搁。离校后，先后三次在南京、苏州、淮阴的有关学术会议上遇到周老师。一次在苏州叶天士学术会议上遇到褚老师。他们给我的很多很多。我在1988年冬和2008年春，还先后收到褚玄仁老师亲自寄来的《常熟市老中医经验选》和《褚玄仁中医文集》等。

书中好多是我熟悉的面孔，他们还是那样的慈祥，那样的可亲可敬，仿佛又回到了43年前。我的好老师们，学生为您祝福，好人一生平安！

那场运动的风暴在催着我们离院，临走时，周老师对我说："严启明，……抽时间多看点书。"褚玄仁老师说："小严，……一切顺从自然，别丢掉自己的专业。"走前我还单独见了老院长一面，我深深地鞠了一躬。他什么也没说，握着我的手，紧了又紧，好长时间不松开，最后做了个手势，意思去吧！在那时他是医院的学术权威，由于需要吧，"反动"那两个字就油然而生了。我知道，他老人家能说什么呢？又能说什么呢！话都在握手之中。我说："老院长，您多保重，我将来会是一名好中医的。"先生已经作古，感铭之心，无日或止，愿他老人家在天之灵，看到学生还有一点点成就，能有所欣慰，是所至祷。

43年在历史的长河中，不过是短暂的瞬间，但对于我却是一部尚未走完的历程。回眸往事，老师老的老，"走的走"，学生也退休了。我只为自己能成为一名中医，仍能悬壶济世为民造福而感到无限的自豪。今值常熟中医院建院50周年庆典，我衷心祝愿所有的老师们身体健康，更愿后辈学子，在一代一代老师的教导下，敦品力学，当好传承和发展中医事业的接班人。祖国医学是个宝，人类需要它。祝常熟市中医院越办越好，兴旺发达！

严冰 2008年7月13日识于淮安得一斋书室

世纪天涯莫逆情　小女发热遇上工

那是1977年春的一天上午，我们抱着正发着高烧的小女，手拿着医院的诊断、治疗病历、化验单到城中医院找严大师看。因为已找过西医，已挂过水，用过抗生素，仍然高烧不退，白血球由一万多升到两万多，看来孩子是有点不行了，我们很着急。大师仔细看过诊断、检查记录、化验单，又查过小女身体状况，斩钉截铁地说："赶紧找秦老去，不能耽搁！"我说："到哪儿找他？怎么挂号？"，大师看了下手表，说："中午快下班了，你们就抱着小欢欢直接到秦老家门口去等候吧！"

他立即就写了地址，交给我。妻说："堵在门口找他看病，不礼貌吧！"，大师说："救孩子要紧，快去！记住，就站在门口等，不用任何介绍，不用担心，快去吧！"

我们找到了秦老家，妻抱着孩子，站在他家门边。刚刚等了一会儿，就见一位个子中等偏上、偏瘦、脸色红润的慈祥长者走来。看到我们抱着孩子，就开口问了："孩子有病吧?"，我们说，"是的。"他说："请进!"，随即为我们开了门。里边是个小院，右侧有一小房间，这应是他给病人临时看诊的办公室了。他让我们坐下，问孩子病情，检查，看完诊断、治疗记录、化验单，随即开出一方递到我手中，说："先开两剂，尽快熬给她喝下，有情况来找我。"我问在哪儿交费?他慈祥地说："不用了，快取药去吧!"

我俩都发蒙了，淮阴最大的大医家，大名医秦老，居然不用找任何人介绍，又是在他下班后，你想要他看病，他就给你看病，连个号也没挂，连找他看病的是谁，姓名是什么都不问，还不取分文，这不和佛祖普济众生是一个样了?

回到家就熬药，稍冷就放入奶瓶，试着给她喝。奇怪!孩子竟吧吱吧吱地一会儿就把一奶瓶药都喝完了，她没有任何不乐意喝的表现，很快，就沉沉地睡了。晚上，严大师来看孩子时，一检查，说孩子已经退烧了，我们的心好受安慰。

第二天孩子仍然是吧吱吧吱地一会儿就把一奶瓶药都喝完了。晚上，大师又来看了看，说不用再吃药了。第二天去医院检查，体温、血象、各项指标均恢复正常了，连她从生病以来的夜闹也没有了。太感谢秦老!秦老是中国国家名老中医，也是淮阴地区人民最爱戴、最敬重、德高望重、医术精湛的老中医。他那慈祥的、善良的、佛一样的模样和笑容，永远留在我们心间，他是我们家的恩人。同样也感谢好友严冰大师，是他以医者身份介绍名老中医给我们欢欢治好病，恩皆难忘! 直至今一提到欢欢发热一事，好像情景就在眼前不会忘! 令人难忘记。

从此我们和大师一家，就更亲近更亲热了，不管大人小孩，有什么头痛脑热的，首先想到的就是严大师(当时就是这样称呼)。认识严大师，还不是单因欢欢发热，在这之前，就已相识了，这说起来话又长了。四十多年前一个假日，妻和我带着孩子在希豪兄崔姐家中和大师、文梅偶遇，这是我们的初次相识。也真是有点奇，要么是性情相投，要么就是前生有缘，我们一见如故，觉得知音知心，初见就是这样亲切，很快就互为常客，从此，节假日、有空时，我们常相见。

大师小我两岁，热情、豪爽、正气凛然，对人，特别是对病人、弱者很有同情心、爱心;文梅是老干部子女，不娇不骄，待人谦和，不仅工作出色，而且相夫教子，家务全包，典型的贤妻良母。希豪兄和我们一样，从戎出身，后来我们回地方从工从政，他大我一岁，很有水平、和善、谦虚，他和崔姐的人品、性格都特别好，非常敬业、爱帮助人，对人亲切、关心、真诚，他俩被人称为："大善人"，无论在哪里、他们都深受爱戴、敬重。是公认的一对模范夫妻哩！

为此我曾留下赞二兄姐诗，抄录于下，留着玩：

> 佛心本是平常心　无暇美玉乃天成
> 未望两淮千余日　护我有如兄弟情

那时，大师文梅家的爱子小宁子7岁，爱女小红5岁，希豪兄崔姐家的爱女小慧8岁、爱子小冬冬4岁，我们家的女儿小晖9岁，她（他）们只要到了一起，就说呀，笑呀，跳呀，唱呀，像一群快乐的小鸟……

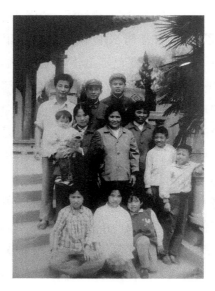

三家人在一起，天南海北、时代人生，无话不谈。在这里还有一事终身难忘，就是1976年唐山大地震。1976年7月28日凌晨，唐山发生7.8级大地震！，顷刻间、就将整个唐山市夷为平地。没有小规模前震，没有预报，且发生于凌晨人们熟睡之时，绝大部分人毫无防备，造成24.2万多人死亡，16.4万多人重伤，位列20世纪世界地震史死亡人数第二。当时有震感范围广达14个省、市、自治区，其中北京市和天津市受到严重波及。部分房屋、桥梁、铁路、公路不同程度毁损，居民纷纷逃离住房，在外搭棚度日，我们所住的小城，转眼间，也是人去楼空，各奔东西……

每次紧急警报一响，我和女儿就扶着大着肚子的妻，匆匆地从四楼跑下去，一口气跑进暑假中的第三中学校园广场上去躲地震。很快，在广场上建棚的人如潮，都是全家男女老小齐出动！搭棚架，做墙，盖屋顶，再泥墙，最后做个棚门、开个窗！不几天，大大小小，各式各样的防震棚，先后出现在广场。

几天后，在友人和女儿的全力帮助下，学别人的样，我们到市周边村里，买了稻草、玉米秸、树棍，用板车拖回来。搭架、扎草、泥墙，我们搭了一连两小间的农家草棚。我们一家人就住这里，妻和大地震中出生的还没起名的小女儿、就是在这里渡过了她们的"月子"。

进广场选址建棚时，惊喜的发现大师、文梅、小宁子、小红一家，已在广场西北方向，距我们选址处约百余米的一角，建他们家的草棚呢！两家大人小孩都高兴极了。大师还叫他的外甥大牛子来帮我们盖棚顶呢。希豪兄一家是在他们住家附近搭棚，距我们学校广场较远，但他们也常会带着小慧、小冬冬来这里看望我们两家。崔姐不时还会做点什么好吃的东西、带来给妻补养和慰问。在这不平常的住抗震棚的日子里，我们三家的孩子们常常在一起玩、捉萤火虫、游戏、唱歌、讲故事，结成了知心小友。我们大人也常会来到一起，在树荫之下乘凉，或夜空下看银河星空，聊天上人间，古今中外……，漫长的避震中，使我们彼此更加知底、知心。那年夏天漫长炎热，多数是烈日艳阳天，但也时有清风徐徐，而晚间，总是蚊群嗡嗡，远处周边，也有点点萤火，夜空里，星星闪烁或是皎洁明月！让我们的草棚群沉浸在一片银色月光之中。当然，也有糟糕的连连大小雨天，还有突然袭来的倾盆雷雨，一瞬间、草棚到处漏水，满地泥浆，令人狼狈不堪……我们两家和来此抗震的几十户人家，在这三中校园广场共同渡过了这个盛夏、凉秋、寒冬，直到冬去春来，震情宣告解除，这一片人家，才陆续拆棚、各自搬回原来住处。孩子们在一起玩得欢，大人们的话儿也总是谈个没完，常忘记时间，直到细心的崔姐看手表提醒该回家了，大家才告别，孩子们喊再见！

1976年是惨烈大地震大灾大难年，又是震撼中华大地十年的"文化大革命"的结束年，这是必将载入史册的1976！严大师是百姓医生，也是我们三家的家庭医生，我们三家的友情，也同样载入我们心中的史册，至今记忆犹新。

还记得，一连多年的春节，我们三家都是聚在一起吃年夜饭，共度春宵！多数是在希豪兄家，因为他和崔姐的厨艺超群，堪称北方面食高手，又热情、好客，很乐意为大家多出力自愿作东道主。当然，有时也会在我们两家办。6个大人加6个小孩（因大地震年岁末，我家新添个初到世界的爱女小欢欢）共12人，围坐一张大桌……

随着鞭炮声的响起，"年夜饭开始了！"孩子们就欢叫着，从四面冲了上来，大人也一样嘴馋！当各家的一盆盆、一盘盘自制家乡风味菜端上来。首当其充的就是淮扬菜,接着就是麻辣香气扑鼻的四川菜和河南南阳菜,用我们四川话说:"真安逸,好好吃啊!"为凑个热闹,我记得我还写了个一杠一击掌的同步顺口溜! 至今未忘。

卤牛肉　麻辣烧鸡　黄瓜拌粉皮　油炸花生米　松花一蛋!
鱼香肉丝　宫保鸡丁　麻婆豆腐　回锅肉　红烧鲤鱼　加豆一瓣!
亮晶晶的　甜羹年糕　大馒头! 双沟洋河　好酒两瓶　桌边一站!
小孩子们　请求大人　要少放点　辣椒葱姜　不要大一蒜!
墙边条桌　喷喷香的　花生瓜子　芝麻核桃　花生糖加　云片一糕!
苹果橘子　梨子橙子　只可惜　冬天　没有香一蕉!
孩子们　高兴得　叫! 大人们　一边吃　一边说一笑!
三家联欢　聚在一屋　共度春宵　好热一闹!
……

回忆起来,热闹场面就在眼前,真有趣!

叹岁月匆匆,后来三家散落海角天涯! 不觉间渐渐霜添华发,一个接一个地进入或即将进入"坐八望九"之龄,还不自知年事已高!! 还不时会念叨念叨,不知他(她)们现在怎样了?……

每到过年时,孩子们为我们打通了电话,让我们如回当年,每次听到希豪兄的热情问候、崔姐那甜美的河南乡音,亲热地呼我们的名儿;大师和文梅那爽朗的笑声,那响亮的、我们非常熟悉的、非常爱听的淮阴话,听到时好亲切、好开心呵!

2014年岁末,大女儿晖要回国去参加她的中学同学会,她兴高采烈地在做种种准备。妻和我叫她代表我们去看望和问候大师和文梅全家。但女儿因工作忙回去时间很有限,没法代我们去看望西安电影制片厂希豪兄、崔姐一家,我们心里深感遗憾! 女儿安慰我们说,以后她会有机会完成这个任务的。

走前,我问女儿:"还记得我们搬草、和泥、搭草棚吗? 还记得我们在稻草上卧看漫天星吗? 还记得你和小红、小宁子一起逮萤火虫的76年暑假吗?"

她说:"爸爸! 我怎么会记不得? 那时我们都还小,5岁的小红最调皮,她最喜欢做的就是,在严叔叔午睡时爬到他的身旁,摁他的鼻子,或用小草扫撩他的耳孔、鼻孔,严叔叔总是头摇摇、身子动动、又睡了,还大声打起呼噜来,把我们都逗笑了……"约半月后,她回来了,带回来大师赠送我们他的三部新著:《严冰中医文集》《大医吴鞠通轶事》和《吴鞠通研究集成》,有两公斤多重!

大师知道我偏爱读书,我也知道这是大师为我们的世纪之交有意留下这一珍贵纪念。也是想让我得闲时大快乐一番,了解一点分别后这些年里,他做的是些什么?

一看就知,这是我们勤劳的大师,孜孜不倦、日以继夜、一笔一划、辛苦连年、笔耕之所得,不由一股热流涌过心间!不知说什么是好!……我想起中国百姓常说的,春种秋熟、粒粒辛苦,不提功劳,也看疲劳,这就是他!和4岁时他舅舅给他算命时说的话是一模一样:"这头牛(指大师小时),是头犟牛,其性刚烈,叫他打狗,他要撵鸡,叫他上东,他偏上西……可这头牛又是头勤快的牛!来到人间,正好天亮,套上车,就干活!……"舅舅真是算得一点也没错,都应了。

纸板箱中,还有大师为我的腰腿不适和妻的时有眩晕亲笔所写的药方,还有整整齐齐装好的大盒小包的中药材。我们颇感不安,须知这可是要大师花许多银两的呀,大师夫妇对我俩的关切之心!已化无微不至之境!!……

女儿告诉我们:"叔叔、阿姨都很健康,尤其文梅阿姨,还和以前看到的模样一样!小宁子和小红都当了医生,在当地还小有名气呢!小宁子的女儿佳佳,考进了大学,读的是医学专业!他们家已是三代从医的医学世家了,三指堂在苏北平原早已美名四传!"得知这些,我们好高兴!即使后来各去一方,我们仍还是:

> 一家有事大家帮　　时有信息暖心肠
>
> 见证人间真情在　　海角天涯共沧桑

值严冰大师80华诞,写下40余年还能记忆的点滴往事留作纪念!

八十有二老友思焰偕琼珊2016年于美国加州

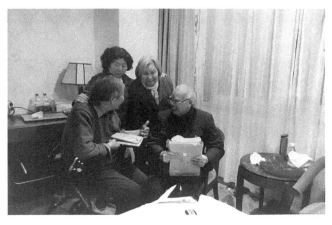

右:李琼珊　刘思焰　左:徐文梅　严冰

至淳至真大医家　书如其人寓其心

——读友人严冰大师的书

　　从女儿从祖国回来那天起，大师的《严冰中医文集》《吴鞠通研究集成》《大医吴鞠通轶事》三部赠书就在我枕边。我爱不释手，读了又读，不仅长见识，还养情怡德，受益匪浅。读大师的书，见其文、如见其人，心里润润地，我们更贴近了……

　　大师文集里，我最爱读的是《与医结缘》这篇。我认为，这是大师新著中最具个性色彩的一篇。它潇洒、浪漫、不拘一格！淳朴、智慧兼备！！淋漓尽致、宜人、感人、笔下生辉！浑然一华章是也。特别是，里边说的许多人和事，也多是我们也熟悉、知道的或部分了解的。

　　大师今高龄八十，之前所出《严冰中医文集》《大医吴鞠通轶事》，千页巨著《吴鞠通研究集成》，和即将出书的《严冰中医文集（增订版）》《中医二论五病说》《三指堂医案存真》等皆凝聚着大师半世纪临床实战之精华，这当应是他留给后人的传世珍宝了。

　　我想，或是此时，他忽然觉得还少了一点儿什么，应该就是中华医学另一必要内容——关于"德"的论述，还得留给后人。历代大医家，对此曾有丰富多样论述，大师也自有他要说之话！不是出自我的推测，请一览下面文字，表述之精辟、立论之坚、用心之切、含意之清楚，一读即知。大师说：

　　"我的家，既无名山，也没大川，只是苏北平原上的一个小小的村庄——严小圩……我的家四处不靠人家，现在还在这个村最东头，无际盐碱地、碱重不长好庄家，春风一吹白茫茫，二三年要重打一次墙，否则夏秋雨季就会墙倒屋塌！……"这就是大师的村。

　　看！大师就是这样，非常自然地，质朴无华地随意说起家乡，其实就是将中华历代大医家围绕"德为本"核心理念的丰富论述精华之意，始于不觉之中。大师继续说：

　　"虽然它只是个不为人知的小小村庄，但在我的心中却印象深刻！位置重要！我爱它！………"我爱我家！像战士爱枪、骑兵爱马！""我的根，在农村，祖祖辈辈种田人，农村永远是我家……"

　　看到了吧？句句字字，掷地有声！大师在此明白表示：有这一认识，是他的出生、成长、亲身经历、感受、客观所定，此生无改无悔！大师接着说：

　　"有机会出文集，心里总有一种感觉，就是，想把它写进去，可又一想，我写的书，叫'严冰中医文集'呀，这不有点风、马、牛不相及吗？"

在这里,大师坦诚他想这样做时,心里也曾有所顾虑:若这样做,他面对这样一个问题,会不会有人不认同?说医书中不该有此类文字?会不会说,这和医学是两回事?犹如风马牛不相及?!

这倒真是一个激动人心的时代大话题呀!但我太了解大师了,他自小就传承了他祖父、父亲的倔强性格,凡他所认定的,必经千思百虑;凡他经千思百虑想明白的,绝不会轻易放弃!他之所以要写,是出于:认为这是来自父母、来自老师、来自中华千年文化传承、来自毕身经历所悟!当然应正传子孙后代!这就是大师常说的一句话:"人不能不要祖宗!!"正是:

几句游子思乡话　却含中华文化魂

所见不一本常有　何必相求一律耶

到这里,话已说尽,但我知大师一生待人平和,遇到不同意见,从来也只婉言解释数句、点到即是,说过就完。大师说他想来想去:

"没有这个村,没有这块盐碱地,没有这个土墙草房,哪来我的家呀?"

"没有家,哪来的我呀?"

"没有我,哪来什么文集呀?"

接着,又幽默地自嘲说:

"既然左思右想,还是舍不得丢。那就还是多费点笔墨吧!"

所以他才:"最后,终于下了决心,写!……

在此,我不得不为大师点一声,赞!

我也曾经身处穷乡僻壤,那里有许多贫穷人家,那里的父老乡亲世世代代也是像他说的一样长年顽强苦战地生活在这块中华大地上。所以,我很理解:大师生于此,长于此,当然自认是这无边无际白茫茫大地之子,苦难的盐碱滩就是自己的母亲,所以他一生坚持认为:"儿不嫌母丑,狗不嫌家穷","回目平生事,岂能不感恩"。

大师的根!老家叫严小圩,座落在苏北平原荒凉盐碱大地上,小村只有五十余户农家,村里的人会告诉你,这里的严姓人家,都是汉光武帝之同窗挚友高士严光公之后裔。

有关严家的根,有很多传说,大师亦有叙述,我们听到的故事也不少。据说,严光公为人潇洒不羁。开国前曾助汉祖起兵中原,转战千里,开国却无由隐身而去,令汉祖寻觅多年方得一见。相见之日,汉祖曾与其同床共枕彻夜叙旧,诚表请留之意。他却谢却汉祖之请,坚持乡事耕读,垂钓富春江畔。严公治学,博大精深,学贯

279

古今，所论所讲，流光溢彩，他的门生中出了不少人才。而后，公匿迹江湖，人间蒸发，不知所去。严公之高风亮节，已载汉史，名扬天下。查宗谱，大师是"富春堂"号76代传人，淮阴"富春堂"第15代传人。

大师为何与医结缘？大师小时听姑姑说，他的母亲为生他而受了很大痛苦，后来还是老汪中医为母亲解除了痛苦，治好了病，从此他幼小的心里，就萌生了学医之念。后来，又看到小弟小妹因缺医丢掉生命，哀痛声中，爷爷掉着泪说："我们家要有个医生就好了。"他竟跑过去抱住爷爷说："爷爷，爷爷，我要当医生！"。

在他上高中一年级那年夏天，力主孙儿学医的祖父因患高热大便不通谢世，令他哀痛万分，更加坚定了他的人生选择：听爷爷的！学医！大师他之所以成为一个医生，是因其爱、因其痛、因其需而与医结缘！人之爱、之痛可以成为激发潜能、推人发愤努力、催人奋勇前进的，是一生不会停息的发动机！我友大师是正是如此。

大师生于卢沟桥事变的1937年春，因战火连年、民间匮乏，在这小村，连送孩子上学都很奢侈。那时大师家一贫如洗，从小只有放猪之份，本无上学之奢。未料11岁时，竟有福天降，在离他家半里地邻村，办起了一个"后荡小学"，老师中有位大德荣之先生，慧眼看中了这个11岁放猪苦孩儿。

大师写道："他径直来到我家，告诉我父母，要我去读书。记得，父亲当时感激又无奈地说：'你看我家穷成这样子，他还读什么书呵？'"

荣之先生恳切地对他父亲说："这孩子很聪明，不读书就亏了！我手里正好还多一套二年级教科书，也不收他学费了，叫他去吧！"

大师说："就这样，我入了后荡小学。是荣之先生把我这样一个穷到无法上学、已快过学龄的孩子硬拔出苦海。"

那时，幼小的他，心中就已懂：人要知恩图报！为感激恩师，他下定决心要以最好的成绩，回报恩师！所以，从进校起，他就拚命地学，拚命地读，书不离手。放学回家，挑野菜时、割牛草时、下田放猪时，嘴里还不断背书。晚上没有油点灯，就在月亮下看和背，直到烂熟。老天不负有心人，功夫下到成绩来，初小未上完，即考入当地汤集完小，毕业后又考入名校渔沟中学初中。初中毕业后，又考取了该校高中。最后是在名校南京中医学院（现南京中医药大学）六年制医疗系本科毕业。毕业后因分配直奔四川万源山区为医。

大师的青春留在万源崇山峻岭之中，一生最好的时光献给那里的父老乡亲，多年之中，为山区人民祛病疗伤，扶危定倾，救人无数……

1973年冬，一个大雪纷飞的中午，大师去白沙三大队九队为一重病老妇看病途中，被迎面而来的超强巨风卷落山谷，直插陡峭悬崖底下的深雪之中，以致一、四腰椎骨折，动弹不得。有人把他背到了山上，在山上他还忍痛为病人看了病、给了药，然后，就躺在病人家中。雪停了，乡民用滑竿，翻山越岭、趟河过坝，把他抬送到十里外的四川省交通厅九处医院，在那里经两个多月的治疗才能下地行走。大师至今，还念念不忘山上的老乡……

近不惑之年，大师才返家乡江苏淮阴。看到一个人经历了这样的传奇生涯，自己竟还浑然不觉，天生自然，使我感受到一种强大人格魅力。我想铁石心肠之人遇到，也会被感动融化，我曾草诗一首，兹录于此，算个留念吧：

生在重碱地上村	无望上学农家贫
放猪孩儿知命苦	未料恩师书相赠
为报师恩发愤读	天公不负有心人
几重明师带高徒	功夫尽处如通神
学成出校奔万源	一去无归年复年
救人于难彩云里	扶危定倾入群山
父老乡亲皆夸赞	美言佳话传民间
一次遇风落高崖	竟承观音出手援
父母思子心难安	常叹忠孝难两全
儿见父母霜落鬓	侍奉已近不惑年
伴随秦老读万卷	解读鞠通千余篇
三指堂中理医案	身经百战铸金言
所著已至书齐眉	诊病把脉仍未闲
光公若知今日事	喜有玄孙接吾班

大师在文中写道："我一生中最爱的人，第一就是生我养我的爸爸妈妈。他们虽没有给我留下什么金银财宝，也未给我留下什么高楼瓦屋，可给我留下了深刻的印象和难忘的往事，值得永远记忆的往事！"

记得大师一家，不管除夕夜和我们聚会睡得有多晚，第二天都是一大早就把小林、小红拖起来，飞快启程，赶回老家，去与父母兄弟姐妹团聚。年年如此，雷打不动！大师说，大年初一，家中二老，会巴望儿孙们回来团聚……

大师工作再忙，每年都要抽出时间回家几次，住一两天，陪陪父母，还找弟兄邻居们拉拉家常，共吃家乡饭。他曾对我们说，每回他的村、他的家，就有落叶归根之感，很开心。

每到农闲，大师和文梅还要接两位老人来城里住一时，全家对老人都特别尊重、孝顺。我们多次在大师家见到严老伯伯和严老妈妈，两老身板硬朗、脸色红润、和善慈祥、淳朴健康。对我们非常亲，每次见到，他们都要给我们许多亲手种出来的新鲜蔬果。两位老人对世事看得明白深透，说话中，常带有闪闪民间金句。我们都非常喜欢这两位硬朗纯朴的老人。二老均已仙逝，至今仍想念！

大师说："我第二最爱的人，是老师，从小学到中学到大学，所有的老师，都是我心爱的人。对我从医影响最大的，当然是秦正生老中医了。"

大师是以这样敬重的言语来评价秦老的：他德术兼备，工作勤恳，不攻人短，不炫己长，谦虚谨慎，惟以自勉，待人诚实，勤奋好学，日无虚度，勤学不厌，乐而忘我，自勉至老……大师说：大学第二年，也就是1961年，汪子文老中医引荐我见秦老。之后，只要来淮阴，首先就要去拜见他。秦老给了我许多珍贵指导，结下师徒之谊。从四川返里后，一直在同一市工作，前后相随秦老35年，虽然没有经过正式拜师仪式（60年代后很少有这种传统仪式），可我一直是把他当作我的老师。他曾写过不少关于学习、做人、为医的珍贵人生哲理给我。还叫我有钱要买书。他说：

积金莫如积书　　积书尚须积德

书德同时并积　　二者不可一失

他还教我，如何为医做人：

治心无日能忘我　　操术随时可误人

临床当思人命重　　处事莫把己身轻

有关医易书常读　　无益身心事不为

大师说："这些金石良言，至今我仍如宝私藏，当作我的座右铭。"1996年，大医秦老西去时，他是跪在地上，含着眼泪、磕着头送他西行的。大师说："他永远是我心中的好老师，永远、永远的好老师……"

这些发自肺腑的话，读时真感动，这是我从大师写下的这些文字中，见到我们两淮人民敬爱的秦老。

我们把中华大地的优秀儿女、在数千年逐步从不文明发展到文明的历史长河中、蕴育、选择、传承下来的巨大的宝贵精神财富称之中华文明。大师学贯中西古今，但从不认为中华需要复古，而是认为伟大的中华文化应在传承的基础上向前发展、走向更高更完美的社会文明。涵盖文明中有关人的行为、思想、情感中的公认准则，人们概称为"德!"

大师之言、出自肺腑、直指人心，乃难得好文! 让我们一起再欣赏几小段，这都是发生在七十多年前穷得出了名的淮北大盐碱滩上的绝对真事:一个穷到没钱送孩子上小学的老农，上集卖农产品后回家，发现买家多给了他七角四分钱，怎么办呢?

大师写道:有一天，我父亲到汤集供销社卖蓖麻，中午回家，发现供销社会计多给了他七角四分钱，当时就把斗篷朝头上一戴，说:"不好，不好，我还得上集送钱去。"妈妈叫他先吃饭，可我的父亲迈步就走，边走还边说:"下班前是要轧账的，错了钱，人家怎么轧账? 下班前，一定要赶到!"中饭也没吃一口就走了。回来已很晚了，他一边吃着饭，还一边跟站在旁边的我们姊妹几个讲:"你们不懂，做人不能叫别人看不起……""你的就是你的! 人家的就是人家的! 是人家的，就是一根筷子，也不能拿! 穷! 穷怕什么? 财主无三代，清官不到头，人靠自己苦，出汗挣到的，才是自己的! 这可不能搞错!"

而一个农妇是怎样教她的小女及其哥哥姐姐们懂得和记住干活要勤，做人要实的道理?

大师写道:一次，大姐收拾碗筷准备吃中饭，忽然，有一个碗一碰就掉下了一块，大姐连忙喊妈妈看，妈妈应是不知道这碗是谁打的，她想了想，就把我们姐妹五个叫来站在她面前，举起这个破碗，拿着碗上掉下来的那块小瓷片问:"这是怎么回事?，这一小块怎么会手一碰就掉下来呢?"

五个小孩都不吭声! 稍后，只有最小的妹妹小英，低声说了一句:"我没打!"可是刚过一会儿，小英哭了，妈妈一看，就明白了，她严厉地对小英说:"你没打，那你哭什么? 我知道就是你! 你想想! 你姐她们三个刚才从田里回来，小四不在家，难道是我打的吗?"妈妈对小妹妹说:"我说过不止一次，干活要勤! 做人要实! 一个碗，打了就打了吧! 可你倒聪明，又把它合起来，别人手一碰就掉了，你就把过错推给了别人，你说，这样做对吗? 今天，我不打你，只是要叫你长长记性! 都吃饭吧，吃过好下田干活!"妈妈的话，每个字都打进我们的心中，真是，一辈子都会印在我们心底，永远也不会忘记!

一个还不到十岁的小男孩，每天要带老母猪小公猪小猪仔十多头下地觅食。一次不小心，猪啃了邻居的棒头田，他的父亲母亲又是怎么教他的明白对错和记住必守底线之至理的呢?

大师的回忆是这样的:记得一次,我放猪回来,晚饭还没吃,就被"长记性"了。那时,我在家担任放猪,一头老母猪,当地人叫"老科",一头小公猪,当地人叫"小骚傄子",再加上小猪,一共有十多头,一开猪圈门,它们就一拥而出,拼命地跑。这天,小骚傄冲得特快,我还没注意到,小骚傄已把后庄稼平二娘家快收的棒头(玉米)一口咬了下来,含着就跑。我人还没到家,状已告到家了。等猪喝过水,我关上猪圈门,父母就把脸变了,说了声:"过来!"我知道坏事了,父亲先开口:"我跟你说过多少次,放猪要看着猪,只能吃野草,吃野菜,或放到人家收过的花生地或山芋地里,让它自己去找吃的。可你倒好,放猪吃人家棒头,那是人家的口粮呵!再说那也是人家的东西,怎么能给你家猪吃呢?"我也觉得爸爸说得对,但还是觉得委屈,就说:"我也不是有意的,小骚傄跑得特别快,它不听话。"爸爸听了更气了,"你还有理!是吧?猪不听话,鞭子留着是干什么的?!"妈妈看我要挨打,就说:"算了,算了。叫他再长长记性吧!"

什么是"长记性"?实话实说,读到这里,我最感兴趣的是想要知道这次大师究竟是怎么被"长记性"的。到底是罚站,不给吃饭,还是挨了屁股?从文中看不出来。不过因为我们是同龄人,疼痛教育那时还是少不了的!我们小时,特别是男孩,大都体味过这种滋味,长大后,谁也不会提,说出来,还是觉得有点丢丑!

大师在这里也只轻描淡写几句。他说:在我的记忆里,小时候爸爸妈妈动不动罚我们站,不给吃饭,说这叫"长记性"。在我的记忆里"长记性"是我们小时候的家常便饭,我们姊妹几个都挨过,就大姐少,因为她老实,肯做事,说话又不多,我和小三最多。后来,我们都长大了,姊妹几个走到一起,说笑时还互相揭老底,什么"你从小'长记性'最多!","你才最多呢!"说实话,我们小时对父母都有点怕!

什么是"长记性"?大师在这里在没有明说,我觉得,大师这里在有掩盖嫌疑,因为他前面写的是:罚我们站,不给吃饭,说这叫"长记性"。可是,后面又说:"长记性"是我们小时候的家常便饭,我们姊妹几个都挨过"长记性"。这就叫人觉得大师可能说得走了嘴。因为,中国人都清楚:罚站!不吃饭!或挨打、挨揍、挨屁股这种表达都是清清楚楚的。"挨过'长记性'!"就令人匪夷所思了,大师含糊其辞,让我们无法了解是否挨了打,也许这是出于他对自已和家人隐私的保护,当然,大师有此权利。这里,是开个玩笑!

还需申明,大师和我们都不主张恢复任何形式体罚,这种教育方式早已随文明进步一去不复反了。但是,大师通过这些真实回忆,告诉我们,中国人民多么珍惜中华文化，多么重视代代传承。这种严格，这种高度重视，这种努力和认真，正如春风拂大地，可以再使风俗淳，这是值得我们评价研究的哩！

《大医吴鞠通轶事》既是一本散发着泥土芳香的民间传说散文集、又是一部极有研究价值的坊间验方集。这样宜人又增长知识还使人身心沉醉的妙文，可能只有大师才能做出。这也是又一形式的"重德篇"！让我们再回眸欣赏养育了吴鞠通、秦正生等大医大德的淮运平原，民间蕴藏的万紫千红，迎接未来的春天！

我也读过大师这部 1 300 余页的《吴鞠通研究集成》。这当然是一部科学的、严谨的、经典的、阐释中华传统医学的巨著。这部宝书，也令人心灵震憾！一个又一个的医案，一篇又一篇的论著，让人清清楚楚地看到：其所有方法和结论，全是来自严谨的实践，经历代先贤的分析比较研究。它证明：我们的中华医学是一门经验科学、是实证科学。并不像某些人说的，中国医学没有科学根据，贬称其为"东方神秘学！"这纯出无知。当然，人类现有认知，因历史、社会、时代条件限制，还都处于发展中。大师整理的这部巨作，为我们做了一个极好的中华传统医学研究的样板，引领我们科学地、严谨地、踏踏实实地、一步步地，为发扬中华医学、造福人民，勇往直前……

我盼着，明年再读大师的新篇！外行说医，错漏有偏请大师、各位大医家斧正！

未完的话：

秋叶和星星

这是记忆大海中飘飘落下的秋叶！

历经大浪淘沙，岁月冲刷，在海滩上拾回来的一些残片……

老花镜下看！……黄了，碎旧了……痕迹、身影还依稀可见！

好喜欢！好伤感！看到夜深，看到哈欠连连喊腰酸！

斗胆搭个天梯！深夜里爬上深蓝的天！

摘一把闪亮星星，令它们飞到您们身边！……

带去这些宝贝做个纪念，捎上孩子们的问好祝平安！

其实哪能下海，还敢上天！我们只是想送去点欢喜在友人间！

刘思焰　2017 年春　于美国加州

隔山隔水不隔音
——记我的老师严冰

离开祖国为异客，匆匆二十年了。"乡音未改鬓毛衰"，弟子对镜一照，已是两鬓白发。回乡看望老师，更是满头银丝，这大概就是自然吧！老师人老体健，虽已八十有五,但精神焕发,红光满面,悬壶济世,治学育人,甘为人梯,这就是我的老师,我的老师严冰。他老人家就像一盏明灯一直照亮着我,温暖着我的心,身在异国他乡,相隔千山万水。每次遇到疑难杂症,第一个想到的总是老师,那份依恋,那份依托,那份希望——而电话另一端的恩师都会毫无保留地将所有经验无私地传授给我。老师是及时雨,一直润泽着弟子,从不因路途遥远而耽搁,也不因相隔千山万水而中断。弟子终身难忘这份提携之情,培育之恩,您是我的骄傲!今年春节接到师兄师妹的来电,拜年中知道师姐兄妹们组织出一本跟师读书笔记,我就想我也是严冰老师的弟子之一,我能否也写一篇跟师心得呢?回音是:凡跟师的弟子皆可以写。我喜出望外,随笔写了这篇跟师体会,是我对老师的思念,留着永远的记印!

记得那是 1988 年秋,我们南京中医学院的八名大学毕业生被分配到江苏省淮阴市中医院工作。我和另外一个同学被分配在内科病房工作。那时的中医院条件比较艰苦,病房设在和平路 3 号,是以前老的仁慈医院的旧址,后来作为部队营房。一排平房十几间房子作为临时病房。门诊部还在水门桥边的老卫校(原边区政府旧址)。我和同学朱晋龙被安排在病房上班。有一天下午,来了一位老中医,周玲护士长给我们介绍说这是我们医院的严冰主任在门诊部上班。随后主任便开始让我俩分别介绍自己管的病人,不许看病历直接汇报。我们详细地汇报了各自患者的病情,治疗过程以及病情变化和转归,还好我管的床位是个大叶性肺炎,已经接近尾声,病情并不复杂。大概过了一周时间,通知我到严主任门诊工作,那时我们医院新的门诊大楼已经开始使用。这才知道老主任要在我们这批年轻医生中找一两名助手,几经周旋,就这样老天把这个机会给了我,从此我成了严冰的弟子,开启了我的中医之路。

严老师 1966 年毕业于南京中医学院医疗本科,学制六年。他学验俱丰,勤于笔耕,潜心于淮阴吴鞠通的学术研究。"孜孜不倦,著作等身,佳章叠呈",全国名老中医国医大师朱良春称他:"淡泊名利,尽心竭力,谦和正直,诚挚坦率"。老师颇有名气,我在中医院时,周围许多市县的老百姓,甚至更远的扬州,慕名来找老师看病。常常门诊被病人围得满满的,中午别的诊室都下班了,我们还没有看完,几乎每天中午都要迟下班半个多小时。老师对每一位患者都仔细的望闻问切,同时认真仔细分析每一个病案,教我们如何应用中医理论去临床实践。当我看到一个又一个病人只用中药治疗并且取得非常好的疗效,这时才真正体会到中医的理、法、方、药和辨证施治的威力,也就从这时起真正爱上了中医。老师对我们年轻医生在工作中要求严格,在学业上把他的智慧、学术品格和甘于奉献的精神,毫无保留,倾囊相授。在生活上照顾着我们这些年轻人,周末经常到老师家改善伙食,师母徐阿姨会做很多好吃的,现在想来还特别开心。在老师的谆谆教诲下,我学会了用生半夏治疗精神病,细辛也敢用 10 克以上,大剂量柴胡退热。老师临证时,脱口而出的一些中医术语、中医理论、中医治则治法也给我留下很深的印象,指导着我的工作。如"怪病多因痰作祟","久病必虚","久病夹瘀","善治阴者当于阳中求阴,善治阳者当于阴中求阳","麻木者,中风之先兆也","见肝之病,知肝传脾,当先实脾","补土生金","土虚木贼","引火归元","中气不足,溲便为之变"等等。老师应用经典条文,熟练准切,用于临床,凡此我都一点一点地积累着,慢慢地揣摩着,细心地体悟着,认真地运用着,这些都为我在加拿大的工作打下了坚实的中医基础。我的老师是一位好老师!跟师受益匪浅,下面略举几例,以慰师音。

1. 生半夏治疗精神病　生半夏有毒,所以常常用制半夏。记得跟师看了一位特殊的病人。患者是淮阴通用机械厂的高级工程师,得了一种怪病,老师定病名为"厌裸症"。就是夏天不能看到女人穿短裙子、露大腿。或上厕所时,不能听到隔壁女厕所的声音,也不能听到他太太洗澡时的水声。如是则病作,作则害怕发抖,胆怯心慌,夜不得寐,身无力,影响工作……他到处求医无效,最后找到老师。师从"怪病多痰论治",开了温胆汤加味,其中半夏是生半夏 12 克,服用后,病情逐渐好转。有一次老师出差开会,病人来取药,找我开处方,由于生半夏有毒,药房发药需要双签名,我就自作主张将生半夏换成制半夏。过了几天病人来说,吃了这几剂药没什么效果。这才体会到用药一定要精,同样一位味药,生用和制用差别太大了。

2. 柴胡退热　记得门诊有一位反复发热一个多月的患者,所有检查正常,也看了很多医生吃了不少的中西药,但是热一直不退,反反复复。老师用自拟的柴芩蒿石汤,柴胡 30 克,3 剂后热退。老师善用柴胡,大剂量 30 克退热,中剂量 10 克疏肝,小剂量 5 克升阳。以后在临床中遇到发热的病人,我也常常应用此方,每每收到良好的效果。同样是一味药,用量不同其作用大不相同。

3. 细辛止咳　在临床上经常遇到咳嗽的病人,而且有的持续时间很长。老师常和我们说,症状或许有假,但是分泌物不会假,所以咳嗽一定要知道痰的颜色,色黄有热,色白有寒。色白可以用细辛,老师常用 10 克,细辛在书中有"辛不过钱"之说,但是老师并不拘泥书上之说,只要辨证准确就可以大胆用。所以我很早就学会了用细辛 10 克以上治疗寒性咳嗽,效若桴鼓。

此外，老师还自拟了"三草二黄一虎汤"治疗肝炎或者乙肝病毒携带者，临床皆收到了很好的疗效。

跟随老师的几年，渐渐体会到要想得到好的疗效，必须辨证精准，阴阳表里虚实寒热，容不得半点差错，选方用药更要得当，这也是中医治病的灵魂。他常说："医生对每一个医疗细节的认真，都是对生命的珍惜"。这句话我一直记在心里。

老师医术高超，医者仁心。遇到一些来自农村的患者，没有多少钱，老师在确保疗效的前提下尽量用一些便宜的药材，甚至自己为他们垫钱。这点点滴滴也影响着我。要怀着一颗善良的心帮助那些需要帮助的人。老师平时没有什么特别爱好，但他饱读医书，勤于笔耕，有时也会哼几句老歌，高兴起来也给我们讲些过去的趣事，尤其是大医吴鞠通的故事。

2000年，我离开了工作13年的淮阴市中医院，和丈夫还有7岁的女儿大宝全家移民加拿大。离开祖国来到了异国他乡加拿大，起初的新鲜感慢慢地消失了，取而代之的是一种生活的压力和现实的落差感，常常在梦中还在医院跟着老师门诊，随师查房……醒来时，却是无限的悲怜之感，这种感觉一直持续了五六年。来到加拿大首先面对生存问题，所以抓紧时间学习语言，在魁北克省以法语为主，想要在这里生活下去必须过法语关，业余时间去中医针灸诊所打工维持生活。就在这样的状态下，老师写信鼓励我，不要急，不要怕，以一个原是中国人的态度对待。老子《道德经》不是说："道生一，一生二，二生三，三生万物，万物负阴而抱阳，冲气以为和"。有了一，这是初步，一切都会好的，世上万事万物，无不存在着阴阳两个对立的方面，这是我们中医惯用的词语。互相不了解（冲突）到互相了解（和好）有个过程，遇事不急，烦事不躁。在我最无奈时，老师就像一盏明灯照亮了我的前方，给了我无限的温暖，13年的教导，一切的一切，历历在目，一字字，一句句，记忆犹新。恩师的教导，赞语很少，但弟子认为没有机会每天聆听老师的发声，此乃终身遗憾！我鼓足勇气，努力奋斗。祖国医学是个宝，人类需要它。现在想来，不管是做什么，都要一点点地积累，慢慢来，不急乎。诚如老师所说：凡事可求不可急，尤其医术，急易出错……所以我就一步步地开始适应这个新环境，同时结合我的中医专业，学习新的语言。

2003年，我创办了一家中医诊所，老师在电话里帮我起名"三草堂"。意思是："三"，一生二，二生三，三生万物之意。"草"就代表中草药，"堂"正面的房子，含义与"殿"相同。五行属土，寓意吉。希望能用中医去帮助所有需要帮助的人。加拿大全民免费医疗，看病住院都是免费，所以找中医来看病的，大多数是西药无效，也没有什么办法,抱着最后一试的心态,加之外国人对草药的接受程度较差。这就必须一两剂药吃下肚就要有效果,否则病人就不来了。每当我遇到难题时,首先想到的就是打电话给老师,无论何时何地,老师都不厌其烦指导我如何辨证用药,常常是病人吃了中药后,病情很快好转,于是病人一个传一个,这样慢慢地积累了一些病人。记得有一位患者,男,60 岁,患有非特异性溃疡性结肠炎数年,口服四五种西药,时好时坏,便血有黏液,腹痛,每天大便 10 次左右。老师指导:大肠病是腑之疾,以通为用,所以用了香连丸和木香顺气丸加减治疗后,病情很快得以控制,并且把原来吃的西药全部停了。病人非常高兴,把他的家人以及朋友介绍到我这里。以后用同样的中药又陆续治疗了几例溃疡性结肠炎的患者,均收到非常好的效果。

就这样在老师的加持下,针药并举,给人治病,我的诊所也慢慢地病人多了起来。

2005 年初,我终于通过法语和专业考试,拿到了针灸牌照。针灸在魁北克省是合法的,必须持有牌照。以前在国内,我基本是开中药处方给病人,临床基本少用针灸,但是老师告诉我中医看病,辨证施治为本,病机是一样的,只是用的方法不一样,一个用草药,一个用针。他告诉我就按中医辨证施治的理念,针灸治疗内科疾病是可以的,于是我又重读《中医学》《针灸学》,不忘辨证。治病时我或单用针灸,或针灸、汤剂两法共用,因人因病而宜。治疗消化道疾病、呼吸道疾病、皮肤病、月经不调、更年期病、不孕不育、失眠等等都取得了较好的疗效,得到了病人的认可。这与老师对我的谆谆教诲分不开的。

自离开祖国到今天已经 20 年了,从开始一无所有到现在小有成绩,每一步的成长都离不开严师的指导。老师不但帮助我在事业上不断成长,还帮我解决了后顾之忧。随着时光流逝,我的父母也渐渐老了,时常有这样那样的老年病,每当需要治疗时,我妹妹就打电话给老师。有一次父亲高热不退,伴咳嗽,吐铁锈色痰,妹妹电话咨询老师后,开了中药,结果一周而病愈。父母一有病,我们首先想到的就是我的老师,老师总是药到病除,像守护神一样。

2020 年,世界各国爆发了新冠疫情,老师破例第一时间给我打电话,告诉我要如何预防。并把自拟方用微信发给我。老师的预防方:黄芪 12 克,白术 10 克,双花 10 克,连翘 10 克,芙蓉叶 12 克,荆芥 10 克,白茅根 15 克。每日 1 剂,连服 3～5 天。随即我又请教他,如果得了,该如何治疗呢? 老师当即把他拟的治疗方叫我记下:柴胡 30～40 克,黄芩 10～15 克,青蒿 15～30 克,生石膏 100～200 克,赤芍 10～20 克,丹皮 10～20 克,天竺黄 15 克,生地 12 克,薄荷 12 克,双花 15～30 克,连翘 10～20 克,芙蓉叶 30～60 克,甘草 6 克。在新冠流行的初期,我就给患者开预防方,竟然把一个患者的哮喘给治好了。至今为止一共治疗两例新冠肺炎(在医院查两肺感染),4例新冠阳性发热患者。今举患者 Ellena,女,62岁为例,发热咳嗽10天,T:38.5℃,开始给予清肺,治疗后发热好转,但是之后体温逐渐上升高达39.5℃。咳嗽但是痰咳不出,到医院拍片检查两肺感染,新冠阳性。于是医生叫她回家吃退烧药。回到家里,仍然高热39.5℃,同时每天觉得口中黏腻甚至很难张开嘴,周身毫无力气,一天要吃几次退烧药。她女儿给她买了血氧检测仪,血氧83%～90%,口干大量喝水,胸痛。她把舌头的照片发给我,舌绛红无苔。温邪上受,首先犯肺,逆传心包。此时邪在气分并伤及营分。于是直接用老师的治疗方,先给予3剂。一天一剂,服后体温逐渐下降到正常。同时小有咳嗽吐出少量黏痰,血氧基本在90%左右,胸痛减轻,周身无力,舌绛红减轻但仍然无苔,遂给予上药加西洋参10克,麦冬12克,五味子6克,益气养阴,3剂。这3剂药后,患者自觉精神好转,口干渴明显好转,血氧恢复到95%以上,又继续3剂。随后到医院复查肺部感染完全消失,一切正常。她的医生很惊讶她恢复得这么好。通过这例患者的治疗,在以后遇到新冠发热和肺炎的患者我直接就给他们用老师的方治疗,通常3剂药后热退,再予3剂加入顾护脾胃的药收工。老师:今天我在这里可以很骄傲地向您汇报,您的弟子没有辜负您的期望,已经成功获得了加拿大的中医行医资格,成为能在海外弘扬中医传统文化的一员,感谢您我的恩师。

一眨眼来加拿大20年了,虽然遇到这样那样的困难,但是都一步一步走过来了。尤其在创业的过程中,老师始终在帮助我,鼓励我,谢谢您,我的恩师!

是您的帮助,使一个普通的中医师能在异国他乡生根发芽,是您精湛的医术使这里普通"老外"体会到了中医文化的神奇和伟大;是中医文化的博大精深,使我能在异国他乡真正享受到了这份民族骄傲的升华。

所有的所有,都是因为我拥有您这样的恩师!

您是好人,好人一生平安! 深深地向您鞠躬!

吴晗春于加拿大蒙特利尔

斗转星移　杏林五十载

——祝贺母校建校60周年庆典

603班学生　严冰

流光似水,岁月催人,远离我从医启蒙之地——南京中医药大学(原南京中医学院),倏然54年了。时忽已去,初入学的情景,课堂课外的紧张,临床见习、实习,

"文革"回忆,悬壶济世,走进山区为民治病的乐与苦,虚怀求知,走上讲台,著书立说……这一件件、一幕幕,犹在眼前。凡此,都与母校相连,母校是新中国高等中医教育的摇篮,我在这样的摇篮里得以润泽,使我成为一名中医,我幸运,我自豪。值此母校60周年庆典,学生已七十有八了,回头路上望,人生五味都是诗;追医五十载,一草一木皆文章。今不揣浅陋,撰文以作庆贺!

一、愤欲为医　要学中医

1943年,就是我七岁那年,国难当头,日寇常常下乡扫荡,杀人放火,掠夺抢劫,民不聊生。就在这时,我家最小的妹妹才1岁,因发热不退,缺医少食,不幸丢了幼小的生命。堂弟启斌,才3岁也因患天花而死于庸医之手。就在高一那年夏,另一件不幸的事降临了,祖父因高热不解大便,医治无效而谢世了。家中一件件不幸之事,一幕幕伤痛,激发我愤欲为医。

那时候,医已有中医西医之分。当时有个叫曹家林的西医,曾为我治病,诊费昂贵,一针药水就要一担(100斤)小麦,为了给我治病,父亲无奈只好从祖屋上抽下三根松木行条卖了。而当时的老中医汪子文,用中药给人治病,花钱很少,更有几角钱就把人病治好的,所以从那个时候起,我就立志要学中医。对于家境贫寒的我来说,要学中医成了我孩提时代的一个梦想,也成了我一生不懈的奋斗目标。

二、天赐良机　圆我中医之梦

1960年,喜从天降,南京中医学院扩招,我以淮阴县渔沟中学高二年级学生的身份,报考录取医疗系本科,学制六年,从此我进了中医大学的门,圆了我学习中医之梦。

(一)六年大学　回味一二

南京中医药大学,坐落于钟灵毓秀、虎踞龙蟠的古都南京。今拥有仙林和汉中门两个校区。我初入学时,只有一个校区,时名南京中医学院,在汉中门。学校不大,有一座教学楼,一个图书馆,一个大礼堂兼饭堂,后面是一个小山,有几棵树,长满草。还有几间砖瓦结构的宿舍。我记得我们一到校的那一年住的是一个大草房,叫集体宿舍,是茅草盖的大草房,四周没有墙,是芦材耙子外加石灰泥土泥的墙,房子简陋通风。但我们都没有一句怨言,因为那时国家穷嘛。我们上课、下课、读书、背经、早操、晚自习、课外活动、打球、跑步,生龙活虎般的学生生活,欢得很。当时我的家乡也有同学考在南大、南京工学院的,从往来谈吐中,和他们相比,我们一点也不逊色。可是有一条在学院中是公认的，"60"年级共三个班，我在603班（即60年入学第三个班），提起603班师生都知道全是高二考进来的、苏北农村的。是的，我们603班都是徐、淮、盐、连4个地区的，苏南苏北差异是有历史的，我们几乎每个人都靠助学金过日子，没有不拿助学的。我是每月13块半，除了吃，有时星期天向伙食委员登个记，停个伙，自己少吃一顿，还能积点零用钱。

想起那段生活，最不想言的，就是一个字"穷"。原本家境贫寒，又值三年自然灾害，加上苏联要债，国穷家穷。有一件事情，至今未能忘却。有一天我和同班的郭养和、滕立鹏等四五个老乡，不知是好奇还是嘴馋，不知是谁先说的，今天星期天我们都停伙了，不吃早饭，就花5分钱一两粮票，在汉中门一家姓谢的小店里买个油球吃吧。记得我是第一个同意的，但也怕，怕被人家看见了，说我们有钱在街上吃零食。看看周围没有人，我们就每人买了一个，在巷子转弯里吃。怕的事情还是发生了，政治课代表看到了我们，且又立即回避我们，这在当时是不好的兆头。果然，月末，负责管理我们年级的孙老师找我谈话了。他说："你们都是苏北来的，家里都很困难，学校都知道，所以你们的助学金比其他班都高，你们要珍惜呀！有同学反映你和其他同学到外面去吃零食，有这回事吗？"我和我的同乡都没有说假话，一个字"是"，我们都承认了，结果助学金被减了伍角钱，我每月改成了十三元。这事给我印象很深，教育很大。那时因为穷，过年好多同学因为没有路费都不能回家。每逢节假日我从不游市逛街，或找点小工做，八毛钱一天，以补笔墨之短缺。

伏案读书，是我唯一的选择，当时我在图书馆常和同学开完笑说："知识能充饥，吃了也不饿。"读有所得，学有所悟，随即记下。我有好多小本子，记的都是书上的警句，或老师的话，或报刊上看到的新知识，记的东西很多很杂也很乱，没想到后来这些小本子成了我"罪过"。在"文化大革命"中因我成了"革命"的对象，造反派把我的日记本全都收去了，查来查去，翻来覆去也找不到我的罪过。一个同学，就把"小白鸡，上柴和垛，没娘儿，怎么过，跟猫睡，猫抓我，跟狗睡，狗咬我，爸爸送我到托儿所。"这个儿歌加以分析批我，说我以没娘的孩子为例来攻击社会主义。其实这位同学，他哪里知道，这是报上登的，是北京市长彭真视察当时北京的一家托儿所时看到的一段儿歌，是歌颂新生事物的，歌颂托儿所的。后来这都成了笑话，可那些小本子，都不知哪里去了，据说是和"黑材料"一起烧了，可惜哉，可惜！

背书，对中医学院的学生来说，是必然的，家常便饭。课堂上老师指定要背的有《医经选读》《温病条文选读》《金匮条文选读》《伤寒论条文选读》，选读实际要求强记，要求背，否则考试时就默写不出来了。四大经典和《方剂歌》《药性赋》等6本小册子都要背,所以早操以后,或节假日,你只要一到中医学院的校园,到处可见的是人手一册,拿着油印的小册子,不时看看或抬起头、或低着头、或漫步打圈,或边走边嘀咕,他们在做什么? 他们在背书,这当中,当然有我。说句不怕丑的话,我和韩如章同学睡的上下铺,我在上铺,他在下铺,晚上他常对我发牢骚:"严启明你小便怎么这么多呢?"我回答他的只是一句话:"那有什么办法呢。"是小便多吗? 不,他哪里知道,那是我在床上背书打结了,记不得了,必须看小册子,到哪里看,厕所是最好的选择。因为那时正是三年自然灾害,我们每月口粮是 33 斤,为了支援更穷的灾区后来降到 31 斤,肉凭票供给,量很少,没有油水,有的学生都因缺营养而浮肿,为了学生健康,保证学生睡眠时间,学校规定晚自习之后,一定要关灯睡觉。那时这是纪律,纪律当然是必须遵守的,可我笨,书还未背上来,怎么办? 也因我"聪明",夜里厕所灯是不关的,我钻了这个空子上厕所! 不然我可能会被淘汰的。那时(1963 年)国家贯彻对国民经济进行:"调整、巩固、充实、提高"八字方针,我有同乡同学就因三门不及格,被动员退学了,可惜哉! 但我是幸运者。

(二)见习试诊　茅塞顿开

除了课堂学习,学校还安排我们见习和试诊,见习就是看老师看病,当时有的分在附院,有的分到南京市中医院。我是分在附院,老师和病人坐着,我们也穿着白大褂站在周围,目睹老师对于病人的一言一行。写的一方一药和最后的提醒就是医嘱了。老师看着病人,有时停下来向我们发问,启示我们课堂联系临床。先后带我们小组的老师有干祖望、刘再鹏、龚丽娟、章壮龙、朱秀峰、姚九江等。虽是侍诊或试诊,但学到的却都是课堂上没有的,尤其是试诊,我们对初诊病人运用课堂上学的感性知识,进行试诊,写好脉案,给老师批改,我们再在体会栏里写上体会给老师检查。我印象最深的、收获最大的是错案。老师批语是:"方不对症""方药不同拍""脉案重写"。因为这一批语,往往要花很长时间,翻书查找,才能找到和老师基本一致的答案来,所以收获是大的。而"方药合拍""案合我意""对""选方恰切"之类的批语,反而一喜而过,很少有再去思考的。

总之,试诊期间,老师们的苦心和细心给我留下了深刻的印象。记得干祖望老师对我们常说的一句话就是:"学生要口勤,多问,笔勤,多记,老师的话记下来,将来会有好处的"。干老师带我们试诊和其他老师有一个不同,他都是用午饭后休息时间给我们上辅导课,辅导内容多是课堂外的知识。"耳聋治肺"一法就是从他的辅导课上学到的,当时我还写了一篇名为"耳聋治肺一得",刊在由飞天仁等同学办的学习专刊上。"耳聋治肺"一语,出自清·吴中尤在泾的《医学读书记》一书,谓:

"耳聋治肺者,自是肺经风热、痰涎闭郁之症。肺之络会与耳中,其气不通,故令耳聋,故宣治其肺,使气行而聋愈。"干老师提出用时加千金方按摩一法,则效更佳。

更大的收获是在侍诊、试诊期间,目睹广大病人对医生的期望,使我茅塞顿开,领悟到医生最大的职责就是解除病人的疾苦。要解决病人的疾苦,必须术德兼备,术不精则杀人,德不好则坑人。临床上从老师那里我还领悟到,医生对每一个治疗细节的认真,都是对生命的珍惜。于是我立志要博览群书,采择众长,毕业了好为人看病,凡学虚心,凡事不得差不多,差不多就是差得多。

(三)毕业实习　常熟回眸

结束了课堂教学和见习(侍诊)、试诊之后,进入了毕业实习。毕业实习我被分配在江苏省常熟中医院。常熟中医院在风景优美的虞山脚下,那时医院规模不大,但在外颇有名气,我们在校就听说有位老中医医术很高,看病很灵,人称"陶半仙"。我们都觉得能分到常熟实习,是我们的幸运。

实习开始了,第一堂课就是"陶半仙"院长主持的。他把我们集中起来,和带教的周、陆、褚、夏、李、吴等各位老师见面,分教到人,提出任务并宣布纪律,算是师生相识,对我们来说,也算是拜师了。我和滕立鹏同学先后随周本善和褚玄仁两位老师实习内科。医院病人很多,从早到晚,忙得很。这对于我们实习生来说,是最好的实习机会。实习首先碰到的就是问诊难。问诊常抓不住重点,有的你问这,病人扯那,加上常熟的方言、生活用语很特别,常常带些之乎者也,吃饭不说吃饭,说"吃没子""吃开哉",胃痛难忍只说"胃痛得较怪哉",发病时间只告诉你"病起则长远哉",也不告诉具体时间。凡此等等,要写成脉案,进行八纲分析,简直无从下手,所以一个病人问了很长时间,连主诉、病史也写不出,更不要说如何辨证施治了。老师看到我们如此尴尬,我记得褚老师总是笑着连声说:"没急格,慢慢来……"周老师只是一句话,"问诊就是要细心、耐心嘛!"就这样在老师的指点下,我们慢慢学会了"问诊"。老师还不时地说,看病不能急,急易出错,一方一药都要慎重,差之毫厘,失之千里。是的,多么语重心长的教诲啊。

实习之前,常常听说"中医保守",而在常熟我倒觉得我们的带教老师没有一个保守。他们用智慧、学术品格和甘于奉献的精神对我们这些刚离课堂、初入临床的幼苗是倾囊相授。记得当时老院长,虽年岁已高,但精神很好,满腹经纶,还经常给我们上辅导课。在我心中,他是一个智者,我非常爱听他老人家讲课,"柔肝饮"和"龙嚎汤"的运用,就是从陶老那里学来的,他是一位好中医。另有一事至今难忘,当时常熟县医院收治一梅李农村男孩,11岁,发热七天不退,据说该用的西药都用上了,后请中医院会诊。陶院长和周本善老师会诊后,将病人转来中医院治疗。方子是周本善老师执笔开的,我记得内有柴胡八钱,药引子是卷心竹叶,是他叫我和另外一位同学到医院后边的小山上采的,看到如此大的剂量,我们都傻了,柴胡八钱!课堂上老师说:柴胡劫肝阴,不能多用,今之用量已过倍还多,怎么回事!就在我们还在谈为什么时,第二天奇迹出现了,患儿热退下来了,大家既奇又喜,不到一周,患儿就痊愈出院了。在当时,这件事震动了我们,它为我们更加立志从医,努力学好中医而树立了信心和决心。我自拟的"柴芩蒿石汤"(《江苏中医杂志》1986,3:19)治疗外感热病,就是在周本善老师用柴胡八钱的启发下而创的一张行之有效的退热方剂。此方还分别被收入《方药新悟》和《温病条辨析评》等书中,至今久用不衰。周老师,谢谢您给我无价之宝。褚玄仁老师温文尔雅,很少批评人,常带微笑,勤于笔耕,不善多言。为我们修改试诊单,总是先看后改,看了又看,有时停了笔,接着又改,大多是挑剔,赞语很少,有时提出意见,带有师生共商之意,这种开放式的带教法,我们受益很大。在学术上我们除了他问、自问,也可反问,学得很轻松。"察舌望苔"、"辨味觉"以诊病,以及温胆汤的变化运用,就是跟他学到真谛的。白天随师门诊,晚上各自根据老师的评语,对照病情,结合书本写体会,之后就是小组集中,进行交流,互抄试诊脉案,以达一人一天只学一科,但已走遍医院各科之目的。时间很紧,有时星期日竟忘记吃饭,回想起来,当时还真有点夺秒赛金的味儿,但觉得很充实,值得!

(四)结束临床实习 "回校闹革命"

1966 年,"文革"在全国各地全面展开。这时我正在常熟中医院实习,可形势不让,一道道口传在催促着我们要提早结束临床实习,"回校闹革命"。一天中午,学校的通知到了,从此我们再也没有机会聆听老师的教导了。临走时,周老师对我说:"严启明,……抽时间多看点书。"褚玄仁老师说:"小严,一切顺从自然,别丢掉自己的专业。"走前我还单独见了老院长一面,我深深地给他鞠了一躬。他什么也没说,握着我的手,紧了又紧,好长时间不放开,最后做了个手势,意思是去吧!在那时他是医院的学术权威,由于"革命"需要吧,"反动"那两个字就油然而生了。我知道,他老人家能说什么呢?又还能说什么呢?话都在握手之中。

到校后,往常那种上课、下课、体育活动等紧张而有序的生活,一点也看不到了,看到的是铺天盖地的大字报。不但校园内专门搭起的一排排芦席棚上贴得满满的,就连教室楼的墙上也横七竖八地刷上了大标语:"打倒走资派""打倒反动学术权威""横扫一切牛鬼蛇神""扫四旧立四新""好消息,又揪出了一个反革命分子

×××"……在苍白的灯光下,各种红纸的、黄纸的、白纸的、文字的、漫画的大字报连成一片,被风吹得簌簌作响。差不多学校 的领导都受到了冲击,挨了批斗。老师中的教授、专家一律被视为反动学术权威,出生不好的同学被视为"狗崽子",批斗会成了家常便饭,听到的是批斗会上此起彼伏的口号声,《大海航行靠舵手》的雄壮歌声及"毛主席万岁!万岁!万万岁!"的欢呼声,响成一片,构成一幅独特的"无产阶级文化大革命"的景象。

万万没有想到的是,"扫四旧"扫到了自己的头上。我的名字"启明"二字,也成了"四旧",成了"革命"的对象,要改!其原因是"启明"二字不好,启明星是天上的大亮星。古人把早晨出现于天空的金星叫做启明星,或叫做明星,黄昏出现于西方天空的金星叫做长庚星,实际上是同一颗星。不管怎么说,太阳还没有出来,它就开始活动了,这和伟人红太阳白天照,分明相抵。其实,我的名字哪有那么多的含义呢?按小学老师的话说,不就是连耕带耙的学名吗?但凡"四旧"都要"扫",而且有的大字报直指我的名字,所以名字非改不可。当时也有一些人自愿改名的,如改叫什么"向东""向阳""向红""继泽"等富有"革命"味的名字。当时的"造反派"领导对我说,要"革命",要"跟紧形势",你的名字一定要改。是的,要改,改什么呢?我反复思考,我小时候,夏天喜欢玩水,冬天爱玩冰,冰好像镜子,还能照见自己,真好玩。长大了觉得冰洁白无瑕,冰清玉洁,非常美!我家堂屋里有一副对联写道:"守祖宗清白二字,教子孙耕读两行。"我要清白做人,毕业后,穿上白大衣,像冰一样的洁白,立于白衣战士行列,为民健康服务,直至终生,不亦乐哉,想到这些,我决定改名为"冰"。

表填好后,送去审批,别人的都批下了,唯我和另外两个同学的被退下来了。负责审批的"造反派"在我的表上写着:"姓严名冰,在社会主义国家里,难道一点温暖也没有吗?"看后,我傻了,改什么名字好呢?我反复思考,又不想丢掉"冰"这个名字。无可奈何,就找一个同音"彬"字替代。想不到又被退了回来,上面还加了一段伟人语录:革命不是请客吃饭,不是绣花做文章,不能那样雅致,文质彬彬……说实在的改名本不难,但要遂我心愿就难了。当时有位"中央文革"的领导人,对全国红卫兵讲话登在报上说:"要文斗不要武斗。"好!就把文和武合起来吧。但又一想,堂弟三明不就叫启斌吗?他年幼天折,填这个空,多不吉利啊!再说我也没有那文武双全的才啊?可一时又想不出更好的字眼,我只好牙一咬,自己委屈自己,就暂叫"斌"吧。上报后,随即被批下了,形影不离的"启明"二字就自此而掩了。直至今,我的档案里、大学毕业文凭上,名字都叫"斌",即严斌。说句心里话,这个"斌"字是我从未接受的。"冰"字才是我心里的唯一选择。

三、跋山涉水　情系山区

1968 年,"文化大革命"尚未结束,我被分配到四川省万源县山区工作。在"毛主席的战士最听党的话,哪里需要哪里去,哪里艰苦哪安家"的歌声中我到了山区四川白沙医院(现改名为四川省万源市第二人民医院)。路上心想,上班医生开处方就要签名了,签什么名字呢? 最终我选择了自己自立的名字,正名为"冰"。幸喜,从第一张处方签名"严冰"二字起,从没人过问。从此以后,时时事事,我下定决心,做人如冰,洁白透明,不掩己过,不图回报。我属牛,在医学的道路上,我要向老黄牛学习,学习它不知疲倦,意志坚韧,耐力神奇,脚踏实地,尽心尽责的献身精神。说起牛来还有一件值得说的事,是我非常高兴的一件巧事:就在我 50 岁生辰那年,我收到了一件珍贵的礼品,同学送我一头透明石头雕成的老牛,似玉而非玉,外形俯首用力,不知是在拉车,还是在耕田……这头牛身白而透明,唯四蹄带点黑,我一看,高兴极了,脱口而出:"一生清白是本分,四蹄皆污为谋生",它是我的榜样,我把它放在我书橱的最高层,它比我高啊!

在四川山区工作期间,常常跋山涉水,为年老行走不便的病人送医送药上门。1971 年冬一个中午,大雪纷飞,白沙三大队九队一老妇病重,家人请求出诊,我背起药箱,顾不得山高路险,顶风冒雪,随病家就走。不料,途中被一阵大风送下山谷,致一、四腰椎压缩性骨折,倒在雪里,不能走。病家找人将我抬到山上,我躺在床上,忍痛为病人处方遣药。我记得当时病家,还特地为我做了醪糟(酒酿)加鸡蛋,送到床上给我吃。我吃在嘴里,甜在心里,忘记了自己的腰痛。那时我只为自己能应用在校学到的知识,为山区老百姓治病,治好病,解决疾苦,感到无限的荣耀和自豪。

在川我还先后参加了县医疗队和省医疗队,跋山涉水奔赴万源的红胜、红流等革命老区,以及灌县(今都江堰市)的金马公社等,送医送药送针上门,宣传"六二六"指示,深受广大农民的欢迎。得此机会,上山下乡,炼人炼志,乐哉! 对山区缺医少药深有感受,深感医者责任之大。在省医疗队里,学生有地方的、有城市的、有部队的、还有藏族的。我们行动军事化,分连、排、班,早上跑操,晚上统一熄灯休息。在三个多月的集体生活中,我有一个意外的收获,就是"眼见为实""要知道梨子的滋味,必须亲口尝一尝"才是事物的真相,实践是第一。灌县这个地方秋天往往是白天晴天,夜里下雨。我们初到灌县住下,一看晚上下雨了,就会有人说"好了,好了,下雨了明天可以不跑操了,多睡一时了"。可到了第二天,却是个大好天,阳光普照，只是平地上有点小水洼，稍微注意点就不会踩到水，照常跑操。这样独特的景象，差不多天天如此，于是我就联想到，诗人李商隐的一首《夜雨寄北》，诗曰："君问归期未有期，巴山夜雨涨秋池。何当共剪西窗烛，却话巴山夜雨时。"这巴山夜雨的诗境，说明诗人李商隐客居巴山，深有体会，要不然，怎么能写出如此真切的诗句呢？是的，一切来源于实践，"实践是检验真理的唯一标准"。学医、看病也无不如此，要着眼实践，结合临床，才能有的放矢，"实践"二字可贵啊！我是南京中医学院毕业的学生，在这里，我和本校毕业的在川同学以及成都中医学院的几个同学，既是学生也是先生。联系实际，着眼实际，根据需求，给他们讲中医课，带领实习，巡回医疗，针灸治病，和同学们同吃同住同劳动，一起学毛选，我们彼此十分融洽，没有一个叫苦叫累的。回忆起来，至今还觉得那段生活很有意义，很有滋味。2007年因念旧友，不远千里，重返山区来到我第一次工作过的万源县白沙和39年前的同仁张云朝老中医，钟从远、汪维政院长，聂仁礼、朱华章医师等，病友刘孝云、何照明夫妇，天津中医学院毕业的王玷瑛、马鸿文医师以及中药房的李自泽等一起过了春节，忆当年，叙旧情，圆了我山区别后恋念之情。

四、由川返里　自知自强

1973年根据万源县组织组组长郭华堂（老革命，陕西人，原县组织部长，"三结合干部"）的意见，以不适宜山区工作为由，未经我本人同意，将我调回老家平原工作。我找组织要求留下，领导说：是组织联系的，已决定，你只有服从了。

由川返里后，我从无非分想法，也从不受其他原因诱惑而动从医之志。我在清江市城中医院工作期间，我的长辈和市里其他老干部，都非常关心我的进步，说我贫农出身，又是大学生，条件好，要积极靠拢组织，争取向上并欲调我到卫生局工作，说将来是有前途的。这个前途就不言而喻了。我说，我学了六年中医，看病我不能丢，看病是我最高最大的职责，我以医为职，为医是我终身的选择。人生最难的是自知，自知者自知自己有限，我自己知道我的能力是有限的，从政不是我的特长，努力，看看病是我的追求。在市中医院工作期间，上级曾两次找我谈话，要调我到××医院当领导，我拒绝了。隔了几个月又找我谈话了要我到较近的一个医院做领导，我也以不是"那块料子"婉言拒绝了。我一生未官，市中医院内科主任职务，是卫生局没有征求我的意见而下的文，这是我行政的最高官职。我的社会兼职不少，基本都与医有关，但我从不马虎，兼职尽职，这是应该。

兼职代教工作，教的对象有的是一张白纸的卫校学生，有的是中医大学的实习生、中医函授生,有的是自己带教的徒弟,还有的是再学习的中医药人员。针对这些人员,我应聘为教,困难很多,针对不同的对象要备不同的课,根据教学需要,讲课方法必须因人施教,因材施教,因变而变。1971—1972 年,在四川给新医疗法学习班上课,就采取学用结合,边学边用。如今天讲埋线疗法治疗哮喘、唇系带疗法治疗痔疮等,明天就带领同学实习,给贫下中农治疗哮喘、治疗痔疮。1984—1985 年,给淮阴卫校学生讲《中医基础》,要通俗易懂,我就先弄懂名词,举例为证。1975—1978 年给西学中讲课,这个课很难讲,西医医生满脑子是西医的生理、病理,相应的药理和神经细胞等东西,再要他学习中医的阴阳五行,脏腑经络四诊八纲,辨证施治的中医学,谈何容易。说实在的,要不是政策我是断不会讲这个课的。虽然如此,为了任务我花了不少时间深入浅出,从理论上尽量让西医的同志感到两种医学虽各不相同,但对人的生理病理方面的认识还是基本一致的。让西医听起来也能认可,但中西医结合何时能合?那是一个"词",不知何时当努力。如今我们所看到的中西医结合,还都是"蛋炒饭"。一张处方,一篇所谓中西结合的论文,内行一看,"蛋是蛋,饭是饭",某味药属中医的,某某药属西医,某句话是西医的术语,某句话是中医的术语,一目了然。何时能上升到"蛋糕"呢?努力吧。1980 年给中医提高班讲课,则要求较高,讲四大经典。首先自己先反复读原著,弄懂弄清原著字、词的含义,再译成现代语,小结文意,再列举临床运用,用到是处,恰到好处。使中医提高班的同仁听后确有提高,方为教学成功。对大学生、大专生的临床教学,则另谋途径,因为他们在理论上已学过,缺的是临床。理论如何联系实际,两相呼应,互证其学,对他们来说是主要的,所以我又采取理论启发式、病证对比式、专病辅导式等进行教学,凡此等等,都收到了较好效果,得到了有关专职老师、临床家的认可和赞赏。

我先后为四川万源县两期毛泽东思想新医疗法学习班,成都军区新医疗法学习班,原清江市卫生局举办的三期西学中学习班、两期中医提高班,南京中医药大学中医函授大专班两期(一期脱产 4 年制,一期脱产 3 年制),淮阴卫校三个班,光明中医函授辅导班两期,还曾应南京中医药大学研究生部聘请为 97 级硕士生兼职指导老师。具统计我任教的课程有《新医疗法》《中医基础》《中药学》《方剂学》《内经》《金匮要略》《伤寒论》《温病》《医古文》《西学中讲义》等课程。所以我说,我是个兼职代教的"杂家"。课程繁多,对我来说是个好事,要当好先生,得先当好学生,形势逼我非先学一步不可,否则,当不好先生。

在教书育人方面,令我欣慰的是,我的学生们没有辜负我的希望。如弟子吴晗春、卜开初、王兆军、张健彬、吕承佳、邹波、戈其德、程道波等终于学有所成,有的出国行医,有的兼任了医界领导,有的在当地还小有名气,颇得病家的喜爱。子雪峰、女晓枫,门人严昊、朱迎霞、王艳红等承学。就连孙女佳佳也说,长大了跟爷爷学中医,给人看病。是的,我的女儿、我的儿子和我都是南京中医药大学的校友,我自豪,我正在尽力培养我家第三代中医,为母校争光,为中医传承发展尽点力。

我不但兼职代教工作,在中医领域里,还兼职群众性的学术团体工作。我从1983年兼职淮阴市中医学会副秘书长,到秘书长,常务副会长到会长,一晃就是28个年头。学会没有一个专职干部,从会长到办事的都是兼职,所有的工作都是奉献,都是利用上班前、下班后、节假日来完成的。学会没有固定经费和办公地点(1999年市中医院领导才从门诊楼给学会提供了一间办公室)。平时工作起来,困难多多。28年来,我团结一批热爱中医、勇于奉献、不怕吃苦、不计得失的南京中医药大学校友顾克明、韩如章、薛玉书、汪再舫、江卫平、卜开初、汤雅顺、胡启梅、丁勇、王兆军、王修锋、朱晋龙等,积极开展市内和承接省级、国家学会在淮组织的各种学术活动和有关会议。为淮阴中医学术的发展起了推动作用。先后编著有《清江科技中医专辑》《淮阴医学中医专辑》《淮阴科技·吴鞠通学说思想研究专辑》《吴鞠通学说资料选编》《纪念温病学家吴鞠通诞辰250周年高层学术论坛资料汇编》等,共发行1万余册和20多个省市和地区的中医学术团体进行交流,扩大了淮医的影响。兼职是职,尽心尽责,从不马虎,这是我的心愿。先后多次得到了省市科协、省中医药学会的表彰,也受到了中医界广大同仁的称赞和爱戴。2000年5月13日,淮安市中医药学会换届改选,我年已过七旬,申请退下,可广大会员需要我,他们不让退。无法,最后根据我的请求,以会长不提名无记名投票方式选举。结果我以高票(少与会代表总票数4票)再次当选为淮安市中医药学会第四届理事会会长,并和顾克明、韩如章两位老中医同时被淮安市中医药学会第四届会员代表大会授予淮安市中医药学会终身理事职务。第五届会员代表大会,我再次申请退下,终得准许,代表大会一致通过授予我"淮安市中医药学会终身名誉会长"的荣誉称号,我高兴。卫生行政部门先后18次授予我"先进工作者"等荣誉称号,市科协授予我"学会工作积极分子""学会优秀秘书长"等称号,江苏省科协授予我"优秀学会干部"等荣誉称号,并登报表彰。说句心里话我为中医事业做点工作出点力,作为一个中医工作者,是应该的,谁都会这样做的。领导和同行给我如此高的荣誉,我说什么好呢,继续努力,把工作做得更好!

五、虚怀求知　心中拜师

"书到用时方知少"这句话不知是谁说的了。我在校读书、背书不少,但用起来总觉得不够,心里空虚得很,急需再学习。我拜师交友,为的求知,平时我待师待友待人尤其对同行是三个字"尊、亲、爱"。年长者,恭敬之;有学者,师事之;技精而年青者亦以师相待;以此作为自己治学求知之道。由于平时因诊务繁忙,从未有机会外出单独进修学习,我只是把凡教过我的老师,当作我心中永远的老师,没有直接教过我的社会学者,医刊杂志或著作上发表文章的,都拜为心中的老师。——拜读他们的文章,我从他们的著作中学到了很多很多,充实了我自己,他们是我心中永远的老师,求知的偶像。1984 年 11 月 24 日《纪念温病学家吴鞠通逝世 150 周年学术研讨会》在驻军淮阴 15 分部招待所召开。会上我认识了当今国医大师朱良春老中医,朱老和我一席谈话,我记下了他的话:"医生要多读书,笔要勤,每天记一点,将来会有好处的……今天代我们为大会写的诗词对联,对医者来说,多有启发,有时间可以把它抄下来。"是的,我遵照朱老的话,花了一个晚上,把所有的都抄下了。设想,如没有朱老的一席谈话,可以说也就没有今天的 41 篇字、诗、词、联的问世(见《淮阴中医·纪念温病学家吴鞠通逝世 150 周年学术研讨会方家贺词诗联荟萃》,北京:中医古籍出版社,2007.)全国首批名老中医淮阴秦正生的一句格言:"勤研活人术,时还读我书",我看到了,抄下来,我把秦老看作是我钻研业务、爱书如命的终身偶像。凡我选好的书,省吃俭用,也要把它买下来,所以淮阴好多同仁好友查找资料,都会到我家来。对他们的到来,我欢迎,我高兴。我觉得有人找,有人需要你是自己的幸福!

不论课堂课外,凡师皆藏我心中,凡友我皆称"道兄",凡学我苦心博览,我从诸师的书中得到了营养,为民疾苦解决了不少问题,我要感谢这些无声的老师们。

记得 1983 年淮阴撤区立市,我由清江市城中医院调到淮阴市中医院工作。我曾治一口渴病人,更三法治而不效,后得秦正生老中医的指点,从"唐容川书中找答案"。晚上回家,我一口气读完了唐容川的 12 万多字的《血证论》一书,改从"血渴"论治,三剂渴解,效若桴鼓。此时让我进一步领悟到古人谓"初上临床,无病不看,临证三年,无方可开"的至深道理。自知读书泛泛而终得甚浅,于是我下定决心,发愤图强,择书博览,重读古训。我把最推崇的医家张仲景、唐宗海、张锡纯、李东垣、吴鞠通等都列出来作为自己心中最推崇的医家。把《内经》《伤寒论》《金匮要略》《温病条辨》《本草纲目》《濒湖脉学》《普济本事方》《汤头歌》《药性赋》等八本古典医籍作为必读之书,其它因需而择。择书苦读,读有所得,随即记下,结合临床,再去应用。

我把我的治学格言和行医准则挂在我的书室"得一斋"的墙上作为对自己的要求。

> 治学格言:求知——我喜欢追根求源
>
> 得知——是我最大的快乐
>
> 奉献——是我全部的目的
>
> 行医准则:行医之本本于术,施术之本本在德。
>
> 世人患恙皆思医,操术全为思医人。

我孜孜不倦,一年365天,手不释卷,上班下班,书随人行,天天如此。今虽七十有八,仍然如此,我上班的包没有一天是空的。有空就翻翻多少能得一点,书中有宝啊!我先后写下有关学术论文百余篇,分别在国内外学术会议和学术刊物上发表或交流,且有专著《吴鞠通研究集成》《温病条辨析评》《严冰中医文集》等7本书问世。临床上我喜欢对肾病、糖尿病、脑血管病、各种癌症手后的再治疗或不能或拒绝手术治疗的患者,应用中医药治疗以及男女不孕不育症等进行临床科研。其中有11篇专业论文荣获国家、省、市优秀论文奖。组方"健脾活血方""温肾活血方""柴芩蒿石汤""活血潜降汤"和"蜈蚣乳糜散"等,治疗慢性肾炎及乳糜尿疗效分别达90%和94%,《辩证治疗糖尿病Ⅰ、Ⅱ、Ⅲ号》获1999年加拿大国际医学成就金奖。《浅谈脑血管病的中医临床思路》在2000年泰国召开的国际综合医学大会上获优秀奖,论文《老年消渴病中风的治疗》在2002年台北举办的"海峡两岸疑难病症学术研讨会"上作大会宣讲,得到两岸同行专家的认可和好评,获台湾台中市中医师公会赠"精研医理"匾作纪念。其医学经历和学术成就分别载入《江苏高级医师专长介绍》《杏林风范》《方药心悟》《大陆名医大典》《严冰中医文集》等书中。1994年省卫生厅和省中医药管理局联合下文授予我"江苏省名中医"称号。凡此等等使我领悟到:"学中爱中从实践开始,传承发展由经典起步","学习经典是中医必由之路"的至深至理。我更领悟到:一个医生成长的过程,就是一生学习的过程。学习,学习,再学习!下一番功夫,知难而进,细细咀嚼,自会有得,知识的积累是一点一滴的,非朝夕所能奏功,世上没有一蹴而就之事。运用之妙,存乎心也。

六、退休不休　悬壶济世

2002年,我65岁,从淮安市中医院退休,和我同时退下的还有其他6位老同志。我对新上任的一位西医院长提出，我说：席桌上：有句俗语叫"无鱼不成席"。根据我的观察，"中医无老席不全"，建议把退休的六位老医生都留下，院长出于多种考虑，没有答应，只留下我一个人，且只留一年，每月加我工资 1 000 元。但病人不因我退休而休，每天找我看病的人仍络绎不绝，我的住处和中医院是一墙之隔，到中医院就等于到我家。上门的人很多，大多是老病号，有的是熟人介绍的，有的是老病号推荐的，还有的是从网上看到我的拙作从外地来的。病人的需求我不能推，因为我是医生，既上门了，我就得看。有一天卫生局徐杰局长领市委书记丁解民及其夫人也来找我看病，医院人说："他退休了，在家。"于是局长一行就到了我家，我正在看病，还有几人在等。一看此情，丁书记望了望局长没说什么，后来徐局长给我提出：现在可以办私人门诊，您自己办一个吧，有什么困难，我们帮您解决，离中医院不要太远，病人需要检查方便些。就这样在领导的支持和鼓励下，"淮安市三指堂中医门诊部"就办起来了。名字是同里中国中医工程院院士程莘农起的，"三指堂中医"五个大字，也是他题的。就这样，找我看病的人，就有地可寻了，也方便多了。在"三指堂"，我除了看病，还带徒授业，惠福于民。2013 年我带的两名弟子，经江苏省卫生厅中医药管理局组织考核考试，两名全部及格。市卫生局中医处的同志说，弟子严昊成绩名列全省第二名。2013 年 11 月 27 日《淮海晚报》还作了报道，名为《"严"师才能出高徒——市中医院省名中医严冰师承弟子在省"出师考试"中名列第二》。看到报道能为中医事业又做了点事情事情，我感到高兴。我的晚年唯有三大愿望，终于见到果了。我的三大心愿是：一是多学习，多看书，活到老学到老，活一天就要多为病人服务一天；二是多带年轻人，把自己几十年的临床所得，倾囊相授，"春蚕到死丝方尽"，我要把肚里的"丝"吐尽，传给学生；三是趁体健、脑清、手能动，要把我的所有书稿，包括医案（含失误的医案），整理成册，用自己微薄的积蓄把它出版，留给后人，以作借鉴，而后乐也。

2013 年，医院来的一位新院长孙邦贵同志（原卫生局副局长）。他来了做了许多实事，医院医容医貌、医风医德，内部建设都上了一个新的台阶，如今已是国家三甲中医院了。他把我们老的又叫了回来，找到我，我什么条件也没讲，就答应了。医院给我一个银行小册子，说是工资打在上面，多少我不知，怎么计算我也不知，因为我没有去拿过钱，自己工资还用不完。我只是感到又回到本院，而且在"名医堂"上班就非常满足了。因为我是中医，为了中医事业，只要能解除病人疾苦，凡对中医有益的事，我都愿意做！

七、书赠母校　感谢培育之恩

2013年,我和我的南京中医药大学校友丁勇、王兆军、王秀峰、严晓枫、吴同和六位同学,赠书10部,每部10本,给母校,以感谢老师培育之恩。10部书是《吴鞠通研究集成》《吴鞠通医书合编》《温病条辨析评》《大医吴鞠通轶事》《淮阴中医》《温病赋与方歌新校》《严冰中医文集》《医医病书析评》《吴鞠通医案析评》和《吴鞠通研究心书》。赠书之前,我们先在南京中医药大学汉中门老校区,转了一圈,看了看。当年的老教学楼,旧的图书馆,医务室的几处都还在,和过去相比后面的小山不在了,盖上了学生宿舍,新的教学楼最高有20层左右,电梯直接上下,方便极了。因学校领导在仙林新校区等候我们,故不能久留,要不我还真想再多走走、多看看。

新校区在仙林大学城,那里是南京各个大学的集中区,南大、南师大等都在这儿。一进母校的大门,我不由地"哇"了一声,母校真大了。进了学校,时任书记陈涤平,校长吴勉华,以及办公室主任等领导同志接见了我们并安排了一个简单的赠书仪式。书记主持,校长讲了话,吴校长给我们讲:"学校今有汉中门和仙林两个学区,设有九所直系学院,在校生2万余名……"接着我也代表赠书校友,对母校表达了感恩之情。我们一起照了相,留着纪念。我屈指一算,我们入校时(1960年)在校生只有二三百人,和今天相比,在校生数整整增长了近100倍。母校的强大,是我们中医的自豪,作为南京中医药大学的一位老校友,我为之高兴,为之欢呼!

书赠母校,这算是我对母校回报和感恩,没有母校,没有老师的教导,上面所有的一切是万万做不到的。是母校给我机会,圆我中医之梦,是老师用双手打开了中医知识的大门,给我无穷的智慧和力量,一篇篇学术论文的发表,优秀论文奖状的频频获得,一本本医学著作的出版,"名中医"称号的获得。我要感谢母校,感谢所有的老师们。

在我70岁生日,在亲友、弟子、儿孙们的面前,我还自编自唱了一首歌,以表对老师的感恩和怀念,歌词是:

老师请放心,老师请安息;

学生已七十,作业还怕错;

老师请放心,老师请安息;

牢记您教导,作业不会错;

作业不会错!

(注:安息指谢世的老师。)

对母校对老师感恩之心,我无法报答,也报答不了。今天就以我的 7 本著作,作为向母校交的答卷吧,请老师们再指导,同学们多提意见。值此我还有《中医临证三得集》《中医二论五病说》《温病条辨剖析》《三指堂医案存真》等。计划在我有生之年,将它出版,再赠母校。

八、未完的路　要说的话

五十四年在历史的长河中,不过是短暂的瞬间,但对于我确是一部尚未走完的历程。回眸往事,老师老的老,"走的走",学生也退休了。我只为自己能成为一名南京中医药大学的学生,当今的一名中医,仍能悬壶济世为民造福而感到无限的自豪。有的老师已经作古,感铭之心,无日或止,愿他在天之灵,看到学生还有一点点成就,能有所欣慰,是所至祷。

今值母校建校 60 周年庆典,我衷心祝愿所有的老师们身体健康欢乐伴您每一天。更愿后辈学子,可爱的学弟学妹们,在一代一代老师的教导下,敦品力学,守正立志,当好传承和发展中医事业的接班人。祖国医学是个宝,人类需要她。祝母校越办越好,兴旺发达!

2014 年 7 月 13 日识于"得一斋"书室

淮安(淮阴)中医学术团体成立 93 周年回眸

今天我们暨淮安市第五届会员代表大会的召开,同时举行淮安(阴)学术团体成立 93 周年纪念活动,目的是回眸过去,展望未来,对会议的召开,表示衷心的庆贺!我们淮安的学术团体最早成立于 1919 年(民国八年),当时正处在辛亥革命时期。西洋西学逐渐传入中国,中国沦为半封建半殖民地社会,反动统治阶级崇洋媚外,鼓吹反动的民族虚无主义,对中医进行歧视摧残,妄图消灭中医。在这种情况下,为维护民主自尊,全国各地中医同仁,团结起来,各地相继成立了中医学术团体和当局进行斗争。当时影响最大的当数江苏中医联合会。与此同时,我们淮阴在 1919 年由孟乐天发起成立了"淮阴国医学会",并被选为会长。不久,曾在日本大阪医科大学留学的余云岫回国后,在 1926 年出任南京国民政府中央卫生部委员会委员。他于 1927 年出席中央卫生委员会会议,在会上提出两项建议:① 急需设法增加全国医师(西医)人数以利卫生行政之进展案;② 废止旧医以扫除医事卫生之障碍案。1929 年 2 月伪中央卫生部通过了余云岫等提出的"废止旧医,以扫除卫生之障碍案"。消息传出,立即激起了整个中医界和全国人民的反对。在上海中医协会和全国各医学团体的倡议下,全国中医药学术团体代表大会在上海召开,到会代表来自全国15个省,242个学术团体,我们淮阴"国医学会"是其中之一,共计381名代表到会。会议决定成立"全国医药团体总联合会,定'三·一七'为国医节,并选派谢利恒、陈存仁等五人为代表,张赞臣为随行秘书,共赴南京请愿。全国中医药学术团体团结一致,顽强斗争,最终蒋介石政府见众怒难犯,大义难违,专欲难成,迫使该案未能核准执行,最终颁发"中医条例",从此,中医声誉振兴。淮阴的中医同道们,在这场全国性的同民族败类余云岫的激烈斗争中,"有如睡狮顿醒",群起响应。1937年、1946年,湖南发起的第二、第三次全国的中医请愿,其旨要求将中医学校列入教育系统和实行中西医平等待遇,我地中医界积极响应,针对余云岫要废除中医谬论,淮阴中医秦正生还撰写了"我也问问西医"一文,发表于《救国日报》,大大鼓舞了中医界的士气。

同仁同道们,今天我们趁淮安市中医药学会第五届会员代表大会的召开,顺便开这个纪念会,没有别的含义,就是为了回眸过去,珍惜现在,"忘记就意味着背叛"。我们中医人,不能忘中医的过去,中医的老前辈们,他们为了中医的生存和发展,为了祖国的尊严所作的斗争和努力,为此我们怀念先辈,尤其是近代淮安(阴)学术团体的秦正生、章壮龙、宋少僧、谭建民等中医前辈们。古人云:"春蚕到死丝方尽",他们为淮安(阴)的中医学术团体工作出了力,尽了责,做出了成绩,吐出了最后一口丝,他们永远值得我们学习,永远值得我们怀念。

更值得我们深思的是,距余云岫等提出要消灭中医,废除中医,已时隔75年了,就在2006年6月,又见余云岫的阴影再现。中南大学科学哲学教授张功耀在其博客上发表的一篇《告别中医药比破除迷信更容易》,拉开了长达半年的"取消中医"之争的序幕。紧接着张功耀又发表了《从中医药成为国家"非物质文化遗产"说起》一文,引起了网友强烈的反响。其中表示反对意见的占大多数,之后张功耀围绕这一话题,继续撰写多篇反对中医的谬论。10月7日,张功耀在自己的博客上,发起了"征集促使中医中药退出国家医疗体制签名公告"的签名活动。这使得张功耀一时名声大噪,开始在媒体上频频曝光,一时风光无比,虽然网上反对和批判的意见占了大多数,但张功耀仍然表示自己还要坚持下去。在此前后,张功耀被人称为"废除中医领军人"张功耀的"废除中医"论并不孤立。已定居美国加利福尼亚州的自由职业者方舟子(本名方是民)说:我赞成让中医成为文化遗产,像古董一样送进博物馆供人参观、研究的,不要以科学的名义骗人、害人就行。中国科学院院士何祚麻说:我反对的就是中医阴阳五行的这套理论,我把他称为伪科学。如果打分的话,西医可得 90 分,中医只有 10 分。这帮中医废除派一直认为中医是"伪科学",没有发展空间,也没有存在必要。就在一个癌症演员因吃过中药而最终死亡,也归在中医身,难道吃用西医就不死人吗?真是天大的笑话,用心毒也。就在我们淮安这块地方,2006 年也不是一点反应没有的,分管中医工作的个别领导,居然提出不领导中医药学会的工作,真是岂有此理。这帮人,不看中医的长处,尽在短处上做文章,值得中医人进一步思考。当然中医有不足,西医也有不足啊,我们取长补短,不就是了吗?就拿治非典来说,广东省中医院非典病区主任林琳在名中医邓铁涛的支持下,运用中医"仙方活命饮"结合西药治疗"非典",事实证明,疗效是肯定的,得到了公认。广东省中医院还支援香港抗击"非典",中医林琳主任获得香港政府颁发的"抗炎勇士"奖章。通过对中西两法治疗效果更佳的结论。数十年来,中医第一次长时间成为香港市民关注的话题,其实在这之前著名中医邓铁涛就说:这种非典型性肺炎刚暴发,我就跟广东省中医院院长说,中医的机遇来了,挑战来了。我坚信,这个病毒性的病,西医是赶不上我们的。最终事实,正如邓老所说,这为什么他们就一点看不到呢?他们只知道指手划脚。对待这个问题,我们淮安的中医界,也不寂寞,在一些会议上也发出了我们的声音。对张功耀之流展开了斗争。严冰会长说得好,"见怪不怪,其怪自败。最终他们只能有一个结局,就是和余云岫之流的思想同穴而眠,随他去吧"。全国名老中医干祖望教授说:"中医会死,我第一个不答应。"10 月 10 日,卫生部表态坚决反对取消中医的言论,直斥签名活动是"对历史的无知"。10 月 31 日,国家中医药管理局新闻发言人措辞更加严厉,称其"否定历史,违反科学",是"数典忘祖的闹剧"。并公布参与"网络签名"的仅有138 人,而非所传的"万名",由此平息了这场"闹剧"。

春雷一声震天响,解放以后,在党的正确领导下,在中医药工作中,全面落实了党的中医政策,中医事业如雨后春笋,蓬勃发展。我市在 1990 年,市县先后成立淮阴(今淮安)、淮安、沭阳、泗洪、泗阳、宿迁、盱眙、涟水、金湖、洪泽、灌南等 11 所中医院和一所中医乳糜尿专科医院。中医院的建立,为中医事业的发展打下了坚实的基础,为学术团体的工作作了后盾,提供了条件,各县也先后成立了中医学会,先后编著内部刊物,如《清江科技·中医专辑》《淮阴中医专辑》《淮阴科技》《吴鞠通学说思想研究专辑》等 11 本。尤其是第四届理事会以来,我们市中医药学会在传承发扬吴鞠通学术研究上,狠下功夫,下大功夫,先后又编著出版发行了《吴鞠通研究集成》《温病条辨析评》《吴鞠通医案析评》《医医病书析评》《吴鞠通医书合编》《吴鞠通研究心书》《温病与方歌疗效》《医医病书点注》《大医吴鞠通轶事》《淮阴中医》等

10部研究吴鞠通和淮安（阴）中医人的学术著作、中医学会发展史，得到了市级领导、省中医药学会、省卫生厅中医药管理局、卫生部国家中医管理局领导的充分肯定，为淮医争了光，争得了荣誉，是我们淮安全体中医人的光荣。"中医是一个伟大的宝库，应当努力发掘，加以提高。"2012年春晚有一首歌叫"大中华"，第一次把"望闻问切大智慧"一词写进歌曲，唱给了全中国13亿人听，作为中医药工作者听了无不欢欣鼓舞。就是国外从事中医工作的人听了，更是万分高兴，有一位在加拿大从事中医工作的中国人，给淮安一位老中医打来电话说：听了"望闻问切大智慧"一句，在春晚的舞台唱出，全世界人都听到了，心里立即兴奋起来，感到无比的自豪，中医是一门科学，真伟大！

通过对历史的回忆，我们也深深地体会到：回忆过去历历在目，展望未来，信心百倍，相信在党中医政策的指引下，在各级领导的正确领导和支持、关爱下，通过我们自身的努力，我们的事业一定会更加兴旺发达，可归纳为四句话：在艰苦中创业，风雨中求生，竞争中发展，完善中前进。我们的中医药事业一定会兴旺发达，明天会更好！

我的讲话完了，不当之处，请同道同仁予以正之。谢谢！

2012年11月29日　严冰　江卫平

注：江卫平时任淮安市中医药学会副会长，主任中医师。

在江苏淮阴吴瑭第七次学术研讨会暨《吴鞠通研究集成》首发式上的讲话

各位领导、各位专家、学者、吴门（瑭）医派学术研讨会的代表们，《吴鞠通研究集成》编委会全体委员们：

大家上午好！

对吴门（瑭）医派学术研讨会第七次会议暨《吴鞠通研究集成》首发式会议的召开，我代表江苏淮阴吴门（瑭）医派学术研究会全体成员以及《吴鞠通研究集成》编委会全体委员们，对会议的胜利召开，表示热烈的祝贺，对全国各地从事吴鞠通学术研究的专家、学者和代表们表示热烈的欢迎和诚挚的问候，对吴鞠通家乡市委、市政府、区委、区政府各级领导的光临表示衷心的感谢！另外，对吴鞠通祖籍淮阴渔沟镇政府、吴鞠通出生地（大兴）棉花镇政府以及清吴鞠通坐堂著书"问心堂"旧址所在地淮阴王营镇政府，三镇领导的到来，倍感亲切，好像初出身的吴鞠通、坐堂看病的吴鞠通、挥笔著书的吴鞠通、告老还乡的吴鞠通就在眼前。他是淮阴人的自豪，后学者的楷模。在此，我预祝大会圆满成功！

《吴鞠通研究集成》今天和诸位见面了,此书计2115千字,重达2公斤,作为是书的主编,我借此机会,就《吴鞠通研究集成》一书的出版发行,谈点认识和体会。

吴鞠通,名瑭,生于1758年,1836年因病于老家淮阴大兴庄去世,享年79岁,字佩珩,鞠通乃其号,江苏淮阴人,著名医学科学家、临床家、温病学家。著有《温病条辨》、《吴鞠通医案》、《医医病书》三本医著,被誉为"上为吴又可之净臣,下导王孟英之先路"。其《温病条辨》是吴鞠通一生心血的结晶,他上承歧黄、仲景之旨,下承河间天士等诸家之说,去其驳杂,取其精微,掺合己见,全面系统、集大成、有创见的论述了温热病的辨证论治规律,结合实践创立了三焦辨证学术,最终于1812年《温病条辨》手抄本问世,在淮阴大地上流行。成羽翼伤寒之作,与《伤寒论》共为中医学的里程碑,是一部不朽之作,故有"伤寒宗仲景,温病有鞠通"之说;《吴鞠通医案》清末只有手抄本问世,1856年初次付印。是理论与实践的总结,是书以《温病条辨》理论指导实践,又以实践验证了理论,理论联系实际,互证其学,并结合除温病以外的医案记实,合而著成《吴鞠通医案》一书,是书示人以规矩和法则,是一部力作;其《医医病书》书,书成于1831年,是书述其未完,是吴鞠通医学理论的重要组成部分。三本医著,共同构建了吴鞠通自己独特的医学理论体系,创立了中医学理论的新篇章。影响着一代又一代的中医人,在中医医坛上产生了巨大的影响。三本医著问世至今近200年来,据不完全统计,单就版本研究计110多种,吴鞠通研究性著作的版本计70多种,各类的学术论文计2 000多篇。其研究的深度、广度,参加者之多,都属空前仅有,目前临床应用鞠通学术思想治疗的病种,单就银翘散而言,加减治疗的病种达60多种,其治疗面涉及温热病以外的内科、外科、妇科、儿科、五官等临床各科以及针灸、心理疗法、食疗等范畴,尤其是对现代世界性突起高热疾病的治疗方面,产生了巨大影响,起了不可替代的作用,具有重要而深远的指导意义。

吴鞠通幼时聪明伶俐,1岁就会走路,2岁自己拿筷不要人喂,3岁能背诗百首,14岁考取乡试秀才,15岁离家求学,19岁时家庭因遭不幸,父病不起而使他改变了初衷,发愤学医。他说:"父病不知医,尚复何颜立天地间。"于是卖地买书,朝研夕究,要在医之道上寻得真经。鞠通23岁时,侄儿巧官患温病,初起喉痹,几经误治,以致发黄而死。由此,更增加他"外逐荣势,内忘身命"刻苦钻研医学的决心。"慨然弃举子业",而专事于医。

据《吴氏家谱》载:吴瑭祖籍淮阴渔沟南吴大庄。祖父吴伟兴排行老二,乡里为塾,家有田六顷,房十数间。1750年,伟兴公兄弟分家,各立门户。按世俗,长兄老大伟驹承以祖宅，老二伟兴携子守让，另立家业，来到渔沟东三十里外的大兴庄东"饮马塘"落户。从此吴伟兴一家便落户于大兴庄，即当今棉花镇大兴村。1757年，吴守让生下一男，这就是吴瑭，鞠通乃其号，后来多以号行，其字遂掩，故凡中医者，没有不知道吴鞠通三字，其由在此。"淮阴吴瑭"这四个字，原是吴鞠通《温病条辨》大作告成之后，在自序中自署的家乡和自己的名字。"淮阴吴瑭"这四个字，是吴鞠通亲手所署，无疑是真实的，可信的；再说，鞠通为人心正口直，性刚气傲，思维敏捷，凡事求实，不可能连自己的祖籍也写错的，这一点我们是确认的，也是古今中医界和史学界所共认的。

2001年淮阴市更名淮安市，所以今有学者说，吴鞠通今淮安市人也是顺理成章的事。另关于何处当年"问心堂"，我们也做了一些考证，其也有二说：一说，"问心堂"在老淮安河下镇（见《河下圆亭记补篇》，有油印手抄本），一说，"问心堂"在淮阴王营西坝盐河南岸三盛码头茂盛街上（见《江苏盐业志》一书）。两处皆有"问心堂"，西坝与河下一属淮阴，一属老淮安，地图上零距离，实际相距20多里。经考证，吴鞠通时为名医，两处坐堂当属可信。

吴鞠通所从事的临床工作，实际是全科医生的工作。吴鞠通不仅是一位伟大的温病学家，而且是一位名副其实的临床家。这样称谓一点也不过分。作为温病学派而言，他创立的三焦辨证学说，在中医学说流派中的地位是确定的。从书出至今，对中医学术的影响之大是空前的。可以这样说，凡研究温病学术的没有不提到吴鞠通的。就吴鞠通家乡而言研究吴鞠通的学术会议全国性的就有两次，地方性的就有6次。今天开的会议是第7次，参加研讨的有国医大师，有中国中医科学院院士，有大学研究员、教授、博士，有临床第一线的专家、学者等，有相当一部分人在各自的研究领域中属于学术前沿，甚至为研究领域里的领军人物和泰斗级人物。《集成》一书的文章，绝大部分是在全面、系统、深入地收集和研究资料的基础上，精心提炼，加工细磨，根底很深。有的是临床多年的研究心得的结晶；有的是博览群书，挖掘了很多新的史料，观点新颖，研究精辟的好文章。内容涉及吴鞠通的《温病条辨》《吴鞠通医案》《医医病书》的各个方面，内容丰富，覆盖面广，代表性强。就作者而言，有全国最权威的专业学术研究机构的专家，有全国著名高校的学者，也有各地的中医学术权威和学科带头人、文史研究专家，还有作曲家。参加集成研究的，最大年龄97岁。更加可喜的是，有近90%的中青年中医药工作者，最小的只有22岁，他们是中医的希望和未来！文艺界还拍有吴鞠通会议记录片等。

这部万言著作，是编者们在两年多的时间里利用节假日和晚间休息时间完成的。据不完全统计，直接参与和关注《吴鞠通研究集成》编辑出版工作的，上至国医大师、下至专家学者，直到论文作者，计2000多人。在分工上，主编负责全书的策划，框架设计，重要章节的撰写和全书的审查，以及编委会有关会议的召开及工作协调等；执行主编在主编的策划下，带领有关执行副主编和编委完成各自负责的资料汇集、审查和初编；副主编在主编的直接主持下，对所有汇集的资料按设计的框架再进行统汇、统编、统审，最后汇集成书。实事求是地说，《吴鞠通研究集成》的出版是集体力量协作的结晶，是大家心血的凝聚。在此郑重地说一声：谢谢！

《集成》编写仿《中华古代名医名著研究集成》体例，除概述外，分四篇一附。第一篇吴鞠通《温病条辨》《吴鞠通医案》《医医病书》版本及后世的主要研究性著作；第二篇已公开发表的研究吴鞠通著作的论文总目录、选辑目录（1812—2011年）；第三篇有关研究吴鞠通的学术会议、论文目录和论文选辑目录；第四篇是研究、弘扬、纪念吴鞠通的主要学术机构和活动；附篇是编委会一览表及其它，共五篇合为一书。《集成》的出版目的主要在于彰先人之功，励今人之志，扬吴门医术，为传承弘扬中医事业做点贡献。

《集成》者，集大成也。就我们主观而言很想把古今、国内外，凡研究吴鞠通学说的全部资料，一个不漏的全部在《集成》上汇总，奉献给读者，但实际上因研究吴鞠通的学说资料实在太多，故这个愿望终未实现。另因收集资料的局限性，一些有价值的著述，可能因未被发现或取舍不当而未被收入，望能谅解！对选辑的论文论著，一律尊重原作。明显错字，作了更正。对引用的参考文献一律从略，如需者，请追溯原文。对1949年之前发表的作品，凡标点符号通篇用"。"或"。。"或"∞"者，统一按现代标点符号的要求重新加点。对于《集成》我们原计划两年完成，因资料实在太多，又需一一过目，所以延迟到2012年5月出版。是年发表的关于吴鞠通研究的论文论著，凡我们能见到的，也有少数经选入编，增一新意。还有一点要说及的——为了最大限度的给读者们提供比较全面的资料信息，其中大量的文章和著述，都是以目录的形式收编的，即使选辑的，有些也只是节选，对所选书籍和论文的编者及其所在单位，书中皆以统一体例进行标识，以表示对您的尊重和感谢，也让我们永远记住，您为传承和弘扬吴鞠通学说做出的卓越贡献！说句实话，没有您的参与，就等于位有虚席，是书付梓之前，我们为了把好事做得更好、更实、更与您的意愿相合，故对所有参与者，各发一封公开信，还不知都收到否？如因通信关系，未能如愿者，我们在此谨再道一声：请谅解！还有就是，我们对研究吴鞠通学说的有关著作的序言、前言、引言、凡例、编说明、出版说明、内容提要、内容简介、点校说明或后记等也尽可能选择入编，为研究者选择读本时作引路之使。在这里我还要强调的是，在当今时代的背景下，吴鞠通的学说思想是我们研究的核心，对其后世医学的影响和作用，是我们研究的关键，针对这个问题，我们的研究方向和目的是很明确的，因此集中精力，多做实事，阐发主题，笔墨集中，表现实质，就是我们研究的出发点和立足点。当然我们也诚恳希望，在研究吴门（瑭）医派的事业中，能有更多、更详、更好、更具历史观、时代感的论著佳作涌现，为人类的健康作出实在的、新的、更大的贡献。

本书在编辑出版过程中，中国中医研究院、工程院院士、国医大师程莘农，国医大师朱良春、周仲瑛、徐景藩、颜正华对是书的框架设计、编纂工作、学术问题等给予指导，并为是书挥毫题辞。对中国中医科学院、北京中医药大学、天津中医药大学、南京中医药大学、上海中医药大学、河南中医学院、北京中医古籍出版社、淮阴吴鞠通中医研究院、淮安市中医药协会、淮阴吴瑭医派学术研究会、淮安市中医院、盱眙中医院、金湖中医院、洪泽中医院，尤其是吴鞠通家乡区委、区政府、区宣传部、区卫生局、淮阴医院、淮阴中医院等有关领导和单位的大力支持以及全国专家、学者的关爱和帮助，在此一并致谢！

吴鞠通学说是人类的福音，集成是编者的职责，传承弘扬，发展运用，是医者永恒的主题。《吴鞠通研究集成》编纂之后，我们更有体会，更有共识，中医学的发展离不开这些经典，少不了追求者的努力，过去如此，现在如此，将来也必然如此。中医经典凡中医者必读之书，从医者必由之路，这是中医学的历史和未来，明天会更好！

最后，当这部《集成》呈现在您的面前时，我还想再说一句，这部《集成》虽称万言之作，但也无论如何概括不了吴鞠通学说的全部，表现不了吴鞠通学说的丰厚结晶，表达不了研究吴鞠通人的所有心愿，这只能是吴鞠通学说研究的开始，因此需要更多的专家学者们，共同再作努力，专心研究，不断实践，探索创新，总结提高，汇集更新，以更加翔实的研究资料去续写实的《集成》篇章！

谢谢！

2013 年 5 月 24 日　严冰

壬辰年春晚
——《中国美》唱词"望闻问切大智慧"一语听后有感

春节晚会我年年都看，而且自始至终。每一个节目对我来说，都充满欢乐、高兴和感动，给予激励和鼓舞。而 2012 年春晚最引我注目，使我感动，令我思考，久久不忘的还是开幕式上《中国美》的那首歌儿唱词中的"望闻问切大智慧"一语。用"大智慧"一语在中央电视台春节晚会上向 13 亿中国人,向海外华侨,向全世界人民把中华传统文化的瑰宝——中医的"望闻问切"高声地唱出来,我还是第一次听到。听了以后,立即站了起来,双手拍个不停,"望闻问切大智慧",久久在我心中徘徊,令我高兴,精神焕发,久久不安,很想立即提笔写篇文章,谈一谈从事中医工作,虚度七十有六的感悟。

"望闻问切"四字,《难经·六十一难》谓:"望而知之谓之神,闻而知之谓之圣,问而知之谓之工,切而知之谓之巧。""望闻问切""神圣工巧"八个字是祖先留给我们,防治疾病的经验总结和理论升华的典籍,是中医药继承、发展、创新的源泉,具有重要的历史、文化和科学价值。是中医临床直观收集症状,诊断疾病的依据,客观可靠。是中医的理论基础,凡学中医者无不知晓,且天天在用,再平常不过了,可在春节开幕式上《中国美》的唱词中却用"大智慧"三字展示。智慧,什么叫智慧?智慧也称才智,也叫智谋,也称智商,是认识事物,辨析事物,明析是非,处理事端,创造发明的能力的总合谓之智慧。作者在歌词中加上大字"望闻问切大智慧",影响之大,感人之深,非同一般。有智慧的人也被称智者,陈隋时高僧智颛(538—597),十八岁出家,随后从慧思受业,业大进,入天台,讲经九年,人称"天台大师",隋炀帝曾赐号为"智者",故后人称他为"智者大师"。智者,有智慧的人也,大家都读过《醉翁亭记》吧,作者欧阳修,他是一个智者,因奸臣诬陷被贬为滁州知州,他四十岁自称"醉翁",又名山之僧,名智仙也。这可以从《醉翁亭记》406 个字,18 个"者"字,21 个"也"字中找到。我记得有这几句话:"峰回路转,有亭翼然临于泉上者,醉翁亭也。作亭者谁?山之僧智仙也。名之者谁?太守之谓也……""大智慧"三个字,加在我们中医基础理论"望闻问切"上面,对我们中医工作者来说,既是肯定,也是称赞,但更值得我们为医者深思,深思,再深思的,却是另外的一种氛围,更大的担当才是。

我们是智者吗?我们的智慧发挥出来了吗?加个"大"字,在我们各自的身上分量有多重,我想这是放在中医工作者肩上的一个有待研究,值待深思的一个大问题,一个科学问题。

"望闻问切"是中医理论的组成部分,"望闻问切"不是中医的独有,西医亦有"视触叩听",其看似相同,实差异很大,中医理论是中华文化的一部分,这是中国人的智慧,内涵深广。中医经典——《黄帝内经》,作为中国医学最早的经典著作,大约书成于先秦至汉之间,它是建基于中国哲学、史学、文学、天文、气象、生物等各个方面知识而形成的医学体系,是中华民族智慧的结晶,智慧的瑰宝,后来受道家、儒家、法家的影响也是很自然的。如儒家的代表人物孔子所提出的中庸之道,《论语·雍也》:"中庸之为德也,其至亦乎!""中庸"即用中,以中为常道,孔子认为事物的对立两端是客观存在的,他主张用和的方法,防止激化或转化。和为贵吗?我们中医用和的方很多。如和解少阳,调和肝脾,抑肝和胃,中医方剂诸如保和丸、抑肝和胃饮、小柴胡汤等。这些方法和方药,既是治病的手段,也是治病的目的,更是智慧的发挥,目的使人健康,是针对病的人的,抓住以人为本。西方医学不,它是做不到的。西医治病,哪怕明知人快死了,它认为,只要方法是对的,不管后果,治病就行。如晚期肝癌经过西医诊断,认为病人最多能活两三个月,可他还要手术、放疗、化疗等,这是为什么?因为治病所需。考东西方历史文化背景不同,任何一门自然科学如天文、地理、数学、物理、医学等,无不受到不同时代,不同民族的历史文化背景的影响。换句话说,就是这个民族,当时是如何立身处世,处理人与人,人与社会,人与国家,国与国之间,以及人与天地(大自然),甚至"鬼神"之间的关系的,这是需要智慧的。在西方,对抗性的处理事端由来已久,如罗马帝国的兴起,他是不断征服和消灭不同部落后,还将败者的人民俘虏做奴隶。因此西方医学在对待疾病方面,往往多是对抗性的治疗方法。不谈什么和的,什么整体的。据资料记载,在没有找到抗生素以前,很多细菌性的疾病都给西方人造成灾难性疫病,如鼠疫、霍乱、伤寒等,而在中医都有方法对待。在目前还没有找到足以对抗病毒性感染疾病和癌症的药物之前,西医没有有效的对这些病毒和癌症的方法,而中医对待病毒就比西医强,如带状疱疹、病毒性感冒、病毒性腮腺炎、红眼病等。就是对待癌症的认识,中医已有几千年的历史了,《周礼》一书中已载有专治肿疡的论述,之后代有发展,如瘿、瘤、癌、膈、积、聚、痃癖、翻花、石瘕等二十多种疾病的论述和治疗。这些论述和现代医学对肿瘤的认识基本雷同,中医对肿瘤的认识可谓历史悠久,源远流长,这是为什么?这是智慧,中国人的智慧。

当然中医对待癌症,尚未找到最佳方药。目前临床上,对待癌症经手术切除或放疗、化疗之后。一般5年不复发的算临床痊愈,而这种比例不是最多啊!目前除手术治疗,或单用中药治疗,或中西药合用治疗,即中西医结合治疗,临床有了发展,有的病种疗效很好,值得推广,进一步发展。但只能说是中西医结合的初级间段,向更好更高的方向发展,尚需努力,进一步探索。我们为医者,要用我们中国人的智慧做出完美的"蛋糕"*，创造世界独特的新型医学来服务于人类。这是医者的担当。我的中医药治癌之路 40 年——五法一统，就是这样想的，但还不够完善，尚需努力！

我们中医治癌肿，它是辨证的，它是经过"望闻问切"这个大智慧，四诊合参，因人、因时、因地、因病、因证而宜，不同的方案，用于不同的病人。癌症病人的共性是虚实并见，这是共性。根据其共性，结合"望闻问切"这个大智慧，收集到的各种临床表现。虚者多表现为气血亏虚，脏腑亏损，结合肿瘤生长部位，表现不一，实者多表现为痰瘀湿浊热毒，胶结黏滞，久而聚集成瘤，治各不同。这就要发挥中医的智慧，"辨证论治"而不是统而一刀，统而化疗，统而放疗，当然这些"统而"有的也是需要的。

"望闻问切"四个字，是祖先留给我们中华民族，繁衍生息的命脉，支撑中华民族健康强壮，打造中华民族特色的东方医学，不仅给我们留下了取之不尽，用之不竭的中华民族智慧的瑰宝，而且对东方医学乃至世界医学都有着广泛而深远的影响。作为一个中医人，不是听一首歌，就乐而了事，当充分发挥自己的智慧，把传承中医，弘扬中医，作为己任，担当起来，细读经典。毛泽东主席说："中医是一个伟大的宝库，应当努力发掘，加以提高。"我们应精研细揣，努力发掘，弘扬发展，用我们的智慧传承中医药文化为人类的健康事业作出更大贡献！实现中医人的"中国梦"。

壬辰年正月初一严冰于"得一斋"

童年的那些事

童年的那些事使我最难忘的莫过于过年。过年有好吃的，还放鞭炮，好玩呢！在我记忆中的过年，从腊月就开始忙年了，忙年实际就是忙吃的，磨面粉留做馒头，冲糯米、冲小粮、冲小谷、冲高粱，这些粮食都是黏的、留做汤圆吃的。从农历腊月二十四就开始祭天神、祭地神，接着祭祖。腊月二十四祭的是灶老爷，老人说：每年灶老爷都要上一次西天，向玉皇大帝汇报百姓生活，再带来玉皇大帝的口谕。所以未走之前，凡农村种田的各家各户都要送灶老爷，就是当官的也送。每家每户都在锅灶门的两边用红纸贴上对联，上联是："上天言好事"，下联是："下界保平安"。意思是请灶老爷上天替老百姓好话多说，坏话少说，五谷杂粮多带点回来，让老百姓

---

* 注：蛋糕，分不出鸡蛋、面粉和其他，谓之蛋糕。

收成好,日子好过。送灶的晚上家家还烙圆饼吃,里面包上糖,说是灶老爷吃了能把嘴黏住,说话啰里啰嗦,玉皇大帝不耐烦了,就说:"行了,我知道了,你少说两句吧。"真有趣。

不要小看送灶,送灶也是分等级的,君三民四阎王老爷二十五,腊月二十三、二十四、二十五是三个阶层的人为灶老爷送行的日子。难怪社会会世世代代有等级之分,直到今天来了共产党给扯平了,叫人人平等,家家欢乐。

送灶之后,要祭的就是"土地神"了。三十晚上一大早,各家捧着猪头,没有猪头的捧块猪肉也行,煮熟再插上筷子,拿着酒和杯子,到土地庙去敬土地神,放鞭炮,叩头。土地庙的两边也有对联,一边是"风调雨顺",一边是"五谷丰登"。没有土地庙的村庄,村上人就齐心合力,用砖头、瓦盖一个小的土地庙,大约不到二公尺高,前方凹下去的门,中间是土地爷的画像。我们严小圩的土地庙,就建立在我老家东南,大柴汪(井)东头不到一百米的地方。两边栽着两棵松树,一年四季绿叶青青,守卫着庙。大人们说:祭拜土地神,为的是五谷丰登,但要五谷丰登,要请天老爷给百姓以风调雨顺的机会,看来土地老爷要五谷丰收,还要得到上级天老爷的帮助才行呢。三十晚上,即除夕,各家祭祖,在堂屋条桌后面的墙上左右也有副对联,上联是:"守祖宗清白二字",下联是:"教子孙耕读两行"。条桌上放的是各家祖先的牌位,在牌位前摆上瓜、果、花生、馒头,还有酒和菜,少的四盘,多的八盘,都是贡品。一声鞭炮响,祭祖开始了,在火盆里烧纸,先由长辈向祖上磕头,接着一代一代磕头。家里的主持(当家人)把酒洒在火盆里和地上,各种贡品也放一点在火盆里和地上,嘴里还念着:"过年了,请列祖列宗保佑。请你们吃酒,拿钱用。"祭祖以后就是全家一起围在桌子上吃饭,这顿饭全家人非到齐不吃。如在外面,或因事在路上,不能赶回的,也在桌上留个位置,留双筷子,以盼快点到家。吃过晚饭以后,大人就给小孩压岁钱,拿了钱还要跪着给大人磕头,大人会嘱告你:明天大年初一,早上起来,第一件事就是嘴里含块糕(吃糕意味着一年开始了,要高升了,生活会更好更高),并嘱告不准乱说话。之后还有一件事情,就是各家各户的锅里放一块豆腐,说是叫"压锅",明年好富起来! 到了真正的晚上就更热闹了,用采来的松枝,把花生,染成红的、绿的,也有用本色的,用手把花生壳轻轻捏开,挂在松枝的叶子上。点上供桌上的红蜡烛,青绿的松树枝上挂着三色的花生,像树上真结了花生似的,硕果累累,好喜人哦。孩子再手提灯笼,或扎成兔子样的灯笼,或扎成小猪样的等等,里面用蜡烛点亮、扣上绳子,在地上拉着玩,或手提着玩,家前屋后,门前的大场上到处跑,好热闹哦!

过了三十(除夕),就是大年初一了,天还没亮,就被早起的人放的鞭炮声给惊醒了。有钱人家就放得多,一挂一挂的,没钱人家也至少要放三个、五个或七个,这叫放炮冲,不管穷富都放。还有三十晚上的那顿饭,绝对不能少鱼,说是年年有余。老家的大年初一吃的是饺子和汤圆,大人有交代,饺子不准叫饺子,叫"弯弯顺",说是一年到头,从大年初一开始天天顺当,即使遇事也会顺利的。所以从一年开始先吃弯弯顺。吃汤圆不叫吃汤圆,叫吃"元宝",汤圆馅种类很多,有糖包的、有酸菜包的、有芝麻糖包的。家家户户还有一样是不能少的,就是在汤圆里包一个古代留下来的铜钱,老家人也叫铜板,一般也就两三个汤圆里包有铜钱,谁吃到了就会高兴万分,像得到宝贝似的,大声叫了起来:"我吃到元宝了,我发财了……"吃过"弯弯顺""元宝"之后,就是给家里和邻居送去祝福,即拜年,是晚辈的还要跪下给长辈磕头。那时各家各户都有拜垫子,高粱叶编的,圆圆的,有农村锅盖那么大,直径一尺五到两尺、三寸厚。来磕头的人,有的虽辈分小,但年龄大,长辈就会走上前"不磕头,不磕头",拉他们起来。会抽烟的给烟,不会抽烟的给糖果、花生、瓜子、朝葵(子)吃,或坐下喝茶……

　　从初二开始,就可以走亲戚了。庄上人还摊份请来戏班子到庄上唱戏,那个戏台子是庄上人把自家的八仙桌和三抽桌或四抽桌,摆到一起,临时搭起来的。唱大戏的人一唱就是七八天,外村的人都来看,不看戏的就打牌、打麻将、下棋、下小遥。我们最喜欢在戏场上买东西吃,如糖啊,果子啊。这个糖就是农村的饴糖,农民自家做的拿来卖。才开始唱戏,我们的压岁钱也就用没了,女孩子还拿压岁钱买花戴呢。

　　正月十五叫过小年,现在叫元宵节,那个热闹不压于过年,过了小年,一年就算重新开始了,各家各户该做什么,就做什么了,如耕田的、备种的……

　　童年的记忆,还有春天使我难忘,难忘的不是百花盛开,小草透青,青枝绿叶,鸟语花香的美景。使我记忆的是春天好玩。春天来了,天不冷了,我们能放开手脚,田头路边,到处去玩,挑野菜,到东边包河(解放后兴修水利,人工挖成大河叫淮沭新河)去摸鱼虾,捞螺丝,回家大人用盐水煮一煮,吃起来好香啊!家乡还有一句话,叫"清明到,吹鸡叫",就是我们这些不懂事的孩子搞的。春天,麦苗青青,麦要抽穗未抽穗,我们把麦心抽出来,就能吹出好听的声音,好像奏乐一样,被大人发现了非挨揍不可,说:"你把心抽了,麦就不接穗了,你吃什么啊……"可大人走了,看不到了,我们几个孩子,明成(启文)、二明(启武)、金柱(启凯)、银柱(启祥)、双喜(启才)就又抽出来吹了,真没记性。如今回到老家,聚到一起,你看看我,我看看你,啊!都老了,有的已经西去了。少儿玩耍之情,如今想念之心,何时或止。

春天田头路边还有好吃的，茅草刚出芽，不到三指高，剥掉皮，里面甜甜的真好吃。学医了才知道，这就是中药茅草根，也叫白茅根，还有生津止渴的功效呢。清明上坟，给祖上扫墓，是大人带着我们去的，从小到今，年年如此。多在清明前几天，最好是早晨，到祖坟上去，给祖上磕头烧纸。对这事，我记得家乡有个顺口溜，叫做："早清明，晚大冬，七月半亡人等不到天中"。意思是说，清明祭祖要早，早早去替祖上把坟墓周围的野草拔掉，打扫得干干净净。过大冬祭祖在晚上，给祖上烧纸，嘴里还念叨着："天快冷了，请祖上回家来拿钱，快去置办寒衣吧！别冻着了。"七月半，我们老家称谓不好，叫"鬼节"，意思是在七月半中饭前，一定要把送上的纸烧掉，磕上头，送上酒等吃的，这样全家人才能心安地吃午饭。否则自心不安，别人也会说你。言外之意，是吃饭不要忘记上人（老人）。

记得有一远房亲戚，有三个儿子，父亲早去世了，留下老母一人，三个儿子也各自成了小家，各顾各的，母亲开始住老三家，零落过的（所谓零落过，就是先到老大家过几天，再到老二家过几天）。如此轮转，起初还好，时间长了，不是这家忘了喊吃饭，就是那家忘了。或是一小家人吃过了，才忽然想起：呀！老奶还没吃呢……老太气了就骂："你们几个畜牲，太忤逆了，我就不该生你们，早知，我从小就该把你一个个掐死，你们早忘了祖训了……"消息传开了，群众都骂三个不孝之子。一传十，十传百，俗话说：坏事传千里，传到几十里外的一个姓颜的亲戚家，颜先生分别给那三个人写了信，信上无有称呼，也没有签名：

隔窗望见儿喂儿　　想起当年我喂儿
我喂儿来儿饿我　　当心你儿饿我儿

三家同时收到不知谁寄来的信，拆开后女人们叽叽喳喳，不知信上说了什么，而三个都读过书的儿子，没有一个讲话的，各自低头都回了自己的屋子了……当天晚上"天变了，出太阳了"，三个儿子里老大带头，一起跪在老太面前，同声说："妈妈，儿对不起您，您就打我们吧，今晚到我家吃吧！"

说到春天，不由地想起了夏天。夏天我们玩得更欢，不穿鞋，小时候光着腚，到处跑玩，大点了，大概有五六岁了，也只穿个裤头（衩），光着脚，桑树底下拾桑枣吃，桑枣甜甜的像水果一样，真好吃，现在学医了，知道常用的桑椹子，补肝肾，疗明目，就是我们从小爱吃的桑枣子。夏天汪边（土井边）都长满了芦柴，打一两个或三四个叶子，芦柴照长，卷成喇叭形，把小头捏扁，拿起来当唢呐吹，好远都能听见。最得意的事情，就是天天洗澡，热了就洗。记得西边千大爹、由大爹，他们两家门口有汪，汪的周围是树，汪边水里长满芦柴，中间是一片水，有一个篮球场那么大，水最深的有二三十米，这里的水他们家是不吃的（他们吃的是靠他们家西边的小福先汪里的水），所以夏天大家洗澡都到这儿来。夏天天热，我们一天能洗好几次呢。我也是在这个时候学会了游泳，什么狗刨啊，蛙泳啊，仰泳啊，踩水啊，我都会，还会捣猛子（潜水），吸口气一头钻进水里，能从汪的东头一口气到底游到汪的西头，才露出水面，有时憋不住气，很快也就从水里冒上来了，真快乐！50年代，伟大领袖毛泽东主席，带头游泳，号召全民，到江河湖海去锻炼，于是游泳成了当时的全民运动。我们渔沟中学，把它列为体育项目之一，游泳考试，我不但及格，而且符合三级运动员标准，学校还发了游泳三级运动员证章，我记得体育老师叫包绍军。还有一件事，就是过"五月端"，也就是"端午节"，家家包粽子吃粽子，喝雄黄酒，小孩子的脖子上、手腕上、脚脖上扣上有颜色的绒线，脖子上还挂一个鸭蛋，最后留点雄黄酒再擦在小孩的耳朵孔、鼻孔、尿口、肛门等，说是辟邪不入，不生灾；门口还要插上艾叶、蒲叶，也是为了辟邪不入，平平安安，老祖宗想得真周到。

夏天不单是玩的季节，夏收是我们老家最忙的季节，我们种的是冬小麦，麦苗在田里过冬，夏天收割，家家忙得连饭也吃不上。记得我家就用新小麦磨面，早上煮一大锅，饿了就吃，渴了就喝，因为要赶时间。家乡有个顺口溜："芒种忙忙割，快收快种打快进仓，恐怕阴天烂麦场。"还有"黄金铺地，老少弯腰"等俗语，总之，麦口（麦季）最忙。最忙的也就是那几天，对于麦季家乡有好几句："小满不满，芒种不管"，意思是说，到了二十四节气的小满，麦粒就壮浆饱满了，如不满到芒种就收不了；还有"小满三天遍地黄，再过三天麦上场，夏至无一颗"。叫人听起来就是"喜"和"忙"，紧张得很。

夏至过了秋种秋收就开始了。如收玉米、花生、黄豆……秋天的老家，是最令我难忘的也是最风光的一道风景就是收山芋、收花生。尤其是收花生，家乡人很聪明，发明了花生筛子，一个由滑轮带动的踏板与筛子组成的木质器具。筛子前的人把花生连泥一锹一锹地铲到筛子里，筛子上的人用脚左右踩，随着筛子晃动，泥土漏掉，留下的全是花生。在老家的沙土地上，一个秋天过去了，在地上到处留的是花生摊子，上尖下圆，像宝塔一样，排得很整齐，横竖成行。好像受过训练似的，一点不乱，这是我最不会忘记的一道风景，别处是看不到的。家乡的秋天，天很高很高，高得透明，天气凉爽，不要扇子，人在院子，大都在院外的树下或大场上乘凉，大人们谈收成，讲故事，什么牛郎织女、四郎探母……我们也听不懂，就几人小孩自己玩，还比数星星呢，一岔打，就数错了，实际是眼一眨就不知刚才从那一个数起的了，真傻！月亮只有一个大人说，每年的八月十五月亮最圆，这一天我们老家叫"八月半"，过"团圆节"。实际就是今天的中秋节，这一天全家到齐，在外面的也都回家过团圆节，吃团圆饭。

过了秋天就是冬天，冬天我们严小圩的一个庄上可忙呢。木制的打油机就有十多部，我家也有一部。榨的主要是花生油、菜籽油和豆油，都是自己产的，有的也到街上去收，打出油来再去卖。剩下的菜籽饼、豆子饼，就留当肥料下地，吃不完的花生饼也可下地当肥料。晚上别的庄上或许已经入睡了，而我们庄上依然是油灯亮着，在忙呢！当时周边到严庄，有个顺口溜，叫做："要喝小饼汤（小饼，花生去油的饼）到严庄，吃晚饭也有，要等大世都睡觉了，才能吃到晚饭。"家乡人就是这样忙过来的。

冬天除了忙，就是冷。我记得小时候，天气特别冷。洗澡的汪里，结了冰能走人，雪下得到大人腿肚那么深，白茫茫一片。一大早起来各家就自动拿起木锨、铲子，先扫自己院子里的雪，向外扫，一直扫到各家相通，从庄子的东头到西头也一、二里路呢，都通了，大家才各自回家。好天雪化了，地面都是水，好在家乡人手巧，穿木屐。木屐高出地面二三寸，上面用自己种的麻拧成绳，当线用，在木屐底（似鞋底）的周围钻上眼，用细麻线，穿过来，再用早有准备的芦柴花和线在上面编织成鞋面，老人家叫木屐。管你怎么冷，或地上结冰带水，可穿着木屐，整天脚下都是暖暖的！屋上的雪白天化了，晚上雪水慢慢从屋上向下流，慢慢的又结成冰了，亮得透明，由屋檐向下，由粗渐细，很像山洞里的钟乳石，老家人称"冻凌哨"，最长的能有二尺多呢。我们小孩子火气大，不怕冷，把"冻凌哨"，用棍子敲下来，拿在手里玩，有时还放到嘴里舔舔，真傻！

儿时的记忆，值得一说的还有老家的树。前后三庄房前屋后都是树，树上的鸟窝很多，我小时候还常爬上树摸鸟蛋呢。我记得曾把鸡蛋送上喜鹊窝里，还真的抱（孵）出小鸡了！外人到了我们严小圩，就像到了一个陌生的小森林，最大的树一人搂不过来。可惜，万恶的日本侵略者来了，把这些树都砍了锯了，运到汤集盖炮楼了。就连尺把粗、碗口大，甚至更小的也都锯走了，桑树被锯了，春天的蚕宝宝也看不见了，榆树被锯了，清翠香甜的榆树钱炕棒（玉米）饼也吃不到了，小日本鬼子，真坏。说起严小圩，说圩，似圩非圩，真正的圩都不在了，能称得上圩的庄，也就是南边的严老圩、西南片的包圩、东南片的曹圩、西北边的汤圩,其他的无圩可言。为什么? 我也不知! 可能是同姓人少吧! 我家东北方位的叫贵八庄,张、王、刘、蒋、余、顾等姓皆有,他们就没有圩。地方的人说白了,把贵八庄叫"鬼不庄",实则非常不公,他们有事共商,有难互帮。爷爷说,因为他们是小户,才团结呢。贵八庄的由来,据爷爷讲,那是我们祖宗留下来的客气话,如原不相识的人到一起想搭话,第一句就是,请问:先生贵姓? 对方立即会说:免贵姓_____,您呢? ……

想来贵八庄当由此而来。

童年的事情还很多,很多,一时想不起来了,真笨。

年　谱

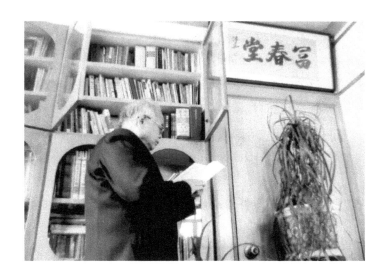

先祖严光作《九戒》垂示子孙

嗜欲者溃腹之患也　　货利者丧身之仇也

嫉妒者凶躯之害也　　谗慝者断胫之兵也

诽谤者雷霆之报也　　残酷者绝世之殃也

陷害者灭嗣之场也　　博戏者殚家之渐也

嗜酒者穷馁之始也

族训

遵祖训,奉克己守国法。

守族规,循伦理而齐家。

勤耕作,肥田园莫芜荒。

苦读书,抛糟粕取精华。

识礼仪,学谦让勿妄大。

知仁德,尽忠孝济孤寡。

从政者,持清廉反贪佞。

从戎者,奋智勇保国家。

为工者,择其善精技艺。

为贾者,务公平戒欺诈。

贫困者,应图强忌不义。

富庶者,戒侈靡不奢华。

业精于勤荒于嬉,严氏子孙予之族人,勉之戒之。

淮阴《富春堂》号辈分次第示从十五世起到三十世

启加同中　永长明生

光传恒泰　维兆年绵

——摘录于老谱民国二十五年版

淮阴《富春堂》号辈分序章从三十一世到四十六世（增订）

浩恩笑语　星照万家

晨起鸣春　玉泽宗源

严冰原名启明,系淮阴富春堂号第十五代裔孙。

1937 年农历三月二十七日出生于江苏省淮阴县汤集街东南严小圩,乃东汉高士严光(子陵)公《富春堂》号第 76 代裔孙,因出世时天已快亮,祖父德安先生说:"小名就叫大明吧",从此乡里长辈见面都叫大明或小大明,学名启明,年岁大了,都改称"明大先生"。

1946 年春,入齐庄小学一年级读书,长辈正中先生因其小名叫大明,严氏"富春堂"辈分"启"字,遂起学名为启明,此名一直沿用至"文化大革命"结束。因战乱小学只读了六个多月即辍学。又因幼时目睹堂弟启斌(小名小三明)、小妹(小名小丫)先后患病,因缺医少食而早夭等原因,立志从医。

1950 年 9 月，入后荡初级小学二年级，学习二年，跳级考取淮阴县汤集完小五年级。

1954 年 9 月，考入淮阴县渔沟初级中学。中间停学 1 年。

1960 年 9 月，在渔沟中学高二年级跳级考取南京中医学院（南京中医药大学前身），医疗系本科，学制 6 年，圆了学医之梦。

1965 年，进江苏省常熟中医院实习（毕业实习），时间一年。因文化大革命开始，提前三个月回校"闹革命"，因需改名叫"斌"，自立名为冰。

1966 年 6 月至 1968 年 1 月，在院参加无产阶级文化大革命运动（见中华人民共和国高等学校毕业文凭备注）。

1968 年 6 月，分配到四川省万源县白沙区医院工作。

1970 年 1—3 月，在四川省万源县人武部毛泽东思想新医疗法学习班第一、二两期任教师。

1971 年冬天，到四川省万源县白沙三大队九队出诊，因山高路险，途中不慎被风雪送下山谷，致一、四腰椎压缩性骨折。后病家抬送至四川省交通厅川交九处医院治疗两个多月而能重新工作。每当忆起，十分感谢热情的农民和川交医生戴凤仪等医护人员的精心治疗和护理，使之早日康复工作。

1972 年 3 月，参加成都军区举办的新医疗法学习班学习，兼辅导教师并赴原灌县（今都江堰市）金马等公社宣传"6.26 指示"和推广新医疗法，为贫下中农送医送针上门。目睹四川曲县西学中一位西医大夫，未按中医针灸的正规操作，在针刺"天突"穴位时致一老翁气胸，从而领悟到："医生对每一个医疗细节的认真、都是对生命的珍惜"的至理之言。

1973 年 3 月底，四川省万源县革命委员会组织组，以腰椎骨折不宜山区工作为由，由组织联系决定，调回老家平原工作（未征求本人意见，亦未征求本单位领导意见）。至今他还记得调令上写"白沙医院：调你单位严斌同志前来组织组报到，重新分配"。当时本单位都认为他调到川医搞教学了。到县组织组拿调令原万源县组织部老部长（陕西人）郭华堂告诉他："组织决定你调回江苏工作，你办好手续，立即回去报到吧……""立即"二字说得很重，干吗这么急，回到清江市报到时才知道，时组织组工作的陈同志和殷同志说："我们和你们四川有联系，江苏 3 月 31 日晚零点人口冻结，来迟不予接受，今天已是 4 月 5 日了，但你例外，组织联系的电报中说你手续已办，前来报到，路上耽搁组织负责，我们照接收你"。原来如此。

4 月 5 日，到江苏省清江市公费医疗门诊部（现清浦区城中医院前身）报到，从此开始在家乡从事中医医疗工作。

1974—1982年,连续8年为清江市公费医疗门诊部先进工作者(1981年未评)。

1975年3月,应聘任清江市第三期西学中学习班教师。

1977年6月,应聘任清江市第五期西学中学习班教师。

1977年10月—1978年3月,应聘任清江市第六期西学中学习班教师。

1978年10月22日,应清江市革命委员会卫生局邀请出席10月24日上午在市防疫站会议室召开知识分子座谈会,学习华国锋主席关于召开全国科学大会的重要指示。个人体会是:学习指示,兴高采烈,展望未来,信心百倍。

1977年12月,应聘任清江市首届西医学习中医提高班《内经》《伤寒论》教师。

1978年,当选为清江市中医学会秘书长,名誉会长秦正生,会长周维尚(市卫生局副局长)。

1980年2月,出席清江市1979年先进工作者代表会议,市政府授予市先进工作者称号。

1980年5月,应聘任清江市第二期西医学习中医提高班《内经》任课教师。

论文《浅谈痰》首次在江苏省清江市科学技术情报研究所主办的《清江科技·中医资料专辑》第二期发表。

1981年2月23日,清江市人民政府授予在1980年社会主义现代化建设中,成绩显著,被评为先进工作者,特发给奖状。

1981年3月6日,收到清江市革命委员会卫生局医技人员晋升职务批准通知书,批准晋升为中医主治医师。编号:489(本人为淮阴地区中医晋升主治医师,中医理论唯一免考者,因有学术论文发表)。

1982年,论文《试析辛凉三剂》在《清江科技·医学专辑》第三期上发表。

1983年1月21日,清江市卫生局授予在卫生工作中,成绩显著,先进个人称号,颁发奖状。

1983年1月24日,中共清江市委员会和清江市人民政府因在1982年医疗卫生工作中,成绩显著,为"四化"建设做出贡献,经评授予先进工作者称号,并颁发奖状。

1983年10月,论文《血府逐瘀汤治案》首次在《江苏中医》杂志第四期发表。

1983年10月,本人当选为淮阴地区中医分会第一届理事会副秘书长,1984年科协下文为秘书长,名誉会长秦正生,会长王夫之。

1983—1985年淮阴市自然科学优秀学术论文评选中,论文《秦正生老中医治疗小儿急重危病症的经验》获优秀学术论文一等奖。

论文《金匮》胸痹心痛病证因方治初探及运用,同时被评为二等优秀学术论文。

1984 年 2 月 23 日,应聘为《淮阴医学》编辑委员会委员。

1984 年 4 月,应聘任清江市第二期西医学习中医提高班教师。

1984 年 7 月 25 日,应江苏省淮阴卫生学校聘请为 1984—1985 学年第一学期中医学科授课教师。

1984 年 9 月,江苏省科学技术协会授予热心从事科协学会工作,成绩显著,被评为科协学会工作积极分子,发给证书。在江苏省科协三大召开时,由《江苏科技报》于 1984 年 9 月 28 日第 51 期上登报表彰,本人系学会工作积极分子。

1984 年 10 月 11 日—11 月 27 日,参加淮阴市科协举办的 BASIC 语言及微电脑学习班结业(证本编号:267)。

1984 年 11 月,参加在淮阴召开的全国纪念温病学家吴鞠通先生逝世 150 周年学术研讨会。北京中医研究院研究员耿鉴庭,中华全国中医学会副秘书长陆长宏,学术部主任韩梅,省中医学会李国光会长,朱良春副会长,教授孟树江、陈亦人、杨进等 28 个省市的中医温病专家参加了会议,我任大会秘书长。

1984 年 11 月 29 日,论文《浅析吴鞠通三焦辨证的临床价值》在全国纪念吴鞠通诞辰 150 周年学术研讨会上被评为优秀论文。

1984 年 12 月,参加淮阴市中医脾系学术研讨会泗洪会议,会后和全体代表凭吊了江上青烈士陵园。

1984 年 1985 年 2 月 5 日下午二时,应特邀出席淮阴市科协在科协二楼 207 室召开的促进科技进步,振兴淮阴经济部分科技人员座谈会。会上本人提出淮阴农村高秆植物多,如玉米地,家前屋后树荫底下,沟边河边废地很多,很适合中药绞股兰的种植和生长,如引种经济效益很高,供市领导决策参考。

1985 年 3 月 13 日至 15 日,回母校参加南京中医药大学建院三十周年(1955—1985)院庆活动。

《试析辛凉三剂》在《广西中医药》1985 年第 8 卷第 1 期上刊登。

1985 年 5 月 3—4 日,在南京参加江苏省振兴中医事业大会。顾秀莲省长说:"中医是一门科学,中药已出口 70 多个国,对中国人民,对世界人民贡献都很大,振兴中医事业会议,以后年年开一次……"作为一名中医工作者,深受感动,但愿能感动所有的"上帝"才好,中医工作定能兴旺发达。

1985 年 9 月 5 日,应南京中医学院(函授部)聘请为函授大学《中医基础理论》面授辅导老师。

《治疗小儿急重危证的经验》在《中医杂志》1985年第26卷第三期发表。文系秦正生老中医的经验,他负责整理。

1984—1985年应江苏省淮阴卫生学校聘请为1984—1985学年中医学课程授课教师。

1986年1月25日,淮阴市科协因本人在1985年学会工作中成绩显著,被评为市级学会工作积极分子。

1986年3月1日,应聘为南京中医学院函授大学中医函授大专班《中药学》(1986.3至1986.7)面授辅导老师。

1986年4月,参加江苏省脾胃病学术研讨会,地点:江苏靖江。

1986年11月,参加江苏省苏州召开的叶天士学术交流会,会上作关于《吴鞠通学术思想与叶天士》的论文宣讲。

论文《柴芩蒿石汤治疗急性高热64例临床观察》,于《江苏中医杂志》1986年7卷第3期上刊登。

1986年12月7日,论文《应用仲景方辨治冠心病验案举隅》在1986年淮阴市心肾病学术年会上被评为优秀论文,特发证书。

1986年12月17日,当选为中华全国中医学会江苏省分会第五届理事会理事。

1986年12月19日,应聘为《江苏中医》杂志编辑委员会第四届委员会委员。

1987年1月16日,江苏省科学技术协会,授予在科技咨询工作中成绩显著,特发荣誉证书以资奖励。《江苏科技报》1987年1月19日登报表彰。

1987年2月23日,淮阴市中医院,授予在1986年工作中成绩显著称号,并颁发奖状。

1987年5月,应南京中医学院聘请为函授大学中医专业《金匮要略讲义》面授辅导老师。

1987年6月,淮阴市卫生局授予在中医工作中成绩显著被评为先进个人称号,并颁发奖状。

论文《慢性肾炎治宗脾肾初探》参加中医秦皇岛肾病学术研讨会大会交流。

1987年7月4日,参与协作的《辨证治疗外感热病57例临床疗效总结》一文,在江苏省第五次中医急症学术会上被评为优秀论文。并发给奖状。

《试析〈伤寒论〉下利治法》在南京中医学院《中医函授》1987年第2期上发表。

1988年2月23日,应南京中医学院聘请为函授大学《温病学》面授辅导教师(聘请期:自1988年3月至1988年5月)。

自制《活血潜降汤治疗Ⅰ期高血压病 102 例临床观察》,《江苏中医》1988 年第 9 卷第 8 期上发表。

1988 年 8 月,论文《应用仲景方辨治冠心病的点滴经验》被评为淮阴市 1986—1987 年度优秀学术论文二等奖。

1988 年 12 月 30 日,经淮职改 88 第 133 号文批准获得副主任中医师专业技术职务任职资格证号:(314110109)。

1989 年 8 月 21 日,参加全国中医药方法研究贵阳学术研讨会,论文《浅谈中医用药的辨证思维》一文于大会宣读。

1989 年 10 月 26 日,论文《慢性肾炎治宗脾肾 60 例临床体会》在中华全国中医学会内科肾病会议上交流。杭州。

1989 年 12 月 8 日,应聘为淮阴市青年中医研究会学术顾问。

1990 年 3 月 26 日,因在从事学会工作中,成绩显著,被江苏省科学技术协会授予"优秀学会干部"荣誉称号,并颁发证书。

1990 年 4 月 5 日,淮阴市科协聘请为淮阴市 1988—1989 年度优秀学术论文评审委员会委员,并授予聘书。

1990 年 4 月 30 日,收到《中国高级医师咨询辞典》编委会入录证书,由知识出版社(中国大百科全书出版社)1990 年出版。

1990 年 6 月,《胸痹心痛治法初折及应用》的论文,在淮海经济协作区第三届中医学术会议上,大会宣讲。于扬州。

1990 年 9 月 18 日,《慢性肾炎肾劳期治宗脾肾 104 例临床体会》的论文,在中国东北地区肾病研究会第二次学术交流会上大会交流,并被评为优秀论文。于大连。

1990 年秋,应邀出席江苏省中医界专家为亚运会义诊集资总结会。卫生厅张华强副厅长,省中医学会李国光会长,江苏体委孙庆芳主任等到会讲话。

1990 年 12 月 22 日,江苏省科学技术协会授予 1988—1989 年度学会工作中作出优异成绩的被评为先进个人,并颁发证书。

应聘为淮阴市 1988—1989 年度优秀学术论文评选委员会委员。

1990 年 12 月,论文《浅谈中医用药的辨证思维》在 1988—1989 年度淮阴市优秀学术论文评选中,被评为优秀学术论文二等奖,并颁发证书。

1991 年 3 月,应江苏省中医管理局聘请为《江苏中医》第五届编辑委员会委员。

1991 年 3 月,论文《活血潜降汤治疗亚期高血压病 102 例临床观察》,被评为江苏省中医学会五届学术年会优秀论文,荣获三等奖。

1991年3月19日，在中华全国中医学会江苏省分会第六届全员代表大会上为大会主席团成员，并被选为第六届理事会常务理事。

1991年4月，应江苏省中医学会聘任为江苏省中医肾病专业委员会委员。

1991年5月5日，《活血润燥生津饮治疗老年糖尿病73例临床观察》，在淮海经济区第四届中医学术年会上作大会宣读。地点：安徽省亳州，吴晗春为论文第二作者。

论文《中药治疗慢性肾炎肾劳期104例》在《辽宁中医》杂志第4期（总第167期）十八卷上发表。

1991年6月5日，应邀参加洪泽县中医院门诊楼落成典礼。题赠："走杏林之路，扬传统医学，显中医特色，造福于人民"以庆贺。

1991年6月6日，《活血机理初探》在江苏省中医学会内科学术会议上作大会交流。

1991年6月27日，论文《辨证治疗糖尿病208例》参加中国沈阳《中医药国际学术会议》大会交流，后被收入中国，沈阳《中医药国际学术会议论文集》，用中英两种文字版本出版。

1991年12月29日，参加淮阴市科协举办庆贺秦正生老中医八十寿辰暨行医60周年大会。会上徐燕市长说："秦老是淮阴医务界的一面旗帜，科技界的优秀代表。"是的，秦老一生淡泊名利，不求报答，鞠躬尽瘁的高尚品质，永远是后学者的楷模，大家的偶像。

1992年1月11日，应邀参加淮阴医专78级中医班毕业十周年学术研讨会。

1992年2月27日，淮阴市科学技术协会因在学会工作中成绩显著，被特别授予市级学会优秀秘书长称号，特发给荣誉证书。

1992年6月21日，被聘任为江苏省中医多学科研究委员会委员。

1992年6月22日，参加江苏省中医学会中医多学科学术会议，论文《浅谈中医时间医学的临床思维》在会上交流。

1992年7月23—24日，出席在长春召开的"第十四届国际自然医学会国际研讨会长春大会"。并积极参加会议的各项活动。论文养身抗衰与健康长寿》作大会交流。

1992年10月15日，《试析仲景立方用药的辨证思维》参加在中国贵阳召开的中医经典著作思路方法研究国际学术研讨会上交流（编号：237）。

1992年冬，被评为淮阴市中医院先进工作者。

1992 年 11 月，论文《中药治疗慢性肾炎肾劳期 104 例》在 1990—1991 年度淮阴自然科学优秀学术论文评选中，被评为二等优秀学术论文。由淮阴市人民政府颁发优秀学术论文证书。编号：2079(本文第二作者系市城中医院庄茂雷)。

1992 年 11 月，论文《辨证治疗糖尿病 208 例》在 1990—1991 年度淮阴市优秀学术论文评选中，被评为一等优秀学术论文，由淮阴市人民政府颁发淮阴市自然科学优秀学术论文证书。编号：1006。

1993 年 1 月 18 日，淮阴市中医院因在 92 年度各项工作成绩显著，被评为先进个人称号，发给荣誉证书。

1993 年 2 月，当选为中国人民政治协商会议淮阴市清河区委员会委员。

1993 年 2 月 22 日，当选为淮阴市政协第三届委员会委员，证号：133 号

1993 年 5 月 6 日论文《谈中医药治疗糖尿病的临床思维》参加在福建省邵武市召开的全国第五届唯象中医学术研讨会上，大会宣读，经组委会评定为优秀论文(一等奖)并颁发优秀论文证书。

1993 年 8 月 1 日，收到《当代中医绝技荟萃编委会》的入编祝贺：您的中医技术已被入选中国、新加坡两国学者联合编辑出版的《当代中医绝技荟萃》一书中，特发此证。

1993 年 10 月 16 日，应邀回母校参加淮阴县渔沟中学 300 年(1693—1993)校庆。渔沟中学创建于 1693 年，时为"临川书院"。其 1954 年考入渔沟初级中学，当时共招四个班，入学后被分在丙班。校庆会上碰到许多老师和似曾相识的同学，互相你望我，我望你，一愣，都哈哈大笑，原来是你呀！调皮鬼……兴志，随写诗四句以记之(见是书"淮阴列传")。

1993 年阴历腊月十四日，小学同学严所之因患肝病医治无效谢世，享年仅 53 岁。所之叔衡阳矿冶学院毕业，分配化工部下属单位四川乐山工作。83 年调江苏清江化工研究所工作，后任清江农业厂书记。他住严老圩(老庄)，严冰住严小圩(后庄)，他在家后看见严冰，严冰在门前望见他。一地之隔，儿时相伴，直到初中。他入清中，泗洪中学，严冰入渔中，陈集中学，寒暑假无一日分开，互学互帮，直至入大学。

沉痛悼念所之叔

(一)

君住南边我住北　儿提时代话语多
今君万里云天去　纵有千言难共语

（二）

一生持重吃尽苦　从研从政两袖空

匆匆西行容音在　欲追往事待梦中

1993 年 12 月 29 日，荣获 1993 年度工作成绩显著先进个人称号，由淮阴市中医院颁发证书。

1994 年 1 月 28 日，收到政协淮阴市委员会、中共淮阴市委统战部寄来请柬：恭请拨冗光临今年（实际年年如此）2 月 4 日二时在淮阴宾馆华夏厅举行迎春茶话会。特辞去渔中初中同班同学聚会之约，而与会聆听市委领导讲话，目的在于得其鼓舞，受其教育，奋发图强，建设淮阴。

1994 年 3 月，论文《中药治疗慢性肾炎肾病期 104 例》和论文《试析仲景立方用药的辨证思维》被中国中医研究院首届医圣杯国际中医药学术著作和论文评奖委员会评为优秀奖，特颁发给证书。

1994 年 4 月 11 日，江苏省中医学会聘任为江苏省中医首届血证专业委员会副主任委员，并颁发聘书。

1994 年 10 月，江苏省卫生厅，江苏省中医管理局联合下文授予"江苏省名中医"称号，并颁发证书。

1994 年 10 月，论文《浅谈应用中医药治疗糖尿病的临床思维》在"中国，北京糖尿病（消渴病）国际学术会议"上大会交流。文稿收入《中医药治疗糖尿病新进展》论文集，由中国医药科技出版社出版，北京。

1994 年 12 月 15 日，经江苏省卫生厅技术高级职务任职资格评审委员会评审，确认具备主任中医师任职资格，由江苏省职称改革领导小组批准，并颁发高级专业技术职务资格证书。

1994 年农历 6 月 27 日早 5 点父名上风下来，因病谢世，享年 80 岁。

爸爸一路您走好，平时教导儿不忘。

守祖耕读长记性，孩儿心里记住了。

1995 年元月，淮阴市科协技术协会，授予 1994 年学会工作中成绩显著被评为先进工作者称号。

1995 年 1 月 24 日，被淮阴市中医院因成绩显著被评为先进工作者，并发给荣誉证书。

1995 年 9 月 27 日，论文《吴鞠通医案点按》一文在海南，三亚召开的中华医学临床研究学术会议上，作大会交流。

1995 年 11 月，淮阴市中医学会第二届理事会上当选为学会副会长兼秘书长，名誉会长秦正生，会长王炯明（市卫生局局长），副会长还有殷怀玉、朱长川、于国江、顾克明（增选）。

1996 年 6 月，参加在南京召开的江苏省中医糖尿病专业委员会筹备会议，商讨有关成立及学术活动事宜，经商讨意见基本一致。

1995 年 10 月 28 日，当选为江苏省中医药学会第七届理事会常务理事，并发给证书。

1996 年 10 月，应邀回母校参加淮阴县陈集中学四十年校庆（1956—1996）。因当年其父在码头供销社油坊当工人，一学期后父亲调到渔沟供销社，故在陈集只读了一学期高中，即随父又转学到渔沟中学。

1996 年 11 月，论文《略谈运用中医药治疗慢性肾炎的临床思维》获淮阴市自然科学 1994—1995 年度优秀学术论文二等奖，并颁发证书。

1996 年 12 月 13 日（阴历十月初三），岳父徐增长因病逝世，享年 83 岁。出生于沭阳周集徐庄，1941 年参加共产党，解放后曾任淮阴纺织厂书记、厂长，清江市纺织局副局长等职。

岳父千古

（一）

一手拿锄一手枪　跟党抗日保家乡
从农从政无体日　两袖清风离人间

（二）

因病是药（西药）云天去　儿女亲友痛悲伤
音貌犹存千古在　和善诚厚留人间

女　文梅　婿　严冰　泣挽

1996 年 12 月 20 日，收到来函，论文《辨证治疗糖尿病 208 例》的论文，经专家评委会评审，有一定的学术与临床价值，已收载编入国家级中国中医药出版社出版的《中国中医特治新法大全》一书中。特发中医药论文证书，以作凭证和留念。

1996 年 12 月，在淮阴市中医学会第二届会员代表大会上，当选为淮阴市中医学会理事会常务副会长兼秘书长。

1997 年元月 28 日，淮阴市中医院因其在 1996 年度工作中成绩显著，被评为先进工作者，并发给奖状。

1997 年 1 月，淮阴市科学技术协会授予 1996 年学会先进工作者称号，并排入 1996 年科协市级学会光荣榜。

1997 年 3 月 30 日，被淮阴市气功健身咨询服务中心聘请为"市气功健身中心高级顾问"，并发证书。

1997 年 5 月 23 日，参加江苏省糖尿病专业委员会成立暨首届学术交流会议，当选为江苏省糖尿病专业委员会副主任委员。以论文《浅谈应用中医药治疗糖尿病的临床思维》作大会交流。地点南京。

1998 年 6 月，论文《应用吴鞠通方治疗外感热病的体会》在广西北海中华医学临床研究学术大会上宣读。

1998 年 11 月，出席淮阴市中医药学会理事暨优秀学术论文颁奖大会。

1998 年 12 月 18 日，被南京中医药大学研究生部聘请为九七年级硕士生兼职指导老师，并颁发聘书。

1999 年 12 月，赴加拿大参加加拿大国际医药学术研讨会暨成就颁奖大会，论文《辨证治疗糖尿病 1I11 号方析》经大会交流，被评为国际医学成就金奖，并颁发奖状、奖盘、金质奖章。

2000 年 1 月 6 日，收到当今国医大师朱良春老师和女儿朱琬华寄来的贺年片，至今还保存着。上面写到："欣逢龙年新世纪，恭贺阖府康而寿"，背面是灿灿发光的"春无限"三个大字。"春无限"是书法家萧娴女士题赠的，真谓春光无限好，朱老，严冰从认识他至今，他一直是他生涯的楷模。是他（时任农工中央委员）和沈宁铨（时任农工江苏省委常务委员）两位老师介绍其加入农工党的，入党后严冰得到他们的帮助很多很多，是他们用双手给严冰打开了知识的大门和做人的道理。朱老的话，他永远不会忘记："入党后要高要求，和共产党肝胆相照，荣辱与共，为国为民，奋斗终生。"朱琬华女士，女中能人，医林中之翘楚也，小严冰数岁，可她永远是我心中的道兄、医友。

2000 年 6 月，出席江苏省糖尿病中医药防治新进展学习班暨学术交流会议。地点：江苏张家港市。

2000 年 7 月 2 日—5 日，赴泰国参加"国际综合医学大会"，中国卫生部长张文康出席，为大会名誉会长。其论文《浅谈老年糖尿病并发脑血管病的中医临床思路》获大会优秀奖。

2000年11月，出席淮阴市青年中医暨洪泽县中医学会学术研讨会。

2001年9月，收到广州中药一厂寄来的中秋贺信(已多年如此)。是年的贺信其中有两句令其难忘：朗月无声情永在，一片冰心赠友人。是的，为中医药事业，冰心不变。药无医药是药，病无医病是病，医无药医无门，诊疾用药，全看疗效，着眼百姓，互相沟通，中药一厂是为榜样。

2001年12月，在江苏省中医药学会第八届会员代表大会上，为理事会理事，任期五年(凡常务理事因年龄大该退的再连任一届理事)。

《血府逐瘀汤验案》在日本《中医临床》2001年6月/通卷85号发表。

2001年12月8日，当选为淮安市中医药学会第三届理事会会长。王炯明、顾克明、徐杰(市卫生局局长)为名誉会长，副会长有殷怀玉、韩如章、汤雅顺、胡启梅，秘书长朱晋龙。

2002年5月24日，赴台湾参加海峡两岸疑难病症学术研讨会。江苏省中医药学会戚建山秘书长，江苏省中医院王纲教授，南京市中医院刘永年教授同行，本人论文《老年消渴病中风的治疗》作大会宣讲，得到海峡两岸同行专家的认可和好评，台湾台中市中医会馆赠《精研医理》匾额作纪念。

2002年12月28日，应邀出席淮安市中西医结合学会第五届会员代表大会，为之祝贺。

2003年10月，出席在江苏淮安市昆仑饭店召开的江苏省第八届中医男科会议开幕式。

2004年11月27日，出席"淮安市青年中医，基层中医学术交流会"。对青年中医寄予厚望：学中要姓中，传承发展，弘扬光大靠你们了。

2005年2月18日，由其任主编，卜开初、丁勇、王兆军任副主编，朱晋龙、严晓枫、王修锋参加编写的《淮阴中医》编委会成立。淮安市政协主席陈从亮任主任委员，顾克明、吴同和、秦素凡等25人为编委会委员，参与其中部分工作。淮阴区区长葛来，宣传部长杨恒忠以及名中医韩如章为之策划。

2006年春节，应四川老同志相约，重返大学毕业后第一个工作单位：四川省万源县白沙医院。和原工作的钟从远、汪维政、朱华章、张云朝、聂仁礼等老同事，会聚一堂，共度春节，重忆巴山行医之情。还看望了老病友何明昭夫妇，老朋友王玷瑛全家，受到热情款待。

2006年5月13日，在淮安市中医药学会第四届会员代表大会上，以不投名投票方式被选为会长，任期四年。和顾克明，韩如章两位老中医同时被授予淮安市中医药学会终身理事职务,并发给证书。名誉会长韩如章、王振彦(市卫生局局长),副会长丁勇、王兆军、江卫平、杨政、胡启梅、汤雅顺、席慧、汪再舫,秘书长吴同和。

2006年仲秋,应邀参加江苏省名中医韩如章办的"如章诊所"开业,书题"名医名断,三指回春"以贺之。

应邀参加淮安市涟水县中医院名医门诊开业,书题:"名医民康"四字贺之。

2006年12月,应邀参加淮安市盱眙县中医院建院二十周年暨门诊楼开业庆典,书题"难苦中创业,风雨中求生,竞争中发展,完善中前进"以庆贺。

2007年春节,一家四世同堂,老母97岁,最小孙女佳佳12岁,外孙女豆豆才7岁。围桌而坐,边吃边谈,拍照留念。外面大雪纷飞,室内空调暖若季春,高兴之至随笔记之:"退休未休身体健,赶上当今好时光,随心所欲无所虑,大圆桌上度小康"(注:圆桌加"大"字,当坐14亿人也!)。

2007年7月28日,参加温病大师吴鞠通铜像在淮安市吴鞠通故里淮阴医院门前广场鞠通园落成。出席典礼的有淮安市市长樊金龙,淮阴区委书记戚寿余、区长葛来,雕塑作者南京大学吴为山教授,以及淮阴区卫生局、淮阴医院、淮阴吴鞠通中医研究院淮安市中医药学会、淮阴区中医药学会的领导和代表200多人参加了揭幕典礼,瞻仰铜像。中国工程院院士程莘农发来了贺词。

2007年11月,著《温病条辨析评一书》和主编的《吴鞠通医书合编》《淮阴中医》由北京,中医古籍出版社出版发行。

2007年12月8日,被聘为淮阴吴鞠通中医研究院名誉院长。

2007年12月9日,上午,出席2007纪念温病学家吴鞠通诞辰250周年高层学术论坛。大会主席团名誉主席:中国工程院院士程莘农,南京中医药大学原校长、江苏省中医药学会副会长周仲瑛教授,江苏省卫生厅副厅长、中医药管理局局长、江苏省中医学会会长吴坤平,淮安市政协主席、原淮阴市市长陈从亮。主席:中华中医药学会副会长杨明会担任。其和黄亚博、戚寿余、杨进、葛来、伊广谦、陆志群、张书成等任副主席。原论坛组委会主任:杨明会,名誉主任:吴坤平、陈从亮。本人和黄亚博、戚寿余、杨进任副主任委员。

2007年12月9日,开幕式后和省、市、区领导吴坤平、黄亚博、杨进、陆长书、葛来、王振彦、陆志祥等同志以及参会代表200多人参加淮阴吴鞠通大桥通车典礼。淮阴吴鞠通路命名和淮阴吴鞠通中医研究院揭牌仪式。

2007年12月11日,陪同省内外中医专家张民庆、顾武军、杨彭龄、石育才、伊广谦、韩如章等谒拜了吴鞠通主莹鞠通"碑林",向温病大师献了花圈。

2008 年 4 月 11 日,和淮安市吴瑭医派学术研究主任卜开初、王兆军同往常州,参加江苏省中医学会召开的江苏省中医药学会名家流派研究会筹备工作委员会第一次会议。经过协商原则通过成立"研究会"的有关事宜。

"5·12"四川汶川大地震,向灾区人民捐款 1 215 元(内含小孙女严佳 15 元,外孙女豆豆 10 元)。

2008 年农历八月十四日母亲谢世,享年 94 岁。走前有交代,儿女们勿悲伤,勿大办……妈妈,您地下安息吧!儿孙们逢年过节给您和父亲烧纸,现在都过上小康生活了,你们也不要太省了。

2008 年 10 月 1 日,应中国科技奖励杂志社等单位特邀赴京参加在人民大会堂举办的第三届中华脊梁杰出人物国庆 59 周年座谈会,被授予中华脊梁杰出人物荣誉称号,并发给荣誉证书。

2008 年 10 月 28 日,收到江苏省中医学会通知,邀我参加 2008 年 10 月 31 日在南京新世纪饭店举行江苏省中医药学会名家流派研究分会成立会议。省秘书长黄亚博来电谈了会议相关问题。这是一件好事,江苏历代名医辈出,流派也多,成立分会,进行研究,作为淮安中医学会领头人,吴瑭医派研究会学术顾问,本人完全支持,因事繁忙,不能与会,所失后补吧!

2008 年 11 月 28—29 日,应邀参加江苏省常熟市中医院建院五十周年庆典暨中医药博物馆开馆仪式。卫生部国家中医药管理局吴刚副局长,江苏省卫生厅副厅长、中医药管理局局长吴坤平到会讲话,南京中医药大学领导祝贺词。和褚玄仁老师以及画家们接受领导颁发的捐赠证书,本人捐《吴鞠通医书合编》《温病条辨析评》《淮阴中医》书各二套,并撰文《常熟实习回眸》以贺之(本人系原南京中医学院 60 级常熟实习组实习生)。

2008 年 12 月,收到中华名人系列丛书编辑部寄来的荣誉证书。书云:鉴于您为中国的崛起所做出的突出贡献,您的业绩被《中华名人铭鉴》收录,并被授予"中国风云人物"荣誉称号,特颁此证。

2009 年 6 月 18 日,《缅怀吴瑭大师》的论文获 2009 首届"中国淮医文化节"吴鞠通暨淮医学术思想研讨会优秀论文奖,并发给荣誉证书。

2009 年 6 月 20 日,为江苏省活好生物科技有限公司保健品活好牌雪蛤胶囊题词"医药同源,绿色配方"。此产品亦药亦食,由雪蛤、茯苓、山药、白扁豆、桑椹、灵芝组成,属纯自然绿色保健品,而且处方全盘捧出,未加"等"字,可靠、可信,故乐为书题。

2009 年 9 月 10 日,文稿《浅谈关于吴瑭及吴瑭学说研究的思路与方法》应邀参加中医名家流派学术经验学习班暨名家流派研究高层论坛交流(2009 年国家级中医药继续教育项目 00101022),2009 年 9 月 10 日于江苏常州。时年 93 岁高龄的国医大师朱良春教授登场传经,其三女朱建华教授偕行,同台送"宝",省内外 40 多位专家,次第献技,授益大焉!

2010 年 4 月 29 日下午 2:30 淮安市卫生局、淮安电视台相约"得一斋"书室采访。目的市卫生局即将召开"淮医文化节",拟拍一部吴鞠通电视纪录片,要本人讲讲关于吴鞠通,时间 10~15 分钟。到家之后,本人看采访样本,在前面的介绍上写吴鞠通淮安人,山阳医派人,当与"问心堂"云云。对这种提法,我不能参与,其因是淮阴、淮安对吴鞠通正在热议,对其故里问题,两有争议,各说其辞。其主要原因是古今地域管辖之变,古淮安府曾管辖淮阴,从原淮安县到淮阴县相距不过 20 多里,两地相接零距离。搞"淮医文化节"本是好事、善事,如果有偏,褒一贬一,或推一拉一,给民众留下话柄,给中医界带来诽议,影响两地团结。作为淮安(阴)市中医学术团体的领头人,此举非我所愿,不能其为。否则在中医界,我将给一方留下骂名。我的意见是:吴鞠通,名瑭,字佩珩,清・江苏淮阴人(即今淮安市)。吴鞠通亲手铸造的"淮阴吴瑭"这张名片,当应受尊重,还是不改为好。所以我拒绝采访,实对不起领导的关爱和电视台的同志。

2010 年 6 月 24 日,赴江苏江阴市参加《江苏省名中医学术经验传承高级论坛》,国医大师周仲瑛、朱良春等登场传经,收益大焉。

2010 年 6 月,"名中医学术经验传承高级论坛"在江苏江阴市召开,本人文题是:应用中医药治疗糖尿病。文载入《江苏当代名中医内科经验精粹》一书,江苏科学技术出版社出版,邵荣世、高想主编,2012 年 8 月第一版。

2010 年 8 月 9 日,由国医大师程莘农、朱良春、周仲瑛、徐景藩、颜正华为学术顾问,严冰任主编,丁勇、卜开初、王兆军、王修锋、严晓枫为副主编的《吴鞠通研究集成》,号称 500 万字的中医典籍一书在北京中医古籍出版社出版发行。

2010 年 10 月 10 日,"江苏省中医药学会糖尿病专业委员会学术年会"在淮召开,应邀与会,为之祝贺。

2010 年 10 月 25 日,收到"世界医药卫生理事会"和"中华医学发展创新促进会"寄来的"获得中国医学专科专病'十一五'专家贡献奖"荣誉证书和"中国医学专科专病优秀专家"华佗奖章。

2010 年 11 月 12 日,《严冰中医文集》在助手及弟子丁勇、严晓枫、严雪峰、戈其德、程道波、严昊等的共同努力下稿成,即付梓出版。

2011年阴历五月初四早晨,严荣之老师谢世,享年83岁。淮阴刚解放,荣之老师在包庄破落地主包氏旧房(包氏长子包义斌系解放军战士),独自一人办起一所名为后荡初级小学(一到四年级),即今淮阴县吴集乡后荡小学的前身。后又请来同里包佩停先生为教。两人担起后荡初级小学复式两个班(一二年级一个班,三四年级一个班,我年龄大些。开始就把我安插在二年级)。今突闻老师谢世,沉痛悼念初小启蒙老师严荣之。

自办初小育桃李　两袖清风离人间
想见音容云万里　欲听教诲梦三更

原后荡初级小学学生严启明叩挽

2013年,值南京中医药大学(原南京中医学院)60年校庆(1954—2014)来临,赠书10部,每部10本,计100册。目的:一是,感恩母校培育之恩,二是,与在校师生共享,并求指教。书有:《严冰中医文集》《吴鞠通研究集成》《吴鞠通医书合编》《温病赋与方歌新校》《温病条辨析评》《吴鞠通医案析评》《医医病书析评》《大医吴鞠通轶事》《吴鞠通研究荟萃》《淮阴中医》。作者分别是南中大毕业生严冰、严晓枫、丁勇、王兆军、王修锋等。

2013年5月24日,《吴鞠通研究集成》首发式暨江苏淮阴吴瑭第七次学术研讨会在淮迎宾馆召开。北京中医研究院古籍出版社伊广谦教授,国医大师朱良春特使南通大学朱建华教授,天津中医药大学肖照岑教授,河南中医药大学郭选贤教授,上海中医药大学郭永洁教授,安徽中医药大学卢文章教授,南京中医药大学张民庆教授、顾武军教授到会祝贺;南京中医药大学杨进教授来电志贺;淮安市委常委、市政府宣传部长戚寿余到会讲话;淮阴区区委常委、宣传部长周晓燕,市科协主席参加会议。吴鞠通故里大兴镇以及学术研讨会的代表、专家和学者参加了会议,与会86人。专家和学者还专门进行吴鞠通学术思想的研究和交流。

2013年11月2日,应河南中医药大学的邀请,讲解题为“大医吴鞠通”的学术讲座,随同前往的有淮阴吴鞠通中医研究院院长王兆军,淮阴吴瑭医派学术研究会主任委员卜开初,淮安市中医药学会秘书长严晓枫。

2014年10月,“斗转星移杏林情”一文,《难忘岁月——在南京的日子里》一文,载入《庆祝南京中医药大学校庆60周年》一书,由中国中医药出版社出版,南京中医药大学编。

2015年3月11日,挽恩师徐景藩:

济世功高山岳　活人心如弥陀

传承弟子满园　魂归誉留人间

徐老师,您安息吧。

学生　严冰

2015年5月9日,同里中国中医科学院院士、国医大师一代针灸传人程莘农教授于广西北海逝世,讯由其子程绍祖电传,我听了心里一突:悲痛……

岐黄一脉传真谛　银针三寸亮全球

名留谢世容颜在　千秋功绩留人间

后学　严冰挽

2015年7月2日,干老师千古

一代大师干祖望　耳鼻喉科谱新章

传道解惑宗岐黄　音容佳作留世芳

学生　严冰

2015年12月14日,心中的老师尊敬的国医大师朱良春教授逝世:

音容宛在高风亮节千秋在

神魂离去岐黄功绩万古存

后学　严冰叩挽

2016年秋,江苏省中医药局下文:江苏省名老中医药专家严冰学术思想和临床经验传承工作室,建设项目实施。团队成员有:严晓枫、王素芹、张芳芳、李培银、李京民、殷学超、张红颖、翟雪珍、卢殿强、严昊。

2017年农历三月二十七日,是我的生日了,虚度80。亲戚朋友,村上人,市区好友,局及单位领导、同事、同学,来我农村老家,为我祝寿。作为一个中国人,生在社会主义国家,生活小康,我很高兴。老一套,给钱出礼,账上登记,我不喜欢,就免了吧,来者都是客,相逢开口笑,是礼我不收,请看拒礼歌:

农村一土菜　欢乐聚一聚

八十仅一回　何谈礼不理

严冰　2017年生日

2017年5月26日,《严冰中医文集》增订版由严雪峰、严晓枫、严昊参加整理,计划由东南大学出版社出版。

2017年8月18—20日,应邀参加首届国医大师朱良春学术思想研讨会暨朱良春教授百年诞辰纪念,地点:南京中山宾馆(江苏人民政府会议地)。会议很隆重,卫生部中医药局局长陈国强,中国中医科学院院长、中国工程院院士张伯礼,南京中医药大学校长陈涤平书记,北京中医药大学校长徐安龙,江苏省政府副省长蓝绍敏,江苏省卫健委江苏省中医药管理局局长,南通市政府领导到会讲话。国医大师邹燕勤(女)、孙光荣等。江苏省中医药学会黄亚博以及国内外医界专家学者参加盛会。新加坡中医学院、香港浸会大学中医药学院等单位,也派代表参加会议,到会代表近300人。余到会深受教育,受益匪浅,撰语以作纪念。

一

纪念盛会聚群英　大师医术耀金陵
传承弘扬多突破　我仰恩师朱良春

二

服务百姓乃赤子　献身中医是上工
继承弘扬功劳大　活水源头演绎多

严冰 2017.8.18 于南京钟山宾馆

2017年10月11日,严冰的《中医二论五病说》和《严冰中医文集》增订版,书稿送东南大学出版社出版。江苏省名中医全国老中医药专家学术经验继承工作室89岁的顾克明老中医为之作序。

2017年12月27日晨,熊秀萍来电:江苏名中医周本善老师谢世。

挽恩师周本善

想见师容云万里　欲听教诲梦三更
恩师德术千古在　英灵永垂万年存

学生严冰叩挽

2017年12月,卫生部国家中医药管理局(国中医药人教发〔2017〕29号),严冰为全国老中医药专家学术经验继承工作指导老师,榜上有名。

2018年1月,严冰《中医二论五病说》第一版由东南大学出版社出版发行。2020年10月第二次印刷。

2018年秋月,喜见外孙女黄湄葭,小名豆豆淮中毕业考取中国药科大学,录取通知书递至南京,高兴之余,随笔。

无题

中国药科大学校　　孙女豆豆榜上名

好学勤奋攀高峰　　求学路上谱新章

爷爷随笔

2019 年 11 月,《跟师名中医经验录——严冰临床用药经验》主编严晓枫,副主编王素芹,由东南大学出版社出版。

2020 年,《严冰医案医话选》稿成,待版。

2020 年秋月,孙女佳佳南通大学医学院毕业,考取上海复旦大学附属中山医院三年规培班再学习,爷爷为之高兴,为医世家代有传人也,乐哉!

无题

孙女佳佳学名梓　　南通大学医学院

四年大学寒窗苦　　刻苦勤奋毕了业

求知医技再深造　　中山医院榜上名

学得真知为民众　　医门喜添一代人

爷爷字给小梓

2020 年 9 月 17 日,汤集小学同学汪亦诚从上海来电同班同学徐登文在河北省沧州谢世。徐登文同学住汤集街,应征入伍,转业于河北沧州邮政局工作,不忘家乡,晚年常回来走走,同学一聚,今突然西去,凡淮同学知后,沉痛悼念老同学。

离家千里云天去　　音貌品德尤充耳

淮阴同学知悲泣　　痛失同窗一俊才

严冰执笔

2021 年,严冰《中医临证三得集》由人民卫生出版社出版发行。

2021 年,《跟师名中医读书记》王素芹、严晓枫主编,稿成,待版。即送人民卫生出版社出版。

2021 年,严冰《温病条辨剖析》稿成,待版。

2021 年 5 月 21 日,《中国中医药报》以"'行业楷模'严冰:一片丹心报党恩"为题,报道严冰,为人为医。

2021 年 12 月 4 日晚,常熟褚玄仁老师谢世,享年 95 岁。(师妹熊秀萍来电)悼念老师褚玄仁:

一

虞山医坛一老翁　传承岐黄是我师

舌诊痰证多授益　著作丰沛润后生

二

忽听惊雷震碧空　传来仙游事后闻

容音和厚千秋在　缅怀老师褚玄仁

——原南京中医学院 60 级三班常熟实习组严启明叩挽

2023 年 10 月 2 日,忽闻噩号:敬爱的周仲瑛老师逝世,悲作挽联。

沉痛悼念国医大师周仲瑛老师

中医泰斗云万里,想听讲课梦三更。

恩师音容千古在,我仰老师周仲瑛。

——603 班学生严冰(启明)和 79 年级学生丁勇

2023 年 10 月 2 日叩挽